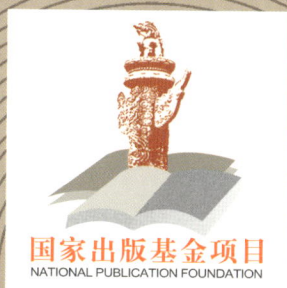

"十三五"国家重点出版物出版规划项目

当代三秦中医魂
——长安医学研究

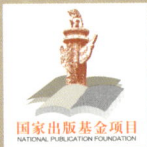

"十三五"国家重点出版物出版规划项目

当代三秦中医魂——长安医学研究

————— 总主编 周永学 —————

国家出版基金项目
NATIONAL PUBLICATION FOUNDATION

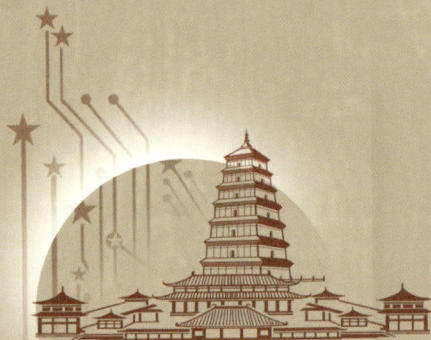

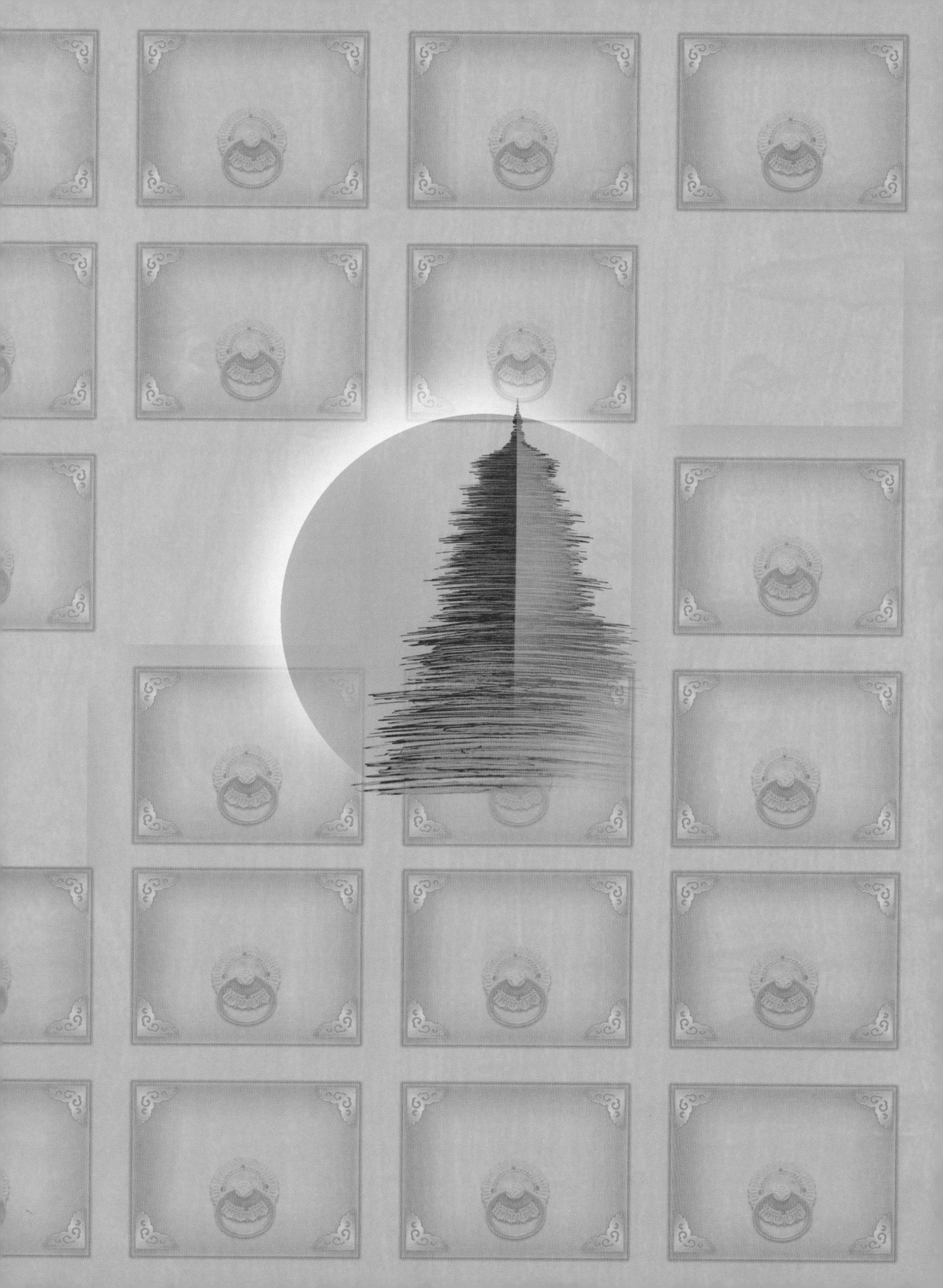

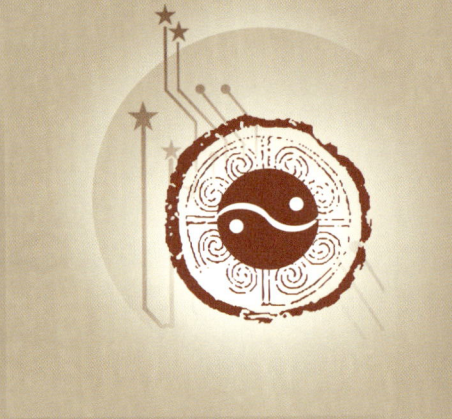

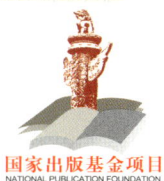

"十三五"
国家重点
出版物出版
规划项目

国家出版基金项目
NATIONAL PUBLICATION FOUNDATION

当代三秦中医魂——长安医学研究

总主编 周永学

長安醫學·

传承创新卷

主编 周永学

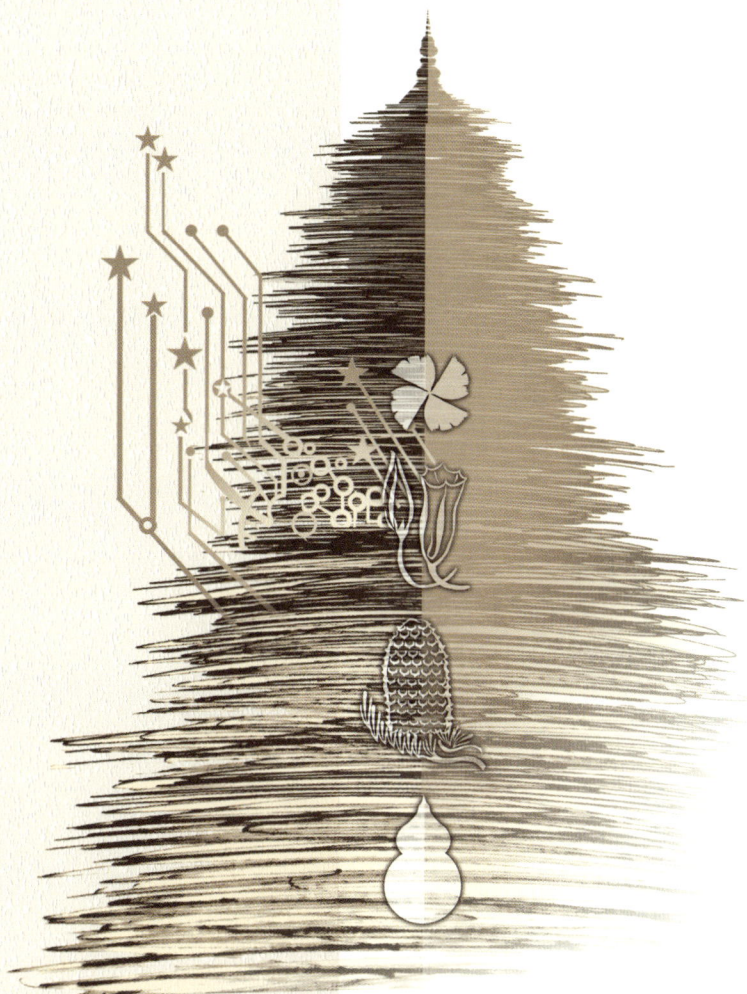

西安交通大学出版社
XI'AN JIAOTONG UNIVERSITY PRESS

图书在版编目(CIP)数据

长安医学.传承创新卷/周永学主编. --西安：
西安交通大学出版社，2024.6
（当代三秦中医魂：长安医学研究）
ISBN 978-7-5693-3526-2

Ⅰ.①长… Ⅱ.①周… Ⅲ.①中国医药学—文集
Ⅳ.①R2-53

中国国家版本馆 CIP 数据核字(2023)第 216373 号

CHANG'AN YIXUE · CHUANCHENG CHUANGXIN JUAN

书　　名	长安医学·传承创新卷	
主　　编	周永学	
责任编辑	张永利	
责任校对	郭泉泉	
责任印制	张春荣　刘　攀	
装帧设计	程文卫　伍　胜	

出版发行	西安交通大学出版社
	（西安市兴庆南路 1 号　邮政编码 710048）
网　　址	http://www.xjtupress.com
电　　话	(029)82668357　82667874(市场营销中心)
	(029)82668315(总编办)
传　　真	(029)82668280
印　　刷	中煤地西安地图制印有限公司

开　　本	889mm×1194mm　1/16	印张 30	字数 687 千字
版次印次	2024 年 6 月第 1 版　2024 年 6 月第 1 次印刷		
书　　号	ISBN 978-7-5693-3526-2		
定　　价	378.00 元		

当代三秦中医魂——长安医学研究

丛书编撰委员会

总　主　编　周永学

编委会委员　（按姓氏笔画排序）

王　妮　　王　薇　　王宏才　　王郁金

王相东　　王海芳　　方东明　　朱媛媛

闫曙光　　孙宜孔　　苏　礼　　李耀辉

杨新杰　　辛智科　　宋小妹　　宋虎杰

张雨曲　　张晋冀　　张登本　　周小燕

周永学　　周梦菲　　赵　锋　　赵仁龙

袁瑞华　　康兴军　　梁宗锁　　焦振廉

当代三秦中医魂——长安医学研究

丛书编辑委员会

总　策　划　　刘夏丽

策划编辑　　李　晶　　秦金霞　　张沛烨

丛书编辑　　李　晶　　秦金霞　　张沛烨　　赵文娟

　　　　　　　郭泉泉　　张永利　　张家源　　肖　眉

序 一

　　长安是中国历史上建都朝代最多、建都时间最长、影响力最大的都城,是举世闻名的世界四大文明古都之一。"九天阊阖开宫殿,万国衣冠拜冕旒",长安在其发展的鼎盛时期成为世界中心,吸引了大批的外国使节与朝拜者的到来。"一座城市的历史就是一个民族的历史",长安这座中国历史文化的首善之都,以世代传承的雍容儒雅、满腹经纶、博学智慧、大气恢宏成为中国历史的底片、中国文化的名片和中国精神的芯片。

　　周、秦、汉、隋、唐等13个王朝建都长安,一千多年的中国古代政治、经济、文化中心,使之成为中医药的重要发祥地。在这里,名医云集,名著荟萃,以《神农本草经》为典籍的中药学,以《黄帝内经》为根本的中医基础理论,以《千金方》《外台秘要》为框架的中医临床医学,以《针灸甲乙经》为鼻祖的针灸学无不诞生于此,长安医家通过长安名著创造了惠及千秋万代的中医药学,成为全人类宝贵的文化和医学财富。

　　长安医学是陕西省中医药的文化品牌,是陕西省的重要地理文化标识。深入开展长安医学的研究,是陕西建设中医药强省工作的组成部分,也是陕西中医药事业科学发展与中医药文化建设的重要内容之一。为了更好地总结陕西医学特色,梳理经典名方,发挥陕西丰富的药物资源优势,彰显中医药在疾病治疗中的优势,以周永学教授为总主编的编写团队,从长安医学起源与发展、长安医学传承与创新、长安医学学术流派、长安医学方技拾遗、陕西中草药5个方面将其汇集编著成册。通过这次全面、系统地继承历代各家学术理论、流派及学说,不但梳理出长安医学的发展脉络,弘扬了古代中医药先贤和现代名老中医专家学术思想与临床诊疗经验,而且挖掘出许多疗效确切的民间诊疗技术和方药,摸清了长安医学的"家底",丰富并发展了中医药学理论体系,推进了中医药科学文化的传承弘扬和创新发展。

长安医学是身居长安的医家创造的医学学术体系,是中医药学的根脉,深入挖掘、研究整理长安医学,对深刻揭示中医药学的起源、发展有着不可替代的重要作用;大力弘扬、传承发展长安医学,对建设"健康陕西"、保障人民生命健康有着不可估量的重要意义。长安医学是先贤医家贡献给人类的宝贵遗产,也是陕西历史文化和医疗保健靓丽的名片。挖掘好、整理好长安医学,是建设文化大省和中医药强省的重要举措,是促进陕西中医药事业长足发展的重要动力。长安医学博大精深,长安医家层出不穷,长安名著汗牛充栋,"当代三秦中医魂——长安医学研究"丛书只是一个重要的开端,希望众多现代长安医家积极参与到长安医学研究整理和传承发展中来,为这项惠及亿万民众的神圣事业贡献力量,让长安医学这颗璀璨的明珠发出更加绚丽的光彩!

细观长安医学之博大精深,感慨中医药学之源远流长,欣然命笔,为之序。

于文明

中华中医药学会会长

国家中医药管理局原局长

2023 年 12 月

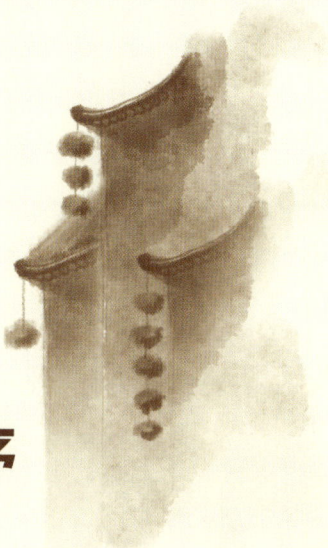

序
二

　　每次从西安咸阳国际机场去西安市区,都要经过渭河。我常常思索,这里曾是男女相聚、诗情画意的圣地,也是千军万马拼杀搏斗的战场……流淌了三千多年的渭水是孕育中华文明的摇篮。我曾作诗《观渭河》:"浊浊渭水悠悠去,洼洼河滨坑坑畦。遥望苦寻近看疑,君子好逑浪漫地。山高月小风云幻,河淌水漫无踪迹。万般景色留不住,一派文明今古续。"

　　长安作为中华文明的重要发祥地之一,在中医药发展史上留下了浓墨重彩的一笔。从神农尝百草、岐黄论道,到皇甫谧《针灸甲乙经》、孙思邈《千金方》,历代诸多医家在秦地钻研医药、济世救人,著书立说、传育后学,承前启后、继承发扬中医药学。中医药学的形成、发展,很多都与古都长安和三秦大地关系密切。古代许多著名医药学经典著作在这里问世,许多医德高尚、医术精湛、出类拔萃的医学家、药学家或生于斯,或成于斯,或葬于斯,成为秦地长安的骄傲和自豪,也为伟大的祖国医药宝库增添了一颗颗光辉灿烂的明珠,丰富了中医药学的内涵,促进了人类文明的繁荣。因而,俗语称"秦地无闲草,长安多名医",实可谓:三秦大地,名医荟萃,医籍如山;长安医学,底蕴深厚,源远流长。

　　中医药学是中华民族的伟大创造,在几千年的发展中积累了丰富的防治疾病和健康养生的理论、技术、知识和方法,为促进中华民族繁衍昌盛、维护人民身心健康做出了巨大贡献,对世界文化交流和医学进步产生了积极影响。习近平总书记指出:"中医药学凝聚着深邃的哲学智慧和中华民族几千年的健康养生理念及实践经验,是中国古代科学的瑰宝,也是打开中华文明宝库的钥匙。"我们要全面理解习近平总书记讲话的深刻内涵,坚持中医药理论自信、实践自信与学术自信,推进中医药保护、传承与利用,弘扬中华优秀文化,不断丰富发展中医药理论与实践,提高防病治病能力,创新中医药医疗保健服务模式，满足人民不断增长的维护健康与医疗保健的需求。

"当代三秦中医魂——长安医学研究"丛书展示了中医药学在长安的起源与兴盛的历史画卷，全面总结了近现代陕西中医药传承与发展的学术贡献，简要介绍了陕西中医临床学术流派建设的主要成就，收集归纳了三秦各地民间"简便廉验"的内、外治法，重点阐释了陕西的道地药材与特色草药。该丛书内容丰富，资料翔实，充分体现了长安医学博大精深的地方特点，为长安医学流派的传承发展奠定了坚实的基础，是一套集思想性、科学性和资料性于一体的宝贵的中医药文献荟萃。希望陕西中医药工作者继续发扬长安医家的特色，传承弘扬长安医学的理论创新和临床经验，为促进陕西中医药事业发展做出新的贡献。也期盼全国同仁借鉴该丛书的思路和方法，梳理各地区的中医药传承发展脉络，总结区域中医药特色流派，丰富中医药学研究内容，促进学术繁荣发展，为健康中国建设做出更大的贡献。

书将付梓，先睹为快，谨呈上文，以之为序。

张伯礼

中国工程院院士

国医大师

天津中医药大学名誉校长

2023 年 7 月于天津

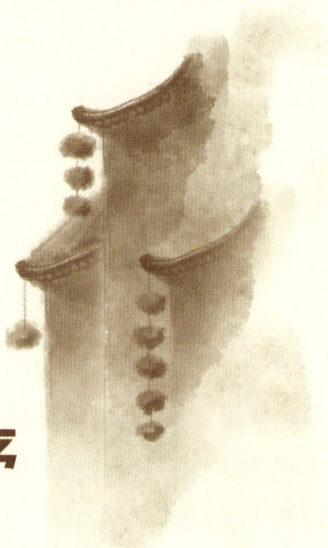

序三

岁月如梭，光阴似箭。自1958年我到中国中医科学院从事中国医学史研究，一个甲子转瞬而过。虽年近百岁，但每当回顾我国几千年波澜壮阔的中医药发展史，总是心潮澎湃，难以平静。近日，看到陕西中医药大学周永学教授组织编写的"当代三秦中医魂——长安医学研究"丛书的书稿，深为中医药在陕西的起源、形成和传承发展而震撼！

陕西是中华民族先祖炎帝和黄帝部落兴盛统领的地域，是我国传统文化和中医药学的重要发祥地。历史上先后有周、秦、汉、唐等13个王朝建都于此，当时的长安不仅是我国的政治、经济、文化、科技的中心，也是医药贤士汇聚之地，他们行医于兹、传道于兹，创建并不断丰富了医药学说，留下了大量名垂千秋的医著，形成了相对完善的独具地域特色的医学理论体系。

中医学的基础理论奠基于陕西。轩辕黄帝与医祖岐伯长期活动于陕西，君臣讨论造就了《黄帝内经》这部医学经典，并最终在长安成书问世。《黄帝内经》总结了西汉以前我国医学的经验、方法和思想，对后世医学的发展产生了巨大影响，并将永远璀璨夺目、指人门径。后世在陕医家杨上善、王冰、王履等，又分别对《黄帝内经》进行了深入的整理编次和注释阐发，可以说是《黄帝内经》传承至今的历史功臣。此外，巢元方从病因病机和证候上、杜光庭从脉诊上对中医基础理论进行了补充和发挥，从而使中医学的基础理论更加丰富和完善。

中医学的药学体系创建于陕西。炎帝神农遍尝百草发现药性，《神农本草经》不仅收载了365种药物，还提出了"四气""五味""七情"以及君、臣、佐、使的药学理论，成为临床用药的指导思想。唐朝政府颁布了第一部国家药典《新修本草》，三原县尉陈藏器编撰《本草拾遗》，修订了《新修本草》的遗漏与不足。长安医家孟诜所著的《食疗本草》被誉为世界上最早的食疗专著。清末医家孙沛撰有《神农本草经注论》，对临证选用药物有较高的参考价值。历经数代不断增益，中药学形成了比较完备的理论体系。

中医临床医学发展于陕西。隋唐时期，伟大的医药学家孙思邈撰写的《备急千金要方》与《千金翼方》，以及唐代著名医家王焘编撰的《外台秘要》，是我国最早的一批临床医学百科全书，影响远及海外。长安医僧蔺道人，撰写了我国第一部骨伤科专著《仙授理伤续断秘方》。明清时期，武之望所著的《济阴纲目》与《济阳纲目》，至今仍被视为中医妇科、男科的权威性著作。陈尧道所撰的《伤寒辨证》，是一部专研伤寒、温病的早期代表作。诸位医家的著书立说，为我国中医临床医学的发展做出了杰出贡献。

中医学的针灸范式成就于陕西。扁鹊曾行医于陕西，所撰《黄帝八十一难经》论述了经络腧穴、奇经八脉、十五络脉、针法宜忌等理论。《黄帝内经》则明确提出了十二经脉的名称和循行路线，论述了各经脉常见病证的诊断与治疗，为中医经络学奠定了重要基础。晋代，关陇士大夫皇甫谧撰著的《针灸甲乙经》是古代针灸学的扛鼎之作。隋唐年间，针灸医家甄权、甄立言绘制《明堂人形图》，后有中国最早的官修《明堂针灸图》及彩色《明堂三人图》。孙思邈的《备急千金要方》《千金翼方》和王焘的《外台秘要》，以及明代杨珣的《针灸集书》也为后世留下了大量珍贵的针灸学文献。

长安医学是发源和兴盛于陕西及其周边的传统医药学术体系，是陕西乃至全国历代医家医疗实践的经验积累和理论总结。长安医学传承到近现代，在陕西这块神奇的土地上得到了很好的发展，涌现出了黄竹斋、景莘农、曹汉三、麻瑞亭、米伯让、郭谦亨、张学文、郭诚杰、杜雨茂、雷忠义、杨震等一大批著名医家，他们在传承、创新和发展长安医学上做出了显著的成绩，使长安医学得以发扬光大。

"当代三秦中医魂——长安医学研究"丛书首次系统梳理了长安医学的发展脉络，探寻了历代名医的临床经验和理论创新，总结了长安医学的学术特征和学科优势。全套图书体系完备、特色鲜明，极具医学价值和文献价值，对弘扬中华优秀传统文化、发挥中医药原创优势、增强民族自信和文化自信、服务中外人文交流等均有重要的现实意义。作为从陕西咸阳走出来的中医人，我深深地为长安医学的宏伟壮丽而感叹和自豪，真诚地祝贺"当代三秦中医魂——长安医学研究"丛书出版发行，光耀杏林，造福世人！

是为序。

李经纬

中国中医科学院医史文献研究员

中华医学会医史学会原主任委员

2023 年 12 月

序四

陕西位居华夏腹地，秦岭横亘，和合南北，中华龙脉，泽被天下。三秦大地黄土高原、关中平原和秦巴山区生态多样、文化繁荣。《尚书·禹贡》盛赞其为"厥土惟黄壤，厥田惟上上。"山高定有仙，地博蕴牙间。自古以来，三秦中医药文化源远流长，先贤垂范，医典辉煌，秦药道地，造福八方，铸就了岐伯、孙思邈、王焘等大医先贤，创立了《黄帝内经》《神农本草经》《千金方》等医学巨著，留下了黄帝陵、药王山、神农祠等宝贵的中医药文化遗产。

长安医学研究中心汇聚中国医学史研究学者以及中医基础理论与临床专家教授，组成"当代三秦中医魂——长安医学研究"丛书编写团队，整理揭示长安医学起源、发展、兴盛的辉煌历史，探索研究基础理论精髓与临床各科精华，挖掘汇总民间方技和草医草药与道地药材，归纳总结学术流派传承创新的学术成果。五载春秋编撰鸿篇五卷，洋洋大作囊括远古今朝。弘扬岐黄，阐发医理，彰显方技，名医荟萃，名著集锦，流派纷呈，雄辩恣肆，议论纵横。尽显长安医家百舸争流，洋溢长安医学功满桑梓。

吾成长于汉文化发祥之地，祖上业医，自幼耳濡目染，家传亲授。后又入陕西中医进修学校师资班及南京中医学院全国温病学师资班学习深造，深受三秦及全国诸先师名医亲炙，襄其诊、解吾惑，明至理、得三昧。业医教研七十余载，有所心得，惟须臾难忘点拨之恩。耄耋之际，观长安医学源远流长，骏发踔厉，功绩至伟；慨无数先贤穷研经典，旁涉百家，承前启后；看现代名家畅谈妙理，深揭精蕴，屡起沉疴。尊古崇古但不泥古，重学重思却每有发挥。其论敬尊四圣而有所悟，其法不离古风而有所化，其术循道守则常有所变，其传德艺双馨尤重于德。

《易经·系辞》云："形而上者谓之道，形而下者谓之器。"中医药学是形而上与形而下二合一之学问。中医药学之学习，上及天文，下及地理，中谙人是，需要"师父领进门"，更需要"修行在个人"。自身之体悟、名师之指点相辅相成，言传身教必不可少。《礼记·中庸》说："道也者，不可须臾离也。"清代明儒有言"文存则道存，道存则教存。""当代三秦中医魂——长安医学研究"丛书集大成，文载道，济人情，殷觉世，彰显三秦中医药之精华。不独收效于当时，尤将流泽于后世。

古语云"穷学富商"，学问之苦必焚膏继晷，为伊憔悴。然编撰团队，恒兀穷年，薄雅弘通，自始至终，乐在其中。读之曰文章，发根于学问。探之于经学，立道以明德。惟对中医之信念与情怀，对三秦医学之传承与弘扬之责任与使命然。鸿篇巨著，师古济今，功德无量，乐以为序！

国医大师

陕西中医药大学名誉校长

2023 年 6 月于秦都

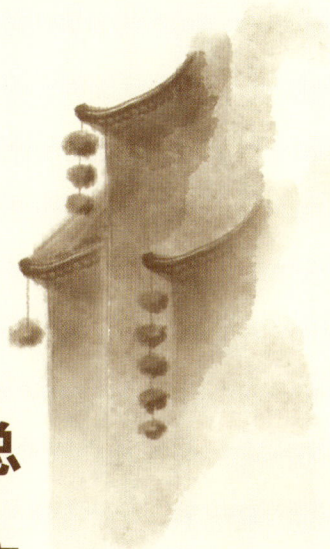

总 序

　　长安医学是指发源和兴盛于陕西的中医药学术体系,是陕西历代著名医家及其传承者们杰出的医疗实践活动的经验积累和理论总结。长安处于我国的中心地带,地大物博,人杰地灵,是我国历史上 13 个王朝建都的地方,历史文化底蕴深厚,医药卫生先进发达。三秦大地药源丰富,长安历代名医辈出。医药科学在长期的疾病防治实践过程中,形成了独特的理论体系和传承发展的脉络。

　　长安医学是陕西省中医药的文化品牌,是陕西省的重要地理文化标识。深入开展长安医学研究,是陕西省建设中医药强省工作的组成部分,也是陕西中医药事业科学发展与中医药文化建设的重要内容之一。2018 年,陕西省在《关于促进中医药传承创新发展的若干措施》中明确要求加快"长安医学"学术研究和传承发展,全面推进活态传承,深度挖掘汉唐经典名方等精华精髓,加强"秦药"药理研究和产品开发,积极"复活"经典名方。为了更好地总结陕西医学特色,梳理长安医学起源、兴盛与传承发展的脉络,发挥陕西丰富医药资源优势,彰显中医药在疾病预防和治疗中的特色,惠及三秦百姓,造福中华民族,我们于 2018 年承担了陕西省"长安医学起源发展和传承创新研究"的科研项目,启动了对长安医学的整理研究工作,并将研究成果以"当代三秦中医魂——长安医学研究"丛书的形式进行了总结。

　　本丛书共分 5 卷。全书从历史源流、传承与发展、中医临床学术流派、民间方技拾遗及陕西中草药等 5 个角度,系统梳理了长安医学的发展脉络,探寻历代名家先贤的临床经验,归纳长安古今医家的理论创新和临床特色,融合了流散于民间但疗效确切的医方、医技和陕西中草药,基本摸清了长安医学的"家底",总结出了长安医学的特色和优势。本丛书内容系统全面,特色鲜明,具有重要的社会价值、文化价值、科学价值和医学价值，充分显示出长安医学的源远流长，具有较高的思想性。本丛书对弘扬中华优秀传统文化、发挥中医药原创优势、增强民族自信和文化自信具有重要意义。

第一卷《长安医学·起源发展卷》论述了长安医学的概念、起源、形成、发达与昌盛的发展历史。先秦时期黄帝问道岐州医家岐伯，编著了《黄帝内经》，其奠定了中医药基础理论的起源。本卷按历史发展顺序，介绍了自远古至秦汉、魏、晋、隋唐，再到宋、元、明、清的长安医学发展情况，论述了长安医学的历史渊源和相关的经济、文化发展状况，尤其对各时期、各医家的特点、著作进行了分析研究，明确其对中医学传承与发展的贡献以及对长安医学形成和发展的巨大影响。

第二卷《长安医学·传承创新卷》着眼于近现代长安医学的传承与创新，内容主要包括清代以后至今长安医学在陕西的理论研究和创新、长安医家临床经验在陕西的传承和发展。本卷概括了近现代长安医学在中医药理论和临床上的重大创新，分析了著名医家的学术思想和诊疗特色，总结了被遴选命名的国医大师、全国名中医、全国老中医药专家学术经验继承工作指导老师、陕西省名老中医的临床经验，重点展现长安医学近百年来在陕西的传承和创新发展。

第三卷《长安医学·学术流派卷》主要介绍了国家中医药管理局审批的 2 个学术流派与陕西省遴选的 25 个学术流派的形成和发展。在已设立的学术流派传承工作室的基础上，对这些学术流派进行系统整理、评析、总结，重点推介这些临床学术流派经过几代人的研究总结所形成的学术思想和理论观点，以及对优势病种独具特色的临床诊疗经验，从中可以看出中医药人才成长成才的主要影响因素，并有助于我们加深对地域因素、家族传帮带在流派形成中重要作用的认识。

第四卷《长安医学·方技拾遗卷》从中医药在民间医生中的拓展应用以及民间疗效可靠的家传方与自创方、独特的制剂经验、外治法等方面进行搜集整理，从传承脉络、技术特点、临床应用等方面进行系统介绍，这些医术、技法确有疗效，全部与公知公用的不同。本卷还根据草医多用草药的特点，对太白草药独特的理论体系、证候分类及应用、组方等方面进行了详细介绍，充分彰显了民间中医和草药的诊疗特色，对民间中医药的传承创新、提高基层中医医疗服务水平有重要的推动作用。

第五卷《长安医学·中草药卷》以陕西丰富的药物资源为主，介绍了陕西范围内中草药的生长环境、资源特征、药材分布特点等内容，共收载常用中药 243 种，每味药材分别从正名、拼音、别名、来源、原植物形态、生境与分布、采收加工、药材性状、化学成分、药理作用、常用饮片、性味归经、功能主治、用法用量、注意事项等方面系统记述，多数附有原植物和药材（饮片）的照片。本卷内容翔实、体系规范、结构合理、循证为本，对"秦药"的进一步开发利用，推动长安医学传承发展具有重要意义。

　　长安医学历史悠久，内涵丰富，影响深远。它既是陕西医药发展史的主线，也是我国中医药学的根脉和重要组成部分。本丛书纵跨先秦至今的历史阶段，横涉古往今来的名医贤达，翻阅浩如烟海的经典名著，汇集三秦各地的医药方剂，种类复杂，范围宽广，资料收集困难重重，编写任务艰巨繁重，加之国家出版基金时间紧迫，编撰委员会水平有限，难免出现纰漏，敬请广大读者批评指正。

陕西中医药大学原校长

全国中医药高等学校教学名师

长安医学研究中心主任

2023 年 6 月

前言

"江山代有才人出,各领风骚数百年。"长安医学从萌芽到兴盛,涌现出了无数的医学大家,谱写了光辉的篇章。清代以后,特别是中华人民共和国成立以来,我国社会发生了翻天覆地的变化,长安医学迎来了传承创新的春天,在中医药理论研究和临床技能提高等方面都跨入了新的阶段。

《长安医学·传承创新卷》概述近现代长安医学在陕西的传承播散与创新发展情况。全书共分为10章,内容包括长安名家名著简介,中医理论与方法论研究,《黄帝内经》《伤寒杂病论》《温病学》以及《针灸学》研究创新成果,中医理论新学说,中医各科临床经验荟萃等。

长安地区名医辈出,辛亥革命以后,三秦各地都有临床经验丰富的中医名家为广大百姓提供着医疗保健服务。本卷根据地方志的记载,收集了这一时期名望较高的医家,以及延安时期汇聚到陕的德高望重的中医药专家。中华人民共和国成立以后,党和政府大力弘扬中医药文化,培养中医药后备人才,政策激励中医药工作者钻研业务、提高临床水平,造就了大批高水平中医药人才。几十年来,从陕西省各地市和省级乃至国家级层面,评选出了许多名老中医专家。本卷收集了国医大师、全国名中医、全国中医药高等学校教学名师、全国老中医药专家学术经验继承工作指导老师,并对他们在中医药领域取得的成果进行了简要的介绍。

长安中医药专家编撰的著作是长安医学的重要载体。中华人民共和国成立以来,随着中医药研究广泛而深入地开展,中医药经验的总结层出不穷,众多长安医家出版了大量的中医药学专著。本卷从基础理论、医史文献、医经理论、临床综合、本草方书、针灸按摩、养生保健方面选取了这一时期具有代表性的著作,介绍了作者和著作的相关情况。

《黄帝内经》《伤寒杂病论》《温病学》等经典著作是中医理论与临床的根基。以陕西中医药大学和陕西省中医药研究院为主的许多专家学者倾注毕生精力,对这些经典著作的研究取得了丰硕的成果,这也是长安医学传承创新的重要内容,本卷也将其作为长安医学理论研究的新进展进行了收录。

针灸学发源于长安,在长安得到了世代传承和创新发展,尤其是中华人民共和国成立以来，先后形成了针刺麻醉、电针、头针等多项新的针灸技术，涌现了国医大师郭诚杰等一批针灸学专家，他们协助国家中医药管理局将"中医针灸"申报"人类非物质文化遗产代表作名录"获得成功，为针灸学的传承创新与发展做出了重要贡献。

长安著名医家传统文化和中医理论的功底深厚，临床经验丰富。他们在长期临床实践中，认真感悟着人体生理、病理和用药后的反应，总结出了许多新观点、新理论、新思想，对中医基础理论的推陈出新有很好的启示。本卷收录了国医大师张学文、雷忠义、杨震以及众多名老中医的学术思想，体现了长安医学临床理论的创新成果。

名老中医的临床经验是长安医学的宝贵财富。长安地区国家级和省级名老中医在长期临床中总结了非常丰富的经验，很多医家撰写了论文或编写了专著，无私地向同道介绍推广，对提高临床疗效发挥了很好的作用。本卷篇幅有限，仅收集了国医大师、全国名中医、部分已故名老中医和全国老中医药专家学术经验继承工作指导老师最擅长治疗的优势病种的诊治经验，以期对中医临床工作者有所帮助。我们今后还将设专题，广泛收集陕西省名老中医和名中医的独特临床经验，并做专书对其进行推介。

陕西历史悠久，文化厚重，中医药学资源丰厚，因此很多专家学者都很重视对医学史的研究，比如陕西中医药大学医史博物馆的张厚墉、康兴军、宋珍民、李亚军、王妮等，以及陕西省中医药研究院文献医史研究所的赵石麟、李景荣、苏礼、郑怀林、米烈汉、焦振廉、李耀辉等，本想将他们的研究成果也在本卷中汇集介绍，无奈因他们的研究面广、论文及著作众多，故难以整理融合展示，这也是本卷的一大遗憾，今后，我们也会对其做专题推介。本卷只将陕西医史博物馆的建设历史和馆藏文物进行了简要介绍，附录于书末，以展示陕西在中医药医史文化研究方面的独特优势。

我们在本卷的编写过程中，从长安专家学者的专著、论文、学术研究报告以及资料汇编中广泛搜集筛选、收录了有代表性的理论和临床研究成果，放在相应的章节中，根据整体内容需要进行了一定的删减。为了显示撰稿者的学术成果，在相应文章后标注了提供初稿者的姓名，在此特向他们表示衷心的感谢！需要说明的是，本卷所收录的专家、专著、学术研究成果、名家学术思想、临床经验皆为长安医家的代表，并非全部。尤其是现代医家，仅给出了国家主管部门命名的国医大师、全国名中医、全国中医药高等学校教学名师、全国老中医药专家学术经验继承工作指导老师，很多名老中医均不在此列。

由于编写时间和篇幅所限，本卷介绍的创新发展成果未能包括所有长安名医名家，所涉及的内容也未能全部做到面对专家本人收集资料或经本人审阅，加之编者团队水平所限，因此本卷中难免会出现表述不准确甚至有疏漏之处，敬请各位专家学者和广大读者谅解，并给予指正。

周和冬

2023 年 10 月

目录

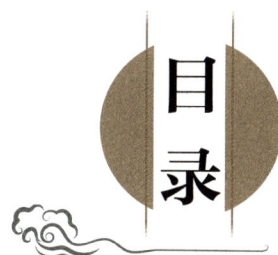

第一章　近现代长安医学著名医家

第四章　《黄帝内经》研究与诠释

第六章　温病学说的传承与发展

第七章　名老中医新学说

第八章 针灸学创新与发展

第一章

近现代长安医学著名医家

"秦地无闲草，长安多名医"。长安地区中医药文化底蕴深厚，虽然鸦片战争以后，西医对中医冲击很大，但长安老百姓还是信奉中医，加上中医世家世代传承中医理论和经验，从而成就了许多中医大家。本章除了介绍中华人民共和国成立前就已名扬三秦的名医和对中医药发展发挥重要作用的名人，还对中国革命的转折时期——延安时期的中医名家进行了收录，对他们所做的贡献表示怀念。中华人民共和国成立以后，党和政府特别支持中医药事业的发展，重视中医药人才培养，在全国评选国医大师和全国名中医，遴选名老中医开展师承教育，培养高层次临床人才。截至目前，中华人民共和国人力资源和社会保障部、中华人民共和国国家卫生健康委员会、国家中医药管理局已经评选了四届国医大师、两届全国名中医、七批全国老中医药专家学术经验继承工作指导老师，这里将他们作为长安医家代表予以简要介绍。

第一节　近代长安著名医家

一、三秦名医

近代长安涌现了一批中医名家，他们是当时老百姓医疗卫生的基本保障。在 20 世纪 30 年代，国民政府卫生管理部门扬言要取缔中医，陕西籍的于右任、焦易堂、黄竹斋不顾个人安危，通过各种途径与反动派做了艰苦卓绝的斗争，为保卫中医做出了重要贡献。中华人民共和国成立以后，仍然有人要限制中医的发展，米伯让等医家大声疾呼，不断推动着中医药良性发展。陕西名医众多，但因很多医家一生忙于诊务，没有著作遗存，加上无后代传承或无文字记载而无法考证，这里仅收录了 1920 年以前出生的部分长安名家，按出生年月排序记载如下。

张师渠（1867—1932），字仲良，武功南仁人。清末廪生，禀性豪迈，且又精于医术。后在三原正谊书院深造后留院。曾以行医为名，遨游各地，广结豪俊。1914 年，陕西被北洋军阀控制，张师渠以行医为名，改装束，变姓名，匿居西安联络革命同志，开展讨伐窃据陕政军阀的活动。1931 年，中央国医馆成立，焦易堂特聘其为理事。张师渠一生热心于国民革命事业，不计个人功利，每临大事，能高瞻远瞩，被西北民主人士尊为长者。

郭京（1870—1947），字瑞西，陕西榆林人。因排行第四，人称"郭四先生"。名医郭绣川之子，郭氏中医世家第二代传人。幼读私塾，后师从刘增泰在榆阳书院学习经史，业余随父学医。22岁后继承父业，坐堂行医。1920 年，任国民革命军第二集团军混成旅军医。1923 年，杨虎城居榆林时患伤寒，经郭京诊治后立愈。1927 年，辞职还乡行医。1932 年秋，榆林霍乱肆虐，他详查症状，在"六和汤"基础上化裁出"伏虎神效散"，于榆林城内设点分发，并向周边县赠送，治疗效果甚佳，救人甚多，并拟预防该病的"驱疫丹"。其治学严谨，法古不泥。专长内、儿及妇科，对痰饮、虫积、湿热有独到见解。治病疗效显著，民间赞誉"郭一服"。王军余著《榆林地方简志》为其立传，称其为"榆林医界巨擘"。著作有《医学辑要》。

张振基（1880—1963），字佩甫（又佩服），陕西咸阳双照庞村人。早年从师刘古愚先生，后毕业于西安两级师范学堂(即关中书院,1906年改名)。曾在周陵中学任国文兼生理卫生教师。通晓中医,1956年,调入咸阳人民医院(陕西中医药大学附属医院前身),被陕西省中医研究所聘为通讯研究员。1956年6月,为咸阳人民医院在册中医师。在咸阳市第一医院(陕西中医药大学附属医院前身,1956.7—1961.5)西医学习中医活动中开办讲座,编写教材,组织研讨,发挥指导、教授作用。1961年5月,为陕西中医学院附属医院在册中医师。

王懋如(1884—1964),陕西西安人。18岁起随父王应富及当地名医白星五、王宝如先生学医,26岁始行医,1945年起执业于西安市,1949年后在西安市东关联合诊所、西安市中医医院工作。晚年曾在西安市第二医学院、市中医学徒班担任教学工作。从事中医工作40余年,在治疗内、妇、儿科疾病以及温热病等方面积累了丰富的经验,尤精于妇科病诊治。撰有《中医妇科临床谧秘》一书。

王秀春(1884—1954),字锦屏,岐山蒲村洗马庄人。因排行第八,故被尊称"八先生"。曾在岐山凤鸣书院就读,1902年考取生员。在兴平书院读书时决定学医,受到来书院讲学的牛兆濂赞许,称"弃文学医,救民病痛,善莫大焉",并推荐精于医道的终南山道士为其授业。经道医指点,医理日明,医技大进。1907年,回乡创立"济世堂",开始悬壶乡里。1932年,关中发生瘟疫,他奔走诊治,施药献方,活人无数。灾后,应友人之邀到西安,在南院门开设诊所。1936年,于右任回到陕西,经陈祥生介绍,为于先生治好腰痛顽疾,于氏手书"春满杏林"相赠。1938年,王秀春离开西安,回到岐山。先生行医50余载,德术并佳,享誉陕西西府及陇东一带,并广招门徒,传医授道。其第二代传人有张文焕、王校、成基等,第三代传人有王周兴、张锋、张玉莲、宋虎杰等,这些传人都活跃在当地卫生院、地方医院及省市医疗单位。其著作有《临床验案拾要》《经验仙方》《平验方集》《佛头点脉》《审候歌》《探小儿病歌》等。

景莘农(1884—1964),字志伊,号柏叶庵,祖籍富平县寺俊堡。父亲景吉人(字天相)在湖南衡阳为官,故景莘农出生于衡阳。1898年,其以优秀生员被选入陕西三原宏道书院;曾从业师刘古愚避居烟霞草堂。后到北京就读于京师法政学堂,1906年,协和医学堂开办,即成为首批学员。学成后寓居北京,悬壶行医,其间与当时名医萧龙友、孔伯华、施今墨等探讨医术,参证取舍。20世纪30年代初,陕西霍乱横行,他用中草药救治,活人无数。1943年,在师专、商专等校兼课,主要从事诊疗活动。抗战胜利后,西安成立中医师公会,他被推为理事长。之后他与李棣如、陆继鹤等创办了西安市北大街中医联合诊所,其任所长。因医术精深,人称"西半城",即西安市西半城的居民俱往投医求治。抗美援朝期间,他和成友仁等组织医疗队赴高陵通远坊为志愿军归国伤员义务治病,并将坐堂应诊收入全部捐献前方,受到卫生部表彰。1949年后,曾任陕西省文史馆首任馆长;1955年,西安市中医医院成立,他任首任院长;1956年,陕西省中医研究所(现陕西省中医药研究院)成立,他任副所长。1958年,关中地区流感流行,他和吴禹鼎拟定"三白汤""贯众板蓝汤"在群众中推广,受到省长表扬。

史积诚(1886—1963),又名书勋。陕西扶风建和乡白龙史家村人。幼年学习于胞兄史书伦门下,15岁应童子试,入本县高等小学。后因病休学,苦读医书。1907年,入三原宏道高等学堂,后转省立高等学堂。1923年,被选为陕西省署议员兼西安新民中学董事及国文教员。后辞职归里,在南阳村及法门寺设馆训蒙,兼行医事。1943 年,闲居在家,以行医为乐事,医德、医术有口皆碑。1945 年,出任县财务委员会主任。1946 年,被选为县参议会副参议长,兼纂《扶风县志》。1949 年后,居家行医。1953 年,被聘为陕西省文史馆馆员。1954 年,受县文卫科之托,在建和乡举办中医讲习所,培育了数十名中医。

李少亭(1889—1974),山东代县人。幼读私塾,后曾在太原就学,兼好拳术。18 岁时,拜晋北名医孙祥麟为师,专攻针灸。先在山西行医,抗战爆发后,来西安悬壶。1949 年后,参加联合诊所;1954 年,调入西安市红十字会医院任针灸医师,后调入西安市中医医院任针灸主治医师、针灸科主任。因其针灸之术精湛,临床经验丰富,被誉为"金针李"。他行针善于依据中医理论,结合患者具体情况,深究补泻手法,辨证施用。尝说:"运用金针,双手并用,针不离手,手不离针,测知正邪,掌握迎随,施以补泻。"他运用子午流注、灵龟八法,定时取穴,因病施针,治疗心绞痛、脑血管病常有良效。撰有《针灸治疗半身不遂》等文,其《临床医案》一书,惜未付梓。

顾惺夫(1890—1960),祖籍浙江绍兴,曾移居北京,后定居西安。出身于医门世家,17 岁随父攻读医学典籍,27 岁应诊,先后在青岛、西安等地行医。1949 年后,先后受聘兼任陕西省中医进修学校、西安第二医学院、西安市中医业余大学等院校从事中医教学和临床工作。历任西安市乐民中医联合诊所副所长、西安市中医医院消化系疾病治疗组组长、内科主任等职。他行医 45 载,长于内、妇、儿科,尤擅治内科疑难杂症,积累了相当丰富的临床经验。

霍静堂(1893—1972),名致远,字静堂,榆林霍刘氏中医第四代传人。霍家自立益生堂药铺近一个世纪,名满乡里,有"功同良相"之誉。霍静堂 8 岁启蒙,聪颖好学。18 岁进药铺,边司药,边学医,26 岁精通岐黄脉理,遂悬壶于清涧及邻县。1946 年,被选为边区第二届参议会参议员。1949 年后,任保健药社医生、主任,当选为县人民代表。1956 年,出席陕西省卫生系统先进工作者代表大会并获奖。1957 年,被陕西省中医研究所聘为通讯研究员。次年,任清涧县中医院院长。霍静堂以内、妇科为长,其弟子将其诊疗经验整理编撰成《霍静堂医疗经验汇编》和《女科诊治门径》诸书。

邓云章(1894—1967),又名宗汉,宝鸡市人。9 岁读书,13 岁随祖父苦读中医经典,对中医有独到见解。1953 年,任宝鸡市中医医院副院长期间,深感中医后继乏人,建议上级开办宝鸡中医学校,经批准后,担任校长,招收 50 名学生,并亲自讲授主要课程。还坚持因人施教的方法,先后带徒 18 名。1957 年,被聘为陕西省中医研究所通讯研究员。1960 年,人们因营养不足,患肝炎者较多,他辨证施治,采用茵陈蒿汤、逍遥散、一贯煎等方加减治之,收到良好效果。一生从医,为人们解除病痛,深得人民群众的尊敬,曾先后被选为市、县人民代表和政协委员,多次被评为全国和省、市、县卫生先进工作者。

沈反白(1895—1971),又名宏绪,字仲远。因其母和其妻皆殁于庸医,遂奋发研读中医典籍。先后行医于上海、运城等地,1943 年定居于西安。1945 年,当选为陕西省第一届中医公会理事长。中华人民共和国成立后,担任西安市中医学会主席、西安市人民代表、西安市政协常委。曾任西安市中医医院院长,被聘为第四军医大学名誉教授。他虽重视研习医理,但更重视医病实践。他认为,作为一个中医医生,必须精通医理,熟读中医经典著作,以中医的基本理论指导临床实践,才能掌握辨证施治这一中医诊疗的真谛。他从不排斥西医,认为中医和西医各有所长,可以结合,以取长补短。对那些轻视中医,想以西医取代中医的观点,他自然是不同意的,凡参加学术会议和著书立说,反复宣传中医学的伟大,介绍中医学的理论体系。沈氏为医重理论,尤重实践,在中医内、妇、儿科方面均有较高造诣。在臌胀病方面潜心研究,著成《肝硬变腹水的中医疗法》一书。他的学术思想及经验曾在《陕西省名老中医经验荟萃》第一辑刊载。

曹汉三(1895—1978),甘肃正宁人。早年失学,在当地随师习医,熟读《黄帝内经》《难经》《医宗金鉴》等医籍。1931年迁居西安,入曾钜诊所,专攻中医针灸。1936年起,正式悬壶于西安。1952年,建立西安市益民联合诊所;1956年,调入陕西省中医研究所工作,历任联合诊所所长、陕西省中医研究所临床研究室副主任兼针灸科主任、陕西省针灸研究所副所长等职。曹氏以针灸见长,临证取穴精简,针刺手法纯熟,经验丰富。曾发表《关于针灸治疗法则方面的问题》及《足阳明胃经的初步研究》等论文10余篇。

李紫莹(1895—1981),河北无极人。幼入私塾,20岁随伯父李献廷学习中医,28岁悬壶。1950年,被选为南郑县中医师学会理事长;1953年,任南郑县第一联合诊所所长;1955年,应聘任汉中专区中医进修班教师;1956年7月,应陕西省卫生厅之聘,到陕西省中医研究所工作。1958年,应聘到陕西中医进修学校兼课;1960年,被聘为中国人民解放军兰州空军卫生部中医顾问。李氏出身于中医世家,从医50余年,理论造诣精深,临床经验丰富。他博览中医经典及历代名家著述,采各家之所长以融会贯通,灵活运用于临床实践,经多年精心钻研,有所创新,治疗内、妇、儿科常见病及疑难杂病,效果显著。撰有《四诊备要》一书。

李鉴堂(1895—1950),字子厚,号鲁逸,山东海阳人,出生于医学世家。幼读诗书,从其父学医十余载,尽得祖传之医要,后至辽宁丹东开业行医,专长儿科。1937年,来西安设儿科诊所。曾任《医药快览》及《中医药医刊》副总编辑、国粹中医学校讲师、西京国医公会副会长、西安市中医公会副会长以及国粹中医院顾问等职。李氏对小儿呼吸、消化系统疾病(如小儿痧证、小儿先天性梅毒等病)有独到之处。著有《瘟痧论》《先天性梅毒特征之诊断法与治疗秘方》等。

穆少卿(1900—1967),名文焕,字磻章,河南商水人,回族。自幼随父习医。初行医于商水、开封一带,后至汉口,于1938年定居西安。1949年后,参加组织了国粹中西医联合诊所,创办了中医传习所。他是西北中医研究院(西安市中医医院前身)筹建者之一,任筹建委员会副主任。西安市中医医院成立后,任该院研究部主任兼妇科主任。穆氏对中医经典著作有较深的造诣,善于吸收各家之长,擅长中医妇、内科,为培养中医人才做出了一定贡献。曾撰《穆氏医学丛书》文稿80卷。

何吉瑞(1901—1988),字子珍,陕西西安人,回族。幼时在著名回族中医马苛轩家私塾就读。受马老器重,收为亲授弟子,随其学医,研习中医经典著作,深得其传。何吉瑞曾出任陕西陆军第二师四旅军医,1924年离职,复从师深造,专攻妇、儿科,兼及中医各流派。1929年,任陕西省礼泉县医院院长,翌年返回西安开业应诊。1958年,受聘至西安医学院第二附属医院中医科任职。退休后仍在街坊义务诊治疾病,热心为群众服务。

王新午(1901—1964),山西汾阳人。幼承家训,诗书之外,悉心钻研医典。早年游学北京,中年以后来陕,定居西安,行医诊病,因医术高明,又重医德,被医界公推为西安中医师公会理事长,担任《医药汇刊》主编,并创办诊所,免费为贫苦民众治疗疾病。1950年,赴京参加第一届全国中医会议。历任全国中医专门委员会委员、西安市中医学会主任委员、西安市中医医院医务部主任、西安市中医讲师团团长等。他善治内科诸病,尤以伤寒、温病见长;能结合新知,慎思明辨,随证撰方,享有崇高声望。1956年,在西安市传染病医院主持乙脑治疗。著有《流行性乙型脑炎西安市中医治疗纪实》《王新午医话医案》等书。其治学思想及临床经验曾为上海黄文东主编的《名老中医经验》一书收载,《陕西省名老中医经验荟萃》第一辑有专论评介。此外,王氏还长于武术、太极拳,1956年曾以裁判身份参加全国武术运动会,并著有《岳氏八翻手拳法》《太极拳法阐宗》《太极拳法实践》等书。

韩天佑(1901—1990),河北安平人,著名中医学家、教授、主任医师、硕士研究生导师。生于中医世家,自幼受家学熏陶,潜心攻读医籍,20岁时正式行医。1919年,毕业于天津义庆里私立中医学校。1938年,在洛阳神州眼科医院任中医部医务主任,后又徒步来陕,悬壶于西安、富平等地,先后任富平县政协委员和县科协委员、渭南地区中医进修学校教师,曾被评为陕西省卫生系统先进工作者。曾在陕西省中医进修学校、陕西省中医研究所工作。1959年,调至陕西中医学院工作,任妇产科教研室主任。曾任中华全国中医学会陕西分会理事。从事中医教学、理论研究和临床工作60余年。在学术上,推崇并精研叶天士、吴鞠通温病学,临床诊治多崇温病学派之旨,临证用药常以轻平取效。擅长治疗妇科疾患以及更年期综合征。针对胃炎、十二指肠球部溃疡及出血、胃酸过多、腹胀痛等病症,研制出"速效乌贝散",临床应用疗效显著。发表学术论文26篇,编著《中医临证治疗汇编》《妇科胎前产后特效自疗法》《中药精义》《坤元之宝》等著作。

李棣如(1902—1969),陕西西安人。少时即有志于中医事业。1930年,师从名医景莘农先生,颇得景之薪传,后即在乡梓行医。曾主办过《医药汇刊》杂志。1949年后,先后在西安市卫生局中医科、市中医门诊部、市中医医院工作,历任市中医门诊部主任、市中医医院副院长兼科研室主任、内科主任。曾被聘为全国卫生科学研究委员会中医委员。1959年,出席"全国文教卫生群英大会",卫生部授予他"发扬祖国医学技术革新能手"奖状一帧。李氏毕生从事《伤寒论》研究,著有《伤寒论方后语发微》一书(内部刊行)及《消石散的临床疗效总结》等论文。他创制之"消石散"对内脏结石具有一定临床疗效。

麻瑞亭(1903—1997),山东安丘人,为清代名医黄元御的第五代传人。黄氏乃经方派大师,麻瑞亭是全面继承与发展黄元御医术的佼佼者。1931年,麻瑞亭随父迁居西安。1937年,参加陕西省中医师考试,名冠榜首,乃悬壶于西安市东新街,历时10余载。1955年,报名应选到西安市中医医院工作,历任西安市中医学会副主任委员、陕西省中医学会副主任委员、内科分会主任委员等职。1965年,编著《医林五十年》(由陕西科学技术出版社出版)。1983—1987年,完成卫生部下达的中医古籍整理研究任务,领衔点校170多万字巨著《黄元御医书十一种》(由人民卫生出版社出版)。1991年,获国家中医药管理局中医药科技进步三等奖、陕西省中医药科技成果二等奖。1992年,获中华人民共和国全国首届古籍整理图书丛书奖。1991—1992年,为来自全国22个省、市基层和农村的121名学员讲学,并通过拜师会仪式收徒,堪称桃李满天下。

房温如(1903—1981),陕西富平人。少年习文,曾受业于关中名儒张果斋和牛兆濂,继则专攻岐黄,遂精于医。先后在三原"万兴福"、富平"恒心堂"坐堂行医。1956年,应聘任三原县医院主治中医师。曾任中医学会陕西分会理事、《陕西中医》杂志编委。房氏从事中医工作50余年,对中医学理论悉心钻研,造诣较深,立法用药别具一格。著有《十代名医像赞》《王润园医案类评》《三原县单验秘方采风录》《吴楚医录按评》《简易方药实验说》《中医内科辨证选》,发表有关肝炎、肺结核等专题论文多篇。

张子述(1904—1988),又名张诚善,陕西勉县人。陕西中医学院教授、主任医师。张子述出生于勉县的一个医世之家。6岁入私塾,后考入旧制县立高小,因疾病困扰,身体孱弱,社会动荡,遂发奋攻读医学,立志悬壶济世。1947年,毕业于名医杨医亚所办的中国国医专科学校,后入贵州光明眼科函授学校研习眼科。1954—1958年,为陕西勉县第一联合诊所所长。1958—1961年,为勉县中医医院中医师。1961—1963年,为汉中大学医疗系教师。1964年,调至陕西中医学院任教。曾担任中医基础部主任。1980年,被国家教委确定为当时全国唯一的中医眼科研究生硕士学位的授予者。他深通中医理论,擅长眼病诊治,对角膜溃疡、白内障、青光眼、眼底出血、视网膜脉络膜病、视神经萎缩、眼外伤等治疗有独到之处。先后发表论文10余篇,著有《中医内科诊断学》《眼科歌诀》《军山老人医案、医话》《中医歌诀入门》《中医眼科学简编》等。

叶绵文(1906—1987),陕西安康人。出生于中医世家,15岁从父学医,18岁在药店当店员,业余钻研中医典籍,24岁悬壶应诊。曾在陕西中医进修学校深造。1953年起,在安康县人民医院工作,1981年调至安康地区中医医院任副院长。精于内科杂病,临床经验相当丰富。著有《小柴胡汤的临证应用》《叶锦文临床经验集》等。

贺本绪(1906—1990),山西静乐人。少时在当地就读,15岁起课余从师学医。曾在当地小学任教,后弃教从医。"七七"事变后,入伍参加革命,历任军医、卫生队长、后勤卫生处科长等,转业后曾任陕西省卫生厅中医处副处长、陕西省药物研究所副所长、陕西省中医研究院顾问等职。贺氏从事中医工作50余载,主攻《黄帝内经》《神农本草经》,涉猎诸家学说,注重临床实际,擅治内科及婴幼儿杂病,立方遣药灵活多变,不拘一格,经验丰富。著有《简易百方录》《岑山医论集》。

郭命三(1906—1984),山西定襄人。16岁起随师学医7年,悉心攻读中医经典,以医术服务于桑梓。1940年起,定居西安。曾参加倡办了秦岭中医学校,并在该校及省、市卫校和各类中医学习进修班担任针灸教学任务。曾任西安市中医医院针灸科主任、全国针灸学会委员和陕西分会副主任委员等职。献身中医事业60年,在针灸学方面积累了丰富的临床经验,在理论上也具有一定的造诣。群众曾誉他为"郭一针"。著有《针灸治要》,曾多次为国际针灸同道讲学并做技术交流。

方云鹏(1909—1992),河南淮阳县方营村人。1936年,毕业于河南大学医学院。曾在军政部设在洛川的92后方医院任外科医师,后调任位于陕西耀县的13兵站医院任院长兼外科主任。1947年,在解放军华北兵团卫生部任主治军医。1949年,在西安市人民医院工作,1952年被选送中央卫生部针灸实验学习班进修,此后任西安市中医医院外科和针灸科主任。经过长期的探索与研究,相继发现在人体头部冠状缝、矢状缝、人字缝、前发际部存在许多新的特异刺激区,这些刺激区并不在传统经络的循行线路上,且排列有序,十分规律,将其连接起来,便构成人体缩影,遂根据其形象功能为其取名为"伏象""伏脏"。通过大量的临床实践和资料比对,终于在1970年总结得出头皮部7个穴区21个穴位,与大脑皮质的功能分区在人体头皮上投射区基本吻合,针刺这7区21个穴位,可以治疗某些全身疾病。他又总结提出"伏象""伏脏"学说,认为"伏象""伏脏"是统率十二经络的"总经络",是支配统管其他各个中枢的总中枢。他把中医学的针灸经络理论和现代医学的大脑皮质功能定位理论有机结合,创造性地发明了"蓝田头皮针"疗法,并出版《头皮针》一书。创制"头皮针""体环针""手足象针"等新的针灸方法,并出版相关专著。曾任中国全息生物学会副主任委员、陕西省针灸学会副主任委员。

王正宇(1909—1982),陕西岐山人。少时曾从陇上名儒张云汉学习。1929年,在兰州中山大学预科学习,因家贫辍学回原籍任教,并潜心攻读岐黄。1947年,开始应诊。1955年,在岐山县济元堂行医。1956年,调入陕西省中医进修学校任教。1959年,调入陕西中医学院,先后讲授中药学、方剂学、中医学基础、医古文、各家学说、中国医学史等课程,任医史教研室主任。曾任中医学会中医基础理论专业委员会委员,中华医学会陕西分会医史学会名誉副主任委员。王氏治学严谨,经验丰富。著有《中医方剂学》等教材,发表学术论文多篇。一生潜心研究李东垣脾胃学说,在临床治疗脾胃病中运用自如。对中医学的"引火归原"法及主要方药"金匮肾气丸"有深刻理解,研制的"化简肾气丸"用于临床,取得了显著疗效。

冯幼清(1909—1979),字宣,陕西兴平人。1939年从医,1949年后在西安市卫生局、西安市中医医院、西安市第五医院工作。曾担任西安市中医业余大学和市中医学徒班伤寒论、金匮要略的教学工作。历任西安市第五医院中医内科主任、西安市中医学会理事等职。冯氏从事中医临床、教学工作四十年,对《伤寒论》研究较深,临证善用经方,疗效颇著。

马秀棠(1912—1996),字愚青,号太元,山西祁县人。幼年多病辍学,经其伯父施以针灸治愈,自此立志学医。1936年,定居西安;1941年,师从名医王新午习太极拳,以通健身之术;1947年,师从金针名家李少亭专攻针灸;1952年,正式从事针灸临床工作。1953年起,先后在西安南院门民益联合诊所、中医学会北大街、西大街门诊部等单位任针灸医师;1982年,任西安市红十字会医院针灸科主治医师;1984年退休。从医30余年,经长期针灸临床实践,创制了"点穴疗法",疗效显著。著述《点穴疗法》一书,由陕西人民出版社于1958年出版,曾重印七次,印数达20余万册;此外,还著有《针灸问答》及《中国太极气功术》。

杭逢源(1912—1971),陕西省神木县(现神木市)高家堡人。杭逢源从小天资过人,有过目不忘的本领。但凡医书、药方,只要看过,便如刻在他的脑中一般,就是这超群的记忆力给了他学习中医得天独厚的优势。少年随父学医,青年业医,经过不断临床探索,结合前代医家经验,到20多岁时,他在高家堡就已颇有名气,进而形成了杭氏中医内科体系。杭逢源一生从医,在中医治疗脾胃病、肺病、肾病等方面成就显著。后来在榆林市第二人民医院创建了中医科,成为当时榆林中医界领军人物之一。

吴禹鼎(1914—2002),陕西白水人,教授,主任医师。曾任陕西中医学会理事,中华人民共和国卫生部医药科委员会委员。主要从事伤寒论、金匮要略课程的教学与科研和临床工作,擅长于经方,重视把经典理论与实践相结合,擅长治疗外感热性病、内伤杂病。发表《阑尾炎的中医疗法》《中医退热法》《经方临证录》《伤寒六经实质探讨》《临证治验十则》等论文数十篇。在讲授伤寒论、金匮要略课程时,注重结合临证医案,以期验证理论。晚年还深入学习和研究历史知识,如精读《史记》《二十五史精华》《中国通史》等典籍,以了解医学的变迁与社会发展的相互关系。

成友仁(1915—1964),山西籍。弱冠聪颖,博闻强记,先儒后医,自学成才,尤以文学、历史、哲学见长。年近三十,转攻医学,熟谙古典医著及各家学说,尤以《黄帝内经》《伤寒论》着力,在《伤寒论》研究方面有较深的造诣。1942 年,在西安行医。1949 年后,历任西北卫生部医政处中医科科长兼西北中医进修学校教务主任,自 1950—1964 年,一直执教伤寒论,先后给数十个不同班级的学员授课,深受大家的好评。曾担任陕西中医进修学校(陕西中医药大学的前身)校长等职。遗著《伤寒论阐释》,后由其学生杜雨茂、潘克良整理出版。

刘云山(1916—2014),山东即墨人。15 岁起当学徒,从师于留德医学博士谭子东。抗战爆发后,来到陕西宝鸡。1953 年,毕业于宝鸡专区中医进修班,先后任宝鸡市第七联合诊所所长,宝鸡市人民医院、陇县东风地段医院、宝鸡市第三医院中医师,宝鸡市中医医院儿科副主任、主任医师等。曾任陕西省中医学会理事、《陕西中医》杂志编委、宝鸡市中医学会副会长、宝鸡市科协委员。从事中医儿科七十余载,在治疗发热、咳喘、腹泻、厌食、癫病等常见及疑难杂症的诊疗方面积累了丰富的临床经验,独树一帜。曾获陕西省首批"白求恩精神奖"、陕西省名老中医、全国卫生工作先进个人、首批全国老中医药专家学术经验继承工作指导老师、国家"有突出贡献专家"等称号。

李继光(1916—1976),字梦阳,河北遵化人。出身于中医世家,17 岁随父学医,20 岁独立执业。1954 年起,曾先后任西安市中医门诊部、西安市红会医院中医科、西安市中医医院内科副主任、主任。李氏临床经验丰富,在内、妇、儿科方面均有独到之处。他创制的"健脑丸",治疗神经衰弱等症疗效显著,曾受到卫生部嘉奖。著有《内妇儿科经验总结》《古方运用》《妇科初阶(纲要)》等书。

郭汉章(1916—2002),著名中医骨伤科专家,研究生导师、主任医师。全国五百位名老中医之一,享受国务院政府特殊津贴,1993 年被中华医学会授予"有突出贡献专家"称号。生于河南洛阳平乐,少年时代即接受洛阳郭氏正骨传统技艺的熏陶。1952 年移居西安,历任西安市中医医院、第三医院、大同医院中医骨科主任。1965 年调入西安市红会医院,创建中医骨科病房、门诊、复位室、研药室等,并担任中医骨科主任,独创了"外伤性四肢部分坏死、股骨头缺血性坏死、骨迟延愈合、骨不连等的中医中药治疗方法";成功研制了中药"公英膏""消痛生骨散""展筋活血散"等(曾作为中国国家女排队员的保健专用药)。1956 年,他献出家传秘方造福更多患者,编著出版了中医骨伤科专著《实用正骨学》,主编了《中国骨伤学·诊断学》。

朱兴恭(1917—1977),陕西宝鸡人。幼读私塾,随父学习中医正骨技术,18 岁后单独应诊。1956 年,调至陕西省中医研究所,任中医骨伤科医师并代理科主任。1958 年,被中国医学科学院聘为特约研究员,并任西安医学院兼职副教授。朱氏对治疗关节脱臼、特别是陈旧性肩关节脱位成效突出,打破了"陈旧性肩关节脱臼须开刀复位"的定论。朱氏公开献出祖传三代秘方展筋丹、接骨丹、热敷药等。他乐于带徒,善于和西医密切合作。著有《临床整骨学》,并发表了《中医手法整复外伤性陈旧性肩关节脱臼25例报告》等论文。曾先后多次出席陕西省及全国卫生先进工作者会议、全国医药卫生技术经验交流会、全国文教卫生群英会。曾获卫生部颁发的金质奖章。

贾堃(1919—2005)，陕西西安人。主任医师。陕西省中医药研究院著名中医肿瘤专家、小儿病专家。曾任香港中医抗癌学会理事，西安民间中医药研究会理事长。历任陕西省中医医院肿瘤科主任医师。1946年，取得当时政府颁发的中医师证书，开办中医诊所。同年担任中国国医学会西安分会理事，并加入西安市中医师学会。1979年，任中华全国中医学会陕西省分会理事。1990年，被国家人事部、国家卫生部和国家中医药管理局联合聘为全国老中医药专家学术经验继承工作指导老师，1992年起享受国务院政府特殊津贴，荣获"中国百年百名中医临床家"称号。贾堃在恶性肿瘤诊治方面，采取扶正祛邪、标本同治的方法，总结了大量临床治疗恶性肿瘤的经验和药方。先后发表论文100余篇，编写出版了《中医癌瘤学》《中医癌瘤证治学》《癌瘤中医防治研究》《中老年人防癌健身妙法》和《小儿病的防治方法》等8部著作，系统总结了70年来治疗肿瘤的中医药方法经验。创制的儿科用药"麻翘石膏糖浆"获1956年全国科技大会一等奖。

郭谦亨(1920—2004)，出生于陕西榆林中医世家。著名温病学家，历任陕西中医学院温病教研室主任、医疗系副主任、校学术学位委员会委员。从事中医临床工作60余年，学习岐黄、仲景，崇尚东垣、景岳、嘉言等温病大家之学。曾参与筹建陕西中医学院。主编《温病述评》《中医教育实践录》《千金方研究》等专著13部，撰写论文100余篇。1982年，主持"中医药预防'出血热'研究"课题，创制出血热预防片，取得显著疗效，动物实验亦获6项成果；另对卫气营血证候动物实验取得10项成果。在胆石病方面，创制出"明石利通"，应用于临床，取得了较好疗效，并通过国家级新药评审答辩，获卫生部证书。"出血热预防研究"曾获陕西省科技优秀奖、西安市科技开发奖；"千金方研究"获第四届传统医学大会国际金像特等奖；"胆石病研究"在全国科技博览会上获大会金杯奖，并获陕西省科研成果一等奖。曾获"教育工作者30年"荣誉证书、"优秀教师"等光荣称号。1998年，获《中华名医专家创新大典》学术成果特别纪念金奖。

姜树荆(1920—2001)，河北通县人。其父姜润芝擅长中医外科，自幼随习，颇得家传。1940年，就读于"光华国医研究社"。1950年起，悬壶于西安，1955年被聘为西北建工局职工医院特约中医师，1958年起在西安市中医医院工作，任主任中医师。曾任西安市中医医院副院长兼皮肤疮疡科主任，并多次在各类中医外科进修班、学习班、提高班任教。姜氏从事中医外科工作30余年，能将前贤经验与家学融为一体，对血栓闭塞性脉管炎和硬皮病的中医治疗积累了相当丰富的经验。著有《姜树荆中医外科经验集》一书，发表过《硬皮病辨证论治的体会》《中医药治疗血栓闭塞性脉管炎132例临床观察》等论文十余篇[1-6]。

二、中医卫士

于右任(1879—1964)，名伯循，字诱人(谐音"右任")，陕西三原人。我国著名的政治家、教育家、书法家，民主革命的先驱者。早年追随孙中山加入同盟会，长期担任国民政府要职。曾任南京临时政府交通部长、南京国民政府审计院长、监察院院长等。

于右任为清末秀才，曾师从关学大师刘古愚，为关学弟子代表；创建复旦公学、上海大学、西北农林专科学校等,为我国教育事业的发展做出了重要贡献。

于右任对我国传统医学情结深厚,坚决捍卫中医药的尊严与地位,坚定支持中医药的生存与发展,并为之竭尽心智,身体力行。1929年2月,南京政府卫生部提出"废止旧医,以扫除医事卫生障碍案"等四个废止中医案,主要内容为处置现有旧医,禁止成立旧医学校,禁止报刊介绍旧医及刊登广告、消息等。消息一经披露,群情激愤,中医药界以及社会有识之士纷纷抗争。各界人士在上海集会,与会者响亮地喊出了"提倡中医中药,就是保全中国文化经济"等口号,并推举代表赴南京请愿。于右任当时担任国民政府监察院院长,接见了请愿团成员,并明确表示坚决支持中医的立场。

1933年10月,沪上名医陈存仁应邀出诊,到病家一看,认出躺在床上的患者竟是于右任先生。患者体温很高,陈存仁诊脉察症,断为"湿温伤寒"。于右任说:"我的病非看中医不可。"他对陈存仁说:"我一听到伤寒两字,就想到这种病非中医看不可,所以不顾一切,私自由南京坐火车到上海,请中医来诊治。"陈存仁精心为于右任治疗,每天早、晚各诊一次,于氏病情渐渐得到控制,半月之后,热退身安。于右任对陈存仁说:"这一回我的病幸亏你为我治愈,我非常感谢,但是我生平没有钱,口袋里从不带钱,这一次你为我诊视了很久,我预备写一本怀素体的千字文答谢你。"陈存仁说:"于老是国家之宝,你能送我一本千字文,是一种殊荣,比诊费贵重得多。"此后两人成为至交,常有来往,于氏每次到上海,多与陈氏会晤。此事记载于陈存仁《银元时代生活史》中。

1935年12月,于右任、陈立夫、焦易堂等人发起创设公立中医院——首都国医院的提议。他认为,建立国医院"不仅改良医术,树立民族健康基础,即对于农村经济之辅助,固有文化之宣扬,亦有莫大之关系"。于右任被确定为发起人,并参与董事会工作,他多方游说,四处募捐筹款。

他从政治上、舆论上大力支持焦易堂等人筹办中央国医馆。他在有关会议、各种场合赞成、呼吁并积极推动通过《国医条例》;他通过疏通关系、筹措资金等方式,支持协助在南京开办中医救护医院;他曾在国民党国防会议上,联合陈立夫等元老倡议"设置直辖管理中医药委员会,专门管理及研究中医药事宜"。他还利用个人就诊体会宣传中医,利用为各地中医机构、名中医题字、书碑的机会,扩大中医影响。

于右任是在民国政府中支持、捍卫中医态度最坚定、职务地位最高的官员。他利用自己的政治地位、人格魅力、社会影响力,在抵抗"围剿"中医的斗争中,稳阵脚、稳军心,发挥着"定海神针"的作用。

焦易堂(1880—1950),名希孟,号易堂,陕西武功县人。出身穷苦家庭,毕业于中国公学大学部法律科。

1928年11月,南京政府卫生部成立。1929年2月23日,在第一届中央卫生委员会会议召开之际,以余云岫为首的一批西医在会议上共提出了"废止旧医,以扫除医事卫生障碍案"等4个废止中医案。这些旨在消灭中医的提案,以"中央卫生委员会议决案"的形式通过。此讯一出,中医界鼎沸。数日之内,全国中医药团体、各大城市的药商团体纷纷致电质问南京政府,并于3月17日集会上海以示抗议。余云岫的废止中医案通过后,焦易堂心系国粹安危,他为此案据理力争,将此有害民族保健的议案予以否决,获得了大多数委员的支持。由于中医药界的强烈反对及社会各界的支持,南京政府为缓和矛盾,否定了"废止旧医案"。然而,一个月后,南京政府教育部即通告中医学校一律改称传习所。卫生部通令禁止中医参用西法西药,废止中医的主张实际上付诸实施了。

面对这种不利局面,焦易堂意识到必须争取建立一个合法的中医组织,使之成为中医药生存与发展的最基本的组织保障。1930年5月,他与陈立夫、谭延闿,于右任等7人联名提出组建国医馆提案,以科学方法整理中医学术并为中药之研究。国民党中央政治会议第226次会议最终通过这一提案。

1931年3月17日,中央国医馆在南京正式成立,由陈立夫挂名任理事长,焦易堂任馆长,陈郁、施今墨任副馆长。首届理事有40人左右,一些省、市、县也先后设立分馆。随后,国医馆公布了《中央国医馆组织章程》《中央国医馆各省市分馆组织大纲》等。国医馆成立后,由于其性质所限,并未能对中医医疗、教育实施有效管理和为中医争取到应有地位。

中央国医馆成立后,焦易堂又为争取中医的合法地位而积极奔走。鉴于国民政府早在1930年5月即已通过了西医条例,而对中医条例的拟定则迟迟不予进行,国医馆于1932年函呈行政院申述理由,要求派员参加审定国医条例的会议。国民政府非但不予理睬,相反,于1932年10月6日,行政院训令国医馆,所有中医药学校一律改为学社,不准立案,不得列为学校系统。

1933年5月,焦易堂馆长发表"为拟定国医条例警告国人书",其后提出"中央国医馆须由政府赋予管理国医国药职权",并提出"国医条例"草案。同年6月,焦易堂联合石瑛、叶楚伧、陈果夫和邵力子等国民党中央委员29人草拟了"国医条例",提交国民党中央政治会议;10月,国医馆再次致函立法院,要求同意派该馆理事长列席会议,参加审查"国医条例"的拟定,复函得到批准。此条例首先在立法院法制委员会上讨论。当时焦易堂任法制委员会委员长,考虑到各委员意见不一致,焦易堂便和国医馆副理事长彭养光于讨论前走访各个委员做解释,终于获得通过。但此条例在立法委员会全体大会讨论过程中,由于委员之间分歧太大,致使条例搁置了一年多。有一次会上,大家争得很激烈,焦、彭二人提出辞职,由主持会议者和全体委员挽留下来,总算于下次会议通过了条例。"国医条例"虽获得立法院审议通过,改"国医条例"为"中医条例",但因以汪精卫为首的行政院激烈反对而未能予以公布实行。一年后,即1935年11月,在国民党第五次全国代表大会上,焦易堂再与国民党中央委员冯玉祥等26人联合各省及海外代表55人,又一次提出了"提议政府对中西医应平等待遇,以弘学术而利民生案"。提案强烈要求公布"中医条例",南京政府再也无可托词,大会通过了此案,并终于在1936年1月22日公布了《中医条例》,在法律上承认了中医及中医学校的合法地位。

随着抗日战争的持续,鉴于全民动员共同对敌的需要,加之中医界十年不懈的斗争,南京政府对中医采取了较为宽容的政策,相继颁布了一批有关中医的政策法规,对原有的中医的资格检核考试、中医证书的发放、中医教育、中医公会入会条件等政策有所放宽。1943年9月22日,国民政府公布了《医师法》。明确指出《医师法》颁布之日,《中医条例》及《西医条例》同日废止,从法律上保证了中、西医的平等地位。《医师法》的公布,是中医界长期斗争的巨大成果之一。

焦易堂利用国医馆这个平台,在中医药人才培养以及开办中医院、中药厂等方面也做了大量工作。1932 年 10 月 6 日,行政院令中医学校不得列入教育系统后,焦易堂为争取中医学校的合法地位做了大量的工作。他深知整理、研究、发展中医药,人才是关键,因此他在力所能及的情况下,另辟蹊径,设法批准了诸多中医学校,如上海中国医学院、山西国医专科学校、汉口国医高级研究所、湖南国医专科学校、广州国医专科学校等。与此同时,他还团结各省国医名宿,举办医务人员短训班 5 期,每期 500 人,培养了大批中医人才。

随着抗战战事不断升级,伤病员日益增多。焦易堂与朱庆澜商办设立中医救护医院,院址设在南京老虎桥,焦易堂任董事长,聘请邹云翔等名中医坐诊,并有护士 50 余人。建院不久,即收治由沪至京的伤病官兵八九百人。3 个月后,住院人数增至数千人。抗战期间,西药来源缺乏,焦易堂就开办了中国制药厂。他收集了一些名医祖传验方,采取中药西制的方法,改进剂型,以方便患者服用。

一生致力于维护和发展中医药的焦易堂先生,于 1950 年 10 月 28 日在台北病逝,享年 70 岁。他的"同盟老友,关中故人"李宗黄先生在纪念他的文章中写道:易堂先生"对于我国医药,殚精竭虑,维护发扬","博得政府、社会及医药界方面甚深之同情,奠定国医药逐步进步与逐步革新之坚实基础。"

黄竹斋(1886—1960),名谦,又名维翰,字吉人、竹斋,晚号终南山人。祖籍陕西临潼,出生于西安。近现代著名中医学家、文献学家、教育家,全国著名的伤寒大家、针灸大师。毕生致力于中医学理论研究和临床实践,是弘扬张仲景学术的杰出代表,也是民国时期研究《伤寒论》的代表人物之一。曾任国民政府中央国医馆常务理事兼编审委员、中央卫生署中医委员会委员、陕西省国学讲习馆副馆长、陕西红十字会附设女子职业学校校长、陕西省天文馆馆长等职。中华人民共和国成立后,历任卫生部针灸学术委员会委员、卫生部中医学术委员会委员、陕西省文史馆馆员、西北医学院中医科主任、中国中医研究院(中国中医科学院前身)西苑医院针灸科主任、中国中医研究院学术委员会委员等职。

黄竹斋幼年家贫,随父以打铁为生,少年时即立奋发图强之志,要从没有文化之苦中崛起,年逾弱冠,遂通经史、算数、理化、天文等学,尤喜爱医学,对中西医之书无不研读,奋发攻读《伤寒论》《金匮要略》,曾师从临潼王敬如。

1929 年,国民政府第一届中央卫生委员会议通过了余云岫等提出的"废止旧医,以扫除医事卫生障碍案"等案,企图达到消灭中医之目的,引起了全国中医药界的极大愤怒和反对,各界人士奋起抗争。黄竹斋被陕西医药界推为陕西代表(西北唯一代表)参加 1929 年 3 月 17 日在上海召开的"全国医药界临时代表大会",并组织请愿团,要求取消这个提案并将中医教育纳入国家教育系统。黄竹斋先生以强烈的民族自尊心和爱国主义思想,用办报、讲演等不同方式,积极投入到反抗南京政府消灭中医的斗争中。经过国内外各界人士的抗争,国民政府消灭中医的阴谋未能得逞,被迫制定了"中医条例",成立中央国医馆,黄竹斋被选为中央国医馆常务理事、编审委员,中央卫生署中医委员会委员。在焦易堂、黄竹斋等人的呼吁和全国各界人士的共同努力下,1936 年,国民政府被迫在形式上承认了中医办学的合法性,尽管是一纸空文,但毕竟是中医药各界人士多年奋争之结果。

1933年,黄竹斋被聘为南京中央国医馆理事兼编审委员,参加了统一病名的审查工作,撰有《审查统一病名草案意见书》。1937年,黄竹斋任中央卫生署中医委员会委员,同年,黄竹斋向中央国医馆提出了"拟定中医教学以备采择案""拟请征集全国医界名宿编纂中医教学规程案"等多项提案和意见书,对中医教育的宗旨、师资、学员课程设置、教学内容和教学方法等都有相当详尽的设想和具体建议。就发展中医教育向国民政府行政院提出了在南京、上海、武汉、北平、四川、西安等地设立中医大学、中医专修科,提出中医应有博士、硕士、学士学位学衔。他主张将医学史列为医学生的必修课,激励学生学习医学和爱国之心。这是黄竹斋多年研究中医教育的结晶,反映了他为发展中医事业而奋争的卓越思想。

"七七事变"后,黄竹斋怀着强烈的爱国主义思想,整理了《伤科辑要》三卷,并向国民政府上书,请求设立中医伤科训练班,设立中医伤科医院,发扬中医之长。他亲自到重庆访求中医伤科学家张乐天,他认为,"国家处于危急存亡之秋,正是中医为国效命之日",因此,提议建立陕西特效中药制药厂,生产国药,以堵经济输出。但国民政府不予重视,自此黄竹斋隐居长安少陵原双竹村,筑土窑洞居住,开始了专事行医和著述的淡泊生活,1943年被推荐为西京中医专科学校校长。

中华人民共和国成立后,黄竹斋拥护党的各项方针政策,响应党的号召,积极投身于卫生事业工作中,为建设新中国贡献自己的力量。他向毛泽东主席上书,建议将孔子《礼运大同篇》列入中学教材,使学生了解中国先哲关于"天下为公""世界大同"之主张和理想;又向西北军政委员会统战部上书,建议保护陕西省孔庙文物。1954年,黄竹斋被聘为西安医学院附属医院中医科主任,1955年奉调赴京,受聘为中医研究院附属医院针灸科主任并任该院学术委员会委员。黄竹斋曾出席全国文教卫生先进工作者代表大会,荣获卫生部金质奖章。

黄竹斋毕生从事中医事业,以个人奋斗精神,在医学、哲学、天文、历法和数学等学科领域均有著述,除伤寒、针灸著作外,还著有《难经会通》《周易会通》《道德经会通》《孙真人传》《医学源流歌》《兵略辑要》《修订国历刍言》《求圆周率十术》《微积分提要》《五纪衍义》《中西星名合谱》《经天星座歌》《农业气象占验》等著作60余种;创制《北纬三十四度恒星经纬平面仪》。逝世前不久,黄竹斋先生还在孜孜不倦地撰写《神经精神病学》。

米伯让(1919—2000),原名锡礼,字和亭,晚号石斋,祖籍陕西省泾阳县。全国著名的中医临床家、理论家、教育家和社会活动家,陕西省中医药研究院奠基者、创始人,长安米氏内科流派创始人。

1937年,因其父罹患重病,闻"断指入药"可愈父病,遂忍痛用厨刀自断左手食指入药,终无济于事。他痛恨庸医荒谬欺世害人,遂立济世寿民之志,决心献身于中医药事业,苦读经史诸家,精研岐黄、仲景,1939年始应诊行医。1940年,赴泾阳县清麓正谊书院,师从关学大师张果斋、赵玉玺、牛兆濂诸先生精研关学,为关学末代门人。1941年秋,拜师于长安黄竹斋门下,致力于伤寒、针灸与临床研究。其间,协助黄竹斋整理校印了《伤寒杂病论会通》等著作,成为黄竹斋的高徒。米伯让先后跟随8位老师学习,数年之间,尽得名家真传,集关学精髓与名师妙术于一身。1954年,被聘请到西北医学院附属医院(现西安交通大学医学院第二附属医院)任中医科主任。1964年,被聘为首批国家科学委员会中医中药组组员;1980年,被聘为国家科委中医专业组成员;1981 年,被聘为卫生部医学科学委员会委员。多次获国家级或省级先进工作者、陕西省劳动模范、陕西省卫生贡献奖、陕西省科技精英、陕西省红旗手等殊荣。

米伯让历任中华全国中医学会第一届常务理事、中国科协第二届委员、中国医学百科全书编委会委员、中国国际文化交流中心陕西分会理事、陕西省对外友协理事、陕西省地方志编委会委员、张仲景研究会名誉会长、孙思邈研究会名誉会长、陕西省中医研究所所长。1981—2000 年,任陕西省中医药研究院院长;1991 年获得国务院政府特殊津贴。陕西省中医药研究院的创立,河南南阳张仲景祠墓的修复,陕西临潼秦越人扁鹊纪念馆、眉县王焘墓及耀州孙思邈医德纪念碑的建成,都倾注了他的许多心血和汗水。著有《中医防治十病纪实》《四病证治辑要》《黄竹斋先生传略》《气功疗养汇编》《米伯让手书校录中医经典》;整理印行《白云阁藏本伤寒杂病论》《伤寒杂病论会通》《难经会通》等 10 余部著作。发表论文 30 余篇。对钩端螺旋体病、流行性出血热、流脑、克山病、大骨节病、传染性肝炎等提出一整套完整的中医防治方案。其中,钩端螺旋体病治愈率达 98.93%,著有《中医对钩端螺旋体病的认识与防治》,首次提出钩端螺旋体病可分为伏暑、温湿、温燥、温黄、温毒、暑痉 6 个证型;提出流行性出血热的中医病名为"温毒发斑夹肾虚病",运用银翘散加党参、杭芍、升麻、葛根作为治疗流行性出血热发热期预防低血压、休克的主方,否定了出血热只有热厥之说,提出"热病寒厥需慎辨"之论点;创造性地运用大炷艾灸疗法治疗急性克山病寒厥暴脱证,疗效明确;以中医药治疗肾病、再生障碍性贫血、心肌病、输尿管迂曲等急危重疑难病,疗效显著。

米伯让非常关心我国中医事业的发展,始终把振兴中医作为自己应尽的责任,毕生捍卫党的中医政策。在几十年的中医生涯中,他深刻体会到,党的中医政策一直是在斗争中贯彻执行的。他多次在全国中医、中西医结合工作会议上秉公直谏,提出了"关于中医工作的十三条建议""对贯彻中央五十六号文件的十三条建议""关于中医政策问题的意见"等诸多建设性意见,内容涉及中医政策制定的依据、中医立法、中医领导体制改革、中医药院校教学质量的提高等各个方面;仅1963—1987 年,就先后撰写各种建议、报告近百篇,许多提案和建议得到了卫生部、中宣部及陕西省委、省政府有关领导同志的支持。为了陕西省中医药研究院的建立和发展,米伯让不辞辛苦,多次带病赴京或写信,与卫生部、中医司及陕西省委、省政府有关领导商议,争取各方面条件支持,他的意见得到了有关部门领导的重视和采纳,在国内素有"中医活动家"之美誉。

米伯让毕生致力于爱国教育、中医传统教育,不遗余力地向各级政府上书并捐资修复甘肃省定西县(现已更名为定西市)王公桥、仲景医圣祠、扁鹊墓纪念馆、王焘墓、孙思邈医德纪念碑等。1997 年 6 月,米伯让建议尽快修复鼓楼上悬挂的"声闻于天""文武盛地"匾额,并将保存的"声闻于天""文武盛地"字样献给文物部门,得到采用,米伯让的愿望均得以实现[7-8]。

第二节　延安时期著名医家

延安时期,虽然条件异常艰苦,但共同的革命理想吸引了全国各地的革命人士,也汇聚了一批中医药人才,在中医药和中西医结合事业发展史上写下了浓墨重彩的一页。

一、当地名医

张治平(1872—1945),陕西旬邑人。当地名医,医道高明,医德高尚,时与马生福、蔡登霄合称"新正三杰"。利用自身医药特长,曾为30多名中共干部诊治疾病。1941年,投身开创陕甘边南区革命根据地和陕甘边区的革命斗争,和蒋南翔、肖军、周扬等38人被陕甘宁边区第二届参议会特聘为参议员。1941年11月、1944年12月先后两次赴延安参加陕甘宁边区第二届参议会第一、第二次会议。1945年12月5日病逝,享年73岁。张治平逝世时,新正县各界为其举行追悼大会,新正县政府敬送"革命医师"挽匾以示悼念。

李鼎铭(1881—1947),原名丰功,字籽香,陕西米脂桃镇桃花峁人。出身农家,幼年受教于舅父杜良奎(杜聿明之父)家中,遍读经史子集,兼及医学经典著作,精通地理、数学、天文、气象,曾自造地理仪、天文盘,计算日、月食。因学有所长,闻名乡里。从中年起,便潜心钻研中医,精读《黄帝内经》《伤寒论》《金匮要略》《本草纲目》《医宗金鉴》等医学名著。深究医理,勇于探索,勤于临床实践,医疗技术快速提高。行医注重医德,讲求实效。诊病不分贫富贵贱,出诊不避风雨,随叫随到,从不推辞。贫困之家求诊不收费或少收费;富家贵族,则须轿马相接,重金相酬。行医同时,他关心国事,热爱群众,乐于助人,支持正义,善于为民抱打不平,深受当地群众的拥戴。1936年,陕北根据地扩大到米脂,建立米脂县的民主政权后,李鼎铭参加了革命工作,并担任了米脂县财务委员会主任;1941年作为开明士绅的代表,被选为米脂县参议会议长、陕甘宁边区参议员;1941年冬天,在陕甘宁边区第二届第一次参议会上,当选为陕甘宁边区政府副主席。从此,他投身到民主参政、抗日救国的伟大事业中。

李鼎铭在边区政府分管文教卫生工作,对边区医疗卫生工作做出了许多贡献。他以自己精湛的医疗技术服务于中央和边区的一些领导干部和群众。在毛泽东主席和边区政府的关怀支持下,李鼎铭亲自举办了中医训练班。1945年3月13日,陕甘宁边区中西医药研究会成立,聘请边区医药卫生界有声望者35人组成执委会,李鼎铭当选为会长,会址设在延安市南关保健药社总社。在成立会上,他提出中西医医务工作者要打破以往成见,亲密团结,为实现"中医科学化,西医中国化"而努力。1946年4月陕甘宁边区第三届一次会议上,他继续当选为陕甘宁边区政府副主席。他虽然衰老体弱,却仍然勤奋地忘我工作着,但终致积劳成疾,1947年12月11日在陕甘宁边区政府临时驻地绥德县义合镇不幸逝世。

为了表彰和纪念这位爱国民主人士,陕甘宁边区政府在米脂县的无定河畔竖起高大的纪念石碑,碑上镌刻着林伯渠题写的"爱国典范"四个大字。

崔岳瑞(1896—1965),字跃坤,陕西定边红柳沟镇卜掌村人。青年时期的崔岳瑞目睹巫神骗财害命诸端恶迹,潜心研读中国历史,决心学医,致力于中医和针灸,最终学有所得,便在村里和附近行医。他把宣传科学、破除迷信同共产党领导的革命斗争紧紧联系在一起。1944年4月2日,延安《解放日报》报道了他破除迷信的先进事迹,配发了题为《从卜掌村谈起》的社论,指出"在我们边区有像崔岳瑞这样的好医生,他不但医道高明,而且思想进步,是向封建迷信做斗争的典范"。同年10月,在延安召开了"陕甘宁边区文教代表大会",在讨论中,崔岳瑞将他积累的针灸经验无保留地介绍给同行,并提出了中、西药各有特长,要走中西医结合道路的见解。11 月 20 日大会闭幕时,授予他"特等模范"称号,并将他的画像刊登在当日《解放日报》所发的 19 位个人特等奖获得者之首位。

杨在泉(1905—1962),原名杨忠杰,字憬民,陕西耀县(现铜川市耀州区)人。1923—1926 年在三原省立第三师范读书,自修中医,曾以中医为业;1927 年参加革命,同年加入共青团;1930 年在凤翔县加入共产党;1931 年在耀县做党的地下工作,协同张邦英建立了耀县特别支部,任特支委员。他原名杨忠杰,曾因以行医郎中"杨在泉"摆脱了敌人抓捕而改名。1945 年,陕甘宁边区中西医研究会成立,他任副会长、关中区分会会长。在革命工作之余,有空就用中医为同志和群众看病,被誉为陕甘宁边区三大名医之一。1952 年后,任西北卫生部制药厂副厂长。1955 年,任陕西省卫生厅副厅长,主管中医工作,陕西省中医研究所就是他指导成立的。曾在第四军医大学担任中医教研室主任,在陕西省中医进修学校讲授中医。1962 年 3 月,在陕西中医学院第一次党员代表大会上当选为党委委员、书记。

李常春(1909—1983),陕西绥德人,延安时期曾任绥清医院院长、保健药社社长和国医研究会会长,为陕甘宁边区的中医事业做出了重要贡献。1933 年,李常春投身革命,第二年就加入了中国共产党。当时组织指派他在绥德南区一带开辟农村工作,一面给穷人解危济急诊病施药,一面到处发动斗争。他诊疗细心,医术高明,平易近人,群众赞誉其为"李善人",被政府誉为"模范中医"。1938 年,陕甘宁边区政府民政厅委托李常春筹办保健药社。为加强卫生工作,保障人民健康,边区政府决定正式开办保健药社,李常春任主任,并将药社附设于边区干部休养所内。1939 年 12 月,他任边区医院院长,专制各种丸散膏丹代替西药,供各卫生院、卫生所急需。1940 年,他在延安筹办成立陕甘宁边区保健药社总社。1940 年 6 月,他任国医研究会副会长。1941 年 9 月,边区召开国医研究会第二次代表大会,推荐李常春为会长。1944 年 5 月 10 日,他任边区防疫委员会委员。1945 年 3 月 13 日,边区中西医药研究会成立,他任执委会常委。1948 年,李常春带领陕甘宁边区保健药社总社人员恢复建社,不久营业。他曾担任延安医药公司经理、陕西省药材公司副经理,1958 年调任西安医学院第一附属医院中医教研室副主任;1979 年又调入陕西省中医研究所,随后为陕西省中医药研究院顾问,并晋升为主任医师。他在学术上尊崇先贤,但尊古而不泥古,他以热毒侵袭立论研制成功"红香膏"外用治疗酒渣鼻,该药由红粉、冰片、薄荷脑组成,经过 20 年临床验证,有效率达 92.6%。他以气、痰、湿结聚立论,突出散结之法,以藤黄、乌贼骨、麝香等药组合创制"藤黄散"治疗瘰疬,经临床应用,疗效颇佳[9]。

二、革命医家

任作田(1886—1950),辽宁辽阳人。出身于耕读之家,少时勤奋读书,25 岁患重病卧床,经半年多时间的中医药、针灸治疗,体渐康复,遂嗜好医术,刻苦攻读医学经典;后又得其恩师姜文远针灸精要和秘传绝技,故擅长针术,遂在家常为村邻治病,得到人们的赞誉。

张家口沦陷后,任作田前往延安,参加了中国共产党领导的革命队伍。1941 年 4 月 1 日,他在延安创办了著名的"延安针灸疗病所",这是边区唯一的针灸专科医疗机构,承担着陕甘宁边区和其他一些抗日根据地部分医疗和针灸人才的培养任务。他胸怀坦荡,破除门户之见,带头公开医技,主动传技于人,努力开办医学教育,普及针灸疗法。在缺医少药的艰苦条件下,用手中的银针,为八路军的干部、战士和边区的群众治病。1945年7月2日,陕甘宁边区政府授予任作田与鲁之俊同志"中西医合作模范"的光荣称号。陕甘宁边区政府主席林伯渠同志为其颁发了奖状和锦旗。1950年,他又总结了自己研究针灸的经验,补充讲义内容,出版了《新编针灸学》一书。

任作田长期从事针灸学临床、教学、科研工作,经验丰富,成绩卓著,在他的遗著中凝聚着他毕生的心血和经验结晶。他常用的针术有"八法""十术"。八法即搓、捻、弹、捻、扪、循、揉、按八种手法,十术即进、伸、退、提、卧、捣、摇、拔、扩、复十种进针操作技巧。他曾把自己多年来从事针灸临床工作的经验和研究心得与江思元同志合作整理汇编成《针灸医学纲要》一书,呈交边区政府林伯渠主席和李鼎铭副主席,恳请批准在中央出版局印行应用。

朱琏(1910—1978),女,江苏溧阳人。青年时代毕业于志华医学院,曾被聘为正太铁路医院医生。1935年加入中国共产党,同年参加革命工作,从事医务工作及卫生行政领导工作。抗战初期,在延安向任作田学习针灸,后在部队推广应用,并举办训练班,培训了大批针灸人员。因革命工作需要,1936年在石家庄开设"朱琏诊所"。曾先后任八路军129师卫生部副部长兼模范医院院长、延安中国医科大学副校长、18集团军总卫生部门诊部主任、陕甘宁边区人民政府保育院顾问、晋冀鲁豫边区人民政府卫生局长、边区医院院长、华北人民政府卫生部第一副部长、华北人民政府卫生学校校长等职。

中华人民共和国成立后,朱琏先后担任中央防疫委员会办公室主任、中央卫生部妇幼卫生司副司长、卫生部针灸疗法实验所主任、卫生部中医研究院副院长、针灸研究所所长。1960年,调任南宁市委常委,在她的主持下,创办了南宁市针灸研究所,成立南宁市针灸大学,并亲自执教,培训人才。朱琏是我国著名的针灸专家,在延安和华北解放区工作时就努力钻研学习针灸学,著有《新针灸学》等著作。

鲁之俊(1911—1999),江西新城(今黎川)人。著名外科学和针灸学家。他奔赴延安参加革命,深感我军严重缺乏专业医务人员,提出到八路军卫校(后改为中国医科大学)主授外科学,并先后被任命为八路军总医院医务主任、白求恩国际和平医院院长兼外科主任,并在该院开设针灸专科。后任延安中国医科大学教授、中央军委卫生部副部长、晋冀鲁豫军区卫生部第一副部长。鲁之俊既在医大教书,又在医院看病,是西医外科专家,还承担了部分党和军队领导同志的医疗保健任务。他不懂中医,在教学和医疗上用的都是西医方法。而他在1940年听到毛泽东关于"要团结中医,发挥中医作用"的讲话后,就虚心向中医针灸名家任作田学习,并在白求恩医院中开展针灸临床。1945年6月间,他还在《解放日报》上发表了《针灸治疗的初步研究》一文,就此,陕甘宁边区政府授予鲁之俊特等模范奖,以表彰他团结中医,为革命、为人民的健康而研究及推广针灸疗法,从而使人民军队及边区百姓对中医有了新的认识。

1947年,鲁之俊在部队中积极推广针灸疗法,提高了部队的战斗力;他编写的《针灸讲义》是每一个卫生员背包中的必备之物。中华人民共和国成立后,鲁之俊历任西南军区卫生部副部长兼重庆市军管会卫生部部长、西南军政委员会卫生部副部长、西南行政委员会文化教育委员会副主任兼卫生局局长、卫生部中医研究院院长、中华医学会副会长、世界针灸联合会筹委会执行主席。

1955年,鲁之俊主动请缨,筹建卫生部中医研究院。同年12月,中医研究院成立,这是我国最大的中医药研究机构,鲁之俊任第一任院长兼党委书记。在担任院长的二十多年中,他坚持中西医团结、中西医结合,与中西医专家共同在继承和发扬中医、运用现代科学研究中医,以及教材编写和人才培养等方面做出了巨大贡献,为中医学继往开来、走向世界创造了良好条件。

20世纪80年代,为争取中医药学、针灸学在世界各国的合法地位,维护国际上众多针灸医学组织的团结,鲁之俊不顾年事已高,辛勤出访,做了大量工作。在我国政府与世界卫生组织的支持下,由40多个国家和地区的70多个团体会员组成的世界针灸学会联合会于1987年在北京成立。鲁之俊被全体执委一致推选为终身名誉主席。

鲁之俊的主要著作为《新编针灸学》,为革命时期部队学习针灸的讲稿编成,书中还有某纵队挺进中原时一万余人接受针灸治疗的统计,是当时一份鲜见的病案资料统计,客观反映出当时边区使用针灸治病的实际情况[10-11]。

第三节　国医大师、全国名中医、全国中医药高等学校教学名师

一、首届国医大师

张学文,男,生于1935年,陕西汉中人,教授,主任医师,博士研究生导师,陕西省名老中医,第一、五、六批全国老中医药专家学术经验继承工作指导老师,首届国医大师,我国著名中医内科专家,享受国务院政府特殊津贴专家。

张学文生于中医世家,幼时受祖父张呈元教诲,11岁即能诵读中医经典,辨认药材;15岁随父张致东练习医道,"鸡鸣而起,星高而息",18岁独立应诊;1956年考入"汉中市中医进修班",1958年考入陕西省中医进修学校(陕西中医药大学前身),1959年毕业后留校工作,并参加卫生部委托南京中医学院举办的"全国首届温病师资班"学习,师从孟澍江教授等名家。回校工作后,先后任附属医院内科医师、内科教研组组长、医疗系主任、陕西中医学院副院长、院长、学院学术委员会副主任委员、主任委员,院专家委员会主任委员,曾任全国脑病急症协作组组长、全国中风病协作组组长,陕西省中医药学会副会长兼内科专业委员会主任委员以及急症专业委员会主任委员、陕西省康复医学会副理事长、陕西省科学技术协会常务委员、陕西省政协委员、北京中医药大学博士研究生导师、中国中医科学院传承博士后导师、中华中医药学会常务理事。为《中医年鉴》《中医杂志》《中医教育》《中国中医急症》《现代中医》等期刊编委。被聘为中华中医药学会脑病专业委员会顾问、孙思邈研究社顾问、日本国群马中医研究会和美国中医研究院顾问。1990年,被确定为首批全国老中医药专家学术经验继承工作指导老师。1991年,被评为享受国务院

政府特殊津贴专家、陕西省有突出贡献专家。2009年,被评为首届国医大师,荣获"中华中医药学会终身成就奖"。2017年,荣获首届"岐黄中医药传承发展奖"和"中国民族医药学会终身成就奖"。2019年,荣获首届"全国中医药杰出贡献奖",并入选"中国好医生"月度人物。从医近70年,诊疗国内外病患数十万,积累了丰富的临床经验。执教60余载,自1978年至今,已培养出温病学、中医脑病学专业硕士研究生72名,博士研究生5名,国家级师承弟子9名,国外弟子5名,现仍带教弟子数名。对中医急症、中医脑病、温病学、疑难病、活血化瘀等诸多领域均有研究,特别在温病学、急症学及疑难杂症方面颇有造诣,对"毒瘀交夹""水瘀交夹""痰瘀交夹""气瘀交夹""颅脑水瘀"等病机理论的认识有颇多创新,自成体系。先后在省级以上学术刊物发表论文70余篇,出版学术专著10余部,获各级科技成果奖20余项。多次应邀赴亚洲、欧洲、美洲、非洲等近30个国家讲学及会诊,传播中医。

二、第二届国医大师

郭诚杰(1920—2018),男,陕西富平人,教授,主任医师,硕士研究生导师,师承博士后导师,陕西省名老中医,享受国务院政府特殊津贴专家,人类非物质文化遗产代表作名录——"中医针灸"代表性传承人。1936参加工作,至1948年,在富平县当学徒,1949年10月跟随老中医贾汉卿学医,1949年11月至1951年7月在富平县庄里镇行医,1951至1953年在陕西省中医进修学校学习。毕业后,在富平县医院从事中医针灸师工作。1958年,在陕西中医学院中医师资班学习,毕业后留在陕西中医学院(现陕西中医药大学)从事针灸教学、科研及临床工作。1960年,被授予"陕西省先进工作者";1980年,晋升为副教授,副主任医师;1982年,被评为"陕西省劳动模范";1987年,晋升为教授、主任医师。2008年,被评为陕西省名老中医。2010年11月,郭诚杰教授作为人类非物质文化遗产代表作名录——"中医针灸"代表性传承人(四位)之一,申报世界非物质文化遗产获得成功。

郭诚杰曾任中国针灸学会常务理事、陕西省针灸学会副会长、陕西中医学院学术委员会委员、陕西省科委委员、陕西中医学院针灸系临床教研室主任、经络研究室主任等职。

郭诚杰始终坚持临床一线不间断,积累了诊断和治疗常见病,尤其是疑难病的丰富经验,处方用药、穴位选取,师古而不泥古,精心化裁,疗效显著。在针刺治疗乳癖(乳腺增生病)、中风后遗症、周围性面瘫、癔症、痹病、失眠、月经不调等诸多疾病方面积累了极为丰富的临床经验,并形成了独特的理论和完整的诊疗方法。先后发表学术论文50余篇,主编著作、教材10余部。主持的针灸科研项目多次获奖:1978年获陕西省科学技术成果一等奖、1987年获国家中医药管理局全国中医药重大科技成果乙级奖、1988年获陕西省科技进步二等奖、1992年获国际科学与和平周医疗保健卫生用品科技成果展金奖、2015年获中国针灸学会科学技术一等奖。他研发的"乳乐冲剂"临床应用30余年,疗效甚佳,安全性高。

郭诚杰教授十分重视治未病,对养生保健心得颇多,95岁高龄时,仍精神矍铄、思维敏捷,自创的一拍三揉保健法和以"合理运动,肠中常清,起居有节,怡情宁心"养生经验被制作的科普节目,先后在中央电视台、北京卫视、陕西电视台、河南卫视等主流媒体科教频道多次播放。

三、第三届国医大师

雷忠义,男,生于1934年,陕西合阳人,主任医师,陕西省名老中医,中国中医科学院中医师承制博士生导师,第四、六、七批全国老中医药专家学术经验继承工作指导老师。

雷忠义的父亲酷爱中医,时常运用针灸方药帮助乡亲解除病痛。雷忠义从小耳濡目染,立志从医。1952年,中学毕业后,进入陕西省第一卫生学校,走上了医学道路。1960年,参加陕西中医学院"西学中"班系统学习中医。1964年毕业以后,他被分配到陕西省中医医院从事中西医临床工作。1970年,医院选送他到北京进修学习,其间跟随郭士魁、陈可冀、翁维良等名医学习心血管疾病的诊治与活血化瘀法的中西医结合应用。1972年,雷忠义参照现代医学关于动脉粥样硬化病理形态学的描述,查阅大量的文献资料,反复思考,提出"痰瘀互结论",并以此为基础,确立加味瓜蒌薤白汤治疗冠心病的治疗方案,成为国内最早提出胸痹心痛痰瘀互结理论者之一。在"胸痹心痛痰瘀互结理论、痰瘀毒互结理论、痰瘀毒风互结理论"指导下,他研制成功国家新药"丹蒌片"、省级新药"舒心宁片"等。雷忠义曾荣获陕西省政府科技成果二等奖、陕西省医药卫生科技成果二等奖、"陕西省科教耆英"称号、全国及陕西省"优秀科技工作者"称号,并获"全国科技突出贡献奖"。2008年,被评为陕西省名老中医;2017年,被评为第三届国医大师;2019年,获"全国中医杰出贡献奖"。

自创雷氏丹蒌方、雷氏丹曲方、雷氏养心活血汤、雷氏丹蒌心水方、雷氏心悸方用于治疗胸痹心痛、心衰、心悸等疗效显著。痰瘀互结证和丹蒌片于2014年、2016年均被列入《中西医结合Ⅰ期心脏康复专家共识》;丹蒌片被列入2015版《国家药典》,2016年被列入由陈可冀院士等65位中西医专家制定的《急性心肌梗死中西医临床诊疗专家共识》,2017年被列入《动脉粥样硬化中西医结合诊疗专家共识》《血脂异常中西医结合诊疗专家共识》,2018年被列入《经皮冠状动脉介入治疗围手术期心肌损伤中医诊疗专家共识》《冠心病用药指南》。

雷忠义曾任中国中西医结合学会心血管专业委员会委员、《实用中西医结合杂志》编委、陕西省中医药学会心血管与活血化瘀专业委员会副主任委员、中华医学会陕西分会老年医学学会常委等;现任《国医年鉴》顾问,陕西省中医、中西医结合学术委员会名誉会长,长安医学传承发展委员会副主任委员,世界中医药联合会秦药分会名誉主席,泰国中医协会终身名誉主席等。

四、第四届国医大师

杨震,男,生于1940年6月,陕西西安人。西安市中医医院中医内科主任医师,黄元御第六代传人,全国首届名中医,陕西省名老中医,中国中医科学院师承博士指导老师,享受国务院政府特殊津贴专家,第三、四、五、六、七批全国老中医药专家学术经验继承工作指导老师。

杨震出生于医药世家,在家人的熏陶下,从小就对中医药十分热爱。1959年,他于西安市高级中学毕业后,选择学习中医,如愿考取了半工半读性质的西安市中医讲师团,学制5年。毕业后,即从事中医临床工作,先后拜师于陕西省八大名医之一、丹溪学派传承人、西安市中医讲师团团长王新午及清代御医黄元御第五代传人、西安市中医医院内科主任麻瑞亭两位老师。杨震在两位先生学术思想启迪下,提出了"相火气机学说",创新性地提出"六型相火"及"治肝五论"学说,补充了相火学说治疗分型的不足,丰富并完善了中医肝脏生理、病理理论。在肝胆病方面,他执简驭繁,归纳"治肝十法",总结经验方40余首,应用于临床,疗效显著。

从医60余年来,杨震始终以患者为中心,全身心地投入到中医药事业的传承与发展中。1981年,他担任西安市新城区中医医院院长兼卫生局副局长,1988年起担任西安市中医医院院长,在任陕西省第八、九届人大代表期间,提出10余项议案,对陕西省中医药事业的建设和发展发挥了积极作用。2004年退休后,他仍坚持门诊及病房查房,指导临床医、教、研工作。杨震现兼任中华中医药学会理事、国家食药监局药审中心新药评审委员,以及《中国全科医学》《世界中医药》《陕西中医》杂志编委。

杨震主持出版论著5部,即《杨震相火气机研习实践录》丛书4部、《杨震临床带教录》1部;撰写学术论文50余篇;主持研发的船仓式饮片储藏柜、活斗饮片调剂柜、宣肺达郁颗粒3项,均入选国家级发明专利;研发院内制剂10项,即复方抗病毒颗粒、肝毒清丸、健肝口服液、疳脂平片、杞黄龟苓膏、甲苓饮、甦脉百灵饮、疏络化纤颗粒、桃红化浊丸、宣肺达郁颗粒,目前均用于临床,疗效满意;以肝病为中心,开发研制肝病系列新药3项;根据乙肝"肝经血热"病机理论,研发"碧云砂乙肝灵",把乙肝治疗从气分直接引入血分,显著提高了疗效,并在1988年上海甲肝疫情大流行控制中发挥了重大作用;"肝毒清"处方经有关部门批准,交由西安国药厂批量生产;国家级新药"参虎解毒丸"由陕西华西制药股份有限公司大批量生产,广受好评。杨震先后荣获省部级、市级科技成果奖9项;2012年荣获"全省老干部发挥作用工作先进个人"称号;2019年被陕西省医师协会评选为"德艺双馨医师";2021年荣获"陕西省中医药突出贡献奖"。

五、全国名中医

杨震(见第四届国医大师)。

高上林(1928—2017),山西原平人。主任医师,陕西省名老中医,享受国务院政府特殊津贴专家,第二批全国老中医药专家学术经验继承工作指导老师,研究生导师。曾任陕西省第七届人民代表大会代表、西安市政协委员、西安市人民政府参事、陕西省保健局专家组成员、陕西省中医药学会第一届糖尿病专业委员会名誉主任委员、陕西省中医药学会第四届理事会常务理事。曾先后获得"全国卫生系统先进工作者""全国首届中医药传承特别贡献奖""陕西省白求恩精神奖"等奖项。

他出身于中医世家,为秦晋名医高子云之子,1949年考入西北医学院(今西安交通大学医学部前身),长期受家庭熏陶,对中医产生浓厚的兴趣,毕业后继续跟随父亲学习中医,之后父子俩一起进入西安市中医医院工作。他精通仲景之学,深明其义,临证善用和法,用药轻灵,提出"人体失和,百病由生""八法皆归于和"之论;临证运用中西医两套诊断手段,治疗上"能中不西""先中后西",坚持中医特色。他勤求古训,博采众长,大胆创新,在糖尿病、胆囊炎、支气管哮喘、冠心病、慢性萎缩性胃炎等内科疑难杂症方面积累了丰富的经验;先后撰写了《消渴病并发神经病变的治疗经验》《〈黄帝内经〉对中医临床的指导意义》《消渴(无糖)冲剂治疗2型糖尿病160例》《高上林运用四逆散治疗功能性消化不良经验》等学术论文20余篇;主编的专著《金匮要略心法要旨》对张仲景原著进行逐条诠释,融入自己数十年的临床经验,将所有方剂编成歌诀,便于读者理解和记忆。2015年,出版了《和解之道——高上林60年临证经验撷华》。

刘华为,男,生于1951年1月,1972年毕业于陕西中医学院,获医学硕士学位。一级主任医师、中国中医科学院中医临床师承博士学位导师,享受国务院政府特殊津贴专家,陕西省名中医,第四批全国老中医药专家学术经验继承工作指导老师,陕西省有突出贡献专家,陕西省中医药研究院暨陕西省中医医院原副院长、肿瘤科学科带头人,国家"天使工程项目"陕西中医肿瘤中心主任。先后指导国家级老中医药专家学术继承人2名,博士研究生1名,硕士研究生11名。现任中华中医药学会理事,中华中医药学会学术顾问,世界中医药联合会亚健康委员会理事,中华中医学会名医学术思想研究分会副主任委员,中华中医学会科普分会委员,陕西中医药学会副会长,《陕西中医》杂志编委会副主任委员,陕西省专家讲师团首席专家,陕西省决策咨询委员会委员,台湾中华药王孙思邈研究院院士,陕西台湾籍学人协会会长。

从医40余年来,注重内科疑难杂症的研究,对肿瘤、脾胃病、代谢性疾病、肾病、脑病、呼吸系统疾病、传染病和感染性疾病等疑难杂症都有研究,尤其对萎缩性胃炎、肝病、肾病、中风、代谢综合征等疗效显著。发表学术论文百余篇,出版著作8部,多次主持参加国家级、省级科研课题项目,曾多次应邀前往新加坡、马来西亚、西班牙、日本、葡萄牙等国家讲学和做学术交流,促进了中医药在国外的传播。

米烈汉,男,生于1950年12月,陕西泾阳人,一级主任医师,中国中医科学院师承博士导师,享受国务院政府特殊津贴专家,第三、四、五、六批全国老中医药专家学术经验继承工作指导老师,全国优秀中医临床人才研修项目指导老师,陕西省有突出贡献专家,陕西省首届名中医,国家"长安米氏内科流派"和陕西省非物质文化遗产"米氏传统诊疗技艺"代表性传承人,陕西省中医药学会呼吸病专委会主任委员、名誉主任委员,陕西省中西医结合学会内分泌专委会名誉主任委员,陕西省中医药专家协会首席专家,北京中医药大学孙思邈研究院名誉院长。历任九三学社中央委员,九三学社陕西省委副主任委员,陕西省政协委员,陕西省人大常务委员会委员,十一届全国政协委员,国家自然科学基金评审专家,中国老年学和老年医学学会常务理事,中华中医药学会理事,中华中医药学会老年病分会常务理事、肺系病专委会副主任委员,陕西省中医药学会副会长,陕西省老年学和老年医学学会会长,北京中医防治慢性病促进会全国学术委员会主任委员,陕西省健康细胞示范建设指导专家,陕西省长安医学传承发展专家委员会委员,西安市人民政府科学技术奖励委员会委员,陕西中医药大学、宁夏医科大学中医学院兼职教授,陕西省中医药研究院附属医院业务院长,陕西省中医药研究院(陕西省中医医院)医疗管理处处长、老年病研究所所长、文献信息研究所所长、米伯让研究所所长等。

从医50余年来,擅长运用经方及金元名方治疗中医内科疾病、妇科疾病、肿瘤康复及疑难杂病,尤在糖尿病及其并发症、甲状腺疾病、慢阻肺、干燥综合征、痛风、更年期综合征、肿瘤术后康复、艾滋病、大骨节病等方面具有丰富的临床经验和独到的见解。先后承担各级科研课题10余项,主持完成国家临床新药观察30余项,发表论文90余篇,出版《米伯让医案》《中医临床家米伯让》《米伯让全书》等著作42部,获陕西省和西安市政府科技进步奖9项、国家级及省级优秀论文奖5篇,申请发明专利2项,总结出特色鲜明的米氏诊疗技艺及诊疗方案23个,创有效方剂32首(部分被《中国中医药报》刊登),研发院内制剂4项。先后被评为全国首届中国百名杰出青年中医、全国卫生系统先进工作者,获中国老年学和老年医学学会杰出贡献奖、陕西省白求恩精神奖;2020年,荣获"陕西省最美科技工作者"称号;2021年,荣获"陕西省中医药突出贡献奖"。

曹利平,女,生于1954年2月,1979年毕业于陕西中医学院医疗系,就职于陕西省中医医院,一级主任医师,首届陕西省名中医,享受国务院政府特殊津贴专家,陕西省有突出贡献专家,擅长治疗肺系疾病和肿瘤疾病。治疗肺系疾病擅用健脾胃、清肺热之法;治疗肿瘤疾病则以扶助正气、化浊散结为主。医德高尚,医术精湛,获得许多先进称号,如全国首届百名杰出女中医、"陕西省中医药突出贡献奖"、陕西省卫生厅"白求恩精神奖"等。全国老中医药专家学术经验继承工作指导老师谢远明主任医师学术继承人。担任国家突发公共事件中医药应急专家委员会委员,陕西省保健委员会专家,中国中医科学院中医临床师承博士生导师,全国名老中医药专家传承工作室建设项目专家,全国优秀中医临床人才研修项目指导老师,陕西中医药大学老年病呼吸方向硕士研究生导师。曾任全国中西医结合呼吸病专业委员会委员,中国医师协会中西医结合医师分会第二届委员会委员,陕西省中医药学会第一届呼吸病专业委会副主任委员,陕西省中医药专家委员会副主任委员,陕西省中医药学会第五届内科专业委员会副主任委员,陕西省抗癌协会第一、二届传统医学专业委员会副主任委员,"长安医学"传承发展专家委员会委员。

自主研发了三个院内中药制剂:以治疗慢阻肺为主的"清肺平喘颗粒""平喘固金丸"和"清瘟护肺颗粒",在临床上疗效显著,应用广泛。曹利平获陕西省科技进步二等奖1项,申请发明专利2项,主持国家及省级科研课题5项,主编医学专著5部,发表论文40余篇。

六、全国中医药高等学校教学名师

周永学,男,生于1956年3月。陕西中医药大学二级教授,享受国务院政府特殊津贴专家,全国中医药高等学校教学名师,成都中医药大学和黑龙江中医药大学博士生导师,陕西中医药大学温病学和方剂学学科带头人。2003至2014年,担任陕西中医学院副院长、院长。任职期间,带领全校师生员工通过艰辛努力,大力提升办学水平,终于在2014年将陕西中医学院更名为陕西中医药大学,被陕西省委任命为首任校长。曾兼任教育部高等学校中医学教学指导委员会委员、国家中医药管理局重点学科建设专家委员会委员、中华中医药学会方剂专业委员会副主任委员、中华中医药学会健康管理专业委员会副主任委员、陕西省中医药学会会长、陕西省健康机关建设专家组组长、长安医学专家委员会执行副主任委员等职。先后获得"全国中医药科技管理先进工作者"、陕西中医学院"十大名师"、"陕西省普通高校教学名师""全国中医药高等学校教学名师"等荣誉称号。40多年来一直坚持教学、临床、科研工作,已培养博士研究生12名、硕士研究生51名。擅长治疗急性外感热病及慢性胃肠疾病,对感冒、发热、梅核气、呃逆、胃脘痛、胸胁痛、腹痛、便秘、泄泻等病证积累了丰富经验。发表学术论文120余篇,其中SCI收录3篇。主编论著8部,主编和参编全国高等院校规划教材6部,主持国家自然科学基金、国家重大科技专项、陕西省"13115"科技创新工程重大科技专项等项目 10 余项。获国家教学成果奖 1 项、陕西省科学技术奖 2 项、陕西省优秀教学成果奖 3 项,主编的普通高等教育"十一五"国家级规划教材《方剂学》获陕西普通高等学校优秀教材奖一等奖。

贺丰杰,男,生于 1958 年,陕西富平人,陕西中医药大学二级教授、主任医师、博士生导师、博士后导师,享受国务院政府特殊津贴专家,全国中医药高等学校教学名师,全国优秀教师,国家中医药管理局中医药重点学科中医妇科学学科带头人,世界中医药学会联合会产后康养分会会长、围产医学分会常务副会长,中国民族医药学会妇科专业委员会副会长,中国中医药研究促进会妇产科与辅助生殖专业委员会副主任委员,中国中医药信息研究会健康管理与促进专业委员会副主任委员,中华中医药学会医院药事管委会副主任委员,中华中医药学会妇科专业委员会常务委员,陕西省卫生高级专业技术资格评审委员会副主任委员,陕西省人大常委会立法咨询专家、国家自然科学基金评审专家。曾担任陕西中医药大学附属医院院长。主持国家级及省级课题 11 项,其中国家自然科学基金 2 项,国家"十一五"科技支撑项目 2 项,陕西省"13115"科技创新重大科技专项 1 项。主编及合编著作 12 部,发表论文 120 余篇。从事中医妇科临床工作 40 余年,擅长妇科疑难杂症诊治,尤其对不孕症、中医备孕、月经失调、崩漏、痛经、更年期综合征、妇科手术后调理、蝴蝶斑、女性失眠、女性瘦身及带下病有独到之处,疗效显著。

第四节　全国老中医药专家学术经验继承工作指导老师

一、首批全国老中医药专家学术经验继承工作指导老师

根据人事部、卫生部、国家中医药管理局《关于采取紧急措施做好老中医药专家学术经验继承工作的决定》(人职发〔1990〕3 号),陕西省米伯让、贾堃、杜雨茂、张学文、郭谦亨、郭诚杰、刘云山、李世平、郭国兴、刘茂甫 10 位专家为全国老中医药专家学术经验继承工作指导老师(简称"师承导师")。

米伯让(见本章第一节)。

贾堃(见本章第一节)。

杜雨茂(1932—2013),陕西城固人。历任陕西中医学院伤寒教研室主任、临床教研室主任、基础部副主任、教务处处长、副院长等职。曾先后应邀赴我国香港、台湾地区,以及意大利、日本、韩国、新加坡、泰国等国家讲学及会诊,并为全国温病师资班、全国中医急症研讨班、国内外留学生及进修教师多次讲学。1991 年,被国务院批准授予"有突出贡献专家"称号,享受政府特殊津贴,并被载入英国剑桥大学主编的《世界名人录》。美国柯尔比中心授予其"国际著名替代医学肾病专家"。兼任全国中医药成人教育学会名誉理事长、中国中医药学会陕西分会副会长及肾病研究组组长、中国中医药学会仲景学术研究会委员、美国亚拉巴马东方医学院名誉院长及哲学博士、意大利巴莱姆针灸学院名誉院长及客座教授、日本汉方交流会顾问。杜雨茂在中医学术思想方面尊古鉴今,勤于思考,创见颇多;在奇难病的诊治方面,提出了四种思路和方法,授人以渔,

启迪后学,在长期的临床实践中,对多种肾脏病的辨治积累了丰富的经验,提出"肾脏常见疾病治从六经入手"的观点,首创肾脏疾患六经辨证立法用药纲领体系。数十年来,将医、教、研结合,撰写学术论文90余篇,撰写论著14部。其中,《中医大辞典》获全国首届医史文献及医学工具书金奖。主持研制的"芪鹿益肾片"(治疗慢性肾炎)获国家药品监督管理局正式批准为三类新药,"柔脉冲剂"(治疗高脂血症)获省科技进步奖,"奇效咳喘保""肺心宁""静电药物降压器"等获国家专利证书。诊治肾炎的专家系统软件和诊治胆系疾病的专家系统软件,通过省级鉴定并推广应用,诊治肾炎的专家系统已载入《中国科技成果大全》。1998年,创办了中国咸阳雨茂医院,建立了临床治疗基地;2003年,创办咸阳雨茂制药有限公司,从事中药研制生产,与医院相得益彰,共同促进发展,为弘扬中医药做贡献。2010年,杜雨茂为了支持陕西中医学院发展和激励后学者,设立了"杜雨茂奖学金"。

张学文(见首届国医大师)。

郭谦亨(见本章第一节)。

郭诚杰(见第二届国医大师)。

刘云山(见本章第一节)。

李世平,曾任榆林地区中医医院副院长、名誉院长,榆林地区中医学会副理事长,陕西省科协委员,陕西省中医学会常务理事。1987年,晋升主任医师;1992年成为享受国务院政府特殊津贴专家。潜心研制了治疗各种胃病的系列十方,多次在国家级、省级学术会议上介绍,论文《胃病论治》曾在《全国名医荟萃》一书刊载。在脾胃病、血液病、肾病、肝病等疑难病方面积累了丰富的临床经验。公开发表的《略论升脾阳与养胃阴》《胃病以脉论治之管见》等有较高学术价值的专业论文,被收录在《当代名医临床精华》丛书中。

郭国兴,南郑县中医医院内科主任医师。18岁时,师从本县简国忠先生学医,学成后即在家乡应诊;1955年加入联合诊所,长期在基层卫生院工作,1979年调入南郑县中医医院工作。行医70年,长于内科,旁及妇科、儿科,善治杂病,在学术上推崇东垣学说,倡"百病生于气""百病属胃"之说,承张从正"攻邪"观点,认为"驱邪即安正、邪去则正安",善用疏肝理气、清热攻下、活血化瘀等法。已出版的《南郑医案选》收录其临床医案数例,发表过《大柴胡汤的临床应用》等论文。生平传略分别被《中国高级医师名录》和《陕西省名老中医经验荟萃》收录。

刘茂甫(1930—2017),著名中医专家,系中医世家第三代传人,陕西省名老中医。曾为西安医科大学(现西安交通大学)第一附属医院创建中西医结合研究所并担任所长;创办《现代中医》杂志,担任主编。从医60余年,医术精湛,医德高尚,擅长内科、妇科、老年医学,提出老年病的基本病因为"肾虚血瘀",采用补肾化瘀法治疗,效果显著;研制"解卫清气注射液"治疗温病,获得陕西省中医药科技成果二等奖。著有《中老年养生手册》《静心斋医案》《刘茂甫中医世家经验辑要》等,主编《中医学》教材2部,发表论文60余篇。多次参加国内外学术会议,并应邀赴美国、日本、新加坡进行学术交流,其论文《中风证治研究》应邀在"世界传统医学大会"上做报告,并被评为国际成果金像奖一等奖。

二、第二批全国老中医药专家学术经验继承工作指导老师

根据国家中医药管理局(国中医药继教办〔1997〕2 号、3 号)文件,陕西省殷克敬、杨孝勤、张文阁、熊永文、李堪印、王朝宏、章逢润、谢远明、张瑞霞、李成刚、刘云山、郭汉章、高上林、黄保中、李鄂生、姚树锦、刘锐、柴有华、杨致芳、邢志超、何同录、李灵山、贺永清 22 位专家为第二批全国老中医药专家学术经验继承工作指导老师。

殷克敬,男,生于 1941 年,陕西中医药大学教授、主任医师,研究生导师,师承导师,有突出贡献专家,陕西省名老中医,中国针灸讲师团教授,全国针灸临床研究中心陕西中心主任,中国针灸学会临床研究会副主任,陕西省优秀教师,中国孙思邈学术研究会研究员。从事中医针灸教学、临床、科研、管理工作 50 余年,积累了丰富的经验。在国内外医学刊物发表学术论文 98 篇,出版专著 15 部,获省级中医药科技成果奖 10 项。临床重视中医辨证施治特点,将"天人相应"的整体观、时间医学巧妙地与辨证、辨病相结合治疗许多疑难病,临床施针、用药独具匠心;创立了空间时象针灸法,经络别通取穴法等。临床治疗急症、痛症取穴少而精,方法独特,疗效显著。擅长中药、针灸治疗各种痛症、心脑血管病、中风偏瘫、癫痫、胃肠疾病、乳腺病、风湿病、糖尿病等。多次赴日本、韩国等地讲学。其业绩被载入《中国名医列传·当代卷》《中国名医名术大典》《中国当代中西医名医辞典》《世界优秀医学专家名人典》《中华骄子》等书中。

杨孝勤,男,生于 1938 年,陕西白水人。主任医师。1963 年毕业于陕西中医学院(现陕西中医药大学),师承吴禹鼎教授,曾任陕西中医学院附属医院传染科主任。长期从事中西医结合内科临床、教学、科研工作,兼通中西,辨病与辨证相结合,中药与西药并用,临床经验丰富。精通内科,对乙型、丙型肝炎以及肝硬化的治疗有独到之处,用疏肝健脾和胃、清热解毒、活血化瘀等法辨证选药配伍,辅以西药,疗效显著。采用中西医结合疗法或中医药为主治疗各种胃炎(如浅表性胃炎、萎缩性胃炎)、呼吸道疾病(如感冒、慢性气管炎等)、泌尿系感染及流行性出血热等获得满意效果。发表学术论文多篇。

张文阁(1937—2008),吉林长岭人。教授,主任医师,硕士研究生导师。1963 年毕业于北京中医学院,同年到陕西中医学院工作。曾任陕西中医学院妇科教研室主任、《陕西中医学院学报》编委、中华全国中医学会妇科专业委员会西北片秘书、陕西中医学会妇科专业委员会副主任委员、卫生部药品评审委员会委员等。一直从事中医妇科学的教学、医疗、科研工作。发表《妇科理论研究概述》《从中医学谈子宫的解剖生理》等论文数十篇,其中《子宫解剖生理》获陕西省优秀论文奖。著有《中医妇科学》《黄河医话》《中药节育撷粹》等著作。临床擅长治疗异位妊娠、继发性经闭、子宫肌瘤、卵巢囊肿等妇科杂症。

熊永文(1936—2019),男,陕西三原人。主任医师,教授,硕士生导师。幼年时随其父熊兆麟学习中医,毕业于成都中医学院,之后留校,在外科教研室任教,1972 年调入陕西中医学院外科教研室。擅长治疗肛门直肠疾病、乳腺病、皮肤病、烧伤等。1993 年晋升为教授。曾任全国成人教育学会副理事长、陕西省成教学会常务理事。出版《中华痔瘘大全》《中医临证指要》等 4 部医著。主持研制出"痔速宁栓""银屑宁胶囊""霉杀星"等药物用于治疗内痔、外痔、混合痔、肛瘘、湿

疮、荨麻疹等多种皮肤病及多种浅部真菌病。编著的《中药学》获省级优秀教材二等奖。

李堪印,男,生于1938年,陕西周至人。主任医师。1963年毕业于陕西中医学院后一直在附属医院从事中医骨伤科临床、教学及科研工作。1985年1月,被聘任为附属医院首任骨伤科主任、学校骨伤科教研室主任。1998年5月,当选为陕西省中医药学会第四届骨伤科专业委员会主任委员。2008年5月,被评为"陕西省名老中医"。2007年,获陕西省医学会脊柱分会"脊柱医学杰出贡献奖"。2021年8月,获陕西省中医药突出贡献奖。从事临床医疗、教学、科研、管理工作50余年,精心研究中医骨伤科专业理论,针对中医辨证施治的原则,结合骨伤科的专业特点,提出了骨伤科要"辨位施法"的创新理论,指导临床教学有较大的实用意义。长期的临床实践,积累了丰富的诊疗经验,以中医为主,中西医结合的治疗方法,对颈椎病、脊柱退行性疾病、骨性关节病、老年骨质疏松等有较好的治疗效果。

王朝宏(1921—2007),男,主任医师,教授,硕士生导师,享受国务院政府特殊津贴专家。1959年7月,获卫生部继承发扬祖国医学银质奖章。1984年4月,获省级"教书育人先进教师";1985年10月,获中华全国中医学会陕西分会第一届理事会理事工作贡献奖;1986年11月,获中国中西医结合研究会陕西分会开创学会工作新局面贡献奖;1988年10月,获中国中西医结合研究会中西医结合事业30年贡献奖;1989年10月,获中国中西医结合研究会第二届理事会理事工作贡献奖;1991年,主持的"心怡康(康尔心)口服液治疗病毒性心肌炎的实验与临床研究"获省教委科技进步二等奖。1991年,"中医现代化与中西医结合异同"获省中医管理局三等奖。先后发表论文50余篇。

章逢润,男,生于1940年,陕西城固人。主任医师。1964年毕业于陕西中医学院,曾在陕西省中医药研究院工作。曾任第五届陕西省中医药学会副会长、秘书长,中国国际针灸科考试委员会委员,中国针灸学会陕西分会副会长。擅长用针灸治疗疾病,注重针灸与药物配合治疗疾病,突出辨证施治,理法方穴丝丝入扣,重视针刺治疗手法及针刺感应与针灸临床效应的关系。"从针灸转胎效应看经络腧穴的特异性"研究课题获陕西省中医科技成果二等奖;《中国灸疗学》获陕西省中医科技成果二等奖。主编了《针灸证治精要》《中医灸疗学》等著作。

谢远明,男,生于1932年,陕西南郑人。陕西省中医药研究院附属医院主任医师。1949年师从当地名医学习,1953年正式行医,1958年被选送到陕西中医学院师资班学习,结业后一直在陕西省中医药研究院工作。历任中华全国中医学会陕西分会常务理事,陕西省中医学会肿瘤专业委员会主任委员。1992年,被批准享受国务院政府特殊津贴。从事临床、科研、教学50年,治学严谨,熟谙中医经典,临床精于辨证论治,并倡导辨病辨证结合、专病专方结合,形成了自己独特的学术风格。在治疗内科疑难杂病方面有很深造诣,尤其擅长治疗肿瘤、血液病、肾病。发表论文26篇,编著有《脱发的防治》《中药方剂近代研究与临床应用》《陕西验方选编》。

张瑞霞,女,生于1935年4月,1958年毕业于西北医学院医疗系。1969年结业于陕西中医学院"西学中班"。先后在陕西省人民医院、陕西省中医药研究院内科工作,曾担任副主任、主任。兼任陕西省中西医结合内科学会委员、陕西省肝炎防治协会委员、陕西省药品审批委员会委员。长期从事中西医结合内科临床工作,辨病与辨证相结合,中药与西药并用,临床经验丰富。精于内科,擅长中医及中西医结合方法治疗急(慢)性病毒性感肝炎、肝硬化、肝癌、脂肪肝等疾病。所承担的"肝悦片"治疗慢性活动性肝炎的临床和实验研究、"乙转灵"治疗慢性乙型肝炎的临床和实验研究分别获得陕西省科技成果二等奖和陕西省人民政府三等奖。"乙转灵"已转让制药厂更名为"肝达片",并获国家新药证书。在国内外杂志发表论文20余篇。2007年,成为陕西省名老中医后,入选《当代中医志》《中国名医名药大观》等多种名人录。1994年,成为享受国务院政府特殊津贴专家。2001年,获中国中西医结合委员会颁发的"中西医结合贡献奖"。2006年,获中华中医药学会"首届中医药传承特别贡献奖"。

李成刚,男,生于1937年,主任医师,陕西凤翔人。毕业于陕西中医学院医疗系。宝鸡市中医医院原内二科主任,世界传统医学突出贡献专家,陕西省首届名老中医。历任宝鸡市医学会副秘书长、陕西省中医药学会理事、肝胆病专业委员会委员、全国中医学会肝胆病专业委员会委员、宝鸡市科技成果评委会专家委员、宝鸡市高级职称评委会委员、宝鸡市医疗事故鉴定委员会委员等职。专长为脾胃疾病、肝胆疾病、心脑血管疾病。多次获得省、市、县级科技进步一、二、三等奖。在省级以上刊物上发表论文40余篇。

刘云山(见本章第一节)。

郭汉章(见本章第一节)。

高上林(见全国名中医)。

黄保中(1931—2013),男,陕西西安人,历任西安市中医医院内科主任、院长,陕西省政协委员,西安市中医医院技术顾问,陕西省中医药、中西医结合学术委员会委员,陕西省暨西安市中医药学会副会长,《陕西中医》杂志编委等职。曾参加五期西安市中医学徒班、历届高级西医学习中医班的教学工作,承担陕西中医学院实习生和中医进修人员的带教工作数十年。从医50余年,主要从事中医内科临床和科研工作,擅长外感热性病、肝胆疾病的诊治,尤其对流行性出血热、脑病高热、病毒性肝炎、肝硬化、肝癌等的治疗有独特见解。对疑难危重奇病,主张中医综合疗法,内治与外治相结合,刮、搽、针、喷、灌等各法与内服法配合,突出辨证施治的特点,多有良效。将慢性肝病分为肝潜期、肝温期、肝痹期、肝积期、臌胀期、癌变期治疗,指导临床分阶段用药,疗效显著。著有《黄保中学术经验精粹》,撰写了有关肝炎、肝硬化等论文,曾在全国及省级学术会议上做交流。

李鄂生,男,生于1937年,河北定州人。1964年毕业于成都中医学院中药系,曾任西安市中医医院药剂科科长、主任中药师、医院中药管理会委员,陕西省中医药学会中药专业委员会副主任委员,陕西省中医药学会医院药剂管理专业委员会主任委员。长期从事中药制剂、药剂管理、科研及教学培训工作,具有坚实的中医药专业理论水平及丰富的中药药剂、中药炮制、中药质量鉴定和中药新药开发研究的实践经验,结合医院临床各科用药需要,主持医院科研制剂的生产与研制,取得三项省级科技成果奖。《中药炮制与制剂技术问答》一书获1992年度陕西省中医药科技成果三等奖;"将军疮疡膏的研究"课题获1994年度陕西省中医药科技成果二等奖,且"将军疮疡膏"通过省级新药鉴定;"盆腔炎注射液的研制"获1994年度陕西省中医药科技成果三等奖。在省级以上刊物上发表学术论文20余篇。

姚树锦,男,生于1936年,自幼诵读家传医书,同时随祖辈侍诊,成年后先随父在西安市第二医院中医科工作,后入选陕西中医学院师资班学习,毕业后就职于西安市中医医院。曾组织西安市西学中学习班,承担教学及组织管理工作,其间广邀当时全国各地名医授课。创立西安市中医专家门诊部,临床及教学经验俱丰。科研成果"固本咳喘丸""胆胃通降片"先后问世并投产。多年来,以姚树锦为代表的传承人发表学术论文近百篇,出版论著3部。曾任全国中医基础理论委员会委员、陕西省中医基础理论委员会副主任委员、陕西省新药审评委员会副主任委员、陕西省卫生厅高级职称评审委员会副主任委员、陕西省中医学会常务理事、西安市中医学会副理事长等职。现任西安市文史研究馆馆员,西安市中医学会名誉理事长,西安市非物质文化遗产专家委员会委员。

刘锐,男,生于1928年。1953年7月毕业于西北医学院,1954年师从著名中医学家黄竹斋学习,1962年赴南京中医学院进修。1988年,享受国务院政府特殊津贴。2011年,被评选为陕西省名老中医。曾任西安医科大学(现西安交通大学)第二附属医院中医科主任、西安交通大学中西医结合研究所副所长、中国中医药学会内科肾病专业委员会委员、中国中西医结合学会肾病专业委员会委员、卫生部药品审评委员会委员、国家中药品种保护委员会委员、陕西省中西医结合学会常务理事、《西安医科大学学报》及《陕西中医》编委。曾获"陕西科技精英"荣誉称号。主编及参编《中西医结合治疗疑难病案选》《孙思邈千金方研究》等专著10余本。

柴有华,男,生于1938年,榆林市榆阳区人。主任医师。1964年毕业于陕西中医学院医疗系,被分配到榆林市第二医院工作,一直从事中医临床、教学和中药的研究工作,曾担任中医科主任。擅长治疗急(慢)性肝炎、肝硬化腹水、急(慢)性肾炎、肾病综合征、肾衰竭、胆系疾患和消化系统疾病。在《中医杂志》《陕西中医》等杂志上发表论文30余篇。创制的"白及合剂"治疗胃溃疡,"益母草合剂""黄芪合剂"治疗肾病综合征,疗效显著。

杨致芳,男,生于1937年7月,宝鸡市扶风县杏林镇人。主任医师。1958年就读于陕西省医学专科学校,掌握现代医学知识;1964年毕业于陕西中医学院。曾任扶风县中医医院院长。为宝鸡市名老中医。长期从事中医内科临床、教学、科研工作,推崇仲景之学,善用经方,药味简而力效专,对内科疑难杂病有独到研究,治疗肝病主张疏肝理气、活血化瘀、扶正益气,治疗慢性肝炎、肝硬化常用解毒活血化瘀、补气扶正之法,治疗心衰、心律失常用自拟保元生脉汤,均有较好疗效。

邢志超,男,生于1939年,陕西乾县人。主任医师。1965年毕业于陕西中医学院,先后在陕西省中医药研究所(现陕西省中医药研究院)、乾县县医院、乾县中医医院工作,曾任乾县中医医院院长。1970—1974年间参与全国慢性支气管炎中医药防治研究工作,担任陕西组组长,开展了痰饮丸内服及中药外敷冬病夏治防治慢性支气管炎的研究。临床擅长治疗慢性气管炎、支气管哮喘、慢性乙型肝炎、慢性胃炎等内科杂病。发表了《复方胎盘丸治疗慢性气管炎100例临床观察》《复方乌梅合剂治疗支气管哮喘44例》《治疗乙型肝炎临床体会》等论文。

何同录,男,生于1939年,满族,陕西西安人。曾任西安市新城区中医医院院长。出身于中医世家,秉承祖业,尽得家传,熟读医典,兼收并蓄,衷中参西。从医30余载,专擅妇科。认为女子乃阴柔之体,加之经、孕、产、乳屡伤气血,患病每多虚证或虚中夹实,治之应以平为贵,调补为上,不得轻投峻猛攻伐之剂,尤其擅治疗不孕症、滑胎、癥瘕等妇科疑难症。治疗不孕总以补肾调经为大法,特别推崇傅青主"寒冰之地不生草木,重阴之渊不长鱼龙"之论,立法用药重在补肾暖宫、调经育子,认为胎系于肾又载于脾。论治滑胎,总以补肾健脾为主。创制何氏种子、安胎系列方,疗效卓著。对中医妇科理论多有阐发,撰写学术论文多篇,研制的"坤育灵""坤孕安""坤务宝""坤痛舒"等10种系列中药经审批已用于临床。

李灵山,男,生于1937年,河南西峡人。主任医师。1966年毕业于陕西中医学院,曾任洛南县中医医院院长。从医40余年,长于疑难杂病的治疗,对心脑血管疾病、消化系统疾病、风湿病、癌症有深入研究,研制的毛姜注射液、仙鹤益寿胶囊、中药离子高温肿瘤治疗仪等应用于肿瘤治疗,特别是胃癌、食管癌等消化系统的癌症,疗效显著。用五参汤治疗心肌病、心功能不全,用醒脑治瘫胶囊治疗中风后遗症,均有较好疗效。发表学术论文40余篇,1983年被评为"陕西省卫生先进工作者"。

贺永清,生于1941年,陕西汉中人;1965年毕业于陕西中医学院,曾任陕西省南郑县中医医院院长、陕西中医学会常务理事、陕西省汉中地区中医学会副理事长等。曾被选为陕西省第六届人大代表,陕西省南郑县第八届人大代表。曾被陕西省卫生厅授予先进科技工作者、先进卫生工作者称号。擅长治疗肾病、肝病、急性热病。临床辨证论治重脾胃,着眼升降;重整体,辨证求准;治疗温病推崇截断扭转方药。在长期临床实践中,十分重视民间草药、单方,著有《南郑医案选》《中医辨证护理学》《实用中医内科治疗手册》《慢性肾功能衰竭中医疗法》,发表学术论文30余篇。

三、第三批全国老中医药专家学术经验继承工作指导老师

根据《国家中医药管理局关于开展第三批全国老中医药专家学术经验继承工作的通知》(国中医药发〔2002〕26号),杨震、黄保中、姚树锦、周志杰、韩增、成东生、张瑞霞、谢远明、米烈汉、闫晓萍、杨培君、张振中、李宝华13名专家为第三批全国老中医药专家学术经验继承工作指导老师。

杨震(见第四届国医大师)。

黄保中(见第二批师承导师)。

姚树锦(见第二批师承导师)。

周志杰,男,生于1943年,陕西长安人,出身于中医世家,长安准绳堂第11代传人。主任医师,陕西省名中医,中国中医科学院(中医临床师承)博士学位导师。毕业于新疆军区卫生学校。曾任第四届中国针灸学会理事,西安市中心医院针灸分院院长、针灸科主任,陕西省针灸学会副会长,陕西省针灸临床专业委员会主任委员,西安市针灸学会理事长,《陕西中医》杂志编委,《中华现代中西医杂志》专家编辑委员会编委,加拿大传统医学会理事兼国际医事顾问。从事针灸临床、科研、教学工作近60年,经验丰富,精通中医各科,尤善针灸。擅长应用针灸、中药治疗脑血管病及其后遗症、多种运动障碍、多种原因引起的偏瘫和失语、多发性神经根炎、周围神经损伤性肢体运动障碍、偏头痛、面肌痉挛、面神经炎、三叉神经痛、带状疱疹、暴聋暴盲、耳鸣、梅尼埃病、过敏性哮喘、慢性支气管炎、睡眠障碍、胆结石、消化不良、膈肌痉挛、便秘、单纯性肥胖、前列腺

炎、肾结石、颈椎病、落枕、腰腿痛、急性腰扭伤、多种软组织损伤、痛经、月经不调、乳腺增生、慢性盆腔炎及多种疑难杂病。近年来,发表学术论文 40 余篇,其中 3 篇获省、市级优秀论文奖。出版的医学著作有《实用针灸医案选》《急症针灸治疗学》《中国针灸歌诀》《中国针灸急症验案》《临床急症针灸治疗学》《针罐准绳》《艾灸准绳》等 27 部。

韩增,男,1963 年毕业于陕西中医学院。主任医师。曾任全国肝胆病研究委员会委员、陕西中医药学会内科专业委员会理事、榆林市中医学会副会长、榆林市中医医院原副院长。曾在神木卫校、榆林卫校任教并担任校长,先后获榆林市"有突出贡献拔尖人才""白求恩奖"及"先进工作者"等称号。从医近 50 年,临证经验丰富,对脾胃、肝胆疾病尤有造诣,享誉陕北。近年来,致力于中医肝胆疾病的研究,带领的肝胆科为陕西省重点专科。承担了全国"复肝康冲剂"的临床疗效观察,撰写并发表了《黄芪桂枝五物汤应用举隅》等学术论文 20 余篇。研制的"复元口服液"申请了国家发明专利。

成冬生,男,生于 1947 年,1975 年毕业于陕西中医学院。主任医师,陕西省有突出贡献专家,陕西中医学院兼职教授。兼任中华中医药学会内科专业委员会委员、肝病专业委员会委员,中华中西医学会肝病专业委员会委员,陕西省中医药学会内科专业委员会委员、秘书,陕西省中医药学会肝病专业委员会副主任委员,《中西医结合肝病杂志》及《陕西中医》编委。擅长中医治疗慢性肝炎及肝硬化,尤其是运用经方治疗肝病及肝病所致的胃肠动力方面的疑难病症,具有特殊的临床效果。发表论文 40 余篇,出版著作 6 部。曾获陕西省自然科学优秀论文一、二等奖各 1 篇。承担国家"八五""十五"肝炎攻关课题及省级课题 8 项,取得省级科技成果进步奖三等奖 1 项、陕西省卫生厅科技成果奖 3 项。

张瑞霞(见第二批师承导师)。

谢远明(见第二批师承导师)。

米烈汉(见全国名中医)。

闫晓萍,女,主任医师,陕西省名中医,享受国务院政府特殊津贴专家。1968 年毕业于陕西中医学院,一直从事中医内科临床工作。曾任陕西省中医医院肾内分泌科主任,中华中医药学会传染病分会委员,陕西省中医药学会理事、肾病专业委员会委员,陕西省医学会医疗事故鉴定委员会评委,《陕西中医》杂志编委会委员,西安市科技进步奖评审委员会委员,陕西中医学院兼职教授,陕西省医学翻译协会委员。承担国家及陕西省中医管理局和省科委科研课题多项。在省级以上刊物上公开发表论文 46 篇,编著出版书籍 5 部、翻译书籍 2 部。从事内科临床工作近 40 年,擅长各类肾病、糖尿病、甲状腺疾病、风湿病、出血热及有关内科杂证的中西医结合治疗,尤其对肾病综合征、糖尿病肾病、IgA 肾病、红斑狼疮性肾病、过敏性紫癜性肾炎、肾盂肾炎及急(慢)性肾功能衰竭等的治疗有独到的经验和体会。提出了补肾活血法、补肾益气法、滋阴益肾法、清肾利湿法、清肾解毒法、健脾益肾法等,并相应拟定了肾复康 1～6 号、益肾活血汤、理肾汤、清肾汤、健脾益肾汤、消敏益肾汤、肾衰康等方剂,既遵循了中医辨证施治的传统理论,又符合各类肾病的病理特点和患者的个体差异,灵活多变,取得了显著疗效。

杨培君,男,生于 1944 年,陕西南郑人。主任医师、硕士研究生导师、享受国务院政府特殊津贴专家、陕西省名中医。曾任陕西中医学院附属医院院长。1968年于陕西中医学院毕业后从事中医内科临床诊疗工作。1978年,考入陕西中医学院研究生班。1986年赴日本,专科研修心脏血管病内科现代医学诊断治疗技术,回国后,应用现代科学技术手段开发中医心血管病内科临床诊断治疗技术,在诊治心肌炎、冠心病、高血压中有了新的建树。从医40年来,对心血管疾病临床进行了精深的研究,对冠心病的辨证治疗提出了"从肾虚痰瘀论治"的新思路,治疗以温补肾气、祛痰化瘀为法,临床习用经验方舒心汤加减治疗,效果满意。擅长运用中医动态诊察、整体观念、辨证论治为特色的理法方药诊治冠心病、高血压、心肌炎、难治性心衰等,疗效显著。在省级、国家级医学期刊发表论文42篇,出版《心血管病良方1500首》《脑病方1500方》《肾脏病良方1500首》3部专著。参加多项省、市级科研项目,主持的"保健新药沙棘干乳剂的研究"获陕西省中医药科技成果奖三等奖,参与的"清开灵注射液治疗中风病痰热证的临床与试验研究"课题获国家科技进步奖三等奖。

张振中,男,生于1938年。主任医师。曾任中国中西医结合学会消化系统疾病专业委员会委员、陕西省中西医结合学会常务理事、陕西省中医药学会脾胃病专业委员会主任委员。长期担任陕西省体育局的保健医生。1963年毕业于西安医学院医疗系,1979年西医离职学习中医毕业,1985—1986年赴日本留学。长期从事医疗科研、教学工作,擅长脾胃病的治疗,研制出主治慢性胃炎、萎缩性胃炎伴有肠化和增生的"胃舒泰胶囊",临床应用疗效显著,对消化性溃疡及胃癌患者也有明显效果。发表论文40余篇,其中两篇论文获省科协优秀论文奖一、二等奖。合著有《脾胃病参要》一书。

李宝华,男,1969年毕业于陕西中医学院医疗系。主任医师,陕西省中医药研究院脑内科主任。陕西省名中医,中华中医药学会内科分会脑病学组中风病协作组秘书,陕西省中医药学会内科专业委员会脑病学组副主任委员。擅长脑血管及脊髓常见病、多发病和疑难危重症的诊治。在国家"七五"攻关项目"中药脑压平、梗塞净对急性脑血管病(出血性、缺血性)的临床和实验研究"中任专题组长,主持研究大输液制剂"梗塞净""梗塞净CH""脑压平",取得3项科研成果,分别于1991、1992年通过国家验收和鉴定,获得陕西省卫生厅科技成果奖二、三等奖各1项,申请国家专利5项。出版学术专著2部。在各级学术刊物及学术会议上发表和交流专业论文40余篇。

四、第四批全国老中医药专家学术经验继承工作指导老师

根据《国家中医药管理局关于公布第四批全国老中医药专家学术经验继承工作指导老师及学术继承人名单的通知》(国中医药发〔2008〕13号),米烈汉、付永民、雷忠义、刘华为、李彦民、刘德玉、沈舒文、吉海旺、刘润侠、曾升海、周志杰、王静怡、杨震、姚树锦、黄保中、刘茂林、张海福为第四批全国老中医药专家学术经验继承工作指导老师。

米烈汉(见全国名中医)。

付永民,男,生于1952年。陕西省中医研究院主任医师,硕士研究生导师。1975年毕业于上海第一医学院医疗系,西学中3年。从事针灸临床工作40余年,曾两次随国家医疗队赴苏丹从事针灸工作,有丰富的临床经验,擅长治疗颈椎病、肠胃病、痛症、失眠、哮喘、耳聋、耳鸣、皮肤

病,特别是对于面瘫、中风病的治疗,有独到之处,得到广大患者的认可。

雷忠义(见第三届国医大师)。

刘华为(见全国名中医)。

李彦民,男,生于1949年,陕西户县(今西安市鄠邑区)人。主任医师。中国中医科学院(中医临床师承)博士学位导师,首届陕西省名中医。1975年毕业于陕西中医学院中医临床专业。陕西中医药大学附属医院骨伤专业学科带头人、学术带头人。陕西中医学院"十大名医"。陕西省名老中医学术经验继承工作委员会副主任委员,陕西省教育厅重点学科(中医骨伤学科)学术带头人,陕西省中医药学会和中西医结合学会骨伤科专业委员会主任委员。擅长治疗:①骨折、脱位及其并发症。②颈肩腰腿痛类疾病,如颈椎病、腰椎间盘突出症、腰椎椎管狭窄症、膝关节半月板损伤等。③关节炎,如老年性关节炎、风湿性关节炎、类风湿性关节炎、强直性脊柱炎等。经过40多年的骨伤临证,形成了"络以通为贵""筋能束骨,亦能荣骨"的学术观点,提出了"治疗骨折,功能为重;伤筋疾病,内外兼治;风湿痹病,突出辨证;医患协作,以人为本"骨伤疾病的治疗原则。自创的"膝乌汤""仙龙蠲痹方""舒筋活络洗剂"等有效方剂治疗筋骨痛证疗效确切。

刘德玉,男,生于1954年,陕西周至人。主任医师,中国中医科学院(中医临床师承)博士学位导师,陕西省第二批名中医。咸阳市第四、五、六、七届政协委员、全国针刀学会常务理事、陕西省中西医结合学会骨伤分会副主任委员、咸阳市骨科中西医结合学会副主任委员。1979年毕业于西安医科大学,毕业后一直在陕西中医药大学附属医院骨科从事中西医结合骨科工作,曾任大骨科主任。从医30余载,勤求古训,精研医理,学验俱丰,提出骨伤科的治疗要辨位施法,骨折后移位在诊断上要分型分类,治疗上应施行不同的整复手法。率先开展了"γ钉"治疗股骨上端骨折、人工全髋全膝置换等新技术。应用中医小针刀剥离术松解粘连的软组织,缓解肌肉痉挛,治疗软组织粘连、瘢痕引起的疼痛性疾病。1999年,被陕西省卫生厅评为省卫生系统优秀医生;2004年,荣获咸阳市"十佳医生"称号。2006年,被授予陕西中医学院"十大名医"。2010年,被授予"全国卫生系统先进个人",2011年,被确定为卫生部临床重点专科学科带头人,同年被确定为陕西省教育厅中医骨伤科学术带头人。

沈舒文,男,生于1950年,宝鸡凤翔人。1975年毕业于陕西中医学院后留校从事教学、临床和科研工作,曾先后担任陕西中医药大学中医系副主任、主任以及附属医院副院长等职。2006年任上海中医药大学内科兼职博士生导师,2008年被评为陕西省首批名中医,2011年被评为二级教授,2013年任中国中医科学院(中医临床师承)博士学位导师,全国第三批中医药优秀研修指导老师。2011年,成为重点学科脾胃病学科带头人。2016年,沈舒文工作室被国家中医药管理局确定为名老中医工作室并列为建设项目。擅长中医内科脾胃病的治疗,对慢性胃炎等消化系统疾病有丰富的临床经验。主持两项国家自然科学基金研究项目,获两项陕西省科学技术进步奖,主编《中医内科病证治法》《内科难治病辨治思路》《良方集腋》《临床治法与处方用药》《沈舒文临床经验辑要》等学术专著。发表学术论文120余篇,其中被SCI收录3篇。

吉海旺,男,生于1953年,主任医师。1977年毕业于陕西中医学院,从医45年。陕西省人民医院中医科主任,陕西省首届名中医,中国中医科学院(中医临床师承)博士学位导师,陕西中医药大学硕士研究生导师,全国百名中医优学人才指导老师。中国中西医结合学会风湿病专业委员会常委,中国民族风湿病学会副主委,陕西省中医药学会副会长,陕西中医、中西医结合风湿病专委会主任委员,《陕西中医》杂志编委,《风湿病与关节炎》杂志编委。主持陕西省中医管理局科研项目2项,发表论文近40篇,并编写了《世界医学大系·传统医学养生大全》《孙思邈千金方研究》《中医偏方集锦》《老年人营养与锻炼》等专著。

刘润侠,女,生于1952年。主任医师,教授,硕士研究生导师,中国中医科学院中医临床(师承)博士生导师,陕西省名中医。1975年毕业于西安医科大学医疗系,留校后分配至第二附属医院中医科,从事中西医结合内科、妇科临床工作30余年。曾任西安交通大学医学院中医系主任、中华中医药学会妇科专业委员会委员、中华医学会妇产科学会会员、全国专业标准化技术委员会中西医结合妇科内科委员、陕西省中医学会常务理事、陕西省中西医学会常务理事、陕西省中医药学会中西医结合学会妇科专业委员会副主任委员、陕西省医学会生殖医学分会委员等职。主要从事生殖内分泌及内科疑难杂症方面的研究,在诊治不孕不育、习惯性流产、母儿血型不合、子宫内膜异位症等妇科内分泌疾病,以及盆腔炎、输卵管阻塞、盆腔包块和呼吸、免疫性等疑难杂症方面具有独特治疗经验。承担国家自然科学基金和省(市)级科研课题19项,发表学术论文近40篇,其中SCI收录1篇;获陕西省科学技术奖二等奖1项。

曾升海,男,生于1952年8月,陕西凤翔人。主任医师,陕西中医学院兼职教授、硕士研究生导师,中国中医科学院临床(中医师承)博士学位导师。1977年毕业于陕西中医学院,先后进修于成都中医药大学、重庆中医研究院以及西安交通大学医学部等单位。从事内科临床工作40余年,擅长脾胃病、肝胆病、糖尿病等疾病的中医药治疗,主持的"复方胃宝胶囊治疗慢性萎缩性胃炎的研究"项目获得2000年度宝鸡市政府科技成果奖。发表专业学术论文18篇,参编著作2部。2005年被评为"宝鸡市中医医院首席医疗专家",2008年被评为"陕西省首届名中医",2009年被评为宝鸡市首届"名中医"。兼任陕西省中医药学会内科理事、陕西省医疗系统职务晋升专家组评委。

周志杰(见第三批师承导师)。

王静怡,女,生于1950年。主任医师,陕西省突出贡献专家,陕西中医药大学硕士生导师,享受国务院政府特殊津贴专家。1981年毕业于陕西中医学院,获得硕士学位。曾任西安市中医医院院长、党委副书记、神经内科学术带头人,省、市重点中医专科神经内科学术带头人,中华中医药学会医院管理专业委员会常委、脑病专业委员会委员,陕西省中西医结合学会副理事长等职。曾获得"全国卫生系统先进个人"称号。擅长脑血管病、脑梗死、眩晕、头痛、肌病、神经衰弱、焦虑、抑郁症等神经系统疾病的诊断与治疗。曾有多篇论文及科研成果在国内外获得多种奖项。临床科研药品有"防葛解痛片""益气敛阴片""枣安胶囊""柔筋止颤片""镇肝通膀胶囊""补阳通栓片""芎萸止痛片""养心开郁片""醒酒消脂胶囊"等。

杨震(见第四届国医大师)。

姚树锦(见第二批师承导师)。

黄保中(见第二批师承导师)。

刘茂林(1945—2018),陕西清涧人。主任医师。全国重点建设专科妇(产)科学术带头人和指导专家。陕西省首届名中医,榆林市首届名老中医。毕业于陕西中医学院。陕北著名中医霍静堂先生亲传弟子。在中医妇科领域有丰富的临床经验。曾任国家民族医药学会妇科专业委员会副会长、榆林市中医医院党委书记兼副院长、陕西省中医药学会妇科专业委员会副主任委员。行医五十余载,擅治不孕症、输卵管阻塞、排卵功能障碍、习惯性流产、功能性子宫出血、急(慢)性盆腔炎等妇科疑难病症。编著《女科诊治门径》。发表妇科学术论文 20 余篇。研制了"胎宝""生精丹""妇炎清胶囊""妇炎清泡腾片""妇炎清冲洗剂""调经育子丹""促天癸胶囊"等十余种纯中药制剂并投入临床应用。1990 年,被中共榆林地委授予"有突出贡献拔尖人才"荣誉称号。2009 年,被榆林市政府授予首届"榆林市十佳名老中医"荣誉称号。

张海福,男,生于 1946 年,陕西汉中人。主任医师。1969 年毕业于陕西中医学院。曾任汉中市中医研究所所长、陕西省中医药学会常务理事、陕西省中医学会和中西医结合学会肝胆病专业委员会副主任委员、陕西省中医药研究院客座研究员、汉中市中医学会副会长兼秘书长、汉中市科技进步奖评审委员、汉中市卫生(中医)职称评审委员、《陕西中医》杂志编委等职。擅长治疗肝病、血液病、肝胆及泌尿系结石、阻塞性肺病等疑难杂症。主持完成的"汉中当代中医名家临床经验整理研究""人体全息电脑诊疗系统研究"等多项科研成果获省、市级科技进步奖。发表学术论文 40 多篇,出版《汉中老中医经验选》。

五、第五批全国老中医药专家学术经验继承工作指导老师

根据《国家中医药管理局关于公布第五批全国老中医药专家学术经验继承工作指导老师及学术继承人名单的通知》(国中医药人教〔2012〕123 号),曹利平、米烈汉、刘华为、王静怡、张学文、沈舒文、李军、李彦民、殷克敬、王素芝、杨震、周志杰、王明怀、洪霞、吉海旺、郑青莲、乔成林、姚树锦为第五批全国老中医药专家学术经验继承工作指导老师。

曹利平(见全国名中医)。

米烈汉(见全国名中医)。

刘华为(见全国名中医)。

王静怡(见第四批师承导师)。

张学文(见首届国医大师)。

沈舒文(见第四批师承导师)。

李军,男,生于 1954 年 12 月,陕西三原人,主任医师,二级教授,陕西省名中医,陕西中医药大学十大名医,硕士研究生导师,中国中医科学院临床医学(中医师承)博士专业学位导师。陕西省中医药突出贡献奖获得者,陕西省"三五"人才。历任陕西中医学院附属医院副院长、党委书记,陕西中医学院研究生处处长,国医大师研究所所长等职务。曾兼任国家奖励评审专家、世界中医药联合会内科分会常务理事、中华中医药学会脑病分会副主任委员、内科分会常务委员。师从张学文教授,在长期随师侍诊时,感悟导师对中医脑病病因病机的精辟分析,系统总结撰写了"脑当为脏论""脑的生理病理"等篇章,力倡"脑当为脏"并特别强调其在中医诊治脑病中的重要

性。在导师的"颅脑水瘀证"的辨治理论启发下,结合自己的诊病体会,创造性地总结出诸多脑病"痰瘀交结"的病机,着重从"颅脑痰瘀交结证"着手,发挥性地系统探讨了该证的常用八种辨治方法,临床用之,效果显著。先后撰写学术论文50余篇,出版专著14部。从医40余年来,对中医脑病理论深有研究,对诊治心脑血管病独有所见,对诊治内科疑难杂症颇具心得。治疗中风、脑积水、多发性硬化症、癫痫、三叉神经痛、冠心病、心肌炎等病症疗效显著。

李彦民(见第四批师承导师)。

殷克敬(见第二批师承导师)。

王素芝,女,1966年毕业于辽宁中医学院。陕西省名老中医。第二批全省老中医专家学术经验继承工作指导老师。中国中医科学院(中医临床师承)博士学位导师。2014年确定为全国名老中医药专家传承工作室建设项目专家。国家中医药管理局重点专科——西安市第五医院中医风湿病科学术带头人。曾任西安市第五医院中医科主任,现被聘为名誉主任。曾任中华中医药学会第一届风湿分会常委,陕西省中医学会中西医结合学会第一届风湿病专业委员会主任委员,现任世界中医药联合会风湿病专业委员会常务理事。1974年以来,从事风湿病的临床科研工作,研发痹证1~5号系列中药复方和化瘀消痹胶囊治疗类风湿性关节炎、强直性脊柱炎、骨关节炎等风湿病,并参加全国科研协作,对痛风、干燥综合征、银屑病关节炎、系统性红斑狼疮、多发性肌炎皮肌炎、硬皮病等也有丰富的治疗经验。先后20多次参加全国和国际中医风湿病学术会议,进行论文交流。撰写多篇论文,分别刊登在《新中医》等杂志上。参加了中华中医药学会风湿病分会制定五体痹(皮、肌、筋、脉、骨痹)、尪痹、燥痹的诊断标准和疗效评定标准工作。

杨震(见第四届国医大师)。

周志杰(见第四批师承导师)。

王明怀,男,主任医师,脊柱骨病科主任,1976年毕业于陕西中医学院,陕西省卫生系统"215人才规划"第一批入选人才,陕西中医学院兼职教授、硕士生导师、陕西省医学会骨伤科委员会委员、陕西省医学会脊柱分会委员会委员、陕西省中西医结合学会理事。擅长脊柱疾病、脊柱相关疾病及各种骨病的综合治疗。发表论文数篇,研制的"下肢骨折膝关节功能康复器械"申请了国家专利,与他人合作编著了《老年骨骼病治疗学》一书。"骨伤一贴灵治疗骨与软组织损伤"获西安市科技进步奖二等奖。

洪霞,女,安康市中医医院主任医师,陕西中医学院兼职教授,陕西省中医专家学术经验继承工作指导老师。陕西省中医学会儿科专业委员会委员,安康市中医学会理事,省、市医疗事故技术鉴定专家组成员,安康市合作医疗审核专家组成员,安康市首批学科带头人,安康市首批名中医。从事临床工作30余年,擅长呼吸系统疾病、传染病、消化系统疾病的诊治,特别在小儿温病、哮喘、腹泻、惊风及疑难危重症方面有独特的见解及中医诊疗技术。撰写论文20余篇,曾获安康市人事局、科技协会自然科学奖一、二、三等奖。参与并指导"小儿乙脑中西医结合诊疗临床研究",获安康市科技进步奖一等奖。

吉海旺(见第四批师承导师)。

郑青莲,女,主任医师,教授,研究方向为老年病、妇科病,擅长用补肾化瘀法治疗老年脑血管病、增生性骨关节炎、颈椎病、糖尿病、老年便秘、晚期肿瘤以及月经不调、崩漏、不孕症、妇科炎症等疾病。曾兼任中华中医药学会老年病分会委员,陕西省中医药学会第五届理事会理事,陕西省中医药学会风湿病专业委员会副主任委员、中医基础学术委员会委员。发表论文 30 余篇,获陕西省中医药科技成果奖 3 项,获西安市科技进步奖 1 项。负责省、部级课题 2 项,省中医药重点课题 1 项。申请国家专利研究 1 项。编著出版专业著作 2 部。

乔成林,男,教授,主任医师,硕士生导师,陕西省首届名中医,中医肾脏病专家,陕西省中医药有突出贡献专家。曾任中医科副主任、主任,陕西省中医药学会副会长、肾病专业委员会主任委员及名誉主任委员、内科专业委员会副主任委员及名誉主任委员,中华中医药学会肾病专业委员会委员,《西安交通大学学报》《陕西中医》杂志编委等职。现任陕西省中医药学会名医学术交流委员会副主任委员。擅长诊治各种原发性及继发性肾脏疾病,如急(慢)性肾小球肾炎、肾病综合征、急(慢)性肾盂肾炎、膀胱炎、狼疮性肾炎、紫癜性肾炎、糖尿病肾病、高血压肾病、慢性肾功能衰竭、肾性贫血、腰痛症以及消化病、淋巴结肿大、皮肤疮疡、恶性肿瘤等内科疑难病症。

姚树锦(见第二批师承导师)。

六、第六批全国老中医药专家学术经验继承工作指导老师

根据《国家中医药管理局关于公布第六批全国老中医药专家学术经验继承工作指导老师及继承人名单的通知》(国中医药人教发〔2017〕29 号),杨震、姚树锦、黄雅慧、周志杰、全俐功、杭共存、张学文、刘智斌、沈舒文、周永学、杨鉴冰、李军、贺丰杰、闫咏梅、常占杰、殷克敬、米烈汉、雷忠义、刘华为、闫晓萍、韩祖成、王素芝、宋虎杰、吉海旺、刘永惠、刘艳巧为第六批全国老中医药专家学术经验继承工作指导老师。

杨震(见第四届国医大师)。

姚树锦(见第二批师承导师)。

黄雅慧,女,西安市中医医院主任医师。世界中医药学会消化病分会理事,中华中医药学会脾胃病分会委员,陕西省中医药学会脾胃病专业委员会副主任委员、内科专业委员会委员,陕西省老年医学学会理事、消化内镜专业委员会委员。擅长治疗急(慢)性胃炎、溃疡病、结肠炎、反流性食管炎、复发性口腔溃疡、胆囊术后综合征,以及对消化系统肿瘤的术后调理,并对消化道疾病的内镜诊断及治疗具有丰富的临床经验。

周志杰(见第四批师承导师)。

全俐功,男,出身于中医世家,主任医师。曾任宝鸡市中医医院省级重点中医专科针灸康复科主任、医院学术委员会委员。历任陕西省中医药学会、针灸学会理事,全国针灸临床研究中心陕西中心副主任,陕西中医学院特聘针灸学科兼职教授。精通中医针灸理论,擅长针灸、埋线、耳穴贴压、针药综合等疗法,对中风瘫痪、面瘫、面肌痉挛、各种痛症、风湿、类风湿、胃肠病、眩晕、失眠、耳鸣、近视、阳痿、遗尿等疑难杂症有独到见解和专长。发表学术论文 30 余篇,荣获 6 项优秀论文奖和 5 项科研成果奖。编撰针灸专著《全俐功针灸医论医案集》1 部,2006 年获宝鸡市委、市政府自然科学奖一等奖。

杭共存,男,主任医师。陕西省名中医,第三批陕西省老中医药专家学术经验继承指导老师,陕西省杭氏脾胃病流派代表传承人,榆林市名老中医,榆林市非物质遗产《杭氏诊疗技术》传承人,榆林市优秀老科技工作者。1976 年毕业于陕西中医学院。中医世家第五代传人,其祖父为西北名医杭逢源,其父为榆林名医。师从陕西及榆林众多名医学习,博采众长,自成一家。在 30 余年的工作实践中积累了丰富的临床经验,擅长中医药结合现代医学的相关知识治疗胃肠病、肾病、风湿病、疼痛、慢性支气管炎等内科疑难杂症。曾出版专著《内经证治》。历任榆林中医医院医务科科长、办公室主任、副院长。2005 年至今,任榆林市中医医院党委书记。先后兼任陕西省中医药学会内科专业委员会副主任委员、陕西省中医药研究院客座研究员、陕西省青年中医联合会常务理事、中华全国中医学会榆林分会副会长。现任榆林市中医药学会会长、榆林市健康教育协会副会长、榆林市药学会第三届理事会副理事长等职。2022 年,荣获全国老科学技术工作者协会奖。

从医 50 余年,长于内科杂症的治疗,尤其擅长治疗脾胃病。提出肝胆脾胃同治,把肝、胆、脾、胃看作一个整体,治疗过程中重视忧虑、郁怒等不良情志在疾病发病转归中的作用,在辨证分型的同时,考虑患者情志特征,选择相应治疗方案。

张学文(见首届国医大师)。

刘智斌,男,生于 1957 年,博士,二级教授,主任医师,博士研究生导师,首届陕西省名中医,享受国务院政府特殊津贴专家,陕西省有突出贡献专家。曾任陕西中医药大学附属医院院长、陕西中医药大学副校长、中国针灸学会副会长、陕西省针灸学会会长、国家自然科学基金委员会评审专家等职。将传统中医手法与现代科学技术理论相结合,提出量化定位角度牵引治疗颈椎病、嗅三针治疗阿尔茨海默病,并提出头皮发际区微针系统和触骨针法。致力于针灸推拿治疗神经系统疾病、脊柱疾病和老年病的基础与临床研究。主持、参与科研课题 20 项,其中国家"973"子项目 1 项、国家自然科学基金项目 2 项、国家科技支撑计划课题 1 项;主编或参编专著和教材 20 部,发表学术论文 120 篇;获各级各类科研成果奖 10 余项;申请国家实用新型专利 2 项。

沈舒文(见第四批师承导师)。

周永学(见全国中医药高等学校教学名师)。

杨鉴冰,女,生于 1952 年,陕西中医药大学教授、主任医师,硕士研究生导师,陕西省名中医。陕西省老中医药专家学术经验继承指导老师,国家自然科学基金项目评审专家,国家中医药管理局重点学科中医妇科学术带头人,中华中医药学会妇科分会常务委员,陕西省中医药学会妇科专业委员会主任委员。从事中医妇科临床工作 40 余年,积累了丰富的临床经验,擅长中医妇科经、带、胎、产及疑难杂症的诊治,对月经不调、子宫异常出血、习惯性流产、不孕症、子宫肌瘤、子宫内膜异位症及妇科炎症的治疗具有显著的疗效。主编及参编著作 12 部,发表学术论文 120 余篇;主持和参与国家自然科学基金、国家中医药管理局、省厅局级课题 19 项。获陕西省中医药科技进步奖 1 项、陕西省高等学校科学技术奖 1 项。

李军(见第五批师承导师)。

贺丰杰(见全国中医药高等学校教学名师)。

闫咏梅,女,生于 1961 年,陕西中医药大学二级教授,主任医师,陕西省名中医,三秦学者特聘教授,陕西省高等学校教学名师,硕士研究生导师。现任陕西中医药大学附属医院脑病科主任,国家临床重点专科主任,国家药品监督管理局新药临床研究机构(脑病)负责人,国家中医药管理局重点学科(脑病专业)学科带头人,陕西省中医脑病重点实验室副主任,陕西省重大病种创新计划(中风病)协作组组长。兼任中华中医药学会脑病专业委员会常务委员,中国中药协会药物临床评价研究专业委员会常务委员(脑病评价学组副组长),中国民族医药学会脑病分会副会长,陕西省中医药学会脑病专业委员会副主任委员。曾获得全国中医药系统创先争优活动先进个人、"陕西省白求恩精神奖"先进个人、陕西省"三八红旗手"。从事临床、教学、科研工作 30 余年,擅长中西医结合脑病诊治,尤其是对中风病、中风后抑郁症、头痛、眩晕、帕金森综合征、失眠、痴呆、动脉硬化症、高血压等的诊治及预防,有独特的方法。主持参与国家级、省部级科研课题 10 项,其中国家"863"计划 1 项、国家自然科学基金面上项目 2 项、科技部"十五"攻关课题 2 项。发表学术论文 40 余篇,SCI 收录 3 篇。出版著作 3 部,主编或参编国家统编教材 3 部。获得国家教学成果奖 1 项、中华中医药学会科学技术奖 1 项、中国中西医结合学会科学技术奖 1 项,以及陕西省科学技术奖、陕西省教育厅科学技术奖等多种奖项。

常占杰,男,生于 1956 年,陕西中医药大学附属医院主任医师,硕士研究生导师,陕西省名中医。兼任中华中医药学会感染病分会副主任委员,陕西省中医药学会内科委员会副主任委员、中医肝胆病专业委员会主任委员,陕西省重点肝病专科学术带头人,陕西中医药大学肝病专业研究生导师组组长。40 余年来,一直从事肝病的中西医结合临床研究工作,主持研发治疗乙型肝炎系列药物"清木丹""养木丹""柔木丹""滋木丹颗粒"。对肝硬化顽固性腹水采用药物敷贴加"上灌下注"法,应用丙肝合剂治疗丙型肝炎,运用"益脾养肝"法治疗肝癌,均取得了良好疗效。擅长乙型肝炎、丙型肝炎、肝硬化腹水、肝癌、肝病性高黄疸、自身免疫性肝病的诊治。发表专业论文 50 余篇;主持并参与课题 8 项;获得省部级及市级成果奖 3 项。

殷克敬(见第二批师承导师)。

米烈汉(见全国名中医)。

雷忠义(见第三届国医大师)。

刘华为(见全国名中医)。

闫晓萍(见第三批师承导师)。

韩祖成,男,生于 1962 年,陕西省中医医院脑内科主任,主任医师,陕西省中医药学会第五届理事会理事,陕西省青年中医联合会理事会理事。1987 年,毕业于陕西中医学院医疗系,2005年,陕西中医学院内科临床在职研究生班毕业。从事本专业以来,参加了国家"七五"重点攻关项目"中药治疗急性缺血性脑血管病的临床和实验研究"及省卫生厅攻关项目"刚柔相济法治疗中风后遗症的研究"的研究工作,作为课题主要负责人,设计实施了省科委课题"通窍活血法治疗老年性痴呆的研究"及"壮骨滋生片治疗骨质疏松的研究";参加省科委攻关课题 3 项,其中"针罐灸三步疗法治疗面瘫多中心临床研究与评价""五心宁心方抗焦虑作用的中枢机制研究""梗塞净CH 治疗急性缺血性卒中"获陕西省科技进步奖二等奖,"脑积水的三位一体疗法"获陕西省科技进步奖三等奖,参与编写《针灸辨证治疗学》等专著,发表论文 20 余篇。作为国家药品监督管理局临床研究基地脑病专业组负责人,承担 2、3 类新药研究 10 余项。

王素芝(见第五批师承导师)。

宋虎杰,男,生于 1962 年,陕西岐山人。主任医师,硕士研究生导师,陕西省名中医,享受国务院政府特殊津贴专家,三秦学者创新团队学科带头人负责人,享受三秦学者特殊津贴专家。现任西安中医脑病医院(陕西中医药大学附属西安脑病医院)院长,陕西中医药大学特聘教授,陕西中医药大学西安教学部主任。1986 年,宋虎杰于陕西中医学院毕业后调入岐山县中医医院,任儿科主任。2000 年,创办西安中医脑病医院,任院长至今。其间(2002 至 2005 年)就读于山东中医药大学中医脑病研究生班,获医学硕士学位。现为国家临床重点专科(中医儿科)学科带头人,国家中医药管理局脑病重点专科、康复重点专科、儿科重点专科、"十二五"重点学科的学科带头人,脑性瘫痪中医诊疗重点研究室主任,第三批全国优秀中医临床人才。2014 年,荣获"全国助残先进个人",先后多次荣获全国优秀民营中医医院院长、陕西省优秀中医医院院长等。多年来致力于中医脑病治疗研究,先后创立了癫痫"两步三期四结合"疗法、脑积水三位一体疗法、小儿脑瘫四联疗法、持续性植物状态"三维五感促醒法"等。先后主持完成国家"十一五"科技支撑计划课题、国家中医药行业专项课题等国家及省部级课题 12 项。获中华中医药学会科技进步奖 2 项、残疾预防及康复科学技术奖 1 项、中国中医药研究促进会科技进步奖 3 项、陕西省科技成果奖 4 项。发表论文 80 余篇,其中 SCI 收录 3 篇;出版专著 5 部。

吉海旺(见第四批师承导师)。

刘永惠,男,生于 1958 年,主任医师,教授,陕西省名中医,硕士研究生导师,师承博士导师。历任西安交通大学第一附属医院中医科副主任、主任,中医中西医结合学系主任;国家中医重点专科学科带头人与负责人,国家首批名老中医专家刘茂甫教授工作室负责人。出身于中医世家,幼年习医,师从全国名老中医药专家刘茂甫教授等。现兼任中华中医药学会老年病分会常务委员,中华中医药学会补肾活血法研究分会常务委员,中华中医药学会内科分会、络病分会委员,世界中医药学会联合会老年医学专业委员会副会长,陕西省中医药学会常务理事及内科分会、肿瘤分会副主任委员等职。在西安交通大学第一附属医院从事医疗、教学、科研、保健工作 40 余年,重点研究疑难病证的中医、中西医结合治疗。在临床工作中,秉承"补肾化瘀法"构建全方位、多维度治疗老年病;应用"扶正理气化瘀法"调治各种恶性肿瘤及其术后康复与放、化疗副作用;传承家学,以"健脾疏肝理肾法"为基本大法,对妇科病进行系统的临床治疗研究,对不孕症及辅助生殖中的中医药治疗形成了具有实用特点的新观点、新理论、新方法,并总结了成熟的治疗经验、有效方药与诊疗方案。主编"十二五"国家重点音像出版物规划视听教材《中医四诊》1 部,发表学术论文 50 余篇;对全国名老中医刘茂甫教授的临床经验和学术思想进行了潜心的系统研究与整理,主编《刘茂甫中医世家经验辑要》《静心斋医集》以及《中医科诊疗手册》等 4 部专著;主持陕西省科技计划项目 2 项、陕西省中医药科研项目 5 项,参与国家自然科学基金、陕西省科研项目 6 项;获得陕西省科技进步奖 1 项,陕西省教委、省中医药管理局、西安市人民政府科技进步奖 5 项;申请发明专利 1 项。

刘艳巧,女,主任医师,西安交通大学教授、硕士生导师。1985 年毕业于陕西中医学院,2003 年获中西医结合临床硕士学位,2012 年获临床医学(中医师承)博士学位。从事中医、中西医结合医疗、教学、科研工作近 30 年,具有坚实的中西医理论基础和丰富的临床工作经验,尤其在诊治生殖系统炎症、不孕不育、月经不调、反复自然流产、子宫内膜异位症、多囊卵巢综合征、高泌乳素血症、绝经期综合征等内分泌紊乱性疾病方面具有独特的见解和方法。主持国家、省、厅局级科研项目多项,发表学术论文 30 余篇。开展了多项治疗不孕不育相关疾病的新技术和新疗法,如"中药经子宫输卵管给药联合针灸""介入治疗输卵管阻塞性不孕的临床研究""经络腧穴三步、分期疗法治疗子宫内膜异位症的临床研究",采用"中药人工周期疗法"治疗各类月经不调、闭经、不孕不育症等。

七、第七批全国老中医药专家学术经验继承工作指导老师

根据《国家中医药管理局关于公布第七批全国老中医药专家学术经验继承工作指导老师及继承人名单的通知》(国中医药人教发〔2022〕32 号),贺丰杰、周永学、王希胜、马居里、贾成文、刘春莹、雷忠义、曹利平、辛智科、魏效荣、刘小英、刘永惠、乔成林、马静、史恒军、杨震、张晓峰、职利琴、孙银娣、衡冲、李军、王三虎、李志刚、付春爱、王金富、马志伟、曹利萍、杭共存、孙成军、支纪平、周正方、王晓玲、柳传鸿、陈书存、张绍俭为第七批全国老中医药专家学术经验继承工作指导老师。

贺丰杰(见全国中医药高等学校教学名师)。

周永学(见全国中医药高等学校教学名师)。

王希胜,男,生于 1954 年 12 月,主任医师,硕士研究生导师,陕西中医药大学附属医院肿瘤专业学术带头人,陕西省名中医,陕西中医药大学"十大名医",陕西省"三秦人才",陕西省第三批老中医药专家学术经验继承工作指导老师,陕西省第三批优秀中医临床人才研修项目指导老师。曾任陕西中医药大学附属医院肿瘤科主任、放疗科主任,陕西中医药大学肿瘤研究所所长、肿瘤学教研室主任、肿瘤临床研究室主任。曾兼任中华中医药学会肿瘤分会副主任委员、顾问,世界中医药联合会肿瘤外治法专业委员会副会长,中国中医药研究促进会肿瘤分会副主任委员,中国民族医药学会肿瘤分会副会长,国家远程医疗与互联网医学中心肿瘤专家委员会副主任委员,中国中西医结合学会肿瘤专业委员会常务委员,陕西省抗癌协会常务理事,陕西省中医药学会常务理事兼肿瘤分会副主任委员、顾问等。先后主持陕西省中医药重点专科、重点学科,国家中医药管理局"十一五"重点专科,国家临床重点专科等学(专)科项目。参与研制的抗癌新药"天佛参口服液"、治疗乳腺增生的"乳增宁片(胶囊)"均已上市多年,研制的"山仙颗粒""通肺饮""沙榆油"等多种院内制剂或科研药物均在临床使用多年且疗效显著。先后主持陕西省科技计划项目等课题 6 项,发表学术论文 70 余篇,主编专著 2 部。获陕西省科学技术奖 1 项,咸阳市科学技术奖 3 项。

马居里,男,生于 1952 年 2 月,教授,主任医师。于陕西中医学院毕业留校后,一直从事中医内科临床、教学、科研工作至今。曾任陕西中医学院中西医肾病研究室主任,陕西中医学院附属

医院中医内科学肾病专业硕士研究生导师,国家中医药管理局"十二五"重点专科陕西中医药大学附属医院中医肾病科学术带头人,国家中医药管理局"十二五"重点专科陕西中医药大学第二附属医院血液病科学术带头人,陕西省中医学会肾病专业委员会主任委员、中西医结合学会内科专业委员会副主任委员。2008年,被评为首批"陕西省名中医"。主持、参与省、厅级科研项目10项,主编、参编出版学术著作9部。获省、厅级科研及教学优秀成果奖3项。发表论文70余篇。2009年以来,被评为陕西省第三批、第四批、第五批老中医学术继承人指导老师。从事中医内科临床工作40多年,主要致力于肾脏疾病、糖尿病、血液病及疑难杂病的中医临床和科研工作。自拟"肾炎2号方""加味参芪地黄汤""加味温胆汤""扶正泄浊保肾汤"等有效方药,临床疗效显著。

贾成文,男,生于1954年,教授,硕士研究生导师,陕西省名中医。曾任中国针灸学会理事、陕西省针灸学会副会长、陕西省针灸临床专业委员会副主任委员等职。曾被聘为中华中医药学会科学技术成果奖评审专家、中国针灸学会文献研究分会理事、中国针灸学会临床分会理事、全国第三批优秀中医临床人才研修项目指导老师、陕西省卫生系统中医高级专业技术资格评审委员会评委、陕西省科学技术奖评审委员、俄罗斯中医药学会学术顾问、宁夏回族自治区针灸临床医学研究中心学术委员会委员。主持并参与国家自然科学基金、省厅级科研项目10余项。主编及参编医学著作、教材20余部,发表科研论文60余篇。从事针灸临床工作40余载,精于理论,长于实践,博采古今之长,临证施治取穴精简,手法奇特,疗效颇佳,不仅积累了丰富的临床经验,也形成了独特的学术思想。擅长中医针刺补泻手法、灸法以及头针、耳针、火针等疗法,善治神经精神系统疾病、风湿病以及内、外、妇、儿等针灸常见病和疑难病,如头痛、三叉神经痛、陈旧性面瘫、偏瘫、小儿脑瘫、癫痫、癔症、焦虑症、抑郁症、痹病、急(慢)性气管炎、哮喘、更年期综合征等。

刘春莹,女,生于1962年,陕西兴平人,主任医师,硕士研究生导师,陕西省名中医,陕西中医药大学"十大名医",咸阳市政协委员。现任陕西中医药大学第一临床医学院中医内科教研室主任,陕西中医药大学附属医院肾病科主任。兼任中华中医药学会肾病、风湿病、免疫病分会委员,中国中西医结合学会第七届、第八届风湿类疾病专业委员会委员,陕西省中西医结合学会免疫病专业委员会主任委员,陕西省中医药学会第三、四届肾病专业委员会副主任委员,陕西省医师学会风湿免疫科医师分会第一届委员会常务委员,陕西省医学会风湿病分会第七届委员会委员,中国中药协会第一届肾病中药发展研究专业委员会常务委员,中国中药协会风湿免疫病专业委员会委员,陕西省医师协会整合肾脏病学分会委员。1984年毕业于陕西中医学院后留校,在附属医院主要从事肾脏病及风湿免疫病的临床、教学及科研工作,对急(慢)性肾炎、IgA肾病、难治性肾病综合征、慢性肾功能衰竭、糖尿病肾病、狼疮性肾炎、过敏性紫癜性肾炎、多囊肾等疑难病的中医、中药、中西医结合治疗有独到之处。发表论文50余篇,主编著作5部,主持并完成省市级课题5项。

雷忠义(见国医大师)。

曹利平(见全国名中医)。

辛智科,男,生于1952年9月,1977年毕业于陕西中医学院,留校任教,后又调动到山西省中医药研究院从事临床和科研工作。一级主任医师,二级研究员,陕西中医药大学硕士生导师,陕西省名中医,陕西省有突出贡献专家,陕西省优秀中医工作者,全国优秀中医科技管理工作者。

兼任陕西省中医药学会名老中医学术经验工作委员会常务副主任、中华中医药学会民间分会副主任委员、陕西省医史文献专委会主任委员、陕西省医学会常务理事、陕西省中医药学会常务理事、国家自然基金评审委员、中华中医药学会科学技术奖励评审专家、陕西省非物质文化遗产保护项目评审专家、陕西省中医高级卫生职称评审委员会副主任委员、陕西省保健委员会专家、国家中医药管理局重点学科学术带头人。从事中医医史文献的教学、科研和中医内科临床工作50余年,临证擅长运用中医思维和经方治疗中医脾胃病、内科杂病、女性内分泌失调,以及进行亚健康的中医调理。发表学术论文百余篇,主编和参编学术著作20余部。其中,担任总纂的《陕西省志·卫生志》是陕西省第一部专业卫生志。

魏效荣,男,生于1948年12月,陕西西安人。主任医师,教授,博士生导师。1983年毕业于西安医科大学医学系,获博士学位。毕业后,在西安医科大学第二附属医院从事临床医疗、中西医结合研究工作。1990年至今,在陕西省人民医院工作,创立疼痛科并任科主任,用人体系统科学观点指导、中西医优势互补、中西医与现代自然科学结合诊治疑难杂恶病证,用生物力学疗法治疗脊柱相关疾病。已应用非手术疗法治愈脊柱相关病5万例患者,治愈重症脑卒中、重症冠心病多例。创制微波手术刀,获陕西省科技进步奖。创制自聚焦纤维内窥镜,获中科院科技进步奖。

刘小英,女,生于1969年1月。1991年毕业于陕西中医学院,分配到西北妇幼保健院工作至今。中医妇产科主任,主任医师。2013年,获得"全国城乡妇女岗位建功两癌筛查先进个人"荣誉称号;2014年,获得"国家卫计委妇幼工作先进个人"荣誉称号。承担2项省级科研课题。擅长运用中西医结合诊治妇产科常见病、多发病,对妇科疑难病(如异常子宫出血、卵巢囊肿、闭经、不孕症等)常采用中西医结合、内治外治并举、言语心理关怀、生活锻炼指导等综合治疗。

刘永惠(见第六批师承导师)。

乔成林(见第五批师承导师)。

马静,女,生于1966年2月,主任医师,教授,博士生导师,博士后合作导师。西京医院中医科主任,国家临床重点中医临床专科、中西医结合临床医学学科带头人。荣立个人三等功1次,获得陕西省科技进步奖1项。兼任陕西省中西医结合学会临床应用基础研究专业委员会主任委员,中华中医药学会中医基础理论分会常务理事,中华中医药学会慢病管理分会常务委员,陕西省中西医结合学会委务委员,陕西省中医药学会心病分会及络病分会副主任委员等职务。1989年毕业于陕西中医学院;2002年6月毕业于第四军医大学中西医结合专业,获硕士学位;2005年6月毕业于第四军医大学人体解剖与组织胚胎学专业,获博士学位。一直在西京医院中医科工作,主要从事中医药防治心血管病及不孕不育的防治。临床擅长心血管系统疾病(如冠心病、高血压、动脉硬化、心律失常、高脂血症、心脏神经症、心衰、扩张型心肌病、心肌炎)、妇科疾病(如月经紊乱、更年期综合征、多囊卵巢、卵巢早衰、乳腺疾病、妇科炎症)、不孕不育、消化系统疾病(如胃炎、肠炎)糖尿病及疑难杂症的中西医治疗。副主编专著8部。发表学术论文70余篇,其中SCI收录17篇;主持国家自然科学基金面上项目2项、国家及省部级课题15项,主持全军远程医学教育项目2项。获得陕西省科技进步奖1项,申请国家发明专利和实用新型专利4项。

史恒军,男,生于1957年9月,主任医师,教授,硕士研究生导师,名老中医吴一纯教授学术经验继承人,陕西省名中医。现任全国老中医药专家学术经验继承工作指导老师、中华中医药学会理事、陕西省抗癌协会传统医学专业委员会名誉主任委员、中华中医药学会老年病分会副主任委员、中国睡眠研究会中医专业委员会副主任委员、陕西省中医药学会副会长、陕西省中医药科技开发研究会副会长、陕西省老年学学会老年肿瘤专业委员会副主任委员等。从事中西医结合临床工作40余年,擅长恶性肿瘤的中西医结合诊疗方案制订,肿瘤的中医药治疗及生活指导,中医药抗肿瘤复发与转移,放、化疗的中医药配合,失眠症的辨治等。承担国家"十一五"课题2项,主持省部级课题10余项、军队课题面上项目1项,参与国家自然科学基金1项;获得国家科技进步奖1项,军队医疗成果奖1项,中华中医药学会自然科学奖1项,中国人民解放军院校育才奖1项。发表论文90余篇,主编、副主编专著2部。

杨震(见国医大师)。

张晓峰,男,生于1963年4月,1992年毕业于黑龙江中医药大学,获硕士学位。西安市中医医院中医妇科主任医师,陕西中医药大学兼职教授、硕士研究生导师。中华中医药学会妇科专业委员会委员,中国中西医结合学会妇科专业委员会委员,陕西省中医药学会理事、妇科专业委员会副主任委员,陕西省青年中医联合会理事、副会长。2013年,被评为陕西省第二批名中医,同时批准建设省级名医工作室;还被遴选为陕西省第五批名老中医学术经验继承工作指导老师。先后发表专业学术论文30篇;目前在研课题4项,其中主持2项,参与2项;获省级科技进步奖1项,市局级科研成果奖1项。主要从事中医妇科临床工作,善于中医辨证与西医辨病相结合,优势互补,对经、带、胎、产及各种妇科杂病,特别是不孕症、滑胎积累了丰富的经验。

职利琴,女,生于1960年3月,一级主任医师,二级教授,享受国务院政府特殊津贴专家,硕士生导师,陕西省名中医。现任西安市中西医结合医院(西安市第五医院)院长,心血管专业国家级重点专科、陕西省及西安市重点学科学术带头人,中华中西医结合学会理事,中国老年保健医学研究会心脏学会心肺血管委员会副主任委员,陕西省中西医结合学会副会长、心血管专业委员会主任委员,西安市中西医结合学会副会长。从事临床医疗、教学、科研工作30余年,采取中西医结合疗法预防PCI术后再狭窄。治疗心力衰竭经验方"心乐宁浓缩液""芪甲五苓汤",治疗H型高血压的经验方"益气活血药",治疗下肢动脉硬化闭塞症的"通脉活血汤",治疗心肌损伤的"芪归八味汤","三乌丸"治疗各种疼痛类疾病,均取得了很好的临床效果。发表论文50余篇。获得陕西省科学技术研究发展计划项目和陕西省中医管理局科研项目各1项,西安市科技计划项目3项;获得陕西省科学技术奖2项,西安市科技奖2项。

孙银娣,女,生于1963年6月,一级主任医师,二级教授,硕士生导师,西安市红会医院康复医院院长、学科带头人,陕西省名中医,西安市名中医,陕西省"三秦人才",陕西省第六批老中医药专家学术经验继承工作指导老师。兼任中国研究型医院学会冲击波医学专业委员会副会长,中华中医药学会筋膜分会副会长,中国康复医学会康复医师分会传统医学治疗学组组长,陕西省冲击波医学委员会主任委员,陕西省中医药学会康复学组主任委员,陕西省保健学会脊柱与关节疼痛委员会主任委员,陕西省康复医学会康复治疗专业委员会副主任委员,陕西省中医药学会康复专业委员会、针刀医学专业委员会副主任委员等 30 余项学术团体职务。先后荣获西安市"巾帼建功"标兵、2018 年度国家级改善医疗服务优秀个人、中国医师节"优秀医生"等称号。1986 年毕业于陕西中医学院,2012 年在西安交通大学攻读硕士学位。就职于西安市红会医院 30 余年,主要从事骨科疼痛类疾病、创伤术后肢体功能障碍、脊柱脊髓损伤术后合并症的中西医结合康复治疗。先后发表专业学术论文数十篇,其中 SCI 收录 7 篇;主编及参编骨科专著 10 部。主持及参与国家级及省市级科研项目 20 余项,获市级科研成果奖 1 项,申请实用新型专利 3 项。

衡冲,男,生于 1963 年 12 月,主任医师。曾任彬州市中医医院副院长、内科主任、中风专科学科带头人。兼任陕西省中医药科技开发研究会常务理事,陕西省保健协会健康服务与管理专业委员会常务委员,陕西省医师协会健康管理分会委员,陕西省中医学会糖尿病专业委员会委员。先后荣获彬州市"十佳医师""白求恩奖获得者"称号。1988 年毕业于陕西中医学院。就职于彬州市中医医院,在内科工作三十余年,主要从事内科心脑血管病(如脑梗死、脑出血后遗症、高血压病、冠心病、肺心病、心肌炎)以及糖尿病、胃病的中西医结合治疗。擅长采用中医与西医相结合,脑、心相结合,针灸推拿与药物相结合,对脑血管病及其后遗症的患者进行辨证施治。先后发表医学专业学术论文十余篇。

李军,男,生于 1962 年 10 月。主任医师,硕士研究生导师,宝鸡市名中医,宝鸡市中医药专家传承人指导老师。1986 年 7 月毕业于陕西中医学院。宝鸡市中医医院骨关节一科主任。在职期间,完成了陕西中医学院研究生课程班的学习,现为陕西省中医药学会理事,陕西省中医药学会骨伤专业委员会常务委员,陕西省医学会关节外科分会委员,陕西省医学会运动医疗分会常务委员,陕西省骨与关节学会骨坏死分会常务委员,宝鸡市骨科学会常务委员,宝鸡市医学会关节外科分会副主任委员。曾代表陕西省参加中国援外医疗队赴苏丹工作两年。从事中西结合骨科临床医疗、教学及科研工作 30 余年,擅长骨关节疾病及骨坏死的临床诊治。撰写医学论文 20 余篇,其中两篇获"宝鸡市自然科学优秀论文奖"。主持和参与科研课题 10 余项,其中一项获陕西省科学技术奖,多项获宝鸡市科技进步奖。

王三虎,男,生于 1957 年 7 月。先后毕业于渭南中医学校、南京中医学院、第四军医大学。医学博士。1998 年,在第四军医大学晋升为教授。2008 年,获广西名中医称号;2018 年,获陕西省名中医称号。现为渭南市中心医院中医专家、渭南市中医药事业发展高级顾问、深圳市宝安区中医院特聘专家、西安市中医医院首席中医肿瘤专家。兼任欧洲经方学会顾问、瑞士华人中医学会顾问、美国加州中医药大学博士生导师等职务。多年来坚持理论与实践结合,继承与创新并重的治学观,提出了"燥湿相混致癌论""寒热胶结致癌论""风邪入里成瘤说"等新论点。发表论文230 余篇,主编、参编书籍 30 余部,并撰写《中医抗癌临证新识》《经方人生》《我的经方我的梦》《经方抗癌》《中医抗癌进行时——随王三虎教授临证日记 4》5 本专著。已在北京、西安、渭南、深圳、淄博、台州、佳木斯、青海等地设立经方抗癌工作站(室)。

李志刚,男,生于 1956 年 2 月,1978 年毕业于北京中医药大学。主任医师。先后担任铜川矿务局中心医院中医内科副主任及主任。2014 年 5 月,被评为"铜川市首届名中医";退休后,被铜川矿务局中心医院返聘为中医内科主任,继续从事中医临床工作。2017 年至今,为北京中医药大学孙思邈医院特聘专家、脾胃病科学科带头人;2019年10月,被推选为铜川市中医药学会会长。擅长胃脘痛、胁痛、黄疸、消渴、癥瘕积聚、带下、月经失调、男子不育、女子不孕、中风等病症的治疗,发表论文多篇。自行研制的"抗肿瘤一号""抗肿瘤二号""肝病一号""肝病二号"应用于临床,疗效满意。

付春爱,女,生于1968年3月,延安市中医医院针灸科主任,主任医师。陕西省名中医,延安市名中医。第三批全国优秀中医临床人才。1991年7月,毕业于陕西中医学院针灸系。兼任中国针灸学会会员、耳穴诊治专业委员会第六届委员会常务委员、减肥美容产学研创新联盟理事会第一届理事会理事、减肥美容专业委员会第二届委员会常务委员,中国中医药研究促进会针灸康复分会常务理事、陕西省针灸学会理事。2017年,荣获"全国卫生计生系统先进工作者"称号;2016年,荣获"全国优秀中医临床人才"称号。从事中医针灸临床工作30年来,用"醒脑开窍"针法治疗各种疑难杂病、运用针刺配合康复技术治疗中风偏瘫,取得了很好的疗效。主持多个科研课题,取得了阶段性的成果。

王金富,男,生于1964年12月,主任医师。延长县中医医院院长,学科带头人。延安市名中医。曾任陕西省中医药学会第三届心病专业委员会委员、第七届理事会理事,陕西省中西医风湿病专业委员会委员。先后多次荣获县级、市级优秀医师及卫生系统先进工作者称号。2006年起任延长县中医医院院长;2017年1月,兼任政协延长县副主席。1991年,毕业于陕西中医学院医疗系;2011年11月,结业于西安交通大学医院管理研究生培训班;2015年7月,结业于陕西中医药大学中西医结合临床专业研究生班。从事中医内科工作30余年,擅长用中医治疗各种慢性病和多种疑难杂症,在开展中医内病外治、内外结合的康复治疗(包括冬病夏治的系列中药外治)慢性肺疾病方面独具特色。

马志伟,男,生于1966年,陕西子长人,主任医师。1991年毕业于陕西中医学院针灸系,同年分配到子长县中医医院工作,现任子长县中医医院党支部书记。从医二十多年,擅长运用针灸推拿治疗颈椎病、腰椎病、中风偏瘫、肩周炎、面神经麻痹等多种疑难杂症。发表论文近10篇。其中,《分期治疗贝尔面瘫临床疗效观察》《针灸治疗偏头痛45例》获市级自然科学奖。

曹利萍,女,生于1963年12月,三级主任医师,陕西省名中医。获得"全国最美中医""第二届三秦最美医务工作者""榆林市名中医""榆林市有突出贡献专家"以及榆林市首届"十佳中青年中医"等荣誉称号。兼任世界中医药学会联合会妇科专业委员会第四届理事会常务理事,中国民族医药学会妇科专业委员会理事,陕西省中医药学会妇科专业委员会副主任委员,榆林市中医妇科学会会长,榆林市中医药学会名誉会长。1989年毕业于陕西中医学院,就职于榆林市中医医院,从事中医妇科临床工作40余年,擅长应用中西医结合治疗不孕不育症、男性弱精症、多囊卵巢综合征、复发性流产、痛经、子宫内膜异位症、围绝经期综合征、卵巢囊肿、慢性盆腔炎、月经紊乱、乳腺增生等疑难杂症。主持完成陕西省中医药管理局计划项目1项、榆林市科技计划项目4项;获得市级科学技术进步奖二等奖2项、省级科技成果奖1项。发表学术论文20余篇,主编专著1部。

杭共存(见第六批师承导师)。

孙成军,男,生于 1968 年 7 月,主任医师。1991 年毕业于陕西中医学院,在榆林市榆阳区中医医院工作至今。先后担任副院长、党支部书记等职。2012 年 9 月至 2016 年 5 月,参加第三批全国优秀中医临床人才研修项目。曾荣获"榆林市有突出贡献专家""榆林市名中医""榆阳区优秀人才"称号。兼任世界中医药学会联合会肿瘤经方治疗专业委员会常务理事,陕西省中医药学会理事,榆林市中医药学会副会长。擅长诊治性功能障碍、前列腺疾病、肾病、糖尿病、脾胃病、代谢性疾病、不孕不育症等病症。发表论文 23 篇。主持开展陕西省中医药科研课题 1 项,完成省市级课题 3 项;获榆林市科学技术二等奖 1 项。

支纪平,男,生于 1961 年 10 月。1986 年毕业于陕西中医学院,先后在南郑县中医医院和汉中市中医医院工作至今。2015 年晋升为主任医师。擅长中医骨伤科疾病的治疗,认为脊柱骨关节退行性病变的病因病机为增龄劳损、体质虚弱、肝肾亏虚、气血不足、筋骨失养,治疗上重点应调补气血、滋养肝肾、强筋健骨,研制的"补肾壮筋汤""补肾健骨汤""调元汤"等取得了良好的疗效。

周正方,男,生于 1965 年 6 月,1989 年毕业于陕西中医学院,在陕西省洋县中医医院工作至今,2010 年担任医院副院长,2021 年 8 月获得中医内科主任医师职称。2012 年,被评为"汉中市 2011 年度中医适宜技术推广工作先进个人";2015 年,被评为"洋县中医药管理先进个人";2019 年 2 月,被评为汉中市第二届名中医。擅长脑病的诊治,在中西医结合治疗眩晕、冠心病、糖尿病并发症、心悸、不寐、中风等病症方面积累了丰富的经验。

王晓玲,女,生于 1966 年 8 月。主任医师,陕西中医药大学硕士研究生导师,安康市中医医院业务副院长,脑病科学科带头人。全国优秀中医临床人才,安康市名中医,陕西省名中医,陕西省中医药管理局"中风病平肝活血"重点研究室负责人,陕西省第六批老中医药专家学术经验继承工作指导老师。兼任中华中医药学会脑病分会常务委员,医师规范化培训考核工作委员会常务委员,陕西省中医学会第四届脑病专业委员会、心血管专业委员会副主任委员,安康市中西医结合学会脑病专业委员会主任委员。1988 年毕业于陕西中医学院医疗系,曾于 2012 年完成全国第二批优秀中医临床人才研修项目,2013 完成陕西中医学院研究生课程班学习。发表学术论文 30 余篇,主持陕西省科技厅课题一项,主持陕西省中医局科研课题多项。获得安康市科技进步奖 2 项。2007 年,获"陕西省优秀中青年科技工作者"称号;2013 年,获陕西省"三八红旗手"称号。在脑血管病(脑出血、脑梗死)、眩晕、头痛、癫痫、失眠、面瘫、帕金森病、焦虑抑郁状态、胸痹心痛、心悸等病症的中西医结合诊治方面积累了丰富的经验,并形成了专科优势病种诊疗方案,研发的院内中药制剂"平肝活血合剂"已于 2021 年在陕西省药监局备案。

柳传鸿,男,生于 1966 年 3 月,主任医师,安康市名中医,汉阴县中医医院原党委书记、院长,汉阴县人大常委会委员。先后荣获"中国中医药基层健康服务先进工作者""中国中医药基层健康服务德医双馨中医工作者"等称号。兼任陕西省中西医结合学会第一届消化病专业委员会常务委员,中国中西医结合学会会员,中国中医药信息学会第一届常务理事,安康市中西医结合学会老年病专业委员会副主任委员等学术职务。1989 年 7 月毕业于陕西中医学院医疗系,从事中医内科工作 30 余年,对脾胃病、心脑血管疾病、内分泌疾病等灵活运用"健脾益气、理气疏肝、祛痰化瘀、温阳利湿"等方法治疗,取得了良好疗效。发表专业学术论文 9 篇,主持省级科研项目

1项。

陈书存,男,生于1966年11月,主任医师,硕士研究生导师。陕西省名中医,商洛市名中医。荣获陕西省中医药突出贡献奖、商洛市优秀科技工作者等称号。现任商洛市中医医院院长,国家"十二五"重点专科(心内科)学术带头人;兼任中华民族医药学会心血管分会常务理事,中华中医药学会心血管病分会委员,陕西省中医药专家协会脑病专家分会第一届委员会副主任委员,陕西省中西医结合学会第一届心血管病专业委员会常务委员兼副秘书长,陕西省中医药学会第七届理事会理事、内科专业委员会常务委员,陕西省保健协会膏方专业委员会常务委员。2004年毕业于陕西中医学院研究生班。主持和参与了14项省、市级科研课题。申请国家专利11项。发表论文30篇,合著《高脂血症中医诊疗经验集》一部。

张绍俭,男,生于1963年1月,陕西柞水人。主任医师,国家中医药管理局全国基层名老中医药专家传承工作室指导老师,陕西省基层名老中医药专家学术经验继承工作指导老师,陕西省中西医结合学会第一届态靶医学专业委员会常务委员。1995年获"商洛市青年科技人才十杰"称号。历任柞水县中医医院内科主任、门诊部主任。曾为国家基本医疗保险内科心病用药评审专家组成员,陕西省县及县级以上医疗机构中医用药评审专家组成员,陕西省中医(医术)确有专长执业医师资格考核专家组成员。2006年毕业于北京中医药大学中医学专业。从事内科医疗工作近40年,擅长呼吸系统疾病、心脑血管病、消化病的中医及中西医结合治疗。发表医学论文30余篇。

参考文献

[1]中华全国中医学会陕西分会,陕西省中医药研究院.陕西省名老中医经验荟萃(第一辑)[M].西安:陕西科学技术出版社,1990.

[2]中华全国中医学会陕西分会,陕西省中医药研究院.陕西省名老中医经验荟萃(第二辑)[M].西安:陕西科学技术出版社,1991.

[3]中华全国中医学会陕西分会,陕西省中医药研究院.陕西省名老中医经验荟萃(第三辑)[M].西安:陕西科学技术出版社,1991.

[4]中华全国中医学会陕西分会,陕西省中医药研究院.陕西省名老中医经验荟萃(第四辑)[M].西安:陕西科学技术出版社,1995.

[5]陕西省中医药管理局,陕西省中医药学会,陕西省中医药研究院.陕西省名老中医经验荟萃(第五辑)[M].西安:陕西科学技术出版社,1999.

[6]陕西省中医药管理局,陕西省中医药学会,陕西省中医药研究院.陕西省名老中医经验荟萃(第六辑)[M].西安:陕西科学技术出版社,2005.

[7]文庠.焦易堂与中医药事业[J].南京医科大学学报(社会科学版),2003,3(1):51-55.

[8]王昆文.黄竹斋与《医事丛刊》[J].国医论坛,2006,21(2):51.

[9]刘少明.陕西卫生年鉴2010—2011[M].西安:陕西科学技术出版社,2012.

[10]陕西卫生志编纂委员会办公室.陕西卫生志[M].西安:陕西人民出版社,1985.

[11]康兴军,辛智科.陕西中医药史话[M].西安:西安交通大学出版社,2016.

第二章

近现代长安医学代表著作选录

长安中医药专家编撰的著作是长安医学的重要载体。近代以来,长安医学发展史和中医药研究广泛深入,长安医家临床经验总结层出不穷,出版了大量的中医药学著作。本章从医史文献、医经理论、临床综合、针灸推拿、本草方书、养生保健六个方面选取这一时期正式出版且有代表性的中医药学著作,简要介绍作者和书中内容提要,以展示这一时期长安医学发展的文史资料。

第一节　医史文献类著作

一、长安医家名著研究

1.《全注全译神农本草经》

本书由陕西中医药大学张登本主编,2009年12月由新世界出版社出版。

《神农本草经》是中医药理论体系形成的四大标志之一,是现存最早的药物学专著,奠定了中药学基础。全书分3卷,载药365种,分上、中、下三品,对每一味药的产地、性质、采集时间、入药部位和主治病证都有详细记载。对各种药物怎样相互配合应用,以及简单的制剂,都做了概述。全书强调辨证施药,认为"药有酸、咸、甘、苦、辛五味""有寒、热、温、凉四气",药有"七情和合""有毒无毒,斟酌其宜"等,具有深远的价值。

《全注全译神农本草经》分为两部分,第一部分为"《神农本草经》研究述评",《神农本草经》命名及其由来、成书因素与成书时代、《神农本草经》的流传沿革、历代流传《神农本草经》不同版本简介、《神农本草经》至《证类本草》的内容演变、《本草纲目》中的《神农本草经》引文考辨、《神农本草经》与《山海经》的内容联系、《神农本草经》的学术贡献八个方面予以述评。第二部分则是对《神农本草经》中所载365味药物予以注释、语译和必要的评价。《神农本草经》文辞并不深奥,义理亦不艰涩,故而在译注此书时以"注释为主,校勘为从"为原则,力求将书中所涉及的中医药知识尽可能多地呈现给读者。注释以通俗易懂为务,译文则以"信、达、雅"为准绳。本书是了解中药学理论的一部入门读物。

2.《诸病源候论点评》

本书由陕西中医药大学孙理军、张登本主编,2018年12月由中国医药科技出版社出版。

《诸病源候论》又称《诸病源候总论》《巢氏病源》,古代中医学名著,共50卷,为隋代巢元方等人撰于610年,是我国第一部病因、病机、证候学专著。该书总结了隋以前的医学成就,对临床各科病证进行了搜集、编纂,并予以系统分类。全书分67门,载列证候论1739条,叙述了各种疾病的病因、病理、证候等。诸证之末多附导引法,但不记载治疗方药,附以《养生方》等书中的养生导引法。《诸病源候论点评》选择善本作为底本,参考多种校本进行校勘、注释,并撰写导读,可供中医从业人员、爱好者和学生参考使用。

3.《王冰医学全书》

本书由陕西中医药大学张登本、孙理军主编,2006 年 3 月由中国中医药出版社出版。

本书系统整理辑录了王冰对《黄帝内经素问》的校勘疏注,由于王冰是传承五运六气之学的第一人,因此本书还包括了他系统研究运气学说的相关论述。在系统整理辑录其论述的基础上,作者对其医学学术思想进行了深入的专题研究,包括"王冰与《素问》""王冰与《玄珠密语》""王冰与《天元玉册》""王冰与《元和纪用经》""王冰次注《素问》引用文献述评""王冰以道释医,以医述道的学术思想特征""王冰养生学思想特征""王冰病因学术思想述评""王冰病机学术思想述评""王冰注释腧穴的贡献""王冰传承运气之学"11 个研究专题,较全面地展示王冰的学术思想及其对中医药学发展的贡献。

4.《备急千金要方校释》

本书由陕西省中医药研究院李景荣、苏礼、任娟莉、焦振廉、李培振校释,1998 年 6 月由人民卫生出版社出版。

《备急千金要方》(简称《千金要方》)为唐代著名医家孙思邈所著,是我国百科全书式的医学典籍。作者以人命重于"千金",故以"千金"为名。《备急千金要方》共 30 卷,分医学总论、妇人方、少小婴孺、七窍、诸风、脚气、伤寒、脏腑、痈疽、解毒、备急诸方、食治、平脉、针灸等法,总计232 门,合方论 5300 余首。书中所载医论、医方较系统地总结和反映了自《黄帝内经》以后、唐代初期以前的医学成就,是一部科学价值较高的著作,流传 1300 余年来,经久不衰。书中所用方药、养生、食疗等方法至今仍被临床应用,具有重要的学术意义和实用价值,深受国内外学者的重视和推崇。

《备急千金要方校释》对《备急千金要方》进行了全面校勘和注释,力求既可最大限度地反映《千金要方》原貌,又能萃集古今有关《千金要方》的研究成果,为教学、医疗、科研等多方面需要提供一部版本可靠、资料翔实、可资研究、切于实用的新通行本。

5.《孙思邈医学全书》

本书由陕西中医药大学校友张印生、韩学杰主编,2015 年 2 月由中国中医药出版社出版。

《备急千金要方》《千金翼方》是唐代著名医学家孙思邈的代表作,也是我国现存最早的一部临床实用的医学百科全书。全书广闻博采,内容丰富,是继《伤寒杂病论》之后医药学又一次大总结、大升华。书中提出的许多重要理论、治疗原则和方法对后世医学流派,如易水学派、伤寒学派的形成和发展产生了深远的影响。

《孙思邈医学全书》是一部全面系统整理点校、深入分析研究孙思邈学术思想和临证经验的书籍,具有很高的实用价值,可作为各级各类中医工作者学习研究《千金方》的重要参考书。

6.《历史真实之孙思邈》

本书由陕西中医药大学宋珍民编著,2017 年 8 月由第四军医大学出版社出版。

本书分为两大部分。上篇"生平考证"对孙思邈的生平进行了全面的考证,主要运用传统考据法,考证了孙思邈的生卒名相、家庭家世、幼学、游历隐居、入朝待诏、行医济世、著述传世、释道情怀等。下篇"史料研究"对载录孙思邈生平事迹的文献和有关孙思邈的生平史料进行了全面研究,主要研究了唐五代和两宋至清代的文献。全书通过科学严谨的考证,重塑了一个接近真实的孙思邈。

7.《王焘医学全书》

本书由陕西中医药大学张登本编著,2006年1月由中国中医药出版社出版。

《王焘医学全书》是以唐代王焘《外台秘要方》为主体编撰而成。由于王焘儒而兼医,亦官亦医的特殊经历,仅有一书存世,加之历代重孙轻王,因此研究《千金方》者众且成果颇丰,研究《外台秘要方》者鲜而又著述甚少。为了系统研究王焘《外台秘要方》的医学内容,阐扬其学术成就,本书在"注为主,校为从"的原则之下,对其所载的医药学内容进行了全面的注释和校勘。为使读者对《外台秘要方》所载医学内容和古代方药有一个系统的认识,在整理研究的基础上,针对其中所载的主要内容,撰写了"王焘医学学术思想研究"论文27篇,包括"王焘编纂《外台秘要方》的因素""《外台秘要方》的内容梗概及编纂方法"以及"《外台秘要方》引用先秦两汉医药文献研究""《外台秘要方》引用魏晋南北朝医药文献考""《外台秘要方》引用隋唐医药文献考"等。还依据该书40卷传载方药所治病证及其引用的相关文献资料进行研究,总结出王焘对相关病证的研究成果,以21个专题展示王焘如何通过引用的方药资料,体现其对相关病证研究的真知灼见。

8.《针灸甲乙经全译(上、下册)》

本书由陕西中医药大学贾成文主编,1998年9月由三秦出版社出版。

本书参考了《素问》《灵枢经》《明堂孔穴针灸治要》三部书,并将这三部书的有关内容采用"使事类相从"的方法,将各书相类原文辑集一起,并"删其浮辞,除其重复,论其精要"进行编次而成。全书共分12卷128篇,全面概括了针灸史、脏腑经络、病因病理、腧穴、刺灸临床治疗各个方面,是一部既有系统理论,又有丰富宝贵临床经验的针灸学专著。本书以明刻古今医统正脉本为底本,并参考了明正统本、明蓝格抄本和《素问》《灵枢经》《难经》《黄帝内经太素》《千金方》《外台秘要》《类经》等后世医家的勘校注释编写而成。在编写体例上,尽量做到简明扼要、浅显易懂,注释及译文简练,使读者容易研读掌握,学之能用。

9.《武之望医学全书》

本书由陕西省中医药研究院苏礼主编,2015年6月由中国中医药出版社出版。

武之望长于医术,公余之暇常为人治病,不但积累了丰富的临床经验,而且医学理论造诣很深。其所著的《济阴纲目》,至今仍被誉为是中医妇科权威性著作。书中阐述了从调经、止带,到求子、产育以及产后杂病、乳疾等多种疾病的诊治方法。《武之望医学全书》收录了武氏存世的医学著作3种,即《济阴纲目》《济阳纲目》《疹科类编》,共110余卷。

二、长安医学史研究

1.《陕西中医药史话》

本书由陕西中医药大学康兴军、陕西中医药研究院辛智科主编,2016年9月由西安交通大学出版社出版。

本书共分为四章。第一章为陕西古代的医药卫生,详细介绍了先秦与秦汉时期、魏晋隋唐时期、宋元明清时期的陕西中医药发展情况,重点是重要的历史事件、著名医家与名著;第二章为古代的医药遗迹与遗物,介绍了陕西保留下来的医药古迹和文物,包括古代的药店和药物;第三章为陕甘宁边区的医药卫生,介绍了陕西最早的红色医院、陕甘宁边区的中医和中西医结合研究会、陕甘宁边区的医疗管理等;第四章为陕西近现代的医药卫生,介绍了陕西近现代著名医家和中医药事业发展概况。

2.《长安医派——陕西医学考古新论》

本书由陕西中医药大学候冠辉、王妮主编,2021年9月由陕西科学技术出版社出版。

陕西是中医药文化的主要发祥地,从先秦到近代,遗留下众多的医药相关的文物古迹。本书以陕西遗存文物古迹为研究对象,以历史阶段为主线,对长安医学产生和发展文化遗存进行了深入的研究。全书注重文史资料的完整性和翔实性,每条项目都有珍贵的图版,图文并茂,是中医药文化研究领域及长安医学研究领域的重要研究成果。

3.《陕西中医纵览》

本书由陕西省卫生健康委员会范兵主编,2008年4月由陕西科学技术出版社出版。

本书分上、中、下三篇。上篇介绍了《黄帝内经》《神农本草经》《新修本草》《千金方》等医药名著和著名医家,以及这一阶段中医药的重要事件;中篇介绍了李杲、王重阳、王履、刘纯、武之望、陈尧道等医家所做的重要贡献;下篇介绍了秦中豪杰焦易堂、黄竹斋为中医药事业不屈不挠的奋斗精神,延安著名医家李鼎铭先生的模范事迹,以及延安革命时期发生在陕甘宁边区的中医药、中西医结合工作情况。

4.《陕西卫生年鉴》

本书由陕西省卫生厅主持编撰,2012年6月由陕西科学技术出版社出版。

本书是一部全面、系统、翔实地集中录载和汇集陕西卫生工作情况、进展、成就的资料性工具书,内容包括特载、重要会议报告、政策法规、各项卫生工作进展、各市卫生工作、直属卫生工作、行业卫生工作、驻陕军队卫生工作、学术(群众)团体、卫生界人物名录、卫生工作纪事、卫生统计工作13个类目。各项卫生工作进展以下设疾病控制、爱国卫生、卫生应急、卫生法制与监督、农村卫生、新型农村合作医疗、妇幼保健与社区卫生、医政管理、药政管理、医学科技与教育、中医药事业管理、干部保健、精神文明建设与干部队伍建设、卫生行政管理、规划财务管理、纪检监察、对外交流与外资利用、医药卫生体制改革18个分目。

5.《陕西卫生志》

本书由陕西省卫生厅卢希谦主编,1996年12月由陕西人民出版社出版。

本书从农村卫生工作、医学人才培养、地方病防治、预防保健、卫生扶贫、振兴中医药等方面对陕西卫生工作做了全面的总结。该书全面、系统、如实地记载了陕西卫生事业的发展进程,内容丰富,资料翔实,结构合理,分类恰当,文字精练,体现了陕西卫生的地方特点、专业特点和时代特点,是一部集思想性、科学性和资料性于一体的志书。

6.《榆林百年医粹》

本书由榆林市中医医院郭冠英主编,2014年1月由中国中医药出版社出版。

榆林中医药历史悠久。本书共分5卷。第1卷论述了原始社会至现代榆林中医药传承发展创新的历史概况;第2卷概述了著名医家郭瑞西、霍静堂、高镇南、杭逢源、郭谦亨等人的精典医学论述;第3卷精选了近现代榆林名中医的典型医案;第4卷录载了内、外、儿、妇、五官、肿瘤治疗的有效方剂;第5卷收录了榆林名家临床常用的各种自制中成药。全书展现了榆林中医药绚丽多彩的辉煌成就。

第二节　医经理论类著作

一、《黄帝内经》《难经》研究

1.《黄帝内经灵枢经析义》《黄帝内经素问析义》

这两本书由陕西中医药大学傅贞亮等主编,分别于1993年9月和1997年6月由宁夏人民出版社出版。

《黄帝内经》"其文简,其意博,其理奥",历代均有不少注家进行研究阐述。《黄帝内经素问析义》和《黄帝内经灵枢经析义》二书,上自历代《黄帝内经》注家,下逮近世,吸各注之卓,取全国各院校教学之长,兼收并蓄,缕析条分。本书着重分析,熔注、析、论为一炉,言简意赅,尊重原旨,不落前人窠臼,充分体现编者的学术见解,对教学、科研、临床有实际指导意义。

这两本书以陕西中医学院黄帝内经教研室主任傅贞亮教授给在该校主办的"全国《黄帝内经》高级师资研讨班"的讲稿为基础,加上来自全国29个省市45位具有丰富临床经验和黄帝内经教学经验的学员研读经典的心得体会之结晶编著而成。此二书的编著和出版,凝聚着傅贞亮教授的心血,从全书的体例设计到文字定稿,无不浸透着他的学术思想和治学精神。书中对81篇原文诸篇依序予以校勘、注释、原文解析、相关原文的临床应用以及有关内容的深刻讨论,彰显着傅贞亮教授以解析经文的医学宏旨大义为目的的研经思路。

2.《内经的思考》

本书由陕西中医药大学张登本编著,2006年8月由中国中医药出版社出版。

该书将《黄帝内经》所载主要内容以医药学知识为主线,分别从21个方面构建其框架,凸显了《黄帝内经》所建构的中医学知识体系具有自然科学和人文社科双重特点和精气—阴阳—五行生命观的认识理念。第1、2章简要地介绍了《黄帝内经》成书的时代背景、书名内涵、篇论命名规律、历史沿革及历代研究概况、学术体系及其特征等。第3~11章则以《黄帝内经》理论体系形成为背景,分别从解剖、实践等方面介绍了《黄帝内经》医学理论形成的古代文化背景。第12~15章,提纲挈领性地介绍了《黄帝内经》中的生命整体观、人体生命观、人体结构与功能观,以及有关体质的理论,从一般层面上展现了古人对人体生命正常状态的认识。第16～20章虽然是《黄帝内经》的主体内容,但本书紧紧围绕着立题的主旨,要言不繁、疏而不漏地密切结合相关篇论的原文精神,以例证的方式畅述了其中的病因观、发病观、病机观、病症观,以及疾病诊察、治疗的原则和方法,条分缕析地论述其要旨大义。本书在编著过程中汲取了《黄帝内经》成书以来20多个世纪医家思考《黄帝内经》的方法及其成就,浸渍着上一世纪至今医学家思考《黄帝内经》的智慧和结晶,蕴涵着作者几十年来对这部内容丰富、气势恢宏的巨制名典的思考过程和心得。

3.《黄帝内经二十论》

本书由陕西中医药大学张登本编著,2017年5月由中国中医药出版社出版。

本书首先对先秦诸子学术思想及战国末期的《吕氏春秋》、西汉的《淮南子》《春秋繁露》《史记》等相关文献进行梳理,认为《黄帝内经》成编于司马迁《史记》之后、刘歆编纂《七略》之前,但其中传载的生命科学知识应当是"黄帝时代"以前我国先民养病治病经验的结晶。其次,厘清了"养生""阴阳""五行""精气"等重要命题演变的历程。再次,应用"河图""洛书"及天文、历法知识对《黄帝内经》中关于心、肝、脾、肺、肾五脏及论"气化"等内容的相关原文进行再认识,使其内涵更接近传统中医文化的原本含义。

4.《内经词典》

本书由陕西中医药大学张登本、武长春主编,1990年9月由人民卫生出版社出版。

该书是在陕西中医研究院《黄帝内经》数字处理库的基础上,以吸收前人训诂和现代注家研究成果相结合的方式,对书内所用的2286个汉字和相关的5560个词语进行了全面深入分析的基础上进行解释。每个字目下列有字形、现代音、中古音、上古音、词目、释义等项。书末还附有《黄帝内经》语证、训诂书证或《黄帝内经》注家书证等。此书出版后,成为国内外从事《黄帝内经》研究和教学人员的必备案头工具书。

5.《中医方法全书》

本书由陕西中医药大学邢玉瑞主编,1997年1月由陕西科学技术出版社出版。

该书以"法"为纲,以实用性和可操作性为原则,融中医传统特色与现代研究成果于一炉,系统全面反映了古今中外中医方法的实际应用与研究进展。全书分理论思维篇、诊断方法篇、治疗方法篇、养生方法篇、科研方法篇五部分,共载述各种方法约3000条,并附录有常用穴位定位及主治表和方剂索引。本书将"理论思维篇"放在首位,力图阐明中医学理论建构和临床思维的基本方法;"诊断方法篇"收载了一般诊察方法、各种辨证方法,以及内、外、骨伤、妇、儿、眼科、耳鼻喉等临床各种病症的诊断方法;"治疗方法篇"分内治、外治、针灸、推拿、饮食、心理及其他疗法六类,详细介绍了中医各种治疗方法;"养生方法篇"从体质、饮食、房室、心理、四时、起居、文体、气功、推拿等方面系统介绍了传统而有特色的中医养生方法;"科研方法篇"则包括一般科研方法、资料查阅方法、文献研究方法、动物造模方法及中医文体写作方法等。

6.《中医思维方法》

本书由陕西中医药大学邢玉瑞编著,2010年1月由人民卫生出版社出版。

本书是中医药院校创新教材，从思维方法概论、中医思维方式、中医思维方法、中医临床思维、中医思维能力培养与创新五个方面对中医思维方法予以梳理总结；从横向角度讨论了相关思维方式、方法的概念、特点、具体方法以及在中医学中的应用；从纵向角度阐述了从搜集资料到分析判断、提出假说、做出决策，再到准备实施，及至最后临床验证与确诊这一过程中的相关思维方法。本书见解独特，对中医药院校学生有较大的参考价值。

7.《中医经典词典》

本书由陕西中医药大学邢玉瑞编著，2016年4月由人民卫生出版社出版。

《中医经典词典》字词选择了《黄帝内经》(《素问》与《灵枢经》)以及《难经》《伤寒杂病论》(宋本《伤寒论》与《金匮要略》)和《神农本草经》4书。正文按照字目、注音、释义、书证(每一词目均出1~3条经典著作语证)等顺序依次编排。

8.《难经通解》

本书由陕西中医药大学张登本编著，2001年10月由三秦出版社出版。

本书用问答体例写成，以阐明《黄帝内经》及先秦医籍的要言大义为主旨，辑录了81节，其中包括了脉法、经络、藏象、疾病、腧穴、针法六部分。书中首倡命门学说和原气理论，对三焦和奇经八脉的理论提出了新的见解，用阴阳五行学说系统地论述了五输穴的属性及临床配伍运用，对原穴、背俞穴、募穴的功效及临证运用也有创见性的研究。在疾病学的内容中，书内对五脏虚损病、五脏积病、广义及狭义的伤寒病、癫病、狂病、脱阳病、脱阴病等的病因病机、辨证要点和对比分析都有独到的见解。在针法内容中，本书创新性地提出了"补母泻子"针法、"泻南补北"针法，以及四季应时而刺针法，这些内容对临床针灸学的形成和发展产生了深远的影响。

9.《黄元御医集5·四圣心源·四圣悬枢》《黄元御医集6·长沙药解·玉楸药解》

两部著作由清代黄元御撰，西安市中医医院麻瑞亭等点校，2015年7月由人民卫生出版社出版。

黄元御为清代著名医家，曾任清室太医，尊经派的代表人物，他继承和发展了博大精深的祖国医学理论，对后世医家影响深远，被誉为"一代宗师"。著有《伤寒悬解》《素灵微蕴》《金匮悬解》《四圣悬枢》《四圣心源》《长沙药解》《伤寒说意》《玉楸药解》(后世所称《黄氏八种》)，后又有《素问悬解》《灵枢悬解》《难经悬解》问世。

10.《黄元御医学全书》

本书由西安市中医医院孙洽熙主编，1999年8月由中国中医药出版社出版。

《黄元御医学全书》收录了《四库全书》里黄氏存世医书11种，即《素问悬解》《灵枢悬解》《难经悬解》《伤寒悬解》《金匮悬解》《伤说意》《四圣心源》《四圣悬枢》《素灵微蕴》《长沙药解》《玉楸药解》等101卷。黄氏之作是积20余年研习医学经典的心得体会写成。书中对《素问》《灵枢》《难经》《伤寒论》《金匮要略》诸书进行了重新编次、厘定；对其原书文字逐段诠释，阐发其经旨微义，确有独到之处，诸如对天人相应、阴阳五行、经络腧穴、病证脉法、气血营卫、泻南补北等经旨医理，多有创见发挥。黄氏精通五运，明彻脏腑，娴熟脉法，组方遣药，配伍精当，验之于证，疗效颇高。《黄元御医学全书》除收载黄氏医书 11 种外,还收录了本书编者撰写的"黄元御医学学术思想研究"一文,凡数万言,可供今人及来者对黄氏医学建树、学术思想、医术特色及治学态度的研究等参考。

11.《米伯让手书校录中医经典》

本书由陕西省中医药研究院米伯让手书校录,2017 年由世界图书出版公司出版。

《米伯让手书校录中医经典》丛书系著名中医学家、原陕西省中医药研究院院长米伯让早年研习中医药时手抄校录《黄帝内经》《伤寒杂病论》《温病条辨》《神农本草经》《难经》等经典著作的手稿。其内容丰富,字迹端庄清秀、工整精美,开卷使人赏心悦目,充分反映了米伯让当年勤奋治学的敬业精神。这些手稿是中医界和文化界的珍贵财富、艺术佳品,对医学研究具有一定的实用价值,可供中医教学、临床、科研参考。该书以影印形式出版,保存了罕见的名医书写墨宝珍品,具有一定的指导意义和收藏价值。

二、《伤寒杂病论》研究

1.《伤寒论集注》《金匮要略方论集注》

两部图书由著名中医学家黄竹斋编著,1957 年 10 月由人民卫生出版社出版。

关于汉代张仲景《伤寒杂病论》一书的注解,历代以来,不下数百种。虽然这些注释对研究《伤寒杂病论》都有参考价值,但是要通读,会有很多困难的。因此本书作者特在前人的注释中选出其中较具有代表性的注文,加以归纳后,成为一种注释的选集。这样,由于各家见解聚集在一起,不但通过比较易于领会原文的意义,也可避免偏从一家之说。又因本书的注文有"正注"和"旁证"两类,层次较清,易于抓住重点,是学习《伤寒论》的重要参考书。

2.《伤寒杂病论会通》

本书由著名中医学家黄竹斋编著,1949 年刊印。

黄氏以桂林罗哲初所传医圣张仲景十二稿《伤寒杂病论》16 卷为主要依据,手抄本文,其木刻版在 1939 年刊印过。其木刻版已成为南阳医圣祠珍藏之镇馆之宝,属国家二级文物,即白云阁藏本《伤寒杂病论》底版。卷首有黄氏《伤寒杂病论刊本序》《医圣张仲景传》《通论》《三阳三阴提纲》及左修之原序等。卷一、卷二为论集、平脉法;卷三为伤寒例、杂病例;卷四为温病脉证并治;卷五为伤暑、热病、湿病、伤燥、伤风、寒病脉证并治;卷六至卷八为辨太阳病脉证并治;卷九至卷十一为辨阳明、少阳、太阴、少阴、厥阴脉证并治;卷十二为辨霍乱吐利病、痉、阴阳易、差后劳复病脉证并治;卷十三为辨百合狐惑阴阳毒病、疟病、血痹虚劳病脉证并治;卷十四为辨咳嗽水饮黄汗历节病脉证并治;卷十五为辨瘀血吐衄下血疮痈病、胸痹病脉证并治;卷十六为辨妇人各病脉证并治;卷末为杂疗方、禽兽鱼虫禁忌并治、果实菜谷禁忌并治。书中凡通行本已载之条文,采摭成无己、赵以德以下诸家之注予以阐释;通行本无载之条文,则节录刘昆湘《伤寒杂病论义疏》有关内容阐述;以上两本均未载之条文,黄氏本人予以阐释。本书论述衷中参西,阐发经旨,所引医著二百余家,是学习研究仲景学说的重要参考书。

3.《伤寒论阐释》

本书由陕西中医药大学成友仁编著,杜雨茂、潘克良整理,1983 年由陕西科学技术出版社出版。

本书分概论和本论两部分。概论主要论述了《伤寒论》的来历、注释书、主要内容、学术特点、六经辨证的基本概念、治则及传经等,着重阐述了《伤寒论》的学术特点和成就,反映了编者多年来研究《伤寒论》的心得体会,使读者学习能得其要领,为进一步融会贯通全论精神奠定基础。本书以宋本《伤寒论》各篇原文为基础,逐条加以注释、译解、按语,并选附历代注家精辟论点作为参考,各方列有方义解释,还精选了历代医家及编者运用《伤寒论》理法方药的临床验案。

4.《金匮要略阐释》

本书由陕西中医药大学杜雨茂、张联惠编著,1987 年 3 月由陕西科学技术出版社出版。

全书共包括两部分。概论介绍《金匮要略》一书的沿革、基本内容、学术思想及特点。各论部分以明代赵开美复刻本《金匮要略方论》为蓝本,一至二十二篇各篇之首撰有小序,介绍全篇内容概要;于原文则按各篇之旧加以编号,分注释、译解、参考、按语、实例等项予以阐述;间附验案计四百八十余例,并于方之下阐发组方大法、治疗原则,以便与原条文相呼应。二十二至二十五篇为杂疗方及饮食宜忌治疗,则照录原文,以备查考。

5.《伤寒论释疑与经方实验》

本书由陕西中医药大学杜雨茂编著,2004 年 3 月由中医古籍出版社出版。

该书主要收载了作者数十年钻研《伤寒论》的心得体会、学术见解和临证经验。全书共五卷:卷一《伤寒论》释疑,重点对历代《伤寒论》研究中争论不休、悬而未决的五十六个重要学术难题进行了深入细致的精辟分析,并提出自己的见解;卷二《伤寒论》辨证分析表,按六经辨证论治纲领,系统归纳原文,扼要地加注,纲目及层次分明,使张仲景原意活现,使读者易于领悟;卷三经方临证实践举要,选载多年运用经方治疗外感病及杂病医案五十例,如以真武汤、柴苓汤为主治疗慢性肾衰竭的临床与实验研究;卷四医教生涯,载文两篇,较全面地介绍了杜雨茂的医学之路、学术生平及主要成就等;卷五师徒薪传启示,收载了杜氏门徒及部分再传弟子对其所传之学的应用心得体会,从不同角度探讨杜氏学术的渊源与特点。

6.《金匮要略心法要旨》

本书由西安市中医医院高上林、赵玉玲编著,2018 年 1 月由人民卫生出版社出版。

本书为作者多年学习研究《金匮要略》笔记总结而来,一是对原文生僻词句进行解释;二是精要概括每一篇章知识要点,并编成"助忆歌诀"帮助理解记忆;三是对原书中方剂及所主病证进行方证解析,并编成七字歌诀帮助记忆。全书语言通俗,简明扼要,难点讲透,要点突出,易懂易记,旨在为读者提供一条学习《金匮要略》的便捷途径。

7.《经方与临床实录》

本书由陕西省中医医院刘华为主编,2017 年 1 月由陕西科学技术出版社出版。

本书共分为 3 章。第一章论述了《伤寒杂病论》是一部方证论治的临床经典,包括《伤寒杂病论》独特的经方理论体系,《伤寒杂病论》的六经六病实质是六证,《伤寒杂病论》六经辨证把病位分为表、半表半里、里三大板块系统,方证辨证是《伤寒杂病论》独特的辨证体系,相反相成法是《伤寒杂病论》组方的一个重要特点,重用附子、干姜是《伤寒杂病论》用药的一大特点。第二章论述了经方的概念、组成要素及特点,主论经方与时方、验方、秘方的区别。第三章是常见经方的临床应用,包括柴胡汤、五苓散、半夏泻心汤及其合方的临床应用,千金苇茎汤及瓜蒌薤白半夏汤合方的临床应用,大承气汤及薏苡附子败酱散合方的临床应用,葶苈大枣泻肺汤及温经汤合方的临床应用,其他经方的临床应用。每一个经方下附有验案,每一个验案又有分析和体会。

8.《经方人生》

本书由渭南市心医院王三虎编著,2016年7月由中国中医药出版社出版。

本书介绍了作者学习运用《伤寒论》经方的经历,包括求学探索心路体会、研究笔记与论文、临床困惑与感悟、经方运用经验等。本书论述透彻,体验真实,笔法细腻,故事性强,对临床学习运用经方有很好的借鉴作用。

9.《经方观止》

本书由陕西中医药大学张建荣编著,2016年12月由中国中医药出版社出版。

本书所载张仲景之经方261首,按经方功效分类归属方药,并采用先观方理、再究方证论治的模式,以凸显经方方证合一精神,重在挖掘经方功效,触摸后世医家运用经方之经验、随证化裁之轨迹、临床应用之脉络,以使临证能古今相通,继往开来,圆机活法,药随证变,救治疾厄。

10.《小柴胡汤临床应用》

本书由安康市中医医院叶锦文编著,1985年10月由陕西科学技术出版社出版。

本书作者崇尚仲景学说,对小柴胡汤尤其推崇。他深研经典奥义,又撷各家之长,对小柴胡汤灵巧变化,广为其用,治疗内、外、妇、儿、五官各科常见病、疑难病症,特别是炎症性疾病,取得了显著疗效。本书集作者40余年临床经验和学习体会,结合病案,对小柴胡汤临床应用和加减化裁做了深入的论述。

三、温病学研究

1.《中医防治十病纪实》

本书由陕西省中医药研究院米伯让撰著,米烈汉等协助整理,1996年4月由世界图书出版公司出版。

20世纪50—70年代,米伯让不顾个人安危,长期深入疫区,运用中医药防治钩端螺旋体病、流行性出血热、克山病、大骨节病、流行性乙型脑炎、麻风病、流行性感冒、末梢神经炎、传染性肝炎等急性传染病、地方病,积累了丰富的防治经验,提出了一整套完整的中医药防治方案,其足迹遍及三秦大地。《中医防治十病纪实》真实地记录了米伯让运用中医药防治急性传染病、地方病的学术思想、治疗方案和科研思路,对医、教、研等工作具有重要的实用价值。

2.《四病证治辑要》

本书由陕西省中医药研究院米伯让编著,米烈汉等协助,1994年3月由陕西科学技术出版社出版。

"四病"包括白喉、痢疾、湿温、鼠疫,均是危害人民健康的急性传染病。《四病证治辑要》是米伯让早年研习中医药时的手稿之一,系米伯让自著、自写,包括《白喉证治辑要》《痢疾证治辑要》《湿温证治辑要》和《鼠疫证治辑要》。该书内容丰富,援引医典50余部,反映了米伯让诵读之博而广泛。书中分别对四种温热病的辨证求因、处方遣药等进行了精审详剖,广征博引,颇具特色。

3.《温病述评》

本书由陕西中医药大学郭谦亨编著,1987年8月由陕西科学技术出版社出版。

本书分上、下两篇,上篇为温病要义,力图对温病理论做系统的阐述,重点是"述";下篇选择了清代叶天士、吴鞠通等温病名家五部精粹论著,加以类编评释,重点是"评"。本书参考历代各家温病论述,重点研究温病学说理论体系形成时期、五篇名著的有关注释,结合作者40余年临床与教学的经验体会,在理论上较为系统、准确地论述温病学理论,在评释上较为中肯详尽,并从指导临床角度出发,订正和补充了治疗中的方剂和治验。

4.《张学文医学求索集》

本书由陕西中医药大学王景洪、李军、张宏伟主编,1996年1月由陕西科学技术出版社出版。

本书主要阐述张学文外感温热病、急症疑难病的中医辨证治疗思路及中医常见疑难病的辨治经验,并介绍了张学文运用单味中药经验及经验方。本书较系统地汇集了张学文潜心钻研温病学理论所积累的主要观点和经验,如温热病的热毒致病说、瘀热病理说和寒温统一观;急症中的活血化瘀观、毒瘀交夹论、清脑通络论;疑难杂病中关于脑病的气血阴阳论、益气活血论、颅脑水瘀论等。全书反映出张学文"勤求古训,博采众方"的谦虚品德和勤于实践、勇于探索的铁杆中医情怀。

5.《郭氏温病学》

本书由陕西中医药大学郭谦亨编著,2011年2月由中国中医药出版社出版。

本书论述了温病的特点、发展简史,以及温病的病因病机、诊法特点、治疗防护、预后调理等。作者根据自己的多年研究,写出了"《叶香岩温病论》类评""陈平伯《风温论》类评""薛生白《湿热条辨》类评""余师愚《疫病篇》类评""吴鞠通《温病条辨》类评"等章节,对我国历史上主要温病学著作进行了系统论说。作者将自己潜心研究近70年温病学所得到的经验、体会汇聚于书中,还对各家论述进行点评,使读者更容易领会温病学的真谛。通过阅读该书,读者可以系统了解温病源流和发病、治疗、调理方面的知识,并且可以读到历代温病大家对温病的论述及各家的辩争,有助于读者系统研究温病学,提高临床诊治水平。

6.《温病条辨通解》

本书由陕西中医药大学刘国强、孙守才主编,2001年9月由三秦出版社出版。

《温病条辨》是清代著名医家吴鞠通经过多年的努力,采辑历代医家的著述,结合自己的临床经验编写而成的一本温病学专著。全书以三焦为纲、病名为目,共计265条、208方。以三焦理论阐明温病发生、发展的三个阶段及生理、病理间的关系,以"始上焦,终下焦"概括温病传变的规律,同时提出了"治上焦如羽、治中焦如衡、治下焦如权"的温病治疗原则,从而建立了一整套理法方药齐备的三焦辨证纲领,完善了温病学的理论体系。刊行后一直受到后世的推崇和重视,被誉为"温病之津梁",是中医学重要的典籍之一,也是学习温病学的必读之书。《温病条辨通解》从现代中医学角度对《温病条辨》的条文进行了详细的阐释,对这部温病学专著的学习和理解有很好的帮助,具有一定的理论价值和临床指导价值。

7.《乔富渠外感热病学说》

本书由陕西省中医药研究院乔富渠编著,1995 年 6 月由陕西省中医药研究院印发。

乔富渠,1936 年生,1960 年毕业于西安医学院(今西安交通大学医学部),先后在陕西中医学院、南京中医学院、天津医学院学习与进修中西医,主要从事传染病研究与临床。该书是他一生研究急性外感热病的论文汇编。第一编"纵论概述"论述了温病发展概况;第二编"病因病理"对外感热病的病因病机做了深入的探讨;第三编"治法方药"对退热等治法进行了深入浅出的阐释;第四编"名著新考"对《伤寒论》《瘟疫论》等名著进行了探讨。

8.《温病发微》

本书由陕西中医药大学周永学编著,2002 年 1 月由陕西科学技术出版社出版。

本书分为上、中、下三篇,上篇为温病学理论阐释,在继承"温病四大家"叶天士、薛生白、吴鞠通、王孟英学说的基础上,对温病学的理论进行了深入的分析;中篇论述四时温病的病因、发病、诊断和辨证论治,并附以作者本人和其他医家诊治温病的验案;下篇是作者对温病学重点问题和疑难争议问题的个人见解。全书深入浅出,举纲张目,对温病学在认识上更加深入,在理论上更加完善。

第三节　临床综合类著作

一、名老中医个人专著

1.《麻瑞亭治验集》与《麻瑞亭治验续集》

两本书均由西安市中医医院孙洽熙主编,分别于 2011 年 4 月和 2017 年 6 月由中国中医药出版社出版。

两本书均是清代名医黄元御的五代传人、名老中医麻瑞亭业医 60 余年的临床经验精华之集成,根据麻氏的口述整理而成。《麻瑞亭治验集》包括治病总论和专病论治两部分。治病总论是麻氏医术的理论部分,记述了麻氏在阴阳五行、天人相应、脏腑脉象、治疗法则等中医基础理论方面的建树。专病论治是麻氏的临床精华部分,其内容为麻氏擅治的 70 多个病证的理法方药原始记录,有重要的研究和参考价值。

《麻瑞亭治验续集》是麻瑞亭诊疗急危重症经验和用药心得精华,以及麻氏的医术传承情况。

全书分上、下两篇,上篇为麻瑞亭医案医话,下篇为麻瑞亭传人孙洽熙的医疗经验,从中可见麻氏医德高尚,医术精湛,特色鲜明,深谙药性,用药独特,后继有人。

2.《米伯让文集》

本书由陕西省中医药研究院米烈汉主编,2008年12月由世界图书出版公司出版。

本书收录了米伯让多年来撰写的建议、报告、书信、序、跋等,以及米伯让从医60周年学术研讨会、2003年陕西省政协纪念米伯让座谈会部分资料,具有一定的学习及研究价值。

3.《中国百年百名中医临床家丛书——米伯让》

本书由陕西省中医药研究院米烈汉主编,2001年10月由中国中医药出版社出版。

本书记录了米伯让对有关疾病、疑难病症的中医药诊疗思路及对中医药理论所进行的研究探讨,客观地反映了米伯让从事中医药研究的独特临床经验和学术见解,具有较高的临床及文献研究价值。

4.《米伯让全书》(上、中、下)

本书由陕西省中医药研究院米烈汉主编,2019年4月由世界图书出版公司出版。

本书收录了米伯让历年所撰写的著作、论文、临床经验、医案,以及米伯让的医事、轶事,传承人研究学习米伯让学术思想、临床经验的论文等,共分三册。全书内容丰富,集中展现了米伯让及长安米氏内科流派的学术思想、临床经验和米伯让的成才之路,反映了米伯让忠诚中医药事业、创新奉献、救死扶伤、扶贫济困的大医精神。

5.《米伯让医案》

本书由陕西省中医药研究院米烈汉主编,2021年10月由中国中医药出版社出版。

米伯让对伤寒学说、温病学说研究有独到之处,擅长中医内科、妇科疾病,以及急性传染病、地方病、疑难杂病的治疗。《米伯让医案》收集了米伯让运用中医辨治方法治疗钩端螺旋体病、流行性出血热、克山病、肝病、肾病、血液系统疾病的典型医案,体现了米伯让临床运用理、法、方、药的个性特色,具有很高的学术价值,对广大中医、中西医临床医务人员具有颇高的指导作用。

6.《国医大师张学文》

本书由陕西中医药大学李军主编,2015年1月由中国医药科技出版社出版。

本书是在1998年出版的《张学文医学求索集》的基础上整理而成。全书分为学术思想、临证经验、医话、方药心得、成才之路、年谱六个部分,主要整理了张学文诊治温热病、瘀血症及脑病的学术思想,对常见病、疑难病的诊辨思路、遣方用药特点等,其中不乏匠心独具、颇具创新的学术见解,具有较高的理论参考价值和临床应用价值;医话和方药心得部分还整理了张学文部分用药体会、诊治心得,以启迪后学;在成才之路中,概括了张学文漫步岐黄之路的成长过程和所取得的成就。

7.《疑难病证治》

本书由国医大师、陕西中医药大学张学文主编,1996年6月由人民卫生出版社出版。

本书分为上篇、中篇、下篇。上篇为疑难病理论阐述部分,旨在启迪疑难病辨证治疗思路;中篇为中医疑难病证辨治和西医难治病中医辨治验案;下篇为应用中药、方剂治疗疑难病的心得和体会,体现了作者长期临床经验和遣方用药的精妙之处。本书融理论与实践于一体,释疑难本意,析辨疑思路,展难病治法,集数十年治疗中医内科疑难病体会及方药运用经验撰写而成,主要介绍了常见疑难病的中医辨治思路及用药经验,特别是对脑的生理及病理认识,有独到见解,提出了"脑当为脏论",对毒的致病机制及解毒的主要方法也有细致全面的论述。

8.《瘀血证治》

本书由国医大师、陕西中医药大学张学文主编,1998 年 10 月由陕西科学技术出版社出版。

本书全面介绍了瘀血证的病因病机、诊断及治疗方药。对瘀血病证及活血化瘀法有着深入的认识,既探讨了温病中的瘀血证治,又深入分析了内科各种疑难杂症的瘀血病机及诊治方法。本书总结归纳了理气祛瘀法、温经化瘀法、清热化瘀法、祛风化瘀法、化痰活血法、渗湿活血法、攻下化瘀法、养阴化瘀法、补气化瘀法、祛瘀止血法,收集了对破伤风、肾病综合征、肝硬化、肺性脑病等诸多疾病应用活血祛瘀法的经验,以及使用活血化瘀药物的心得体会,对指导瘀血病证治具有非常重要的意义。

9.《郭诚杰教授临床经验精粹》

本书由陕西中医药大学张卫华主编,2013 年 9 月由西安交通大学出版社出版。

本书总结了全国著名针灸学专家、世界非物质文化遗产——中医针灸代表性传承人郭诚杰教授从医近 70 年的经验,分别从个人简介、主要成绩以及获得的荣誉、成才之路、治学方法和学术思想、临证思辨特点加以介绍,重点总结了郭诚杰教授对乳癖、周围性面瘫、失眠、痹病、月经不调的诊治经验、独特的针刺手法和 248 份典型病案,后者以乳房病,尤其是乳癖为主,兼及内、外、妇、儿等科疾病,介绍了郭老学术思想传承体系及部分学子的感言等内容,全面展示了郭诚杰教授的成才之道、高尚医德以及极高的学术造诣。

10.《国医名师雷忠义临证菁华》

本书由陕西省中医药研究院范虹、于小勇、武雪萍主编,2013 年由中国中医药出版社出版。

该书系统地介绍了雷忠义的从医经历、学术思想、专病医疗经验等,书中附有大量医案记录。该书理论联系实际,结合现代研究成果,内容丰富,资料翔实,是一部颇具理论、临床价值的中医心病学的学术专著。

11.《杨震相火气机学说研习实践录》

本丛书由国医大师、西安市中医医院杨震编著,2019 年 8 月由中国中医药出版社出版。

丛书分为《学术求索集》《临证经验集》《医案医话集》《方药新知集》四部。其中,《学术求索集》阐述了"相火气机学说"重要组成部分的理论认识及中医临床诊治和辨证方法的教学解析,介绍了辨治肝病的学术理论和经验;《临证经验集》着重介绍应用相火气机理论诊治肝病及儿科、皮肤科、外科等一些杂病的经验体会;《医案医话集》主要从临床病例中按系统整理经典医案,同时将心得体会及相关学术的论述整理为医话进行介绍;《方药新知集》是对作者临床常用的中药、经典方、经验方,从相火学说、气机理论等学术观点进行再分析、再认识。本丛书是作者从医 60 年学习、研究、探讨、实践的总结,是多年教学讲稿的整理汇总,也是应用相火气机理论指导临床实践的体会,更是一套临床较实用并值得推荐给后学者探讨的中医药书籍。

12.《郭谦亨中医世家经验辑要》

本书由榆林市中医医院郭冠英主编,2002 年 11 月由陕西科学技术出版社出版。

郭谦亨是我国著名的温病专家、陕西中医药大学学科创始人之一。本书分"家传史略""学术贡献""临床经验""新药研制""传世秘录"五个部分,对郭谦亨及郭氏家族六位医家的学术及临床经验进行了系统性的整理和研究。

13.《杜雨茂奇难病临证指要》

本书由陕西中医药大学杜雨茂编著,2011 年 11 月由人民军医出版社出版。

《杜雨茂奇难病临证指要》系在作者 1993 年出版的《奇难病临证指南》的基础上,增加新的内容,重新整理而成。全书共收录 106 个疑难病种,医案 188 例。以病证归类、中医病名为主,西医诊断明确者,均加注标明,以便于参阅检索。在每一病证末尾均加有按语,介绍病证辨治要领、临证大法,分析各案辨证依据、用药法度和经验,阐明奇难病证诊治大法、辨证用药思路及个人临证经验与心得。

14.《王正宇医疗经验存真》

本书由陕西中医药大学王焕生等主编,2000 年 1 月由世界图书出版公司出版。

本书分医论、医案医话、经验方三部分。医论包括理论探讨、临床经验、医史研究;医案医话包括内、外、妇、儿、五官科病案;经验方收集了王正宇多年应用于临床的 32 首经验方剂。全书介绍了陕西中医药大学王正宇教授的学术思想和临床经验,附篇详细介绍了王正宇学医成长之路和他兢兢业业、刻苦钻研、严谨治学奋斗于中医药事业的生平阅历。

15.《谢远明临证精华》

本书由陕西省中医医院苗文红、曹利平主编,2015 年 1 月由陕西科学技术出版社出版。

本书主要从学术研究、临床经验、医案医话和学术思想几个方面介绍了陕西省中医医院名老中医谢明远的诊治思路、辨证施治经验以及方药配伍的独特运用。全书分为医家传略、学术研究、临床经验、医案医治和个人文集五篇,主要内容包括血液病治疗经验、肿瘤治疗经验、内科及杂病治疗经验、常用方剂、乳岩(气虚瘀血阻络)、肺积(肺阴亏虚兼热毒互结)等,较为突出的特点是"医案医话"部分,体现了谢明远临床经验的精华。

16.《刘茂甫教授医学经验选》

本书由西安交通大学第一附属医院刘永惠主编,2001 年 8 月由陕西科学技术出版社出版。

刘茂甫在治疗外感热病、老年病和妇科疑难杂症方面疗效显著,积累了丰富的临床经验。本书包括温热病篇、老年病篇、内科杂病篇、妇科病篇、医话及讲座篇等内容,系统总结了陕西省名老中医刘茂甫一生的临床经验和学术思想,对内科和妇科临床医生有很好的参考价值。

17.《黄保中学术经验精粹》

本书由西安市中医医院吴文平主编,2013 年 1 月由中国中医药出版社出版。

本书系统介绍了西安市中医医院名老中医黄保中主任医师治疗肝病、热病、肾病及肺系疾病的学术思想和思辨特点,以及其分期辨治肝炎、肝硬化和辨治慢性阻塞性肺疾病的诊疗方案,同时对其六首经验方进行了深入的阐释。书稿收集整理了黄保中主任医师诊治的30余例临床典型医案。全书内容翔实,可操作性强,具有较高的临床应用价值,亦可作为中医研究者的参考资料。

18.《名老中医张瑞霞学术思想及临证经验荟萃》

本书由陕西省中医医院薛敬东、李粉萍主编,2011年1月由陕西科学技术出版社出版。

本书共分13章,依次为习医之路、学术思想及思辨特点总结、常用方剂总结、治疗肝病用药经验总结、典型医案选编、临床经验推广应用方案整理、养生保健经验总结、谈病毒性肝病、谈非酒精性脂肪肝、谈自身免疫性肝病等,系统介绍了名老中医张瑞霞的学术思想及临证经验。

19.《支军宏临证精华》

本书由陕西省中医医院田莉婷、李煜国主编,2015年3月由陕西科学技术出版社出版。

本书介绍了陕西省名老中医支军宏主任医师的临床经验、学术研究、学术思想和医案(内容包含支军宏多年的讲稿)、肝硬化腹水的中西医诊疗、肝纤维化的辨证思路、肝性脑病的中西医治疗、肝衰竭的研究进展、肝性胸水诊疗特色等。全书分五篇,开篇为医家传略,上篇为学术研究,中篇为临床经验,下篇为医案医话,附篇为论文选。

20.《姚树锦医学精华》

本书由西安市中医医院姚树锦主编,2014年10月由陕西科学技术出版社出版。

本书是陕西省名老中医姚树锦主任医师从事中医工作60年主笔撰写的各类学术文章、教学讲稿、读书心得的精选集。全书分为学术理论、传承家学、临证经验、教学成果、方药传真、医话医案、读书医事七章,既有作者早年跟师学习的家传经验总结,也有不同历史时期自己临床实践、教学的记录,资料翔实,文风淳朴,系统地反映了作者医学观点和学术思想,进而展现了其从医过程中医疗、教学、科研的全貌。

21.《杨宗善名老中医临证精要》

本书由空军第九八六医院杨宗善主编,2014年1月由西安交通大学出版社出版。

杨宗善系陕西省名老中医,在内科疾病诊疗方面积累了丰富的经验,尤其对肾病认识深刻,疗效显著。本书全面介绍了杨宗善主任医师六十多年在临床、教学和科研方面的突出成绩和临床经验,其中对肾脏生理、病理的认识很有新意,对肾脏病的中西医诊治和康复保健有许多独特的经验和见解。

22.《王新午、王伯武医话医案》

本书由西安市中医医院王新午、王伯武主编,2015年3月由人民军医出版社出版。

王新午是中华人民共和国成立初期西安市的著名医家,本书是在他和他的儿子王伯武的临证习医笔记基础上整理而成。全书主要由王新午医话医案和王伯武医话医论医案两部分组成。其医话、医论部分真实记录了王氏父子临证思考、诊余习医的心得体会,渗透着父子二人在医学上的传承和创见;医案部分则详细介绍了他们诊治疑难重病的临床经验以及遣方用药的思路。

23.《张素清临证精华》

本书由西安市中医医院马振主编,2015年1月由陕西科学技术出版社出版。

本书系统总结了陕西省名老中医、西安市中医医院张素清主任医师的学术思想及临床经验,并附常见病、疑难病大量临床医案医话,临床实用性较强。全书共分为医家传略、学术研究、临床经验、医案医话四篇,主要内容包括医家介绍、学术继承、桃李天下、百花齐放、通补结合治疗冠心病心绞痛等。

24.《陕西省名老中医高智经验集》

本书由榆林市中医医院高思宇主编,2019年6月由陕西科学技术出版社出版。

本书是陕西省名老中医高智50余年临床经验的总结。高智擅长治疗糖尿病、高脂血症、不孕不育、胚胎停止发育(死胎)、乳腺增生、脱发病等疾病,治疗高脂血症、高黏血症、脂肪肝有着疗程短、易服用、无副作用等特点。高智研制的"降脂冲剂"申请了国家新药发明专利。本书将高智治疗上述病症的临床医案做了整理总结和疗效分析,通过医案反映其辨证论治的特点和经验。

25.《名老中医杨颙临床经验》

本书由西安市中医医院杨颙主编,2015年10月由陕西科学技术出版社出版。

杨颙系陕西省名老中医、西安市中医医院主任医师。本书是作者从医40多年来的经验汇集,如实记载了作者擅长的中风、心肌炎、高血压、高脂血症、更年期综合征等疾病的中医治疗方法及临床应用,并通过大量临床案例展现其诊治特点和临床经验。

26.《孙洽熙临证精华》

本书由西安市中医医院费旭昭主编,2015年1月由陕西科学技术出版社出版。

本书独到之处是将黄元御医著中散在的脏腑升降理论进行了系统归纳,详细论述了以脾胃为枢轴的脏腑升降原理,并对脏腑升降紊乱所致的病理特点进行了高度凝练,同时结合孙洽熙40余年的临床经验,对其辨证、处方、遣药等各个环节的阐述均紧扣脏腑升降这一主线索,充分体现了孙洽熙临证的学术特点。

27.《五行气化论临证实验录》

本书由陕西省中医医院刘华为编著,2017年1月由陕西科学技术出版社出版。

第一章概述五行气化理论,提出五行气化理论,旨在探讨自然界与人体气化关系的论点,从气化理论的源流、气机气化的概念、气机与气化的关系3个方面进行了论述。第二章为五行气化理论在临床中的应用,分别论述了五行气化理论在呼吸系统疾病、营养代谢性疾病、循环系统疾病、脾胃病、肿瘤、皮肤病、妇科、泌尿系统疾病、脑病及其他病证中的应用。

二、临床专科类著作

1.《中风病防治研究》

本书由国医大师、陕西中医药大学张学文主编,1998年1月由陕西科学技术出版社出版。

本书较系统地介绍了中风病的预防、诊治、康复、护理等内容,是张学文教授带领脑病课题组成员潜心研究多年的结晶,对中风病从预防到抢救乃至康复、护理常规等均进行了比较系统和深入的研究,既有理论探讨,又有临床与实验分析。本书汇集了清脑通络片治疗中风先兆,通脉舒络液救治中风病,脑窍通口服液治疗中风病颅脑水瘀证等研究成果,其中部分见解对开阔后学思路颇具启迪作用。

2.《杜雨茂肾脏病临床经验集粹》

本书由陕西中医药大学杜雨茂主编,2013年1月由中国中医药出版社出版。

该书分上、下两篇。上篇为总论,阐明中西医对肾脏病含义、范围的认识概要,着重结合自己的学术见解和经验,扼要论述了各种肾脏疾病总的中医病因病机、治疗大法及处方用药的规范。下篇以西医病名为主,突出中西医双轨诊断,并着重阐述各种常见肾脏病中医病因病机、辨证论治及立法用药,在各种病下都设"验案举隅",附录作者临证治验案例,以印证理论与实践的相关性和中医治随证转的灵活性,示人以规矩,授人以渔;同时还简要叙述了西医对各种常见肾脏病的病因病理、临床表现、治疗原则方法及用药,以便于读者临证参阅。

3.《癌瘤中医防治研究》《中医癌瘤证治学》

两种图书均由陕西省中医药研究院贾堃主编,分别于1980年1月和1989年7月由陕西科学技术出版社出版。

陕西省名老中医、陕西省中医药研究院主任医师贾堃中医理论功底深厚,临床经验丰富,擅长治疗肿瘤类疾病。《癌瘤中医防治研究》介绍了10种不同部位常见肿瘤的症状、诊断、鉴别诊断、防治方法及治疗经验,并附主要药物简介等项。全书系以中医理论为指导,结合现代医学的检查和诊断为依据进行辨证治疗。《中医癌瘤证治学》从癌瘤的概述、处方用药、食疗预防等方面做了系统的阐述,同时附录作者治疗各种癌瘤治愈或显效的病案,详细介绍了肿瘤疾病的临床特点和作者治疗肿瘤的临床经验。

4.《实用中医心血管疾病诊疗学》

本书由陕西中医药大学附属医院杨培君编著,2008年6月由中国中医药出版社出版。

全书分上篇"心血管病中医现代临床方法学",下篇"心血管病中医现代临床诊治学",附篇"现代中医药科研成果在心血管病治疗中的应用"三大部分。上篇精要阐述运用中医理法方药诊治心血管疾病的临床方法,建树创新,内容新颖。下篇收集28种常见心血管病,采用西医辨病与中医辨证相结合,以弘扬中医理法方药的思维方法为核心,博采名家经验,剖析疾病难点,提出解难措施,注重提高疗效,彰显中医特色,构筑了中西医有机结合的桥梁,具有与时俱进发展中医药的特点。附篇选辑运用中医理法方药解决现代医学临床难点,如再灌注损伤、冠脉介入术后再狭窄的科研成果研发。本书是启示后学者运用中医理法方药诊治心血管疾病的临床思维方法的向导。

5.《内科难治病辨治思路》

本书由陕西中医药大学沈舒文主编,2002 年 9 月由人民卫生出版社出版。

本书分总论和各论两部分。总论从宏观角度揭示了难治病的病机病理变化特征和临床诊治规律,提出了许多颇具价值的诊疗观点与临证思路。各论针对常见的 28 种内科难治病,分别从治法回顾、辨治思路、证治方药、病案举例、名医思路与经验等方面详细介绍了作者和国内名家的治疗思路与方药运用经验。其中,证治方药反映了作者在该病治疗思路指导下的方药运用经验;病案举例选收了作者治疗难治病的诊籍医案,是临床辨证思维和理法方药的真实记录;名医思路与经验选载了现代著名中医专家的治疗思路与临证经验,藉以启发思路。

6.《实用正骨学》

本书由西安市红会医院郭汉章主编,1958 年由陕西人民出版社出版。

《实用正骨学》所载郭汉章历经数十载临床实践总结形成的正骨手法有摸法、揉研法、端法、捺法、捏法、提法、接法、推拿法、按摩法、活运法、牵引法、旋转法、固定法。注重以脏腑理论为根据,外损与内伤并治,临床用药精巧,立"破、和、补"三法对应骨折三期用药。书中药物疗法中载有平乐正骨展筋丹、接骨丹等方剂。经过后续改良经验代表方药"公英膏(又叫三花膏)""消痛生骨散""展筋活血散"等数十种,其中"展筋活血散"曾为中国国家女排队员的保健专用药。

7.《临床正骨学》

本书由陕西省中医药研究院朱兴恭主编,1959 年 9 月由陕西人民出版社出版。

全书共分为六章,由总论、骨折、脱位、闪挫与扭伤、方剂、病例构成,内容丰富,基本覆盖了伤科学的所有病症,并配有各种示意图。该书详尽介绍了正骨科的起源以及发展,对损伤的原因进行了初步的分析,对伤科的诊断、治疗原则以及护理做了非常详细的总结,全面反映了朱兴恭先生"治病求本,祛症求因""筋骨并重,手法为主,内外兼治"的学术思想,并在"方剂"章节详尽介绍了朱氏家传秘方——朱氏三宝"展筋丹、接骨丹、热敷药"的临床应用,针对损伤的不同时期,提出了中药分期分型应用,系统总结了治疗损伤不同时期的中药方剂。

8.《李堪印骨伤科临证经验集》

本书由陕西中医药大学附属医院刘德玉、袁普卫主编,2015 年 4 月由人民卫生出版社出版。

本书系统地总结和整理了李堪印在治疗骨伤科疾病方面独特的诊疗思路、治疗原则和具体方法。全书分为六章,第一章为从医之路,介绍了李堪印艰难曲折的学医成才的历程;第二章为学术思想,论述了李堪印在骨科方面的理论认识和学术见解,其中包括伤科疾病应辨位施法,骨关节病的诊治应辨病、辨证与辨位结合,伤科气血筋骨辨证理论的构建;第三章为临证经验,介绍了 25 种骨科疾病的诊疗特长,包括慢性筋骨病重视外治法,建立了"三部五法"外治体系,其中外用制剂 26 洗剂、热敷散应用临床多年,效果较为满意;第四章为典型医案,是对李堪印从医 50 余年的经典病案分析;第五章为常用方剂,介绍了李堪印在骨伤科常用的古方和自己创制的经验方剂,如治疗骨坏死的骨复生Ⅰ号方、治疗椎动脉型颈椎病的眩晕Ⅰ、Ⅱ方,治疗骨关节炎的蠲痹Ⅰ、Ⅱ方等,临床取得了较满意效果;第六章为医论,收集了李堪印部分关于骨伤科教学研究的论文。

9.《刘茂甫中医世家经验辑要》

本书由西安交通大学第一附属医院刘永惠主编,2002年6月由陕西科学技术出版社出版。

本书介绍了刘氏四代家传师承的中医临床经验,重点论述了刘茂甫对女性生理特点的认识、对女性病理特点的认识、对妇科病证治则特点的总结、对妇科病辨治特色提炼的学术思想,以及刘茂甫对月经不调、崩漏、闭经、不孕症、卵巢囊肿等妇科常见病的临床经验。

10.《刘云山医集》

本书由宝鸡市中医医院张卫东主编,2017年3月由陕西科学技术出版社出版。

本书分医家传略、学术观点、儿科望诊诊法集要、临床经验篇、医话医论篇、临证医案篇、科研篇、养生篇、医德医风篇等篇章,全面介绍了刘云山成长及成才的经历、刘云山对儿科疾病特点与辨证论治的个人认识、刘云山重视望诊与儿科望诊要点,择录了刘云山对中医和中医儿科学术观点的一些讲稿和论文,收集了刘云山诊治的部分典型病案。全书真实反映了刘云山的学术成就及医德医风。

11.《古今中医名家皮肤病医案荟萃》

本书由陕西省中医医院韩世荣、闫小宁主编,2017年9月由陕西科学技术出版社出版。

本书遴选古今数百位医家诊治皮肤病的医案600余则,每个医案均以完整面貌呈现,涵盖病种全,常见多发病、疑难病均涉及,叙述上新颖独特、科学严谨、客观公正,旨在全面整理、系统展现中医治疗皮肤病的精华,并对其内容及价值逐一加以挖掘和揭示,从而为提高中医皮肤病专科专病治疗技术、开发新一代中医治疗皮肤病的专方专药提供借鉴。

12.《中医眼科学简编》

本书由陕西中医药大学张子述主编,张云鹏整理,1989年11月由陕西科学技术出版社出版。

本书以中医基础理论为原则,结合作者50年的临床实践,广泛地运用中医辨证论治的法则,总结了中医眼科的理论和有效的治疗方法。全书分为绪论,眼的基本知识,眼病的诊断、治疗、预防,以及眼病各论共十一章,计45个常见眼病。书后附有中西眼病名对照参考表,以便于查对。

三、名老中医经验汇编

1.《陕西省名老中医经验荟萃》(第1~6辑)

本系列书由陕西省中医药管理局、陕西省中医药学会和陕西省中医研究院组织专家编写而成,1990年4月至2005年9月由陕西科学技术出版社陆续出版。

本系列书内容系辑录现代陕西省名老中医的主要学术经验汇编而成,共分为6辑,反映了当代陕西省名老中医的学术成就及医德医风。各篇文章以该文撰述的名老中医姓名为总标题,文内内容相当丰富,最大亮点是他们对自己擅长疾病的诊断、辨证和方药治疗经验。

2.《陕西省第1~3届名老中医学术经验交流大会论文集》

上述三本论文集是由陕西省中医药学会名老中医学术经验继承工作委员会和西安益群国医堂收集三届名老中医经验交流大会报告论文组织编写的。该委员会于2009年5月、2016年10月和2019年11月在西安召开了三届名老中医学术经验交流大会,先后有近百位陕西省名老中医和名中医为大会做学术报告或提交论文。每位名老中医在报告或论文中介绍了自己对疑难杂症的诊疗体会和临床经验。这三本论文集对弘扬中医药文化和传承名老中医临床经验发挥了重要的作用。

第四节　针灸推拿类著作

一、针灸学新编

1.《针灸经穴图考》

本书由全国著名中医学家、针灸大师黄竹斋编著,1957年由人民卫生出版社出版。

该书以《黄帝内经》《针灸甲乙经》《难经》为主,参考《千金方》《外台秘要》及宋、元、明、清针灸诸书,撷取精华,删取繁芜,正其乖讹,补其阙略。本书以十四经为纲,三百六十五穴为目,附以奇穴拾遗若干,每穴之后列其主治证案,冠以针灸要法精确穴图。该书旁征博引,考证精确,为针灸学的发展做出了巨大的贡献。

2.《复绘孙思邈彩色明堂三人图研究》

本书由陕西省中医药研究院孙忠年、王学礼著,赵建安、李六一译,2001年12月由陕西科学技术出版社出版。

孙思邈总结唐代及唐代以前针灸经络学研究成果和实践经验,创绘出大型三人彩色针灸经穴卦图《明堂三人图》,本书作者对该图进行深入研究。

3.《新编针灸学》

本书由延安革命时期医家鲁之俊主编,1950年7月由西南卫生书报出版社出版。

本书对中国传统医学做了初步的整理工作,删除了部分封建迷信的词语、说法、解剖名词等。本书主要对针灸临床运用做了简要的推介,以解决当时军队缺医少药的困难。

4.《新针灸学》

本书由延安革命时期医家朱琏撰著,1951年1月由人民卫生出版社出版。

朱琏运用唯物辩证法和现代科学理论,积极探寻针灸治病强身之科学原理,率先提出了神经学说理论,并通过长期的临床实践来丰富、完善这一理论。《新针灸学》一书作为当时学习针灸的教材使用,对针灸在临床上的应用与推广发挥了重要的作用。

5.《中国灸疗学》

本书由陕西省中医药研究院附属医院章逢润、耿俊英主编,1989年2月由人民卫生出版社出版。

灸疗是通过燃烧某些物质产生的温热刺激或某些药物对皮肤的直接刺激作用于人体一定部位而取效的。灸疗学是我国古代劳动人民在与疾病做斗争的长期过程中创造的一门学科。《中国灸疗学》分上、下两篇。上篇主要介绍灸疗的渊源和发展、灸疗的作用及适应证、各种灸疗技术、灸疗的基础理论、经络、腧穴等;下篇则介绍常见病证的灸疗方法。书末附有有关灸疗的古代文献选录及现代文献摘录。

6.《实验针灸学》

本书由陕西中医药大学邓春雷、殷克敬主编,1998年7月由人民卫生出版社出版。

本书第一章讲解了针灸实验的重要性及其在针灸研究中的地位;第二、三、四章的基础训练部分主要介绍针灸实验研究的基本原则、方法、步骤和技能以及有关注意事项;第五章至第十二章主要介绍针灸作用原理、经络现代研究进展的主要成就和新理论、新技术、新观点以及新的研究方法和思路,有助于读者开阔视野、拓宽思路,立足于现代研究已有成果的基础上,进行更高水平的深入探索。最后一章列举实验技能训练30多项,可根据学科特点及现有设备条件选择施教,旨在加强实践环节和基本技能的训练。

7.《针灸时间医学概论》

本书由陕西中医药大学殷克敬主编,2007年8月由人民卫生出版社出版。

针灸时间医学是时间因素与针灸疗法紧密结合的一种治疗方法,从"天人合一"的整体观出发,高屋建瓴地把握生命规律来指导针灸治疗取穴。它蕴涵着中华民族优秀的文化精髓,是传统文化与生命科学知识结合的一个范例。本书主要内容包含针灸时间医学的渊源、历法知识,《河图》《洛书》与八卦的概述、子午流注针法的基本知识以及纳甲法、纳子法、养子时刻注穴法和灵龟八法、飞腾八法的取穴方法,以重在实用为主线,缕析要旨大义,释难解惑,附图表说明编者临床经验,以便参阅。

8.《中国针灸指南》

本书由陕西中医药大学殷克敬、李乃夫主编,1994年9月由陕西科学技术出版社出版。

本书分为上、中、下篇。上篇为经络腧穴,主要论述了经络的组成、生理功能和临床应用,腧穴的分类、作用和取穴方法,十四经脉的循行、腧穴定位、主治和操作方法等。中篇为针法、灸法部分,重点叙述毫针刺法、艾灸及拔罐等基本知识、基本技能,同时还介绍了临床常用的其他疗法,如耳针、头针、皮内针、脱踝针等内容。下篇为针灸治疗部分,论述了针灸辨证施治以及内科、妇科、儿科、外伤科、五官科常见病的针灸治疗方法,对针灸治疗急性病亦做了论述,同时叙述了针灸减肥、戒烟、美容、延缓衰老等内容。

二、经穴刺法

1.《中国电针学》

本书由陕西省中医药研究院朱龙玉主编,1983年8月由陕西科学技术出版社出版。

电针疗法是在针灸学基础上发展起来的一种中西医结合的治疗方法。例如,它在刺激部位上,渊源于经络腧穴,并进而系统地刺激躯体神经作为对比性的研究。本书共分五篇,即电针基本原理、电针部位、电针方法、电针治疗及电针麻醉。

2.《电针疗法》

本书由陕西省中医药研究院朱龙玉主编,1957年3月由陕西人民出版社出版。

电针疗法是在针灸疗法的基础上,按现代解剖学的知识,以电、针结合而施于神经系统的一种良性刺激,能引起全身反射性机制的治疗方法。电针疗法不仅在治疗神经系统疾病方面(如神经衰弱、各种神经痛等)有相当疗效,同时对精神病(特别是狂躁性精神病、反应性精神病以及早期精神分裂症等)也有显著效果;对消化系统疾患(如神经性呕吐、溃疡病)、泌尿生殖系统疾患(如阳痿、遗精、遗尿等)以及各种风湿病均有良效。应用直流电针机治疗淋巴结核及部分单纯性甲状腺肿大也有疗效。

3.《头皮针》

本书由西安市中医医院方云鹏主编,1982年10月由陕西科学技术出版社出版。

全书分为8章,分别为概况、颅骨的解剖与生理、头皮针的基本知识、取穴与配穴、治疗中的几个问题、适应病证、作用原理探讨、典型病例,并附有头皮针刺麻醉300例分析。方云鹏根据中医学的针灸经络理论和临床医学的大脑皮质功能定位理论,结合自己多年的临床实践和丰富的解剖学知识,创造性地提出了方氏头针理论。方氏头针将整个头部分为"伏脏、伏象、倒脏、倒象"4个中枢刺激区和11个皮质功能刺激穴,以大脑皮质功能定位在头皮的投影区作为刺激点来治疗功能障碍性疾病,开辟了头针治疗全身性疾病的新途径。

4.《点穴疗法》

本书由西安市红十字会医院马秀棠编著,1958年由陕西人民出版社出版。

作者通过30余年针灸临床实践,创立了"点穴疗法",疗效显著。本书论述了点穴疗法的创建过程、点穴疗法机制、点穴疗法的手法和常用腧穴等,详细介绍了平揉法、压放法、皮肤点打法、经络循按法、五行联用法等五种点穴基本手法以及头部推运法、背部循压法、四肢摇运法、举捺法等15种辅助手法。

5.《中国磁极针》

本书由陕西中医药大学殷克敬主编,1994年8月由陕西科学技术出版社出版。

本书介绍了磁极针的研制过程、动物实验与临床验证观察,阐述了针灸的治疗原理、辨证施治在针灸中的应用,还介绍了临床各科常见病的磁针治疗等。

6.《周志杰四针疗法》

本书由西安市中心医院周志杰、任媛媛编著,2017年8月由陕西科学技术出版社出版。

四针疗法是陕西省名中医周志杰根据50多年临床经验总结创立的一种针灸配穴及操作方法。本书详细介绍了四针疗法的形成过程、不同部位疾病的四针配穴原理和操作方法、四针疗法临床应用,充分体现了针灸治病的特色和优势,具有较高的学术水平和临床实用价值。

三、针灸治疗学

1.《乳腺增生病的针灸治疗》

本书由国医大师、陕西中医药大学郭诚杰等编著,1989年9月由天则出版社出版。

全书共分为三章。第一章论述了女性乳房的形态与结构,乳房不同时期的变化以及女性生殖器官对乳房的影响等。第二章论述了乳腺增生病的病因病理研究、诊断、检查要点及鉴别诊断,以及现代检查方法与针刺机制等。第三章介绍了乳腺增生病的预防与治疗,并列举了乳腺增生病十余例典型验案,简要介绍了针刺治疗乳腺增生病的疗效研究、作用机制研究等。

2.《针药并治乳房病》

本书由国医大师、陕西中医药大学郭诚杰等编著,2001年4月由上海中医药大学出版社出版。

本书介绍了作者应用针药结合(以针灸为主)治疗乳房疾病30余年的经验,特别是诊治乳腺增生病的个人体会。全书共分七章,分别叙述了各类乳腺增生疾病、乳腺炎、乳房外伤、乳汁分泌障碍、异常乳房及9种乳腺癌的诊断和防治,特别是辨证辨病相结合、针药相结合治疗乳腺增生病(乳癖)之法,为其独到实用的临床经验。另外,本书还有专门章节介绍了古今有效方药,供读者参考。

3.《方云鹏临证精华》

本书由西安市中医医院安军明、黄琳娜主编,2015年3月由陕西科学技术出版社出版。

本书分为开篇医家传略、上篇学术研究、中篇临床经验和下篇医案医话四部分,主要内容包括方云鹏教授成才之路研究、方氏头针四代传人百花齐放、方氏头针作用原理、方氏头针作用机制等。方氏头针采用飞针直刺法进针,轻捻、重压、震颤三联手法行针。现有研究表明,方氏头针对神经系统疾病、精神情志类疾病疗效尤其显著,广泛应用于治疗中风、失眠、痴呆、郁病等疾病。

4.《针灸证治精要》

本书由陕西省中医医院章逢润、吴锡强主编,1990年10月由世界图书出版公司出版。

针灸学和中医学其他学科一样,须严格遵循理、法、方、穴的规律和辨证施治的特点。本书绪论介绍了经络脏腑证治、八纲辨证、六淫辨证以及针灸治疗总则、取穴规律和配穴方法等,为临床应用奠定基础。各论着重介绍了针灸对临床各科111种常见病证的辨证施治;每个病证末尾列有"述要",附有临床病例或参考资料,以使读者加深了解。本书内容力求理论联系实际,注重临床实践,取材有所侧重,突出辨证施治,可作为医务工作者及医学院校教学人员的医疗、教学参考书。

5.《急症针灸治疗学》

本书由陕西中医药大学殷克敬主编,2013 年 1 月由西安交通大学出版社出版。

本书主要介绍了针灸急救治疗的基本知识,常用十四经穴和经外奇穴的定位与主治,头针、耳针、皮肤针等各种针刺疗法的操作方法及临床运用,并详细介绍了各种常见急症的针灸治疗方法。

6.《周志杰临床经验实录》

本书由西安市中心医院张福会主编,2013 年 6 月由陕西科学技术出版社出版。

本书总结了周志杰从医 50 多年的临床经验、学术思想,从医理、医技、辨证论治、验案等方面对周志杰针灸治疗各科杂症的临床经验进行了全面的阐述。全书共分为医家小传、周志杰医话、周志杰临床经验、临床医案四部分。

7.《全俐功针灸医论医案集》

本书由宝鸡市中医医院全俐功主编,2004 年 6 月由中医古籍出版社出版。

全书共分四部分:第一、第二部分为医论和医案,重点阐述了作者几十年从事针灸临床的经验和体会,共分 41 个专病和 58 例医案,大多为疑难杂症。第三部分为医话,介绍了作者通过临床观察总结,独创的专病专穴和新穴。第四部分为科研,介绍了作者主持和指导研究的针灸科研课题与成果。

第五节　本草方书类著作

一、中药、草药

1.《本草述校注》

本书由清代刘若金原著,陕西省中医药研究院郑怀林等校注,2005 年 1 月由中医古籍出版社出版。

全书三十二卷,三十一部,收载药物 480 余种,每药首列正名,次列气味、主治、附方、修治,继以刘氏本人撰写的按语,其内容主要是对药物理论的阐发。

2.《本草古籍有毒药物考》

本书由陕西省中医药研究院郑怀林主编,2007 年 9 月由人民卫生出版社出版。

本书以药名为纲,以 46 种有毒中药为对象,以历代本草文献中对这些有毒中药的记载为主要内容,每药设有"原文""校注""综述""按语"等项,对有毒中药的毒性、炮制解毒方法以及配伍注意事项进行了全面介绍。

3.《常用中药管理》

本书由陕西中医药大学吕兰薰、孙喜才主编,1979 年 12 月由陕西科学技术出版社出版。

中医学辨证与临床医学辨病相结合,是中西医结合的重要途径之一。从这个角度出发,本书介绍了中药的临床应用和药理研究情况。本书分为上、下两篇。上篇按中药传统的效用分类编排;下篇则按药理分类方法归纳叙述。本书可供从事医疗、教学、科研的药学人员参阅。

4.《中药抗病毒抗菌作用研究》

本书由陕西中医药大学马振亚主编,2005年6月由中国医药科技出版社出版。

本书对近200种中药、中药复方抗病毒抗菌作用的研究成果进行了全面总结。全书分五章,分别论述了中药及中药复方抗菌作用的研究状况、试验结果、作用特点等。

5.《太白七药研究与应用》

本书由陕西中医药大学宋小妹、刘海静主编,2010年11月由人民卫生出版社出版。

本书为系统研究太白七药的专著。书中以笔画为序,收载了太白七药共96种。对于每种药材,一般从药名(包括出处)、异名、释名、来源、植物形态、生长环境与分布、采收加工、性状鉴别、显微鉴别、化学成分、理化鉴别、药理作用、炮制、性味、功能与主治、临床配伍、用法用量、使用注意、附方、临床应用、附注等方面进行叙述,并配有插图;附录部分收载了民间流传甚广的太白七药药性歌诀;书末附有药材中文名(包括异名)索引和原植物拉丁学名索引。本书以文图并茂的形式,全面系统地反映了陕西秦巴特色太白七药资源的研究现状,既突出了民间医药特色,又体现了时代特点,具有很高的学术价值,可供广大民间医药研究者、医药院校教师及相关科研人员参考。

6.《太白本草》

本书由陕西省草医药专家穆毅主编,2011年9月由陕西科学技术出版社出版。

本书收载了太白山中草药1280种,全面、真实、准确地反映了太白山药材资源,重点对太白米、铁牛七、长春七等142种太白山常用草药分别从其来源、生境分布、植物形态、性味归经、功效主治、用法用量、部分药物化学成分、药理作用及有效方剂等方面做了介绍,并附药材描线图142张;收集草医方剂942首,又将太白草医用药经验进行了验证整理。作者从《周易》《道德经》《黄帝内经》《伤寒论》等哲学及医学古籍里汲取智慧,总结其规律,提出了"四梁八柱""善用风药""喜用血药""早用涩药""少宜用平、中宜用削、老宜用通""巧用佐药、应季药、顺脏药""和冠八法""药队配伍法"等草医药理论。

7.《太白山草医草药》

本书由陕西省草医药专家穆毅主编,2019年7月由太白文艺出版社出版。

本书首先介绍了太白山草医药文化及太白草医药学术流派的传承脉络,反映了太白山草医、草药的发展概况;然后根据草医传统理论"四梁八柱",分八章论述了太白山草医药的基本理论,并以其理论阐明了药物功效及用药规律,根据太白草药"表、风、清、利、气、血、涩、补"的分类方法,重点对166种太白山常用草药的来源、生境分布、植物形态、性味归经、功效主治、用法用量、部分药物化学成分、药理作用及有效方剂等方面做了介绍,并附实地拍摄的草药图片372幅,收载了部分药物的药名演义;最后对未重点介绍的太白山中草药在附录中列表简介。本书共收载药物1260种,涉及药用植物1293种,全面、真实地反映了太白山中草药的资源情况(未包括动物、矿物药)。

二、方书、验方

1.《医方集解》

本书由清代汪昂撰,陕西中医药研究院苏礼等整理,2006 年 6 月由人民卫生出版社出版。

本书以正方及附方的形式选录了古今临床常用方剂 700 余首,并按方剂的功用性质分为补养、涌吐、发表、攻里、表里、和解、理气、理血等 21 类。

2.《苏沈内翰良方》

本书由宋代苏轼、沈括撰,陕西中医药大学宋珍民、中国环境科学出版社李恩军点校,2009 年由中医古籍出版社出版。

《苏沈内翰良方》习称《苏沈良方》,或名《苏沈二内翰良方》,正文前有腧穴图十一帧。全书共分为十卷,约十余万字,分列为卷一论药、卷二风病、卷三伤寒暑喝、卷四脾胃病、卷五肺病、卷六论养生、卷七头面诸疾、卷八小肠二便疾病、卷九疮疡等外科疾病、卷十妇人小儿疾病。

3.《国医大师张学文经验良方赏析》

本书由陕西中医药大学卢祥之、马德华、杜惠芳等编著,2013 年 3 月由人民军医出版社出版。

本书汇集了国医大师张学文 73 首常用的临床经验方,由中医科学院等多单位高年资的学者专家列出功用、适应证,还从解读和赏析的角度精选了张学文的部分临证心得并做了阐发和提示,力求能够体现其临床用方特点及辨证思路。

4.《实用中医妇科方药学》

本书由陕西中医药大学张文阁、杨恒茂主编,1988 年 10 月由陕西科学技术出版社出版。

中医妇科是一门相对独立的临床专科,其治法方药有别于男子,故另立方书专门论述。自古至今,妇科著作不少,但多侧重于病证研究,其方药内容则多附于中药学、方剂学中做一般讨论,而未见有专论。为了加强专科基础的整理研究,作者将前人积累的妇科专方、专药结合自己体会编辑成册,以期对中医妇科的发展有所裨益。本书分为妇科方剂、中药二篇,并搜集了大量古今资料,突出了专科特点,既有利于开拓思路,又实用有效,可供中西医妇产科工作者及中医院校师生医疗、教学、科研参考。

5.《心血管病良方 1500 首》

本书由陕西中医药大学附属医院杨培君等主编,1998 年 10 月由中国中医药出版社出版。

本书收集了治疗心血管病的效验良方 1500 余首,按病分章,包括心功能不全、心源性休克、心律失常、冠心病、高血压以及肺心病、风心病等常见病和疑难病,所收之方除名医名方百余首外,其他皆为近期杂志公开发表的疗效确切的经验方。本书全面反映了我国中医药治疗心血管病的最新科研成果,是临床医师、科研人员和医学院校师生的良师益友,尤其是基层医师的必备参考书。

6.《脑病良方 1500 首》

本书由陕西中医药大学附属医院杨培君等主编,1998 年 10 月由中国中医药出版社出版。

本书收集了治疗脑血管和脑神经等疾病的效验良方 1500 余首,包括中风病、头痛、眩晕、失眠、痴呆、癫痫、震颤麻痹及其他脑病等,按病分章,所收之方皆为近期杂志公开发表,有中药处方、针灸及食疗方等。该书全面反映了我国中医药治疗脑病的科研现状,适合基层临床医师阅读。

7.《陕西中医验方》

本系列书由陕西省卫生厅编著,1961 年至 1962 年陆续由陕西人民出版社出版。

全书共 3 册,系收集陕西省的单方、验方经整理编写而成。第一册收录了内科 47 种病,方 674 首;第二册收录了妇、儿科 73 种病,方 400 首;第三册收录了外、五官、针灸等科 141 种病,方 625 首。以病带方,每方分主治、药物组成或取穴、用法、治验、附注等项叙述,并注明献方者或单位。

8.《本草纲目附方分类选编》

本书由陕西省中医药研究院编,1982 年由人民卫生出版社出版。

《本草纲目》以药为纲,各方均附于药下,若以病求方,则很难查寻,在使用中确有诸多不便。清代医家虽曾对其做过整编,但是分类不甚适合当今使用。本书作者则按照目前全国对疾病分类通行的方法进行编排,力求方便实用。本书将《本草纲目》所载附方按每首方的主治证(子目)分别编入内、外、妇、儿、五官科等五个部分。每科依各方主治证,按全国中医院校统编教材中对病证分类与编列目次编排。对于统编教材未载入的病证,均于每科病证之后顺序排列。主治病证相同,方药不同的各方,按其出自底本中卷数的先后次序进行排列。除分类编排外,作者多附按语,既包括查对原书与底本不同之处的说明,亦包括对该方方药的一些看法。本书不仅对学习和研究《本草纲目》提供了一定的便利条件,同时对各科临床具有很大的参考价值。

9.《中华方剂本源剂量大典》

本书由陕西中医药大学附属医院王克穷编著,2020 年 6 月由山西科学技术出版社出版。

本书分为上、下两篇和附录三部分。上篇包括中国历代度量衡演变源流概论、中国历代医用度量衡演变源流概论、警方药物实测称重综合表;下篇为方剂,共选方剂 1013 首,包括经方和时方;附录罗列了主要引用书目,包括《中医方剂大辞典》参考的书目等。本书所列方剂用药剂量的考证和研究结果对现代临床正确应用方剂、准确把握药物剂量有重要的参考价值。

第六节　养生保健类著作

一、经典养生

1.《气功疗养汇编》

本书由陕西省中医药研究院米伯让纂,米烈汉等校注,1995 年 8 月由世界图书出版公司影印出版。

20 世纪 50 年代中期,米伯让罹患严重的肝硬化,他借鉴古人"调形练体""调息练气""调意练神"观点,将自己早年抄录的有关医籍和得自方外人士传授的气功资料汇集成册,作为自己调息养身、战胜病魔的方法,命名为《气功疗养汇编》。米烈汉等人对本书进行了校注。

2.《黄帝内经话养生》

本书由陕西中医药大学张登本、孙理军主编,2008年6月由新世界出版社出版。

全书以《黄帝内经》确立的养生原则和具体养生方法的原文为依据,结合后世对养生理论和方法的发展延伸,将内容分为上、下两篇。上篇为"养生的诀窍",从顺时养生、情志调摄、饮食养生、动静养生、针推养生五个方面详细介绍了保养生命的具体措施。下篇为"养生之道",首次运用发生学方法,从传统文化、思想和哲学角度探讨了《黄帝内经》养生理论体系的建构,阐述了养生的理论基础和基本原则。

3.《中医养生大辞典》

本书由陕西中医药大学周永学、孙理军主编,2013年12月由人民卫生出版社出版。

本辞典收词27000余条,总计311万字。内容涵盖中医养生常用名词术语、思维方法、基本理论、基本原则和常用方法,中医养生常用中药、方剂和穴位,以及古今中医养生历史人物、养生文献、养生格言等。本辞典通过大量词条,中肯地回答了什么是养生、为什么要养生、怎样进行养生、养生的主要途径和方法是什么等养生常见和关键问题,论述既简洁明了,又全面详尽、严谨准确,对我国中医药文献宝库中的养生内容进行了全面系统的整理与研究,是一部集大成的养生专科辞书。

4.《〈黄帝内经〉中医养生智慧大全》

本书由西安市第五医院张俊莉主编,2016年12月由西安交通大学出版社出版。

本书全面解读《黄帝内经》养生和诊疗思想,从时空养生、体质养生等方面对其养生理论进行挖掘,梳理并整理了食药养生、经络养生、情志养生等养生手段和途径,对不同年龄、不同性别的独特养生方式进行提炼总结,旨在为大众提供实用、有效的养生理论,并将这些理论与现实生活相结合,使其具有较强的参考性和可操作性,做到让大众知其然,更知其所以然,为大众健康护航,使人人安享天年。

5.《药王孙思邈养生长寿术》

本书由渭南职业技术学院吕选民编著,1991年4月由陕西科学技术出版社出版。

本书对孙思邈养生学内容进行了较为全面、深入的研究与汇总,分为孙思邈养生长寿论、孙思邈养生长寿观、孙思邈养生长寿法、孙思邈养生长寿文献选按、孙思邈养生长寿术研究五部分。本书结合孙思邈的生平著作,对孙思邈养生学进行了较为系统的研究。孙氏不但有深厚的内在文化素养,同时还重视气功、导引等形体锻炼,内外皆修的养生理念,书中突出强调了气功在养生中的重要性。在总结孙氏之所以高寿且老有所为的缘由时,提出孙氏得益于禀赋、养生、养心、勤学、服益智方药等全面的综合素质。

二、保健知识

1.《现代家庭医疗保健十万个为什么·家庭养生卷》

本书由陕西中医药大学傅贞亮等主编,2001年10月由世界图书出版公司出版。

本书内容包括常见病饮食疗法、糖尿病养生保健、肾病养生保健、胃病养生保健、脑病养生保健等。

2.《中老年人防癌健身良方妙法》

本书由陕西省中医药研究院贾宁、贾堃主编,1992年8月由陕西科学技术出版社出版。

本书介绍了自然界与人体有关的致癌物质和癌瘤的病因病机,说明了环境、个人卫生和生活习惯对预防癌瘤的重要影响,着重介绍了部分防癌抗衰老的食品、肉食、蔬菜、果品和其他饮食物。此外,书中还介绍了保健品的配制方法等。

3.《大国医:一拍三揉养生经》

本书由国医大师、陕西中医药大学郭诚杰主编,2018年9月由湖南科学技术出版社出版。

国医大师郭诚杰老先生从医60余年,以精湛过人的专业技术医治了十几万患者,虽已高龄,仍热心中医事业,谆谆教导后学,坚持出诊。本书不同于一般的养生书籍,是作者数十年自我养生保健的经验与心得,言虽浅显,心则仁厚,一招一式,一汤一餐,都有深意,而且语言平实,容易被不懂医学的普通人群接受。

4.《中国传统保健疗法荟萃》

本书由西安市中心医院周志杰、陕西中医药大学殷克敬主编,1992年6月由陕西科学技术出版社出版。

该书分为20章,共收集了127种传统的保健方法,对每种方法,从适应范围、操作要领、注意事项、禁忌证等方面做了较为详尽的论述。每种保健方法都立足于自我保健和家庭化,是本书一大特点。本书内容丰富,资料齐全,方便实用,通俗易懂,文图并茂,既适宜于家庭保健和医疗,也可作为中医临床工作者以及中医药院校教学、科研人员的参考资料。

6.《康复医学临床技能概论》

本书由西安市中医脑病医院宋虎杰等编著,2019年6月由中国中医药出版社出版。

本书紧紧围绕"仁德、求实、慎思、笃行"这一主题,旨在提供基础的、实用的、最新的中西医康复知识和临床技能。在内容上,涵盖了运动疗法、作业疗法、语言疗法、传统康复治疗等康复治疗的各个方面,筛选出康复临床必需的理论知识和操作技能,采用线条图和实际操作流程图展现康复操作技能,以达到"真学、真做"、切实提高学习者实际操作能力的目的。

7.《气血调和百病消》

本书由西安交通大学出版社王强虎、西安市第五医院张俊莉主编,2011年8月由人民军医出版社出版。

本书介绍了中医"气""血"的基本理论,详细论述了如何辨识气血病和补益气血,如何用中药、饮食、艾灸等方法调理、活血祛病,以及应用艾灸经穴滋补气血养生的方法,同时还列举了由于气血不调导致的疾病及其治疗验案。本书通俗易懂,方法简明实用,养生保健与治病效果确切,适于气血虚弱的中老年人阅读参考。

第三章

中医理论与方法论研究

长安医学源远流长,中医药学博大精深,这些理论是怎么产生的?阴阳五行、脏腑经络、营卫气血、六淫七情、四诊八纲等这些中医概念的内涵和外延是什么?中医的方法论和思维方法有哪些特点?回答这些问题,就是本章中医理论发生学研究的内容。陕西中医药大学邢玉瑞教授在中医理论的发生学、中医概念问题、中医思维方法以及《黄帝内经》等研究方面取得了丰硕的成果。这些研究成果揭示了长安医学基础理论产生的历史文化渊源。

邢玉瑞,陕西中医药大学二级教授,博士研究生导师,国家中医药管理局及陕西省重点学科中医基础理论学科带头人;长期从事黄帝内经、中医基础理论、中医思维方法、中西医学比较等教学和科研工作,先后主编、参编学术著作及教材50余部,发表学术论文200余篇,主持"973"项目课题、国家社科基金项目及省级科研课题10余项;先后获得国家优秀教学成果奖1项、陕西省优秀教材奖3项、中华中医药学会学术著作奖3项、国家中医药管理局科技成果奖、陕西省中医药管理局科技成果奖、陕西高等学校人文社会科学研究优秀成果奖等多种奖项;现任陕西中医药大学文化文献研究院院长,历任中华中医药学会内经学分会副主任委员、中国哲学史学会中医哲学分会副会长、世界中医药学会联合会中医临床思维专业委员会副会长、中国中西医结合学会信息学分会副主任委员、中华中医药学会中医基础理论分会副主任委员及医史文献分会常务委员等职。

第一节　中医相关理论的发生学研究

发生学方法是反映和揭示自然界、人类社会和人类思维形式发展、演化的历史阶段以及形态和规律的方法。中医理论的发生学研究,就是运用发生学方法,尽可能地把中医的概念、命题回置于其发生的特定历史条件之下,即概念、命题得以产生的实践经验、思想文化、科学技术水平等背景之下加以综合的、动态的考察,以明确中医学基本概念的初始内涵,弄清基于这些概念的原始的逻辑运演过程,厘清中医理论的基本概念体系、结构框架、思维模式,揭示中医理论的发生、发展规律,为中医理论的规范和构建提供前提保障。邢玉瑞教授将发生学方法主要引入《黄帝内经》中的藏象、经络理论研究之中,将藏象经络理论回置于其发生、演化的特定历史条件下,放在理论创生时期的哲学、宗教、社会、农业、天文、历法、地理等背景下,加以综合、动态的考察,如对藏象理论的建构,就经历了创生、从实体到功能演化及藏象理论体系的最后确立的三个阶段,涉及古代解剖知识的积累、古代哲学与文化的影响,以及对生命现象的长期观察与临床经验的反复验证,是在传统思维方式的指导下总结升华而成。

一、藏象学说的发生学研究

对藏象学说的发生学研究,是从将藏象学说视为整体到分别对各个脏腑及其关系等研究不断深化的;主要着眼于藏象学说的演进过程,将藏象学说的建构轨迹梳理为创生、实体到功能态的演化以及藏象学说整体系统观念的最后确立三个阶段,揭示了解剖方法对于藏象学说创生的始基作用,分析了从实体到功能态演化的内因和外因等,浓缩地再现了藏象学说的演进规律。以肾藏象的演化为例，认为解剖实践的时代危机是肾脏理论从实体到功能态演化得以启动的内部机制，中国传统文化背景是肾脏理论顺利完成从实体到功能态演化过程的外部条件。这一演化既可视为中医学向传统文化的全面求合和回归，又可视为传统文化对中医学的文化选择与认可。其具体的演化在方向上存在着本脏肾藏象、阴阳肾藏象、五行肾藏象不同选择，演化的三大方向分别对应于气学理论、阴阳学说及五行学说，三者之间同中有异。

邢玉瑞对元阴、元阳概念的发生学研究认为，元阴、元阳的概念虽然由明代医家张介宾首先提出，但从发生学的角度而言，则与中国古代哲学的元气阴阳学说和传统文化中的生殖崇拜有密切的关系。首先，阴阳的本义是指自然现象，最先是天文现象，而后推广到与天文现象相关的地理现象，即地势的向阳和背阴。《国语·周语》已将阴阳从具体的象升格为气，而且阴阳之气有别于具体的气，具有普遍性。诚如《庄子·则阳》所说："天地者，形之大者也；阴阳者，气之大者也。"战国时期，阴阳之气作为成熟的自然哲学范畴已广泛应用，《黄帝内经》即以此为基础建构了中医学理论体系。追求事物的统一，是人类认识的本性。随着对阴阳之气认识的深化，人们开始追求更高一级的一般。《老子》提出了"道生一，一生二，二生三，三生万物。万物负阴而抱阳，冲气以为和"的天地生成模式；《庄子》提出"通天下一气耳"，并明确了"至阴""至阳"的概念，用来表示原始的阴阳；《易传·系辞上》提出"易有太极，是生两仪，两仪生四象，四象生八卦"的天地生成模式；到了汉代，则产生了元气剖判为阴阳之气，阴阳之气相互作用构成天地万物的思想。在这里，宇宙生成中第一次一分为二时出现的阴阳，就成为哲学意义上的元阴阳，即元阴、元阳，各种自然和人事的阴阳，则如万川之月，是元阴、元阳的投影。其次，中国古代哲学家把原始社会生殖崇拜中重生的观念一直延续下来，并使之不断发展，加之中华民族早已形成的重内重己、推己及物的思维定式，促使古代学者不仅重视人自身的繁衍，而且以对人的认识和自我体验去推认天地自然等一切客观事物，因此他们把人的男女两性的关系普遍地向外推广，认为天地万物都有生命，并且都应该以男女阴阳的观点去看待它们。天地阴阳之气交感化生万物的思想，正是对男女两性交合的引申。男女交媾生育后代的过程，是阴阳矛盾关系中高级的运动形式，在普遍存在的阴阳关系中，具有代表性、典型性，可以成为研究其他阴阳关系的指南与借鉴。由此可见，"阴阳之道"的最基本的含义，就是两性之道，是对生殖崇拜意识的升华。

由此促进了阴阳作为本原性意义上的概念的形成和广泛应用，这里的阴阳，也就成为哲学意义上的元阴、元阳。中医学根据脏气法时理论，运用类比推理的方法，结合临床实践经验，总结出肾藏生殖之精和诸脏腑之精，肾精主宰着人体的生殖繁衍，犹如哲学意义上的元阴、元阳交感化生宇宙万物，所以把肾中之阴阳称为元阴、元阳。这样，元阴、元阳就不能单纯理解为功能性概念，而应该是物质与功能的统一体。

二、经络学说的发生学研究

经络是中医学对人体生命的特有认识，其理论的形成至今尚无定论。从文化发生学的角度对经络学说进行考察，经络产生于实践，决定其产生的必然性；所受中国传统文化与哲学的影响，则决定其以什么样子出现。前者决定其具有永恒的生命力，后者则使之具有鲜明的特色。就经络概念的形成而言，大体经历了割刺痛肿、放血止痛，到割刺血脉放血泻热，再到针刺脉外调气的不同阶段,实现了"脉"到"经"的过渡。对水的认识的深化及治理河川经验的积累,为经络的认识提供了模拟的模型。"阴阳说""数崇拜""五行说"促进了经络体系的形成。气的思想促使人们形成了"血气"的概念,并成为针刺从脉内到脉外、从治血到调气转变的理论根据。春秋战国时期,天六地五的观念盛行,故有了十一脉的描绘;经络学说的理论构建离不开水利知识的渗透;秦汉之际盛行的"圜道"说、循环论又促进了经络理论的建构。中国古代"天人合一"的哲学观和对神秘数字的信念,是经络学说建构的重要思想基础,"天六地五"与十一脉、十二月与十二经脉、二十八宿与二十八脉之间都有着内在的联系,由此使经络学说具有明显的文化哲学的印记,并影响着现代对经络实质的实证研究。对卦气说与《黄帝内经》经脉病候理论关系的研究指出,《素问·脉解》篇即以卦气说中的十二辟卦说为依据,说明人体经脉与自然界阴阳消长的关系,进而解释经脉病候的机制。

在阴阳论的影响下,经脉理论的发生与演变大致经过了经验事实、理论初创、理论规范的不同阶段,《素问·刺腰痛》所论腰痛的分类与针刺治疗,可谓反映经脉理论发生与演变之典型文本。

1. 经验事实

理论是对经验的说明和组织,而经验事实是构建理论的基石,经脉理论的发生亦不例外。在"诊疗一体"观念下,古人通过切按腕、踝部诊脉处,可以诊断远隔部位的疾病,并通过针刺该部位以治疗远隔部位的疾病,如此则推论腕、踝部诊脉处与所诊治疾病的远隔部位存在着某种关联关系,由此而产生了最初的联系之脉的观念。在早期一个腧穴只要具有远隔治疗作用,便会有一条特定的脉连接相关联的两端,其循行路线即起于腧穴所在处,终于该穴主治所及。《素问·刺腰痛》曰:"腰痛侠脊而痛至头,几几然,目䀮䀮欲僵仆,刺足太阳郄中出血。腰痛上寒,刺足太阳阳明;上热,刺足厥阴;不可以俯仰,刺足少阳;中热而喘,刺足少阴,刺郄中出血。"该段文字可谓早期一穴一脉形态的遗存。如腰痛伴身体上部寒冷者,取足太阳、足阳明之经穴昆仑、冲阳;身体上部有热感者,取足厥阴之经穴太冲;腰痛不可俯仰,取足少阳之经穴足临泣;腰痛伴"中热而喘"者,取足少阴之经穴太溪,并刺委中放血;腰痛伴大便困难者,取足少阴之经穴太溪;腰痛伴少腹胀满,取足厥阴之经穴太冲等。古今医家对本段针刺部位多理解为选取相应经脉上的腧穴,唯黄龙祥提出《黄帝内经》中相关论述当指经脉穴,即位于腕、踝附近与经脉名同名的腧穴。经脉穴与十二脉口、十二原穴以及经脉的起点有很高的一致性,即是诊断、刺治远隔部位疾病的腧穴,也是十二经脉的起点,与经脉理论的发生密切相关,可谓经脉理论发生之渊源。

2. 理论初创

《素问·刺腰痛》"解脉令人腰痛,痛引肩,……肉里之脉令人腰痛,不可以咳,咳则筋缩急,刺肉里之脉为二痏,在太阳之外,少阳绝骨之后"一段,可谓经脉理论初创阶段的反映,其主要特点有:①经脉命名缺乏明显的逻辑统一性,如解脉、衡络之脉、散脉从其循行特点命名,如王冰云:"解脉,散行脉也,言不合而别行也";"衡,横也;谓太阳之外络,自腰中横入髀外后廉"。会阴之脉、昌阳之脉、肉里之脉则是从其经脉起始部位或腧穴命名,如马莳注会阴之脉曰:"会阴者,本任脉经之穴名,督脉由会阴而行于背,则会阴之脉自腰下会于会阴,其脉受邪,亦能使人腰痛也。"昌阳一般认为是复溜穴的别名;肉里又名分肉,即阳辅穴。同阴之脉命名取义于足少阳别走足厥阴,飞阳之脉命名可能取义于循行于腓骨之外侧,而阳维之脉则为奇经八脉之一。②《黄帝内经》中对上述脉之循行并没有明确的论述,导致历代医家的解读各异。中医学对经脉的认识经历了人为的规范化、术数化的过程,《素问·刺腰痛》所论解脉、同阴之脉、阳维之脉、衡络之脉、会阴之脉、飞阳之脉、昌阳之脉、散脉、肉里之脉等,正好反映了经脉理论规范前的状况,在经脉理论规范后被逐渐淘汰,而由于后世医家对此演变过程认识的缺失,以规范后的经脉理论加以解释,因此造成了不同的理解。

3. 理论规范

中医经脉理论的规范,是在"天人合一"理念的支配下,借用中国古代哲学、天文学等范式而实现的。其中,影响较大的有三种:一是"天六地五"模式。《国语·周语下》云:"天六地五,数之常也。"《汉书·律历志》进一步论述说:"天六地五,数之常也。天有六气,降生五味。夫五六者,天地之中合,而民所受以生也。故日有六甲,辰有五日,十一而天地之道毕,言终而复始也。"马王堆帛书《足臂十一脉灸经》《阴阳十一脉灸经》及张家山简书《脉书》所记载的经脉数都为十一条,即五条阴脉和六条阳脉,缺少十二脉中的手厥阴脉。廖育群认为这种阳六、阴五的十一脉学说的建构不是一种经脉学说尚未完善的结果,而是按照"天六地五"这种阴奇阳偶的数术观念决定的。廖育群的观点揭示了十一脉学说的建构与"天六地五"这一神秘数字的关系。二是三阴三阳模式。将经脉之数定为十二,既是因于古人对"十二"的数字信念和"天人合一"的哲学观念,也是为了满足以三阴三阳模式建构经脉学说,形成经脉"阴阳相贯,如环无端"(《灵枢·营卫生会》)的循环理论。三阴三阳分部为经脉划分了明确的脉道,促进了经脉循行描述的规范化。三是二十八宿模式。《黄帝内经》根据"天人合一"的观念从天有二十八宿,推论出人有二十八脉,如《灵枢·五十营》曰:"日行二十八宿,人经脉上下、左右、前后二十八脉,周身十六丈二尺,以应二十八宿。"在"天六地五""十二""二十八"这些天之大数的影响下,出于人应天道的理念,古人分别建构了十一脉、十二脉、二十八脉等经脉理论,只是十二脉理论能够更好地说明人体经脉气血的循环,也较二十八脉理论更少有内在的逻辑冲突,故十二脉的影响最大。

由上述可见,中医经脉理论起源于临床"诊疗一体"观念下腧穴对远隔部位疾病诊治的经验事实,对此经验事实的最初解释形成了一穴一脉理论,流传于现代的阴跷、阳跷脉可谓其代表。随着经验事实的积累,对相同功能诊疗腧穴认识的丰富,人们试图将同一功能的节点联系起来,并给予一定的名称,但最初的命名尚没有统一的规则,缺乏内在的逻辑性,可谓经脉理论的初创时期。后来在"天人合一"理念的支配下,借用中国古代哲学、天文学等范式,以阴阳法则划分脉道,规范命名经脉,使经脉理论得以定型。《素问·刺腰痛》的三部分内容恰好充分体现了经脉理论发生与演变的这一过程,可谓是认识经脉理论发生与演变的典型文本。

三、营卫理论的发生学研究

中医理论的发生,大致可划分为内生和外源两种途径。所谓内生,是指直接从医学经验中通过归纳推理或想象、联想等方式,总结、抽象出医学概念、命题和理论。所谓外源,是指将医学之外的学科中某些既成的概念、命题和理论通过演绎推理或类比推理的方式引入医学中,与医学经验或某些原有的医学概念相结合而建立起相应的医学概念、命题和理论。换言之,内生是基于经验的提升,而外源多是来源于理念的移植。营卫循行之所以不同,大致也可以从此角度加以理解。①"圜道"观念与营卫的循脉偕行。中医学对气血循环运行的认识是在天人合一观的支配下,以天道类推人道的结果。《灵枢·脉度》曰:"气之不得无行也,如水之流,如日月之行不休,故阴脉荣其脏,阳脉荣其腑,如环之无端,莫知其纪,终而复始。"而日月、水等的运行则呈现出周而复始的循环运动,如《吕氏春秋·圜道》曰:"日夜一周,圜道也;月躔二十八宿,轸与角属,圜道也;精行四时,一上一下各与遇,圜道也;物动则萌,萌而生,生而长,长而大,大而成,成乃衰,衰乃杀,杀乃藏,圜道也,……水泉东流,日夜不休,上不竭下不满,小为大,重为轻,圜道。"《黄帝内经》正是借助自然界水与日月环行不休的物象,类推出人体脏腑经络。《灵枢·营卫生会》则具体阐述了营卫之气沿着经脉的环路运行,营在脉中,卫在脉外,偕行而不混合,每日循行五十周次后大会于手太阴脉。《难经·三十难》正是依据《灵枢·营卫生会》"人受气于谷,谷入于胃,以传与肺,五脏六腑,皆以受气,其清者为营,浊者为卫,营在脉中,卫在脉外,营周不休,五十而复大会"的阐述,得出了"荣气之行,常与卫气相随"的结论。张介宾《类经·藏象类》进一步提出了营卫"分之则二,合之则一"的观点,曰"虽卫主气而在外,然亦何尝无血。营主血而在内,然亦何尝无气。故营中未必无卫,卫中未必无营,但行于内者,便谓之营,行于外者,便谓之卫。此人身阴阳交感之道,分之则二,合之则一而已"。由上所见,正是基于"圜道"理念提出了气血循环的理论,营、血同源互化本为一体,血液运行于脉中,而卫气不仅与营气同源于水谷精气,而且营血的运行依赖于卫气的推动,故卫气的循行自然需要与营气沿着经脉偕行。②经验提升与卫气昼阳夜阴循行。卫气这种昼阳夜阴的循行观念的形成与人们的日常生活经验有着密切的关系。卓廉士提出古人从睡眠认识卫气,就日常生活经验而言,当人衣着相同的情况下,白天醒着不易受凉,睡眠状态下则容易感冒,故古人推测白天醒着是卫气在体表护卫人体,使人免受外邪的侵袭;而睡眠状态下卫气离开了体表,体表失去了卫气的温煦与保护,故易发生疾病。那么根据阴阳对应原则,势必得出"卫气者,昼行于阳,夜行于阴"(《素问·疟论》)的结论。这种从睡眠所认识到的卫气昼阳夜阴的循行知识反过来又被用于解释睡眠–觉醒的机制,所谓"卫气者,昼日常行于阳,夜行于阴,故阳气尽则卧,阴气尽则寤"(《灵枢·大惑论》)。这样,失眠、多卧、少寐等睡眠障碍都可借助于卫气的昼阳夜阴循行加以解释。如《灵枢·大惑论》所论,失眠是由于卫气行于阳而不能入于阴所致;反之,目不得视是由于卫气行于阴而不得入于阳所致。多卧是由于肠胃大,皮肤湿,卫气运行的道路较长而且不畅,留于阴分的时间久所致少寐则是由于肠胃小,皮肤滑,卫气运行的道路较短而且畅通,留于阳分的时间久所致。由上可见,卫气昼阳夜阴循行的观念无疑是古人在对与睡眠相关现象以及太阳昼夜升降运动的观察经验基础上,体悟上升而形成的理论。综上所述,作为理念的"圜道观"制导着营卫之气运行理论的建构,使之形成了沿一定经脉线路环流的营卫循行理论,而不同的经验事实又提出了新的解释要求,形成了卫气循行的不同解说,如此形成了卫气运行不同解释并存、争鸣的情况,其本质也是理念与经验之间的争鸣,而没有形成一种逻辑自洽的理论。历代学者虽对这种不同解说有所认识、梳理,但并没有深入探讨其形成的原因,常常以《黄帝内经》乃各家学说为由,忽视对理论自身矛盾的解析,因此也严重阻碍了中医理论的发展。

第二节　中医概念术语研究

概念是科学理论建构的基石,任何一个学科体系都是建立在基本概念基础上的范畴体系,中医理论也不例外。概念是理论构建的细胞,理论可以说是概念之网络,要构建结构合理、层次清晰、逻辑自洽的中医理论体系,首先必须明晰中医理论的基本概念的内涵与外延,规范其表述。

一、中医概念特征

基于中医概念问题存在的问题,邢玉瑞总结出中医学的概念有十大特征。

（一）从科学语言的类型言——以自然语言为主体

中医学研究问题的境域主要局限于日常生活,着眼于人的饮食起居、生育繁衍、生老病死以及地理、气候、物候与社会等生活环境,通过主体的体验、经验来把握人体的生命活动规律以及健康与疾病的转化规律,大量借助于日常生活语言来建构其理论体系,如具有哲学意味的"木、火、土、金、水"五行,病因之外感"风、寒、暑、湿、燥、火"六淫,病机之"表里、寒热、虚实",诊断之面色与舌色"青、赤、黄、白、黑"等,脉象的"浮、沉、滑、涩、缓、紧、长、短或弦、毛、石、钩"等描述,治法之补虚泻实、升清降浊、寒者热之、热者寒之等,大多为日常生活语言,而缺少符号及形式化语言。虽然自然语言是人类有意识地走向世界的第一个阶梯,也是通向科学的路标,但与科学术语的抽象性、准确性、通用性相比较,自然语言的语词总是显示出某种含糊性、不可通用性,影响了中医学与现代科学技术的融通以及在世界范围的传播。

（二）从概念的定义方式言——名词繁多而定义很少

传统中医学由于以自然语言为主体进行表述,概念缺乏相应的规范与淘汰,造成名词术语繁多,但规范的定义极少。再如"藏象",首见于《素问·六节藏象论》,该篇提出"藏象何如"的问题,然后分别阐述了心、肝、脾、肺、肾五脏在人体的主要功能、联系的组织器官以及与自然界的通应关系,但并未对藏象概念进行明确界定。中医病机概念也是如此,"病机"一词首见于《素问·至真要大论》"谨候气宜,无失病机"及"审察病机,无失气宜"之论,但对何谓病机并没有严格的定义,导致后世理解的争议。现代中医学一般认为,病机就是指疾病发生、发展与变化的机制,也有学者提出《黄帝内经》的"审察病机"是指通过四诊审察病的机兆,不是讨论发病的病因和病机。

（三）从概念的定义形式言——多为外延定义

概念的定义一般可以分为内涵定义与外延定义,其中最常见的内涵定义形式也是最常用的定义的方法可用公式表示:被定义项＝种差＋临近属概念。中医学由于主要着眼于事物功能状态的研究,在对概念进行定义时常常使用描述性定义,即通过列举对象若干属性(尽可能是具有特征性的)以使该对象同其他对象区别开来,从而识别对象的方法,这种描述即是通过列举词项的外延来明确概念的外延定义。如《素问·六节藏象论》对肺的描述,曰"肺者,气之本,魄之处也,其华在毛,其充在皮,为阳中之太阴,通于秋气",即从事物的功能之象及其相互联系来认识和界定人体之脏,把握人体脏腑的功能。

(四)从概念所指而言——具有多相性特征

中医学在中国传统哲学的影响下,喜欢把人体及其所处环境作为一个整体来考察,主要关心的是整体的功能,而不是要素的特性,而整体总是有许多属性和关系,所以中医学的基本概念和范畴往往是多相的。概念的多相性是指一个概念或范畴往往是通过多个判断从不同角度、不同层面来规定,而不是从一个方面或侧面加以界定。如中医学"气"概念实质上没有确定的逻辑内涵,也缺乏确定的逻辑外延:"它可以诠释自然、生命、精神、道德、情感、疾病等一切认知对象的起源与本质"。由此可见,多相性概念的内涵和外延都不那么确定,内涵所包含的成分或要素很难穷尽,外延的界限也只有一个大致的轮廓,概念具有明显的多义性和流动性,同一概念可具有不同功能,实体范畴、属性范畴和关系范畴的界限不清,可因情、因人、因时而变,只有具体情况具体分析才能把握。

(五)从概念的抽象程度而言——具有形象性特征

中医学的概念不同于现代逻辑的舍弃事物形象,在某种纯粹理性认识状态下,反映事物本质的抽象概念,而是收集和保留事物在形象状态下,反映、把握事物的思维形式和思维工具,因而大多是一种意象,带有一定的形象性。中医学理论建构大量借用了中国古代哲学概念,因此,即使中医学中最为抽象的表示事物发展中两种对立趋势相互关系的阴阳范畴,其本质仍在于对事物动态形象的概括,《素问·阴阳应象大论》曰:"水火者,阴阳之征兆也。"阳象征动的、热的、向上的、向外的、明亮的、亢进的等类似于火的特征,阴象征静的、冷的、向下的、向内的、晦暗的、收敛的、柔弱的等类似于水的特征。《素问·阴阳应象大论》所要说明的是作为"天地之道,万物之纲纪"的阴阳范畴,恰恰适应于动态之象,属于象这一层次,是关于象的理论。正由于中医学概念的形象性特征,使得取象类推成为中医学重要的思维方法,即在观物取象的基础上,发现不同现象或事物之间的相似性,进而采用比喻、象征的方法以说明问题。

(六)从概念的构词形式言——具有辩证思维的特征

中医学概念的构词也蕴涵和承载了当时中华民族的语言特点和思维方式,尤其是在中医学中成对出现的反义词构成的对立性的医学概念,如天地、阴阳、刚柔、水火、表里、内外、浮沉、升降、邪正、虚实、寒热、清浊、标本、逆从、新故、间甚、缓急、补泻等,理论建构的这种词汇特点,从逻辑上看,正是深层辩证思维的反映。老子作为先秦时代的辩证法大师,大量揭示了客观事物矛盾统一的现象和规律,《道德经》中论述相互对立的概念达七八十对之多,不仅认识到了事物之间的对立关系,而且也论述了对立物之间的统一。从中医学成对出现的具有反义性质的医学词语中可以看到中国传统哲学辩证思维方法对中医学所产生的重大影响。

（七）从标准化的角度而言——概念的规范性弱

中医概念表现出多相性、形象性，进而导致了概念的规范性较弱，具体表现为着眼于现象命名，异名同质、同名异质现象极为普遍。如"癫"，在传统中医学中所指有三：一是精神失常的疾病，二是癫痫，三是神志清楚但手足动摇、语言謇涩的病证。即使同一著作，有时也常见名同实异的现象。正由于中医概念的规范性弱，因此时至今日，中医术语的标准化研究仍然是中医学领域研究的重要课题。

（八）从逻辑性的角度而言——定义缺乏逻辑的严密性

中医概念的规范定义始于现代，随着中医规划教材、辞书的编著，以及中医术语标准化的研究，现代学者试图对中医学的基本概念予以规范，但由于中医概念固有的特征，对一些基本概念的定义往往缺乏逻辑的严密性。以正治、反治概念为例，时至《中医基础理论》第九版规划教材，仍然认为正治是指"采用与病证性质相反的方药以治疗的治疗原则"，反治"指顺从病证的外在假象而治的治疗原则"。正治与反治本是对治本概念的同层次划分，所以划分标准必须统一，而不能正治从病证性质界定，反治从病证假象界定，如此犯了"划分标准不统一"的逻辑错误。另外，从病证性质而言，无论正治、反治，均是逆病证性质而治的治本措施，所以若以病证性质作为划分标准，则犯了"子项相容"与"划分不全"的逻辑错误。从下定义的角度言，由于以逆病证性质而治界定正治法，则正治法已包含反治法在内，因此又犯了"定义过宽"的逻辑错误。

（九）从概念发生演变的角度言——叠层累积发展

中医概念的发生演变常表现为叠层累积的缓慢发展，而不是新陈代谢式的，更不用说科学革命了。如肝主疏泄中"疏泄"一词，最早见于《素问·五常政大论》，本义为岁木太过，木气达土，土得木气之宣畅而疏通。朱丹溪在《格致余论》中提出"主闭藏者肾也，司疏泄者肝也"，认为与肾主闭藏相对而言，肝有疏泄精液的作用，并将疏泄作为肝的功能论述。现代学者在此基础上，总结前人的论述，提出肝有主疏泄的功能，即疏通、调畅全身气机，进而影响血液和津液的运行、脾胃的运化、情志的变化以及生殖功能等诸多方面。从《黄帝内经》到现代，疏泄的内涵不断累积丰富，但并未发生革命性变革。由于中医学的学术范式与现代科学技术具有一定的不可通约性，虽历经中西医结合、中医现代化等研究，但总体上属于对中医理论的科学诠释性研究，其成果绝大部分难以纳入中医学的理论体系，也未为中医基础理论提供新的概念、理论。

（十）从概念的语用角度而言——符号替代使用

语言作为一种符号，也是对等的共有信息的物质载体。它作为人类彼此之间的一种约定，能传递本质上不同于载体本身的信息。但在中医学领域，一些语词概念在一定的语境下使用时，却具有与语词本身含义不同但相关的语义，由此形成符号替代的现象，如五行语境下的概念替代。五行学说将人体、自然界乃至社会的不同事物、现象纳入五行体系后，同一行的事物在一定的语境下可以相互替代，如中医治则治法所言"培土生金""泻南补北"等，皆是用符号替代具体事物。

二、中医概念术语研究

邢玉瑞教授提出研究中医概念的方法包括用逻辑学方法揭示其内涵与外延、用发生学方法揭示其形成与本义、用诠释学方法揭示其意蕴与价值,并对一些具体概念进行了研究,发表相关论文 10 余篇,编著出版了《中医经典词典》《中医概念问题研究》《中医文化关键词》《中医文化关键词2》等著作,其中《中医经典词典》将《黄帝内经》《难经》《伤寒杂病论》《神农本草经》中医四大经典原文中所有概念术语按照辞书要求全部做出解释,此为国内外首次;《中医概念问题研究》对于中医学的一些基本概念,运用逻辑学、发生学、诠释学方法进行考察分析,以明确其内涵和外延;《中医文化关键词》已被翻译成阿尔巴尼亚语、法语、印地语、乌尔都语、西班牙语、英语、韩语、波兰语、乌克兰语等九种语言出版。上述研究对于规范中医学基本概念体系,促进中医学术交流、传播、普及具有重要的理论与现实价值[1-3]。

第三节 中医方法论研究

中医药学理论体系的构建、发生与演变根植于中国传统文化的土壤之中,与中国古代哲学及方法论有着密不可分的联系。古代中医药理论的发展史呈现出与中国古代哲学及方法论水乳交融、同步发展的大趋势,由此决定了中医学的思维方式、研究方法及发展趋势。邢玉瑞教授从 20 世纪 90 年代开始关注中医方法论、思维方法的研究,1997 年主编并出版了《中医方法全书》。进入 21 世纪以来,他重视对中医思维方法的系统研究,出版了国内第一部高等中医药院校创新教材《中医思维方法》,系统阐述了中医思维方式、方法,以及中医临床思维过程中的方法问题。对于象思维的相关概念、模式、过程等进行了深入研究,提出象思维之"象",从人类认识事物的发展过程的角度可分为物态之象、功能之象、共性之象、规律之象等;从人类思维要素的构成角度可分为客体之象、工具之象、认知之象。象是客体整体信息及其在人大脑中的反映与创造,总体上可分为自然物象与人工意象,后者包括符号意象与观念意象。象思维是指以客观事物自然整体显现于外的现象为依据,以物象或意象(带有感性形象的概念、符号)为工具,运用直觉、比喻、象征、联想、推类等方法,以表达对象世界的抽象意义,把握对象世界的普遍联系乃至本原之象的思维方式。象思维是客观之象与心中之象的转化与互动过程,是将获取客观信息转化为"意象"而产生的关联性思维。象思维的基本模式可分为取象类推、归纳演绎、据象辨证、体象悟道四种。

一、取象类推

取象类推可以说是象思维最基本的模式,是在观物取象的基础上,发现不同现象或事物之间的相似性,进而采用比喻、象征以说明问题的一种方法。虽然与形式逻辑的类比推理一样都以事物的相似性为前提,是由个别到个别的推理,且都具有从已知推导未知、求得新知的功能,但取象类推不同于类比推理着眼于现象后本质的相似,其所关注的是现象、功能的相似,是通过联想来建立起类比事物与现象之间的联系,因而类比在富有想象力和创造力的同时,也具有比较强烈的主观色彩。

二、归纳演绎

不同于形式逻辑类比推理,象思维的重要特点是象思维中也包含着归纳、演绎推理的成分,即先通过归纳提取共象,然后又以共象为基础对个象进行演绎推理,其典型形式即阴阳、五行之象的推演。阴阳学说是古人在生产、生活实践中通过对自然界大量两极对立现象与人类男女生殖现象的观察,认识到了以水火为征兆的阴阳属性划分以及阴阳对立制约、互根互用、消长转化的规律,总结出了"阴阳者,天地之道也"的结论,然后以阴阳规律指导认识新的事物,演绎推理其阴阳属性及关系。如《素问·阴阳别论》对脉象的认识,正是基于对阴阳属性的把握,然后推论临床所见脉象的阴阳归属,指出"所谓阴阳者,去者为阴,至者为阳;静者为阴,动者为阳;迟者为阴,数者为阳"。正由于此,《素问·阴阳离合论》指出:"阴阳者,数之可十,推之可百,数之可千,推之可万。万之大不可胜数,然其要一也。"

三、据象辨证

中医对病证的诊断正是由人的面象、声象、舌象、脉象等外在之象,充分运用物象或意象,推论疾病的病因、病机,进一步做出相关病证之象的判断。中医临床诊断病证的过程正是在象思维方法的引导下,根据望、闻、问、切所获得的资料(象),通过相关的物象或意象以达到认识病证的过程。中医的证,从根本上说是病变在人身自然整体功能层面的反映,本身即属于象的范畴。辨证即辨象,也就是认识病"象"的规律,确定人身自然整体功能病变的境域。由阴阳—表里、寒热、虚实—脏腑、六经、卫气营血等辨证的三个层次,其境域由大到小,由宽到严,由广(普遍)到狭(个案),这一认识过程始终着眼于象的层面,是对某种共有的象的认识与规定。中医对病的认识也是基于现象层面的共象概括,如张仲景对六经病的概括即是如此。张仲景在论太阳病时说"太阳之为病,脉浮,头项强痛而恶寒",而这三种病象的组合构成了太阳病概念的基本内涵。

四、以象体道

以象体道模式与直觉思维有关,它是在对某一物象或意象观察的基础上,直接体悟出相关的规律或大道。冯友兰认为哲学有两种方法,即正的方法和负的方法,前者是可思的、清晰的、假设的概念,后者是不可思的、神秘主义的、直觉的概念,前者是西方的,后者是东方的。中国古代的思想家大都善于从整体上以直觉、顿悟的形式获得智慧。如老子借助于水之象以悟道,指出"上善若水。水善利万物而不争,处众人之所恶,故几于道。"

在对中医思维方法进行深入研究的基础上,邢玉瑞提出了中医思维方法体系框架(图3-1),提出开展中医模型化推理的研究,在对当代模型化推理基本知识梳理的基础上,通过对模型化推理与隐喻、类比、象思维、推类等方法关系的研究,首次提出了中医模型化推理的概念,系统阐述了模型化推理与中医藏象、经脉、病因病机理论建构的关系以及在中医临床诊治中的应用,中医模式推理的原理以及常用的气、太极、阴阳、三才、四时、五行、九数等模式的形成、法则、应用等,分析了中医模型化推理的价值与存在问题,出版了《中医模型推理研究》《中医哲学思维方法研究进展》等专著,发表了《中医思维研究与建构中医思维方法学》《关于中医原创思维方法体系的初步研究》《象思维之"象"的含义》《中医象思维的概念》《中医象思维模式研究》《中医原创思维研究之争鸣》《中医象思维中的逻辑问题思考》《中医模式推理研究的现状与展望》《当前中医思维方法研究亟待解决的几个问题》等系列论文 40 余篇[4-6]。(邢玉瑞供稿)

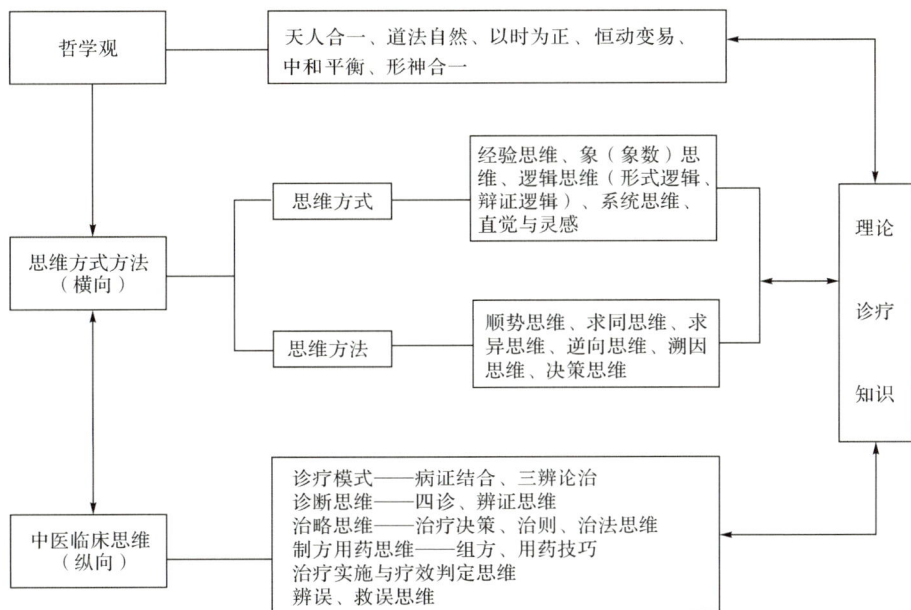

图 3-1　中医思维方法体系框架示意图

第四节　中医经典的诠释学研究

近年来,诠释学方法在中医经典研究中的应用也逐渐得到重视,邢玉瑞于 2004 年提出了将诠释学方法用于《黄帝内经》的研究,指出诠释者及其诠释立场决定着对《黄帝内经》的诠释意义以及评价,而在实践经验基础上对古典著作的新诠释,本身也是一种理论创新;同时,对《黄帝内经》等中医经典的正确诠释,也是中医现代化的基础,因为现代科学技术在中医药研究中的应用必须以对中医理论的正确理解为前提。现代诠释学包含理解、解释、应用和实践四个方面的意义,中医经典作为中医学术之渊源,也被历代医家从不同的角度进行着诠释,涉及校勘、注释、语译、发挥、专题研究、临床应用等多个方面。

由于任何诠释总要受到那个存在的文本的制约,因此对中医经典的研究也必须在"辨章学术,考镜源流"的基础上,将中医经典中的各种概念、理论或学说回置到它们得以产生、发展的具体历史环境的哲学、文化乃至宗教、伦理道德等背景下,去研究和再现其形成过程,搞清其本质内涵,吸收其合理内核,并应用现代科学方法加以研究和发扬光大,同时扬弃其不合理、不科学的内容。只有如此,才能为中医理论的创新研究奠定正确的坚实基础,创新研究才能真正起到推动中医理论发展的作用。邢玉瑞特别强调的是,诠释常常处在与文本相对而言"向心"与"离心"这两种力量之间的紧张之中,一方面要有新的创见,另一方面又要避免过度诠释。对中医经典的研究而言,更要注意避免过度诠释、人为拔高。其研究主要从以下几个方面展开。

一、中医经典的发生演变研究

中医经典及其所创建的中医理论体系也有其自身发生演变的过程和规律。中医经典的发生演变研究,首先是要将中医经典回置于其发生演变的特定历史条件下,放在经典创生时期的社会、经济、地理、天文、历法、哲学、宗教等背景下,加以综合、动态考察,搞清其发生演变的规律,从而对中医经典进行正确诠释,实现对中医经典认识的返璞归真,并为中医理论的规范化、客观化、现代化研究提供正确而坚实的基础。对于中医经典及其所创建的理论体系而言,搞清其从何而来,往往是搞清其可以走向何方的重要甚或是充要条件。换言之,只有搞清中医经典理论产生的条件、过程与机制,才有可能对中医经典理论的价值及其发展前景做出正确的评判与选择,否则有可能做出错误的选择而加以研究,结果只能是浪费人力、物力、财力而毫无所获。

二、中医经典的概念体系研究

任何学科都是由一些特有的概念经过命题、推理而构成的,中医学也不例外。中医经典确立了中医学的概念体系,因此对于中医经典的研究也必须认真梳理、辨析其概念体系,进而揭示中医概念体系的构成、演变及其特点。中医经典由于时代久远,文字古奥,加之医学、哲学、日常生活语言混同使用,哲学、日常生活语言又可以直接或间接隐喻说明医学问题,这就为其概念的研究带来较大的困难。虽然不同历史时期均有医家从事中医经典的语言文字研究,但尚缺乏系统、全面的梳理。现代古文字学研究的成果,计算机技术、语料库语言学方法的发展等,都为中医经典概念体系的研究提供了良好的知识、技术与方法支持。首先,可以借用上述成果与方法,建立中医经典语料库,在此基础上开展早期中医经典《黄帝内经》《难经》《伤寒杂病论》《神农本草经》的语义学研究,编著《中医经典词典》;其次,在取得成功经验,确定操作规范、程序的基础上,结合计算机技术,不断扩充后期中医经典的内容,编制《中医经典电子大词典》,实现中医经典原文与词义解释的同时展示,以提升中医经典为中医教学、科研、临床服务的水平;第三,在语义学研究的基础上,对类似的中医名词术语加以比较、遴选,确定中医基本名词术语,准确揭示其内涵,以促进中医名词术语的规范化;第四,研究不同时代经典著作的中医名词术语的变化,包括名词术语的新生、淘汰以及同一名词内涵的变化,为中医学术演变规律的研究提供保障;第五,研究中医经典中概念的学科分类,辨析原有哲学术语在医学理论中的具体含义,用现代语言提炼规范为新术语,构建新的中医概念体系,克服中医过度依赖哲学术语所造成的概念笼统、抽象而不具体和精确,以及与当代科学对话困难的缺陷,进而促进中医学科分化;第六,研究中医经典语言文字的特点(如属于基于隐喻认知的语言等),准确把握其语义,为中医经典准确翻译与对外交流奠定基础。

三、中医经典思维方法体系研究

中医思维方法作为中医理论体系与临床活动的内在核心,对中医理论体系的建构、演变以及中医临床诊疗活动都具有深刻的影响,也是中医学区别于西医学的内在原因。近代以来,中医药理论分化与新的学科体系逐步建立并不断完善,但中医思维方法的研究则严重滞后,而中医经典蕴含着丰富的中医思维方法。因此,研究中医经典中的思维方法、构建中医思维方法体系,也就成了中医经典研究重要议题之一。中医经典的成书,吸收了当时最先进的哲学思想,故中医经典的思维方法也与其所处时代的哲学、文化思维方法息息相关。"天人合一""时间本位""道法自然"等哲学观念自然也是中医经典思维方法的哲学观。在此哲学观的指导下,中医经典借用气、阴阳、五行等哲学术语作为理论表述的工具,融合当时自然科学的部分成果,将医疗经验与哲学、自然科学的知识有机整合,建构了中医的理论体系,并形成了以"取象思维"(或象思维)为突出特征的思维体系。

四、中医经典辨证用药规律研究

众所周知,中医经典确立了中医辨证论治的基本方法,《黄帝内经》对于疾病的诊治已普遍采用了脏腑辨证、经络辨证、阴阳寒热虚实辨证等方法,六经辨证、三焦辨证等方法在《黄帝内经》中已有端倪,基本治则、治法在《黄帝内经》中也得以确立。《伤寒论》与《金匮要略》则确立了中医六经与脏腑辨证论治的方法,后继的温病学经典进一步创立、完善了三焦、卫气营血辨证论治方法。从历史与现代对中医经典的研究而言,中医经典辨证用药规律的研究一直受到人们的高度重视,现代应用计算机技术开展研究也取得了初步的成效,但还缺乏全面、系统、整体的研究。结合现代对中医经典辨证论治方法临床应用的研究,以及经典方证规律、方药机制研究等成果,建立中医经典辨证用药数据库,应用现代数据挖掘技术研究中医经典辨证用药规律,分析提取辨证论治的基本要素,探讨建立统一辨证方法的可能性,仍将是中医经典研究的重要途径。

五、中医经典中的科学问题研究

近百年来,面对西方科学、文化传入后的巨大冲击,中医学界在整理、凝练中医学术特色,提升中医学术水平的同时,也产生了畏惧变革,生怕在变革中丧失自我,在创新中丢掉原貌,而过度强调保持特色,甚或保种发展的思潮。但从自然科学的一般发展规律及趋势来看,多学科的互通、融合是其基本规律之一,一方面是学科纵向深入,原有的基本学科中细分出一门或几门相对独立的学科;另一方面是领域前沿不断拓展,学科间相互交叉、融合与会聚,新兴学科不断涌现,科学技术呈现协同发展的态势。因此,中医学的发展也必须采取开放的态度,一方面要积极吸收现代科学技术的成果为我所用,另一方面也不应该回避甚或反对中医学的思想、成果被其他学科所借鉴或融合。中医经典是早期中医临床经验、哲学思想整合的产物,所以经典一方面从哲学思想的角度可以为现代科学的研究提出一些有价值的问题,如中国传统哲学时间本位的思想,反映在中医经典中,即是在养生、诊断、治疗疾病过程中对时间要素的高度重视,形成了"时脏相关"的思想或命题。虽然这一命题蕴含着生物节律或人体生命节律的假说,但由于时代的局限,这一思想或命题在中医经典中因受阴阳、五行思想的影响而模式化,仅限于宏观演绎推论与临床应用,并没有得到系统、科学的研究,对其具体的规律及其机制缺乏科学、精确的揭示。那么,研究中医经典著作、系统梳理类似的科学问题,无疑对于促进中医学乃至整个生命科学的发展都具有重要的意义。另一方面,中医经典是临床经验的结晶,中医药是一个伟大的宝库,而这个伟大宝库的宝物主要就在于临床行之有效的经验,这些经验无疑可以为现代科学研究提供许多值得研究的命题。

六、古籍整理研究

中医古籍文献的整理研究是指运用文献学方法对中医古籍进行校勘、标点、注释、今译、辑佚、评述、影印、汇编等工作,是中医理论研究与临床研究的必备前提,可以说中医的学术发展与中医古籍文献研究相辅相成。秉承"辨章学术,考镜源流"的理念,邢玉瑞从校勘研究、注释语译研究、辞书与索引研究三个方面开展了中医古籍整理研究。首先,在校勘研究方面,对诸多中医古籍进行校对、勘误、编次、注释,先后校注了《吴医汇讲》《研经言》《折肱漫录》《素仙简要》《古方汇精》《玉机辨症》《太医局诸科程文格》等古籍。其次,在注释语译方面,先后主编、参编了多部高等中医药院校《内经选读》教材,其注释、语译、阐释简明扼要,概念清晰明确,论述逻辑自洽,理论联系实际,既反映了《黄帝内经》研究进展,又突显了《黄帝内经》的方法特点。再次,在辞书与索引研究方面,邢玉瑞主编了《中医经典辞典》,其中收录了《黄帝内经》《难经》《伤寒论》《神农本草经》原文中的 2747 字、7501 词,共计条目 10248 个,在汲取前人研究成果的基础上,编纂成工具书的同时,又开发了《中医经典辞书库》,方便学习者使用。值得期待是其新作《〈黄帝内经〉的科学文化诠释》分《素问》卷与《灵枢经》卷(科学出版社出版),全书 400 万字,结合中国古代哲学与文化、科学思想与知识以及现代医学乃至科学知识等,从"讲了什么、为什么这样讲、讲对了还是错了、为什么说对了还是错了、所讲内容在现代还有什么价值"五个层次,对《黄帝内经》进行系统诠释,其宗旨在于"回归中国文化本源,融汇古今科技知识,贯通中医理论临床,寻找中医思维钥匙,启迪学术未来发展"。

以上六个方面是有机结合、密不可分的,如对经典的诠释与创新研究,离不开将经典回置于其产生的时代背景下进行发生学的研究;而对经典发生演变规律的研究,则离不开对经典概念体系的研究,也只有对概念体系、发生演变、辨证用药规律有了透彻的把握,才有可能深入揭示其思维方法体系;而经典中的科学问题研究,则又只有基于上述研究的基础之上,才会有所发现[7-11]。(邢玉瑞、胡勇供稿)

参考文献

[1]邢玉瑞.中医学概念问题研究[M].北京:中国中医药出版社,2017.

[2]邢玉瑞.有关"证"概念争议的问题探讨[J].中华中医药杂志,2018,33(6):2247 – 2251.

[3]邢玉瑞.从《素问·刺腰痛》看经脉理论的发生与演变[J].中医杂志,2019,60(9):727 – 729.

[4]邢玉瑞.中医思维方法[M].北京:人民卫生出版社,2010.

[5]邢玉瑞.中医哲学思维方法研究进展[M].北京:中国中医药出版社,2017.

[6]邢玉瑞.当前中医思维方法研究亟待解决的几个问题[J].中医杂志,2020,61(3):189 – 192.

[7]邢玉瑞.《黄帝内经》研究十六讲[M].北京:人民卫生出版社,2018.

[8]邢玉瑞.中医学的科学文化研究[M].北京:中国中医药出版社,2021.

[9]邢玉瑞.中医模型化推理研究[M].北京:中国中医药出版社,2021.

[10]邢玉瑞.经验与理念的张力——营卫循行不同路径的发生学研究[J].中医杂志,2018,59(21):1805 – 1807,1818.

[11]邢玉瑞.现代科学技术与中医学的融通——中医学术创新的新路径[J].医学与哲学,2019,40(5):74 –76.

第四章

《黄帝内经》研究与诠释

陕西中医药大学内经学科团队在全国著名内经学家傅贞亮教授带领下，在内经教学科研方面取得了重要成就，涌现出常森元、张登本、刘文龙、金志甲、邢玉瑞、孙理军、张景明等专家学者，成为全国中医药院校颇具影响力的内经学科。1978年，该学科成为全国首批招收硕士研究生的单位，1980年，受国家中医药管理局委托，成功举办了全国黄帝内经（简称"内经"）高级师资培训班，为全国各中医院校培养了一批内经学术带头人。

著名中医理论学家傅贞亮教授生于1934年，自幼嗜学经史百家，青年时期拜师于山东、陕西众多中医名家，在陕西省中医进修学校（陕西中医药大学的前身）任教，后又赴北京中医学院专修班系统深造，回校后一直从事黄帝内经教学和研究工作；自1978年起，任黄帝内经专业硕士研究生导师，陆续培养黄帝内经专业硕士研究生30多名，其学生均已成为我国黄帝内经和中医基础理论研究的骨干。他参与了《黄帝内经》全国统编教材和《内经选读教学参考资料》等教材的编写工作，主编了《黄帝内经素问析义》和《黄帝内经灵枢经析义》等15本著作。傅贞亮教授作为著名中医理论专家，不但为陕西的中医事业培养了大量中医优秀人才，也为全国各地输送了许多栋梁之才。

著名黄帝内经学家张登本教授50多年来一直从事《黄帝内经》的理论及文献研究，在中医古典医籍的文献整理研究方面有很高的造诣；先后在全国10余家期刊上公开发表学术论文300余篇，其中有50余篇都与研究《黄帝内经》有关；主编出版专著及教材32部，担任新世纪高等中医药院校教材《中医学基础》第一、二版主编。其代表著作有《内经词典》《内经的思考》《黄帝内经通解》《难经通解》《全注全译黄帝内经》《全注全译神农本草经》《〈黄帝内经〉二十论》《张登本讲解五运六气》《黄帝内经素问点评》《黄帝内经灵枢经点评》等。其中，《内经词典》获国家中医药管理局科技进步奖、陕西省中医药科技进步奖，《中医学基础》教材被评为国家级优秀中医药教材。张登本教授研究《黄帝内经》取得了丰硕的成果，提纲挈领地介绍了《黄帝内经》中的生命整体观、人体生命观、人体结构与功能观，以及有关体质的理论，展现了古人对人体生命正常状态的认识，现摘其主要内容介绍如下。

第一节　阴阳学说的理论渊源与意义

阴阳理论是研究阴阳的概念、内涵及其变化规律，用以解释宇宙万物的发生、发展、变化的古代哲学理论，是古人认识宇宙万物及其变化规律的世界观和方法论。《黄帝内经》在构建其医学理论时，运用了阴阳这一哲学概念及相关理论，揭示了与人体生命相关事物或生命活动本身的奥秘，形成了独特的认识方法和思维模式，并渗透于生理、病理、诊法、辨证、治疗等医学的所有领域和各个层面，为中医基础理论体系的建构奠定了基础。

一、阴阳概念的内涵

中医学中的阴阳概念，既有生活常识的阴阳内涵，也有哲学层面和自然科学中医学层面的内涵,绝大多数情况下是指后两者。所谓哲学层面的阴阳,又称属性阴阳,是对自然界相互关联的某些事物或现象对立双方的属性概括,仅用于对事物的属性予以标识,体现了事物对立统一的法则。阴和阳,既可以标识自然界相互关联而又相互对立的事物或现象的属性,也可标识同一事物内部相互对立的两个方面,即所谓"阴阳者,一分为二也"(《类经·阴阳类》)。所谓自然科学中医学层面阴阳概念的内涵,特指人体内密切相关的相互对立的两类(种)物质及其功能的属性。其中,阳(又称为阳气)是对具有温煦、兴奋、推动、气化等作用的物质及其功能属性的概括,阴(又称为阴气)是对具有滋养、濡润、抑制、凝聚等作用的物质及其功能属性的概括。

阴阳概念既可以表示同一事物内部存在的对立的两个方面,更多的则是揭示自然界相反相成的两种(或两类)物质及其现象的属性。从天地、日月到人体的男女、气血,都可以用阴阳表示其属性及相互关系。就两种不同事物而言,"天地者,万物之上下也;阴阳者,血气之男女也;水火者,阴阳之征兆也"(《素问·阴阳应象大论》);"天为阳,地为阴;日为阳,月为阴"(《素问·六节脏象论》)。就同一事物内部对立的两个方面而言,如药物的气味就有"阳为气,阴为味"(《素问·阴阳应象大论》)的阴阳属性划分。《黄帝内经》中几乎对人们所能目及和认识到的事物都予以阴阳属性的规定,于是抽象出了生命科学中的阴阳概念。所谓生命科学中的阴阳,是指人体内相互关联的某些特定的物质及其功能对立双方属性的概括,也即所谓物质本体意义上的阴和阳,这在医学科学中则有别于属性意义上的阴和阳。

二、事物的阴阳属性特征

《黄帝内经》所论的阴阳概念限于并服从于解决医学问题的需要,对与医学理论相关的事物进行了阴阳属性的划分。就《黄帝内经》所涉及阴阳的概念而言,具有以下五点特征。

(一)抽象性

所谓阴阳的抽象性,是指从《黄帝内经》所能认识的与医学有关的具体事物和现象升华出能反映事物共同的、本质属性的特点,此即所谓的"且夫阴阳者,有名而无形"(《灵枢·阴阳系日月》),这是《黄帝内经》对阴阳抽象性的认识和表述。因此,事物对立统一的阴阳划分是"数之可十,离之可百,数之可千,推之可万。此之谓也"(《灵枢·阴阳系日月》),指出了"阴阳"概念是从千千万万个具体的事物和现象中抽象出来的具有规律性的概念,不再特指某一个具体的事物或现象。

(二)规定性

《黄帝内经》从医学科学的实际需要出发,在运用阴阳的概念时对其进行了两个方面的规定。

一是事物阴阳属性的不可反称性。例如,就温度而言,温暖的、炎热的为阳,寒冷的、凉爽的属阴;就气象变化而言,晴朗的天气为阳,淫雨的天气为阴;就不同的时间段而言,白昼、春夏为阳,黑夜、秋冬为阴;就方位空间而言,东、南、上、外、表、左为阳,西、北、下、内、里、右为阴;就物体存在的性状而言,气态的、无形的为阳,液态、固态、有形的为阴;就物体的运动状态及运动趋向而言,凡运动着的、兴奋的、上升的、外出的、前进的为阳,静止着的、抑制的、下降的、内入的、后退的为阴。阴阳学说对事物属性的这种规定,在前提不变的情况下,已确定的属性是不变的,如寒与热的属性,寒被规定为阴,就不能反称为阳;反之,热被规定为阳,同样也不能反称为阴。事物阴阳属性归类表(表4-1)中所列举事物的属性,一旦按阴阳学说的相关规则进行了属性规定,凡属相关联的事物或现象双方的阴阳属性是不能随意更换而反向称谓的,如以温度为条件规定寒和热的阴阳属性,则热为阳,寒为阴,决不能更改为"寒为阳,热为阴"。可见,当事物的总体属性、比较的对象,或者确定属性的原则在条件不变时,事物原先已经确立的或阴或阳的属性规定是不可更换反称的。

表4-1 事物阴阳属性归类表

属性	空间(方位)	时间(季节)	温度	湿度	重量	性状	亮度	事物运动状态
阳	上、外、左、南、天	昼、春、夏	温热	干燥	轻	清、无形	明亮	化气、上升、动、兴奋、亢进
阴	下、内、右、北、地	夜、秋、冬	寒凉	湿润	重	浊、有形	晦暗	成形、下降、静、抑制、衰退

二是医学根据自身的需要,将人体中具有温热、兴奋、推动、弥散、外向、升举等作用或特性的事物及其功能规定为阳,或者称为"阳气";将人体内具有滋润、抑制、收敛、凝聚、内守、沉降等作用或特性的事物及其功能规定为阴,或者称为"阴气""阴精"。此时的"阴"和"阳"具有本体论特征,故有时将其称为"阳本体"(或本体阳)和"阴本体"(或本体阴)。当这种被严格规定为阳的物质及其功能在致病因素作用下出现偏盛有余的病理反应时,就会出现"阳胜则身热,腠理闭,喘粗为之俛仰,汗不出而热,齿干以烦冤(通'闷'),腹满,死,能(nài音,意同'耐',下同)冬不能夏"。当这种被严格规定为阴(或阴气、阴精)的物质及其功能在致病因素作用下产生偏盛有余的病理反应时,就会有"阴胜则身寒,汗出,身常清(通'清',冷、寒),数栗而寒,寒则厥,厥则腹满,死,能夏不能冬"。

（三）广泛性

阴阳的广泛性指阴阳是从许多事物中抽象出具有共同规律的属性,可以用来说明自然界事物间的普遍联系,正所谓"阴阳者,数之可十,推之可百;数之可千,推之可万。天地阴阳者,不以数推,以象之谓也"(《素问·五运行大论》)。"以象之谓也",是指可以用抽象出来的阴阳属性特征(即"象")去解释(即"推")更为广泛而复杂的未知事物,说明具有"一分为二"普遍性的阴阳概念及其规律,可以广泛适用于物质世界和生命科学认知的所有知识领域之中。

（四）相对性

所谓阴阳的相对性,是指原先已经规定为属阳或属阴事物的总体属性,或比较的对象,或确定其属性的原则,一旦条件已经发生了改变,原先所规定的事物阴阳属性也随之改变。阴阳的相对性表现在三个层面。

一是阴阳的可分特性。简单地说,就是属阳或者属阴的事物之中还可以再分为阴和阳两个方面,无论是属阳或属阴的事物,都可以再分为阴和阳两个方面。对原先已经确定为属阴或属阳的事物,可以进行更深层次的认识,于是对事物阴阳属性划分也就随着认识层次的递进而进行不断的继续认识和阴阳属性的划分。就药物的性(气)味而言,"阳为气,阴为味……味厚者为阴,薄为阴之阳;气厚者为阳,薄为阳之阴"(《素问·阴阳应象大论》)。十二经脉分为阴经、阳经两大类,手、足的阴经又分为太阴经、少阴经、厥阴经,手、足的阳经又分为太阳经、阳明经和少阳经,都是阴阳可分特性在构建医学理论时的具体应用。这是《黄帝内经》根据解释医学理论的实际需要出发,对原先已经确定的昼夜阴阳、人身形体阴阳、脏腑阴阳、药食气味阴阳的属性进行更深层次的分层认识。随着对事物层次认识的递进,阴阳属性的划分也随之按层次而递进。

二是事物阴阳属性的转化性。《黄帝内经》认为,已确定阴阳属性的事物在一定条件下其原来的属性是可以改变的,如认为自然的气候可有"四时之变,寒暑之胜,重阴必阳,重阳必阴……故寒甚则热,热甚则寒……(的)阴阳之变"(《灵枢·论疾诊尺》)。

三是在划分事物阴阳属性的前提和依据改变时,原来规定的事物阴阳属性也可以随之而变化。例如,时间、空间等条件的更变都可使原来确定的事物阴阳属性发生变化;人体六腑与在外属阳的四肢及躯壳相对而言属阴,若与藏精属阴的五脏相对而言则属阳;五脏虽然都属阴,但心肺在横膈膜之上,若与横膈膜之下的肝、脾、肾相对而言则属阳。从阴阳的可分性、转化性(事物发生了质变),以及随着划分阴阳属性的条件变化而变化(质未变)来看,阴阳的相对性突出了事物阴阳属性不是绝对的、固定的、一成不变的,而是相对的、灵活的、不断延伸的。

（五）相关性

所谓阴阳的相关性(又称关联性),是指用阴阳所分析的对象应当是同一范畴、同一层面,或者同一交叉点的事物,不能对不相关联的物质或者现象进行阴阳属性的规定和划分,否则就可能是荒唐的、没有意义的。例如,方位中的上和下是同一范畴的概念,温度的冷与热是同一层面的事物,决不能把不在同一范畴的上与冷、下与热作为对立面而规定或者划分其阴阳属性。因为不同层面的事物、不同范畴的概念在进行阴阳属性的规定或者划分时是没有可比性的,无法对其进行阴阳属性的规定和划分。检索《黄帝内经》用阴阳属性所规定、划分的所有事物,都是严格遵守这一阴阳相关性规则的。此外还必须明白,"阴阳"和"矛盾"虽然都讲对立统一规律,但是阴阳是不等于矛盾的。虽然阴阳和矛盾同属哲学范畴,都涉及事物的对立统一规律,但两者有很大的区别。

一是一般与特殊的区别。哲学的矛盾范畴仅仅指出了事物具有对立统一关系而不加任何的限定,是宇宙中最普遍、最一般的规律,适用于一切知识领域,具有概念思维的特征。阴阳范畴不仅指出了所分析事物的对立统一属性,还有一些特殊的规定,是一种有限的、具体的矛盾形式,表现为取象的思维特征,正因为有这种具体规定,使阴阳的概念更具有自然科学的特征,如疾病的表里、寒热、虚实,人体气机运动的升降、出入,气化过程的离散、聚合等。

二是无限与局限的区别。矛盾范畴适用于任何领域,无论是自然科学、社会科学或者是逻辑科学,都可用矛盾的概念和相关法则来揭示所有事物或者现象的本质,其应用的范围是无限的,对各门学科研究都有一定的指导作用,但不直接介入具体的自然科学之中。阴阳范畴主要运用于自然科学,尤其是医学领域,直接指导直观现象的分析,参与中医理论的构建,如用阴阳对脏腑、经络、气血相互关系及变化规律进行研究。一旦研究的事物超出了所能达到的界限,阴阳概念就失去了效力,如大量物理的、化学的、数学的、生物基因的、分子的、原子的、粒子间的关系等,都不能用阴阳范畴有效地加以精细解释,关于社会科学的各种现象更是如此。

三是明晰与模糊的区别。在阐述事物对立统一关系时,阴阳的概念和相关法则缺乏矛盾法则应有的明晰性、系统性和逻辑的缜密性。例如,阴阳的概念和相关的法则虽然认识到对立事物间的相互转化,却不能对其螺旋式上升和向前发展的方向或者趋势予以明晰的揭示[1]。

三、阴阳互藏交感关系

（一）阴阳的互藏关系

所谓阴阳互藏,是指阴或阳任何一方都蕴含有另一方,阳不是绝对纯粹的阳,阴也不是绝对纯粹的阴。判定事物的阴阳属性要根据其所含属阴或属阳成分的多少而定。而阴阳成分的多少又是依据所含阴阳成分的隐显状态加以判断的。如果事物属阳的显象状态成分多而明显,而属阴的隐匿状态成分少而隐匿时,就判定其属性为阳;反之,则判定其属性为阴。这就是"阴中有阴,阳中有阳"(《素问·金匮真言论》)及"阴中有阳,阳中有阴"(《素问·天元纪大论》)之意。阴阳互藏不但是事物内部或者两个事物之间阴阳双方发生一切关系的前提,同时也是所有事物能够共同存在的必需条件,因此说"孤阴不生,独阳不长""阳无阴以生,阴无阳以化"。

（二）阴阳的相互交感关系

《黄帝内经》认为,阴阳二气在运动之中进行着互相交流、相互融合,双方随之产生着相应的反应,这就是所谓的阴阳交感。交,指两个(或两类)事物,或者同一物质内部的阴阳双方要不断地进行物质(即气)和信息(指功能活动)的交流和交换。感,即感应,指阴阳双方在进行物质、信息的不断交流中所发生的一切反应。阴阳交感可以引起双方发生的具体反应,如阴阳的对立、互根、互用、消长、平衡(自和)、转化等。这种阴阳的相互交感反应是自然界万物发生、发展、变化的基础。因此有"天地合而万物生,阴阳接而变化起"(《荀子·礼论》),阴阳"二气交感,化生万物"(《易传·感》),"在天为气,在地成形,形气相感而化生万物"以及"阴阳相错,而变由生"(《素问·天元纪大论》)之论。此处的"合""接""交""感""错"讲的都是阴阳双方的交感关系及其作用,认为自然界万物都是在天地间阴阳二气的交感作用下形成并发生着各种变化。人类生命的发生也不能脱离此规律,故有"天地合气,命之曰人"(《素问·宝命全形论》)的人类产生和进化的观点。就人体内部阴阳之气的交感变化而言,同样也是维系人体各个脏腑之间正常生理活动的重要因素,如"清阳出上窍,浊阴出下窍;清阳发腠理,浊阴走五脏;清阳实四肢,浊阴归六腑"(《素问·阴阳应象大论》);再如,肾为水脏、属阴,心为火脏、属阳,心火与肾水要不断地交流感应,才能维系心、肾之间阴阳的动态平衡。一旦人体内部阴阳二气的交流感应受到干扰而失常,就可能导致"浊气在上则生䐜胀,清气在下则生飧泄"(《素问·阴阳应象大论》)的病证,甚至发生"阴阳之气不相顺接,便为厥"(《伤寒论·厥阴篇》),或者"阳气者,大怒则形气绝而血菀(菀,通'郁')于上(上,指头),则为薄(薄,通'暴')厥"(《素问·生气通天论》),"厥则暴死,气复反(反,通'返')则生,气不反则死"(《素问·调经论》)的厥、逆、闭、脱等危及生命的重症。

四、阴阳对立制约关系

所谓阴阳对立制约,是指相关联的阴阳双方彼此间存在着差异,或者斗争、抑制、约束、排斥的关系。《黄帝内经》对阴阳之间的这一关系有充分而深刻的认识,而且将这一阴阳关系广泛地用于解释人体的生理和病理,指导着临床疾病的诊断和治疗用药。

就人体生命活动而言,《黄帝内经》以自然界阴阳二气的相互制约关系阐述人体相关的生理活动。以四季气候变化为例,上半年春夏季节,阳热之气制约了阴寒之气,此即"阳气微上,阴气微下",所以气候由寒转温变热;下半年秋冬季节,阴寒之气制约了阳热之气,此即"阴气微上,阳气微下"(《素问·脉要精微论》),所以气候由热转凉变寒。随着天地间阴阳之气的相互制约而产生的四季气候寒暑更迭,人体的水液代谢、脉象变化、呼吸节律、气血分布状态等生理活动也会随之发生相应的调整和变化,即或人体昼夜的睡眠节律,同样也是人体内部阴阳之气相互制约关系(《灵枢·营卫生会》)的体现。

《黄帝内经》还认为阴阳双方的制约关系是有一定限度的,其中任何一方太过或者不足都会破坏双方的正常制约关系而出现失常状态,在人体就会引发疾病,出现"阳胜(盛)则阴病,阴胜(盛)则阳病"(《素问·阴阳应象大论》)的病理状态。这种病理状态属于阴或阳一方对另一方的制约太过所引起的病理变化。或者有"阴不胜其阳,则脉流薄(薄,通'迫')疾,并乃狂;阳不胜其阴,则五脏气争,九窍不通"(《素问·生气通天论》),即属于阴或阳一方对另一方的制约不及所引起的病理变化。而"阳胜则阴病,阴胜则阳病;阳胜则热,阴胜则寒"(《素问·阴阳应象大论》)就属于阴或阳一方对另一方制约太过所引起的病理变化。

《黄帝内经》认为,阴阳对立制约关系的破坏是导致人体阴阳平衡失调的重要原因,那么"用阴和阳,用阳和阴"(《灵枢·五色》),"谨察阴阳所在而调之,以平为期"(《素问·至真要大论》)就是必然的、最基本的治疗疾病的指导思想,并在此思想指导下确定相应的治病原则和具体方法。例如"寒者热之,热者寒之,温者清之,清者温之;散者收之,抑者散之,燥者润之,急者缓之,坚者软之,脆者坚之,衰者补之,强者泻之……高者抑之,下者举之,有余者折之,不足者补之"(《素问·至真要大论》)等大量的具体治病之法,无一不体现着《黄帝内经》对阴阳对立制约规律的广泛应用。

五、阴阳互根互用关系

《黄帝内经》认为,相关联的阴阳双方不仅存在着互相制约的关系,还存在着互为根据、相互为用的关系。阴阳的互根互用又有阴阳互根和阴阳互用两层关系。所谓阴阳互根,是指对立的阴阳双方互为存在的前提、依据的关系,任何一方都不能脱离另一方而单独存在。例如,寒与热,寒属性为阴,热属性为阳,没有属阴的寒作为参照划分的前提,也就不可能有属阳的热,反之亦然。阴阳互用是指相关联的阴阳双方在互根依存的基础上具有相互促进、相互资助的关系。《黄帝内经》认为，云雨的形成过程就充分体现了大自然的阴阳互用关系："地气（属阴的水湿）上为云"是借助了阳热之气的气化作用，此即"阳化气""热生清"之义；"天气（空中的水气）下为雨"是有阴寒之气的凝聚作用，此即"阴成形""寒生浊"之义（《素问·阴阳应象大论》）。此处是以大自然中云和雨、天气和地气的往复循环为例，论证了阴阳互为根据、相互促进、互相为用的关系，所以说"阴不可无阳，阳不可无阴"（张介宾《质疑录》）。

《黄帝内经》认为"昼精"（充分的兴奋）才能"夜瞑"（高质量睡眠）（《灵枢·营卫生会》），指出人体属阳的兴奋和属阴的抑制过程也是如此，正常的兴奋（阳）是以充足的抑制（阴）作为补偿的（即阳根于阴），即人们常说的充分睡眠才会有旺盛充沛的精力；反之，只有充分的兴奋才能有效诱导抑制（即阴根于阳），即人们常讲的高效率劳动才会有高质量的睡眠。

《黄帝内经》将人体内阴阳双方互根互用关系概括为"阳在外，阴之使也；阴在内，阳之守也"（《素问·阴阳应象大论》）；或者是"阴者藏精而起亟也，阳者卫外而为固也"（《素问·生气通天论》）。此处经文认为，人体的物质代谢过程中，属阴的精微物质化生并贮藏于内脏，在内脏的气化作用下才能产生各种属阳的功能活动而表现于外；只有在各种属阳的功能活动（属阳）的作用下，才能将吸入的自然界新鲜空气（即清气）和饮食水谷中的精微部分转化成人体生命赖以生存的精微物质（属阴）。如果在某种致病因素的作用下，人体脏腑功能活动（属阳）受到损伤，势必会影响精微物质（属阴）的生成，就会形成"阳损及阴"的病理过程；或者在致病因素的作用下脏腑所贮藏的精微物质（属阴）首先受到损伤而不足，相关的功能活动（属阳）也会随之减退，这就是"阴损及阳"的病理过程。无论前者或后者，其结果都会出现阴阳两虚的病理结局（即精微物质和功能活动都表现为衰减的病理状态）。对于这种久病阳虚证或阴虚证，或阴阳两虚证的治疗，仍然应当在阴阳互根、阴阳互用关系的理论指导下确立治疗方法和进行用药，若单纯补阳疗效不显著时，就应当用"阴中求阳"的方法，即在运用补阳药的同时加用滋阴药，便可获得最佳的补阳效果。

六、阴阳相互消长关系

《黄帝内经》认为，阴阳的相互消长是指对立互根的阴阳双方在一定时间、一定限度、一定范围内总是处于彼此不断的相互消长的动态变化之中。阴阳的相互消长是在阴阳对立制约和互根互用前提下发生的一种运动变化方式。这种运动变化有两类具体形式：一类是由阴阳对立制约关系引起的阴阳互为消长，另一类是由阴阳互根互用关系引起的阴阳同步消长。

（一）阴阳互为消长

阴阳互为消长有两种表现形式：一是此长彼消，是指阴阳在对立制约关系中一方力量太强（即长），就会使对方因过度受到制约而消减（即消），表现为阳长阴消，或阴长阳消，此时是以阳或阴的一方之"长"为矛盾的主要方面；二是当一方减弱时，会因制约力量的减退（即消）而引起对方增长，即所谓"此消彼长"，表现为阴消阳长，或者阳消阴长，此时是以阳或阴的"消"为矛盾的主要方面。比如，四季气候变化中"冬至四十五日，阳气微上，阴气微下；夏至四十五日，阴气微上，阳气微下"(《素问·脉要精微论》),就是阴阳互为消长的具体表现。这是《黄帝内经》用自然界阴阳之气的彼此消长运动揭示四时气候的寒暑迁移的自然气候变化规律,并用以说明人体内阴阳二气消长变化所引起脉象应四时而变化的内在机制,指出脉象应四时变化的机制同样是体内阴阳消长运动的结果。

《黄帝内经》还将阴阳"此消彼长"的理论运用于分析病机和确定相应的治病方法。例如,《黄帝内经》是以分析并纠正临证用药失误教训为例,示范其对"此消彼长"观点的应用,并将其作为指导临床正确辨证用药的主要依据,如"论言治寒以热,治热以寒,而方士不能废绳墨而更其道也。有病热者,寒之而热;有病寒者,热之而寒,二者皆在,新病复起,奈何治?……诸寒之而热者取之阴,热之而寒者取之阳,所谓求其属也"(《素问·至真要大论》)。此指阴虚(消)所致阳相对偏盛(长)的虚热证,是不能按"阳胜则热"实热证的用药方法进行治疗的;同样,对阳虚(消)导致阴相对偏盛(长)的虚寒证,也不能按"阴胜则寒"实寒证用药方法进行治疗。虚热证的主要病机是阴虚(阴消),治疗用药时就要用"取之阴"(补阴)的方法才能治愈;虚寒证的主要病机是阳虚(阳消),治疗用药时就要用"取之阳"(补阳)的方法才能见效。

可见,《黄帝内经》不仅将阴阳相互消长中"此消彼长"的理论用来对虚热证、虚寒证病机和用药失误进行分析,同时还依此制订了"取之阴""取之阳"以及治"求其属"的治疗思路,唐代王冰据此提出了"壮水之主,以制阳光"和"益火之源,以消阴翳"的观点,同时也是对"阳病治阴,阴病治阳"(《素问·阴阳应象大论》)的确切诠释。

(二)阴阳同消同长

阴阳同消同长关系有阴阳同消和阴阳同长两种方式。由于阴阳双方存在着互根互用的关系,当一方增长时,可以促进和资助另一方也随之增长,即此长彼长,表现为阳随阴长或阴随阳长;当一方减少时,另一方因失去促进和资助而随之减少,即此消彼消,表现为阳随阴消和阴随阳消。《黄帝内经》将阴阳同消同长关系运用于解释药食气味与人体精形气化之间的转化机制时,认为"味归形,形归气(人体正气);气(药食之气)归精,精归化;精食气(药食之气),形食味;化生精,气(人体的正气)生形"(《素问·阴阳应象大论》),指出人体在进食后,由于营养物质得到了补充(阴长),于是产生了能量,增长了气力(阳长);当人体功能活动旺盛(阳长)时,必然会促进生命活动赖以生存的精血等物质随之充足旺盛(阴长)。在病理状态下,气(属阳)虚日久可使精、血、津液(属阴)因生成不足而减少,此即"阴随阳消"的阳损及阴病理。同样,如果精、血、津液属阴物质久虚不愈的时候,也一定会使属阳的气因生成减少而亏虚,此属"阳随阴消"的阴损及阳病理。

七、阴阳转化关系

阴阳的相互转化关系是指对立互根的阴阳双方在一定的条件下可以向其各自相反的方面转化,即阳可以转化为阴,阴可以转化为阳。阴阳转化是事物发展的又一过程,是事物内部阴阳消长运动发展到一定阶段时其本质属性发生了改变的运动方式。阴阳的相互消长过程是缓慢的渐变的过程,而阴阳的相互转化是在阴阳双方彼此消长基础上所发生的迅速的突变过程。《黄帝内经》在分别观察研究了四季气候的转化、疾病演变过程中出现的寒热转化,以及伏邪发病的转化规律之后,将其分别总结为"寒极生热,热极生寒"(原文指气候寒热的转化);"重寒则热,重热则寒"(原文指疾病的寒热转化);"重阴必阳,重阳必阴"(原文指伏邪发病过程中的阴阳转化)(《素问·阴阳应象大论》)。《黄帝内经》认为之所以产生这种阴阳转化关系,是"物极谓之变"(《素问·六微旨大论》)的结果。从天地自然到人体生命活动,这种阴阳转化规律是广泛存在着的,如人体生理活动中的兴奋与抑制、精微物质与能量、情绪的高涨与低落等,常常呈现出相互转化的过程。疾病的表证与里证、寒证与热证、虚证与实证之间,也常有阴阳转化的现象发生。《黄帝内经》将引起阴阳转化的"关节点"概括为"重"和"极",并要求医生准确地认识、把握和利用阴阳相互转化的"关节点",才能有效地防止疾病恶化,或使已经恶化的病情得到逆转和治疗。

八、阴阳自和

阴阳自和,是指事物对立统一的阴阳双方通过不断的消长运动保持着和谐、匀平、有序的相对稳定状态。阴阳学说认为,阴阳双方在相互交感的前提下,自始至终存在着对立制约、互根互用、相互消长的运动变化,这种运动变化在一定范围、一定限度、一定时间内呈现着相对稳定、和谐有序的状态。这种阴阳和谐状态对于自然界来说,"阴阳二气最不宜偏,不偏则气和而生物"(《类经附翼·大宝论》),于是就表现为正常的气候及物候特征;在于人体就会表现为"阴平阳秘,精神乃治"(《素问·生气通天论》)及"阴阳匀平……命曰平人"(《素问·调经论》)的生理状态。可见,阴阳的对立制约、消长变化虽然是绝对的,阴阳的协调平衡只是相对的,但保持阴阳双方的动态和谐平衡则是十分重要的,因此《黄帝内经》指出,"谨察阴阳所在而调之,以平为期"(《素问·至真要大论》),这就将调整和保持人体阴阳的协调平衡视为治疗疾病、养生保健最高行为准则的意义之所在。

综上所述,《黄帝内经》应用形成于春秋战国至秦汉的阴阳学说构建其医学理论时,将此作为独特的思维方法,用以解释当时已经积累得相当丰富的临床实践知识;用以解释对生命活动的感性认识,尤其是凭借解剖直视而无法解释的生命活动;用以指导人们对疾病的诊察判断和理性分析,以及治疗用药和养生防病,使哲学范畴的阴阳学说与医学知识融为一体,从而成为中医学不可割裂的重要理论。这种独特的思维方法是了解和认识中医理论的门径,也是研究和掌握中医学理论知识的重要内容[1-3]。(张登本供稿)

第二节 五行学说的概念及其医学理论价值

五行理论是研究五行的概念内涵、特性、事物五行属性归类及其相互关系,并用以解释宇宙万物之间广泛联系的古代哲学理论,是古人认识宇宙万物相互联系、揭示事物内在规律的世界观和方法论。五行理论是中华民族传统的宇宙观和方法论,其萌芽于西周,形成于春秋战国至秦汉时期,在五行理论形成及盛行之际,正是《黄帝内经》医学理论构建并形成的时期,因此该书广泛地运用五行理论及其思维方法解释人与自然、人与社会、人体自身的整体联系,人体各个系统结构及各系统之间的相互联系;并将五行理论广泛地应用于指导临床诊断、病理分析、治疗用药、刺灸取穴、心理调整与心理治疗等各个层面,有效地解释了疾病的复杂性,丰富了医学内容,表现出了应有的自然科学特征及其内涵。

一、五行概念的形成

五行概念的形成源于古人在长期生产、生活过程中对人类生命活动影响最大而又最为直接的十月太阳历法中的一年分为五季的观念,在其演变过程中,也受五方时空区位观念、五星观念、五材观念的影响。就五行的五季观念而言,人类将自己置于一个太阳回归年的不同时间区位的有序动态变化之中;就五行的五方空间区位划分而言,人类将自己的生存状态置于一个有规则、有意义、可认知空间系统之中,由此形成了古人将可以认识的事物进行五季、五方分类的时间、空间配位观念。

《黄帝内经》继承了五行源于五季[1],以及后来拓展五方时空区位划分观念,并以此构建了以人为中心的天、地、人三才时空结构的医学模型。五行概念的形成虽与五季、五方观念有关,但更为直接的因素是对与人类生产生活密切相关的五种具体物质动态的认识和体悟,因为"水火者,百姓之所饮食也;金木者,百姓之所兴作也;土者,万物之所资生,是为人用"(《尚书·洪范》)。在这种对五种物质用途深刻认识的基础上抽象出了"五材"的概念,认为"天生五材,民并用之,废一不可"(《左传·襄公二十七年》),后来将"五材"进一步抽象为构成诸多事物的五种基本元素,其中"先王以土与金、木、水、火杂,以成百物"(《国语·郑语》)的论述就有元素的内涵。

二、五行特性的抽象及其意义

五行指用木、火、土、金、水五种属性标记的物质及其运动变化,用作分析、归纳、标记各种事物和现象的属性特征,以此作为研究各类事物内部联系的依据。五行的特性是以"水曰润下,火曰炎上,木曰曲直,金曰从革,土爱稼穑"(《尚书·洪范》)的经典表述为依据进行阐发和概括的。

"木曰曲直",是通过对植物生长状态的感性认识到理性抽象后的总结。从植物向上生长、向外舒展、屈伸自如的现象,引申为生长、升发、舒畅、条达的作用或特征,凡是具有此类作用或特征的事物,就可以用五行特性中的"木"进行标记或者概括。《黄帝内经》将五脏纳入五行系统以后,运用人们对木的特性认识,构建了肝的相关理论,认为肝属木,具有疏通气机,使气机活动舒畅通达,进而影响全身诸多方面的功能,如血液的循行、津液的敷布、胆汁的分泌与排泄、胃肠的消化与吸收、精神情志的调节,甚至男女的性活动和生殖之精的排泄和输送等,在此基础上总结出了肝有喜条达而恶抑郁,主升和主动的生理特性。

"火曰炎上",人们通过对燃烧中的火焰具有发光、散热、向上升腾现象的生活体验,总结了"火"具有温热、光明、升腾等特征和作用,引申为凡是具有此类特征或作用的事物及其现象,可以用五行中的"火"进行属性标记和概括。自《黄帝内经》将五脏纳入五行系统后,人们通过对"火"的特性的认识构建了心的相关理论。心属火,故心能将血液运送于全身,温煦和营养脏腑、形体、官窍;心主神明而主宰全身活动等都是在心的属性为"火"这一思维背景下产生的。

"土爱(通'曰')稼穑",通过对土地可供人类从事农耕活动、获得赖以生存的谷物之体验,总结"土"有生化、承载、受纳等特征或作用,引申为凡是具有此类特征或作用的事物及其现象,可用五行中的"土"加以属性标记和概括。《黄帝内经》将五脏纳入五行系统之后,用"土"的特性解释脾胃的生理及其特性,形成了脾胃理论,认为"脾者,土也,治中央,常以四时长四脏,各十八日寄治,不得独主于时也。脾脏者,常著胃土之精也。土者,生万物而法天地,故上下至头足,不得独主于时也"(《素问·太阴阳明论》)。此处用五行中的"土"标记脾胃的特性及其功能,运用"土能生万物"解释、类比脾胃在人体生命活动中担负的主要功能,解释脾主管饮食物的消化吸收、输送水谷精微至全身的作用。

"金曰从革",其认识来自于古人两方面的生产实践的体验:一是顺从人类的需要,将矿石经过冶炼,去除杂质,成为质地纯净、体积变小、密度和比重变大而坚硬的金属(主要指铜);二是将铜之类的金属,顺从人愿地加工成人们所需的不同形状的器物,即通过将矿石去除杂质使之成为质地纯净、体积变小、密度及比重大的,能随意加工成不同形状、不同用途器物的金属,进而总结出"金"具有变革、肃杀、收敛、沉降、洁净等特性或作用,引申为凡是具有此类特性或作用的事物及现象,就用五行中的"金"予以属性的标记和概括。《黄帝内经》将五脏纳入五行系统之后,用"金"的特性或作用解释肺及大肠的生理功能及特性,构建了肺及大肠的相关理论。在肺及大肠的五行属性为"金"的认识基础上,结合对生命现象的观察和人们的切身体验,总结出肺气有下降的特性,以此解释肺主呼吸时吸气(自然界的清气要向下沉降)是主动运动的特点;肺能清除废弃的浊气,大肠只有向下蠕动(即"降")才能清除消化后的食物中的糟粕,二者都有向下运动、主降的生理特性,以及清除人体废物、保持人体洁净的功能。此时不但可以用"金曰从革"的五行特性解释肺和大肠的部分功能及特性,还可从生理作用及五行特性等方面将二者联系在一起。

"水曰润下",通过人们对水有滋润万物、本性寒凉、性质柔顺、流动趋下、渗入并涵藏于地下的自然特性的体验和观察,总结出水有寒凉、滋润、向下、闭藏的五行特性,引申为凡是具有此类特性或作用的事物,可用五行中的"水"进行属性的标记和概括。《黄帝内经》将五脏纳入五行系统之后,用"水"的这一特性或作用解释肾的生理功能及其特征。"肾者水脏,主津液"(《素问·逆调论》),不仅用肾属水的五行特性解释肾主水液的功能,还根据水在地表下大量涵藏的自然特征类比肾"主蛰,封藏之本"(《素问·六节脏象论》),并以此为据认为肾能贮藏并调节全身之精,形成了"肾者主水,受五脏六腑之精而藏之,故五脏盛,乃能泻"(《素问·上古天真论》)的经典理论。

三、事物的五行属性归类及其意义

《黄帝内经》以五行的特性为依据,运用取象类比和推演络绎的思维方法,构建了以人为中心广泛联系天地万物的五行系统的医学模型。所谓取象类比思维方法,是根据两个(或两类)事物之间在某些方面相似或相同的特征,推求它们其他方面可能相同或相似的一种逻辑方法,《黄帝内经》中对自然界事物的五行属性归类大多是采用这一认识方法。推演络绎思维方法,是根据已知事物的五行属性,推演出与此事物相关的其他事物五行属性的认识方法。如自然界的五化、五气、五色、五味、五谷、五音,以及人体的五体、五官、五志、五液等事物的五行属性,都是运用这种认识方法推演确定的。结合经文相关内容,现将事物的五行属性分类整理,如表4-2所示。

表4-2 事物五行属性归类表

自然界							人体							
五音	五味	五色	五化	五气	五方	五季	五行	五脏	五腑	五官	五体	五志	五液	五脉	五华
角	酸	青	生	风	东	春	木	肝	胆	目	筋	怒	泪	弦	爪
徵	苦	赤	长	暑	南	夏	火	心	小肠	舌	脉	喜	汗	洪	面
宫	甘	黄	化	湿	中	长夏	土	脾	胃	口	肉	思	涎	缓	唇
商	辛	白	收	燥	西	秋	金	肺	大肠	鼻	皮	悲	涕	浮	毛
羽	咸	黑	藏	寒	北	冬	水	肾	膀胱	耳	骨	恐	唾	沉	发

《黄帝内经》运用生活体验总结出来的五行特性,作为取象类比思维或推演思维时的原型,在对人体脏腑生理功能和生理特征加以解释的基础上(如上文),进一步将其用来探求致病因素、分析相关病机、指导脏腑病证的诊断和治疗。就探求致病因素方面的应用而言,六淫概念及其相关内容的确定(《素问·至真要大论》),基本上是在临床知识积累的前提下运用五行特性类比形成的。人们将临床反复观察积累的相关实践知识,如头痛、咽喉痒痛、症状时作时止或此起彼伏、肢体抽搐震颤,甚至头晕目眩、肌肤麻木、瘙痒等症状,与对自然界空气流动产生风的时作时止、飘忽不定,有风时可见到云物飘动摇晃等生活体验加以类比,于是总结出"风胜则动"(《素问·阴阳应象大论》),"伤于风者,上先受之"(《素问·太阴阳明论》),"风者,善行而数变"(《素问·风论》),"风者,百病之始也"(《素问·生气通天论》)等理论,在此认识的基础上,将引起上述症状的病因抽象并拟定为"风邪"。其他如寒邪、湿邪、暑邪、燥邪、火(热)邪概念的形成,以及六淫邪气的五行属性分别为风邪属木,寒邪属水,暑邪、火邪、热邪、温邪属火,湿邪属土,燥邪属金等,都与取象类比思维有着十分密切的关系。这些邪气侵犯人体时多先伤及人体属性相同的脏腑组织,如风邪多伤肝与筋,火热邪气多伤心与血脉,湿邪多伤脾与肌肉,燥邪多伤肺及皮毛,寒邪多伤肾与骨骼等(《素问·阴阳应象大论》),甚至依此总结出了五脏最易感染时令邪气而发病的规律,如认为春易感染风邪而发肝病、夏易感染暑热邪气而易发心病、长夏易感染湿邪多发脾病、秋易感染燥邪多发肺病、冬易感染寒邪易发肾病(《素问·金匮真言论》)等。即或在不同季节感染相同性质的外邪,也会引起形体不同层次发病,如"以冬遇此(指风寒湿邪气,下同)者为骨痹,以春遇此者为筋痹,以夏遇此者为脉痹,以至阴遇此者为肌痹,以秋遇此者为皮痹"(《素问·痹论》)。这是因为五时的不同季节可以产生不同的外感六淫之邪,不同性质的邪气具有不同的致病特点,因而损伤人体不同的部位而形成季节性的多发病。《黄帝内经》所论诸如此类的发病规律,大多数内容都是在五行归类理论指导下形成的。

五行归类的理论还可用以分析归纳药物的性味、功效,以及临证正确的组方用药。药物的酸、苦、甘、辛、咸五味在各脏腑的作用下产生不同的效应,每种不同滋味的药物作用的主要靶器官不同而发挥着不同的功效。就一般的规律而言,"五味入胃,各归所喜,故酸先入肝,苦先入心,甘先入脾,辛先入肺,咸先入肾"(《素问·至真要大论》);不同的药食之味在不同的脏腑之中分别发挥着"辛散、酸收、甘缓、苦坚、咸软"的治疗作用,"此五者,有辛、酸、甘、苦、咸,各有所利,或散或收,或缓或急,或坚或软,四时五脏,病随五味所宜"(《素问·脏气法时论》)。这是将五行归类理论应用于组方用药的基本思路。

四、五行生克制化关系及其意义

五行理论不仅通过五行的特性及归类方法探求各类事物的属性及特征,同时也应用五行之间的相生相克关系来探索和揭示各自系统内部、各事物之间的复杂关系。五行之间存在着有序的相互资生和相互制约关系,相生和相克两种关系共同维系着五行系统内部或系统之间的动态平衡及稳定和谐状态,是事物生化不息的内在基础和前提。五行之间的生克关系一旦失常,就会表现为相乘、相侮或母子相及的失序状态。《黄帝内经》在构建自己的医学理论体系时,全面地应用了五行之间生克关系理论,用来阐述人与自然、人体内部各脏腑的生理和病理,并用以指导临床医生对疾病的分析、诊断和治疗用药。

(一)五行相生关系

五行相生是指木、火、土、金、水之间存在着有序的资生、助长和促进的关系。五行相生的顺序是木生火,火生土,土生金,金生水,水生木,依次有序资生,循环不休。在这种相生关系中,任何一行都存在着"生我"和"我生"两方面的关系,其中"生我"者为"母","我生"者为"子",如土生金,土是金之"母"(即"生我"),金是土之"子"(即"我生")。其余四者类此。即木—火—土—金—水—木……一旦这种正常的有序资生关系失常,就会发生由母及子或由子及母的母子相及的异常变化。

(二)五行相克关系

五行相克是指木、火、土、金、水之间存在着依次有序的制约、抑制和对抗的关系。五行有序的制约顺序是木克土,土克水,水克火,火克金,金克木,依次有序制约,循环不止。在五行有序的制约关系中,任何一行都具有"克我"和"我克"两方面的关系,这种制约关系又称为"所不胜"和"所胜"关系。"克我"者是"所不胜","我克"者是"所胜"。例如,木克土,木是土的"克我"(即"所不胜"),土是木的"我克"(即"所胜")。其他四行类此。即木—土—水—火—金—木……一旦这种五行有序的制约关系失常,就可能发生相乘、相侮或"胜复"的异常变化。

(三)五行生克制化关系

五行制化是指五行之间既相互资生,又相互制约,相生与相克共同维持着五行之间有序的稳定状态。五行制化关系中的相生和相克是同时存在又不可分割的两个方面,如果没有相生关系,事物就不能存在、发生和成长;如果没有相克关系,事物的发展就会因失去制约而亢奋失衡。只有相生和相克同时存在并互相作用,才能维持事物之间的相对稳定、和谐、有序以及平衡,也才能促进事物稳定有序的发展,即所谓"造化之机,不可无生,亦不可无制。无生则发育无由,无制则亢而为害"（《类经图翼·运气》）。

五、五行生克制化关系的医学意义

《黄帝内经》在建构医学理论时，广泛地应用了五行生克制化理论，不但可用于分析五脏之间的生理联系、病理影响，并且可运用于指导临床对五脏病证的诊断和治疗用药。

（一）应用五行生克制化理论说明五脏间的生理联系

五脏的功能活动不是孤立的，而是相互联系、有机配合的，《黄帝内经》在构建其医学理论时，充分地应用了五行生克制化理论来解释五脏生理功能的内在联系。就五脏间的相生关系而言，其表述为"肝生筋，筋生心""心生血，血生脾""脾生肉，肉生肺""肺生皮毛，皮毛生肾""肾生骨髓，骨髓生肝"（《素问·阴阳应象大论》）的功能联系模型。具体言之，即肝藏血，有助于心主血脉功能的发挥；心阳温煦脾胃，促进了脾胃对饮食物的消化；脾胃消化吸收的水谷精气充养了肺，并参与肺对宗气的生成；肺敷布阴精归藏并营养于肾；肾藏阴精既能养肝化生肝所藏之血，并能协助肝阴约束肝阳，防止肝阳偏亢，维持肝脏以及肝、肾之间的阴阳平衡等。这就是应用五行相生的理论解释五脏之间在生理活动中的相互配合关系。

《黄帝内经》将五脏间的相克关系表述为心"其主肾也"，肺"其主心也"，肝"其主肺也"，脾"其主肝也"，肾"其主脾也"（《素问·五脏生成》）。具体言之，即肾阴上滋于心，制约心阳，防止心阳偏亢化火；心阳温煦肺叶，防止肺寒而宣降失常；肺气清肃下降，抑制了肝气之升，防止肝气升发太过而偏亢；肝气条达舒畅，调节脾胃气机的升降运行，防止了脾气不升、胃气不降病理现象的发生，因为"脾宜升则健，胃宜降则和"（《临证指南医案》）；脾运化水液，调控肾主水液代谢的总量等，这是应用五行相克理论解释五脏之间在生理活动中的互相调控关系。

应当指出，五脏的关系是相当复杂而多样的，很难用五行生克制化理论全面地认识其间复杂奥秘的机制。在将五行生克制化规律引入医学领域时，《黄帝内经》就已经发现这一哲学理论存在的缺陷，在涉及具体医学实际问题时，就已经突破了五行之间的单向相生、单向相克关系，发现并阐述了任何两个脏之间既有相互资助、促进的"相生"关系，同时也存在着互相制约、对抗的"相克"多维度的关系，而且这种相生、相克关系是互相的、多向性的，更多情况下是一脏对多脏以及多脏与多脏之间多层次、多方向的相生和相克。例如，肾"受五脏六腑之精而藏之"（《素问·上古天真论》），就指出了肾藏精的功能受多脏的资助（即所谓"生"），而不单纯是"肺金生肾水"的简单的单向关系。再如，"饮入于胃，游溢精气，上输于脾，脾气散精，上归于肺，通调水道，下输膀胱。水精四布，五经并行"（《素问·经脉别论》），就指出了在水液代谢过程中，脾、肺、肾、膀胱乃至五脏（即"五经"）六腑都参与其中，并非脾土制约肾水，防止水液泛溢那么简单。

可见，《黄帝内经》在应用五行生克制化理论说明五脏间的生理联系时，不过是将五行理论作为认识事物关系、解释医学理论的一种方法或思维模式而已，并没有受五行哲学范畴生克制化的局限和约束，而是采用能用则用、为"我"所用的灵活态度。

（二）应用五行生克制化理论解释发病

《黄帝内经》在应用五行生克制化规律解释发病时，首先在五行归类方法的指导下，将与季节变化关系密切的六淫、与五脏关系密切的五志所伤，以及饮食五味偏嗜等凡能引起发病的因素都进行了五行属性的规定，然后用以解释发病规律。就具体的发病而言，除上述用五行归类理论在"同气相求"思想指导下总结的风邪伤肝、伤筋，酸伤肝、伤筋，怒伤肝等致病规律外，还应用了五行生克制化的理论总结发病，有时以五行相克理论总结发病规律，有时将五行生克乘侮的理论综合运用于解释发病。

《黄帝内经》在论五味偏嗜损伤五脏的发病规律时，就应用了五行归类的理论，总结了酸、苦、甘、辛、咸五味分别对肝、心、脾、肺、肾五脏的同类相伤，同时又对其"所不胜"之脏和"所胜"之脏产生了相乘或相侮致病。像这种全面广泛地应用五行归类、五行生克制化理论解释发病规律的实例，在五运六气理论中更是得到全面而深刻的体现，可谓是俯拾即得。但是其在对大量具体疾病的发生进行总结时并不囿于五行的范式，而是根据临床具体情况，采取十分灵活的方法予以对待。例如，对常见咳嗽的发病虽然根据五行归类的理论提出了"五脏各以治（主、旺）时感于寒则受病"，但是又认为咳嗽发病的基本原理是"皮毛先受邪气，邪气以从其合也。其寒饮食入胃，从肺脉上至于肺则肺寒，肺寒则外内合邪，因而客之，则为肺咳"（《素问·咳论》）的外感兼内伤而致咳嗽的发病观。

可见，《黄帝内经》仅仅以五行归类及其生克制化理论作为构建发病理论时的一种思维方式或者解释模型，但是在研究大量具体病证的发生时，则是具体情况分别对待，不受五行构架的局限和束缚。

（三）运用五行生克理论解释五脏的病理变化

《黄帝内经》除上述应用五行归类理论解释五脏相关理论外，还应用了五行生克乘侮理论解释五脏之间动态的病理变化关系。五脏之间的动态病理传变关系有两种形式：一是相生关系失常而传变；二是相克关系失常而传变。就相生关系失常而言，又包括了"母病及子"和"子病犯母"两种类型：所谓"母病及子"，是指疾病从母脏传到子脏的病理过程，如长期肾阴不足，不能滋养肝木，导致肝阴虚而阴不制阳，出现头痛、头晕、目眩等肝阳上亢的病理过程；所谓"子病犯母"，是指疾病从子脏传到母脏的病理过程，如肺失宣降的咳嗽、气喘日久不愈，渐渐出现食欲不振、形体瘦弱等脾胃虚弱表现的病理过程。就相克关系失常而言，又有"相乘"和"相侮"两种类型：所谓"相乘"，即相克太过而致病，是指疾病从"所不胜"（即"克我"）之脏传到"所胜"（即"我克"）之脏的病理过程。产生这种病理过程的原因有三：一是"所不胜"之脏（克制方）的病邪（或病理反应）太盛；二是"所胜"之脏（受制方）的正气（或反应性）减退；三是前两者同时存在。这三个方面的原因都可能引起"相乘"病理过程的发生。例如，因情志不遂或者感染邪气而引起肝气郁结或上逆（即木旺），则会出现脾胃消化功能障碍，患者出现的胸胁胀满疼痛、泛酸是肝郁症状，同时伴见的脘腹胀痛不舒，或泄泻，或呕吐，这是脾胃消化失常的表现，此即"木旺乘土"。若先有脾胃虚弱而不能承受肝木之克制,则为土虚木乘。

　　所谓"相侮",又称"反侮""反克",是指疾病从"所胜"之脏(被克制一方)逆向传到"所不胜"之脏(克制一方)的病理过程。产生这种病理过程的原因与"相乘"相似,但盛衰方面相反。具体言之,一是"所胜"(受制方)的病邪(或病理反应)太强;二是"所不胜"(克制方)正气(或反应性)减退;三是上述两者都存在。以上三种情况中的任何一种均可以引起"相侮"病理过程的发生。例如,咳嗽、气喘日久之肺病患者,后来又有了心悸、怔忡、面色青紫等心主血脉功能障碍的病理过程,即为肺(金)反侮心(火)的病理传变。再如,心主血脉功能失常日久,患者在长期心悸、气喘、面色青紫等基础上,又出现了腰脊冷痛、浮肿、小便不利或尿闭等肾主水功能失常的病理过程,就属于心(火)反侮肾(水)的病理传变。五脏相克关系失常所引起的"相乘"和"相侮"两种病传过程既有区别又有联系,若据五行相克理论认识五脏之间的病理传变,任何一个脏出现病邪(或病理反应)太盛,或者任何一个脏出现正气(或反应性)减弱时,都可能同时发生于不同方向(或方面)的"相乘"和"相侮"。《黄帝内经》将此总结为"气有余,则制(乘)己所胜而侮所不胜;其不及,则己所不胜侮('侮'强调'乘'而非'相侮')而乘之,己所胜轻而侮之"(《素问·五运行大论》)的相乘和相侮规律。

　　《黄帝内经》在整体生命观的思想指导下,应用五行的生克制化理论分析五脏之间的病理变化关系时,虽然分而言之有上述四种类型,但不是固定不变的,任何一个脏有病,都可能传之于相生关系的母脏或子脏,也可能传之于相克关系的"所不胜"之脏和"所胜"之脏。所以说,"五脏有病,移皆有次""五脏受气于其所生(子脏),传之于其所胜,气舍于其所生(母脏),死于其所不胜。病之且死,必先传行,至其所不胜,病乃死。此言气之逆行也,故死"。例如,"肝受气于心,传之于脾,气舍于肾,至肺而死"(《素问·玉机真脏论》),其余四脏的病传过程皆如此。

　　《黄帝内经》应用五行生克关系解释五脏之间的病理变化,其意义就在于既肯定了五脏病证不是静止的、不变的,而是动态的、可变的,还突显了各脏之间的病理变化过程表现为多途径和多层面的特征,从而提示内脏尤其是五脏病理变化的复杂性和多样性。人们只有在认识和掌握了五脏病理变化的上述特征基础上,才能更为有效地防病治病。

（四）应用五行生克理论指导对疾病的诊断

　　《黄帝内经》运用五行理论指导对疾病的诊断,是在对疾病显现于外的色泽、声息、脉象、情志等变化予以五行归类的前提下,进行脏腑病证定位、病情变化和疾病预后的判断。其中,"望而知之者,望见其五色,以知其病。闻而知之者,闻其五音,以别其病。问而知之者,问其所欲五味,以知其病所起、所在也。切脉而知之者,诊其寸口,视其虚实,以知其病,病在何脏腑也"(《难经·六十一难》)。这是对《黄帝内经》如何将望、闻、问、切四诊资料进行五行归类,以及进行脏腑病证定位诊断思维过程所做的准确诠释和中肯评价。

　　就诊断学而言,在上述应用五行归类方法进行五脏病证的定位诊断基础上,《黄帝内经》还应用了五行生克理论分析判断五脏病证的发展变化,推测五脏病证的预后吉凶、顺逆。若以脉象而论,"春得肺脉,夏得肾脉,秋得心脉,冬得脾脉……命曰逆四时""皆难治"(《素问·玉机真脏论》）。就色脉关系而言，"色青者，其脉弦也；赤者，其脉钩也；黄者，其脉代也；白者，其脉毛；黑者，其脉石"。此为色脉相应，病情单纯，病位单一，易治主吉。如果"见其色而不得其脉，反得相胜之脉，则死矣；得其相生之脉，则病已矣"（《灵枢·邪气脏腑病形》）。此处指出了色脉不相应时又有两类情况：一为"反得相胜之脉"，是指面色与脉象表现为五行相克关系，如面见青色，病位在肝（属木），不见与之相应的弦脉（属木），反而出现了脾病时的代（缓）脉（属土），或者是肺病时的毛（浮）脉（属金），余皆类此；二为"相生之脉"，是指面色与脉象表现为五行相生关系，如同样是面见青色为木，病位在肝，但却出现了心病时的钩（洪）脉（属火），或肾病时的石（沉）脉（属水），其他脏类此。这种应用五行生克理论分析色、脉等临床表现作为五脏病证预后判断的方法，提示色与脉等临床表现可以根据五行归类理论进行脏腑定位，大凡色、脉等临床表现的五行属性一致，提示病位单一，病情单纯而易治，主吉；如果色与脉等临床表现的五行属性不一致，提示病情复杂，病位广泛而难治，主凶。这种认识方法的重要意义在于提示人们五脏病理变化虽然复杂而多变，但有一定的内在规律，鼓励人们努力探索并掌握其规律，为防治疾病提供服务。

《黄帝内经》对疾病过程的认知是在一个动态变化观念的指导下，运用五行生克理论，分析不同内脏的疾病在不同的时日里，可以发生相应轻重、起伏的不同反应，认为这是可以预测的。例如，"病在肝，愈于夏，夏不愈，甚于秋，秋不死，持于冬（水克火），起于春"（木生火）。疾病在一天中的变化过程也是如此，如果"病在心（火），愈在戊己（火生土），戊己不愈，加于壬癸（水克火），壬癸不死，持于甲乙（木生火），起于丙丁（火）"（《素问·脏气法时论》）。这是在五行归类理论指导下，将一年的不同时段予以五行属性规定，然后运用五行相生相克的理论，推测各脏有病后在一年不同时段中可能出现的"愈""不愈""甚""加"（病情加重）以及"不死""持"（病情稳定而呈慢性迁延状态）和"起"（起色，指病情向好转或痊愈方向逆转）等相应反应。而疾病在一天的不同时间阶段变化也是如此，并运用同样的思路进行预测，如《灵枢·顺气一日分为四时》就认为："以一日分为四时，朝则为春，日中为夏，日入为秋，夜半为冬。朝则人气始生，病气衰，故旦慧；日中人气长，长则胜邪，故安；夕则人气始衰，邪气始生，故加；夜半人气入脏，邪气独居于身，故甚也。"此处以一日分为四时，说明人体阳气活动的情况可以影响邪正斗争的势力，故病情在一日之中有旦慧、昼安、夕加、夜甚的不同表现，故而可以运用五行生克制化理论对病情在一日不同时段的变化情态进行预测。

（五）应用五行生克理论构建疾病防治的理论及方法

《黄帝内经》应用五行生克理论解释五脏的生理、病理以及病理变化过程的目的在于运用五行的理论把握生命规律，指导人们对疾病的防治。

1.将五行的相生相克理论应用于控制疾病的传变

经文根据五行生克理论将五脏之间的病理传变总结为母子相及和相乘相侮四种方式，认为任何一脏有病都可能波及其他四脏，虽有相生关系传变的病证较轻而相克关系传变的病证较重之论，但这仅仅是就两类传变规律之间比较而言的，无论哪种病理传变，都是病情的加重和恶化，所以认识五脏病传规律的目的在于控制疾病的传变，截断疾病进一步传变的途径，防止其向恶化、加重方向发展,故有"见肝之病,则知肝当传之于脾,故先实其脾气"(《难经·七十七难》)的应用举例。循此思路,无论何脏有病而可能发生传变时,都可以采取一定的措施截断疾病传变的去路,将病情控制并消除于局部,防止病理传变于未然。

2. 将五行的相生相克理论应用于确定治则、治法

经文应用五行理论构建的脏腑病理模型是后世确立治疗五脏病证法则的理论依据,其中"虚则补其母,实则泻其子"(《难经·六十九难》)就是以相生理论为依据确立的五脏虚实病证治则与治法的经典之论。所谓"实则泻其子",简称"泻子",是指属于母子关系的两脏同时出现实证的时候,应当以泻子脏之实为主,同时也达到了祛除母脏实邪的治疗法则。如心肝火盛之证,可以通过清泻心火的手段使肝火亦为之清除的治法即是其例。再如咳喘、咳痰、全身浮肿、小便不利等肺肾关系失常的病证,可以通过利尿的治肾方法,达到清除肺中痰饮使咳喘缓解的治疗目的,亦为"实则泻其子"之法的应用实例。但是在临床上常常利用五脏之间的母子相生关系,对于母子两脏同为实性病证时,大多采用母子两脏同泻,促进实性病证尽快恢复,很少单用泻其子脏的治病方法。所谓"虚则补其母",简称"补母",是指属于母子关系的两脏同时出现虚证的时候以补母脏之虚为主,同时也达到了促使子脏正气恢复的治疗法则。例如,肝肾阴虚之证可以用六味地黄丸之类滋补肾阴的方药,达到"滋水涵木"、补肾养肝的目的。再如,肺脾气虚证的患者可以通过补益脾胃,使肺气也随之充实,以奏"培土生金"之效。但是临床上常常利用五脏间的母子相生关系,对于属于相生关系的两脏同为虚性病证时,往往采用母子两脏同补的方法进行治疗,促进虚证尽快治愈,很少单用补其"母脏"的治病方法。五脏间相克关系失常所致的相乘、相侮病理传变过程的形成都有三点原因,但一方太盛或者衰退是其基本因素,所以在五行相克理论指导下进行治疗时,就应当对太强的一方采用抑制(即"抑强"),而对衰退不足的一方采用扶助(即"扶弱")的原则进行治疗,如通过疏理肝气达到调理脾胃的治疗,即属于"扶土抑木"法;应用清降肺气的手段达到抑制肝气偏亢的治疗,即是"佐金平木"法等。

3. 将五行相生相克理论应用于临床用药

无论是补母、泻子,或者是抑强、扶弱,都是基于两脏关系的二元调节,五行的相生相克理论应用于临床实践,还被发展为多元调节方法,如"东方(肝木)实,西方(肺金)虚。泻南方(心火),补北方(肾水)"(《难经·七十五难》),就是针对肝旺肺虚的病证,采用补肾水(肝之母脏)泻心火(肝之子脏)的多元调节方法,使病证得以治疗。临床上在进行具体用药时,将药物的色、味共同纳入五行的框架之中,而将药物的四性(寒、热、温、凉)以及药物作用于人体后有效成分升、降、浮、沉的作用靶向则纳入阴阳理论体系之中加以综合考察,具体情况分别对待,使脏腑用药既有阴阳和五行理论的规定原则,又有相应灵活的用药技巧,这在《素问·脏气法时论》和《素问·至真要大论》中体现得尤为充分。

4. 将五行相生相克理论应用于刺灸取穴

《黄帝内经》还将五行生克制化理论应用于指导针刺取穴治疗,首先将十二正经分布于四肢膝、肘关节以下部位的五输穴进行五行属性规定(《灵枢·本输》),然后在《难经》子母补泻原则下,使五输穴得以广泛应用,有效地用于指导治疗内脏的虚实病证。

5.将五行相生相克理论应用于心理治疗

《黄帝内经》也将五行理论应用于心理治疗。因为"人有五脏化五气,以生喜怒悲忧恐"(《素问·阴阳应象大论》),心理活动是人体在受到外界刺激后以五脏精气为其物质基础发生的,与五脏活动密切相关。由于五脏之间存在着相生、相克关系,五脏所产生的情感变化也有相互加强和相互制约的作用,因此因不同心理状态所产生的情感活动太强烈而引起不同内脏功能失常的病证,可以通过心理调节达到治疗目的,在这一认识的基础上创立的"怒伤肝,悲胜怒""喜伤心,恐胜喜""思伤脾,怒胜思""忧伤肺,喜胜忧""恐伤肾,思胜恐"(《素问·阴阳应象大论》)的以情制情的精神心理治疗方法,可谓是医学界最早有关心理疗法的文献记载[4-5]。(张登本供稿)

第三节　精气学说在构建中医药学理论中的作用及意义

精气学说是古代人们用以解释宇宙万物形成变化规律的哲学理论。《黄帝内经》在构建医学理论时,运用了中国古代哲学思想精气理论中的有关概念、原理、思维方法来解释生命现象,并且直接将其中的基本概念、基本原理移植于所构建的医学理论之中,渗透于医学的所有领域和各个层面,与相关的医学知识融为一体,因此《黄帝内经》中的精气理论已经脱离了纯哲学的轨迹。其在"天地合气,命之曰人""人以天地之气生"(《素问·宝命全形论》)等精气生命观的思想指引下,全面应用精气理论解释人类存在并与天地万物关系、人体结构、生命活动、病理变化,广泛地运用精气理论指导疾病的防治,使这一哲学理论成为中医理论体系的基础和核心。

一、《黄帝内经》气论及其意义

《黄帝内经》对"气"字的使用频率极高,多达 2956 次,虽然具体所指有许多不同的内容,但在对"气"概念的具体应用中有三个方面的基本内涵。

（一）气指极细小的物质微粒，即"无形"状态的物质

气体状态的、极细小的物质微粒,是"气"概念形成的初始内涵,是哲学概念抽象的自然原形,也是生产生活常识所说的气,如《说文解字》所说的"气,云气也,象形"就是明证。因为"气"字的初文就是层层叠叠、流动变化物质微粒的写形,这是人们在生产生活中常见到的烧火煮饭所飘的烟气、火气、香气等(《灵枢·淫邪发梦》)客观现象。气的初始原形概念在《黄帝内经》中曾多次表达,"地气上为云,天气下为雨"(《素问·阴阳应象大论》),天寒衣薄"则为溺与气"(《灵枢·五癃津液别》)等,都是指极细小气体状态的物质就是"气"。

（二）气指构成宇宙万物之间相通相应的中介

气是构成宇宙万物本质的观念,是古人抽象出来的哲学概念。《黄帝内经》中的"气"富有医学内涵,但仍然保留了哲学的印记,认为"本乎天者天之气也,本乎地者地之气也,天地合气,六节分而万物生焉"(《素问·至真要大论》),指出天地空间、六节(即一年)时间,以及天地万物都是由

气演化而成的。由于气的性质、运动及其效应的不同,决定了气具有多样性特征,因此气所构成的天地万物就表现得复杂而纷繁,即所谓"气合而有形,因变以正名""嗜欲不同,各有所通"(《素问·六节藏象论》)的哲学理念。气的哲学观念认为,气之所以能够具有弥散、透达、能动的特征,天地间形形色色、五彩缤纷的事物虽然都是相对独立的实体,但彼此间凭借着具有弥散、透达、能动特征的气为中介、为物质载体,介导着各种信息,从而使所有的事物之间存在着相互感应和融合的关系,人类也凭借着气的作用与天地万物、四时气候息息相通,所以说"天地之间,六合之内,其气九州、九窍、五脏、十二节,皆通乎天气"(《素问·生气通天论》)。

(三)气概念的医学延伸及分化

《黄帝内经》在"气是构成宇宙万物本原"这一哲学观念的指导下,形成了具有医学意义的"气"概念及其相关理论。

1.《黄帝内经》认为"气"是人体生命活动的基本物质,并用以说明生理

在气生成万物的哲学观念指引下,《黄帝内经》用气的概念全面构建其医学理论体系,用以解释人体生理活动。经义认为"人有精、气、血、津、液、脉……为一气"(《灵枢·决气》),此处的"一气"相当于"物质"的概念,具有明显的哲学烙印,并以此为出发点,运用气的哲学理论解释人体各方面的生理活动;认为"人以天地之气生"(《素问·宝命全形论》),人所赖以生存的"天地之气",具体是指"天气通于肺,地气通于嗌"(《素问·阴阳应象大论》),是"天食人以五气,地食人以五味。五气入鼻,藏于心肺,上使五色修明,音声能彰。五味入口,藏于肠胃,味有所藏,以养五气。气和而生,津液相成,神乃自生"(《素问·六节藏象论》);指出人的全部生命活动(即"神")完全依赖"天地之气"进入体内后,在脏腑作用下化生"气"和津液等相关物质,存在和发生着相关的生理活动。情感活动也是"人有五脏化五气,以生喜怒悲忧恐"(《素问·阴阳应象大论》)的结果,指出了人的情感变化是人在受到外界刺激后,毫无例外地由人体五脏之气的运动变化所发生的。睡眠节律是营气和卫气昼行于阳则寤,夜行于阴则寐,故有"昼精而夜瞑"(《灵枢·营卫生会》)的昼夜节律。由此可见,《黄帝内经》对气论概念应用之广、之深,内涵之丰富。

《黄帝内经》发现人体生理活动是十分复杂的,无法用"一气"观念解释全部的生理活动,于是运用气是可分的原理,演化出了精气、谷气、清气、浊气、阴气、阳气、营气、卫气、经气、脉气、骨气、筋气、五脏之气、六腑之气、上气、中气、下气、胸气、腹气、胫气等具有各自特定医学内涵的"气"概念。据《内经词典》统计,《黄帝内经》运用"气"的频率高达2956次,由气构成的相关"气"概念有120多个,足见其应用之广、范围之大、意义之深远。

2. 气论构建病因概念及其理论

《黄帝内经》认为一切疾病的发生都是有原因的,而引起疾病发生的因素也是气,是对人体健康有害之气,于是将其称为"邪气"(简称为"邪")。与此相对,将人体脏腑器官以及精、气、血、津液等物质及其所产生的功能活动、抗病能力和康复能力称为"正气"。为了医学研究的需要,《黄帝内经》还将与季节气候变化有关、与不同地域环境有关的致病邪气分别用"风、寒、暑、湿、燥、火(热)"六淫邪气概念(《素问·至真要大论》)加以表述,如将引起痹病的邪气称为"痹气"等即是

其例。

3.用气论构建病理概念及其理论

《黄帝内经》认为在致病邪气作用下,人体发生的相关病理变化是人体正气失常所致,这就形成了气的病理模型及其相关概念,"百病皆生于气也,怒则气上,喜则气缓,悲则气消,恐则气下,寒则气收,炅则气泄,惊则气乱,劳则气耗,思则气结"(《素问·举痛论》),自此便形成了气虚、气滞、气逆、气陷、气闭、气脱等气失常所致的相关病机理论。

另外,《黄帝内经》还认为人体"清气""浊气"分别有向上与向下、向外与向内的不同运行趋向,如果其运行状态失常,就会发生"清气在下,则生飧泄;浊气在上,则生䐜胀"(《素问·阴阳应象大论》)的相关病证;倘若"上气不足,脑为之不满,耳为之苦鸣,头为之苦倾,目为之眩;中气不足,溲便为之变,肠为之苦鸣;下气不足,则乃为痿、厥、心悗"(《灵枢·口问》)。《黄帝内经》几乎用气论分析所有的病证,因此有"百病皆生于气"(《素问·举痛论》)的病理观。

4.用气论构建诊法理论

《黄帝内经》将诊断称为"诊法",后世将其创立的诊法理论分为"四诊"和"辨证"两个认识阶段。其所构建的诊法理论是在哲学气论观念指导下,运用"知常达变"(《素问·平人气象论》)、"见微得过"(后世发展为"见微知著")(《素问·阴阳应象大论》)及"司外揣内"(《灵枢·外揣》)的诊法原理,将"取象比类"思维运用于疾病诊断的过程之中,构建了独具特色的诊病方法。

切脉是《黄帝内经》所创的重要诊察方法。虽然在"十二经脉皆有动脉"(《难经·四难》)理念指导下,有三部九候遍身诊脉法,人迎寸口二部合参诊脉法,但是应用最为广泛的却是独取寸口诊脉法。为什么触摸寸口动脉就能诊察全身的病证呢?这是在"见微得过"(即所谓局部体现整体信息)认识方法的指导下,"五脏六腑之气味,皆出于胃,变见于气口"(《素问·五脏别论》)的缘故,是凭借着脉内又被称作为"胃气"的载体,将全身各脏腑器官发生的各种生理、病理的信息传递并表达于寸口动脉的结果,此即所谓的"五脏者皆禀气于胃,胃者五脏之本也。脏气者不能自致(通'至')于手太阴,必因于胃气,乃至于手太阴(寸口)也,故五脏各以其时,自为而至于手太阴(寸口)也。故邪气胜者,精气衰也,故病甚者,胃气不能与之俱至于手太阴(寸口部),故真脏之气独见,独见者病胜脏(正气)也,故曰死"(《素问·玉机真脏论》)之原理。诊察脉象变化不但可以判断人体哪一内脏有病(即定位诊断),也可判断人体所患何种性质的病证(即定性诊断),还可以预测疾病的发展趋势及其预后吉凶,所以有"人绝水谷则死,脉无胃气亦死。所谓无胃气者,但得真脏脉,不得胃气也"(《素问·平人气象论》)的经典之论。

5.用气论构建辨证理论

《黄帝内经》也同样以精气学说构建其所载380余种病证的分析辨证,如认为"肝气虚则恐,实则怒"(《灵枢·本神》),"气有余则喘咳上气,不足则息利少气"(《素问·调经论》),"荣气虚则不仁,卫气虚则不用,荣卫俱虚,不仁且不用"(《素问·逆调论》)等。无论是脏腑病证、形体官窍病证、经脉病证等,多以气的失常予以辨证分析,这都体现着《黄帝内经》是以精气理论为哲学背景形成其疾病辨证理论的。明代张介宾对此有深刻理解,认为"凡病之为虚为实,为寒为热,至其变态,莫可名状。欲求其本,则止一气字是以尽之,盖气有不调之处,即病本所在之处也"(《景岳全书·传忠录》)。这就将任何脏腑失调所致疾病的诊断定位于"气"的失常,也是对"百病皆生于气"(《素问·举痛论》)观点的诠释。

6.用气论构建治法理论

《黄帝内经》在"必审五脏之病形,以知其气之虚实,谨而调之"(《灵枢·本神》)的思想指导下,制定其相应的治疗原则和具体治疗方法。如果人体阴阳之气失调,在"和气之方,必通阴阳"(《灵枢·终始》)的原则指导下,"谨察阴阳所在而调之,以平为期"(《素问·至真要大论》),自此成为其中医治疗的根本原则。如果疾病表现为气的虚实变化时,则要"以调其气之虚实,实则泻之,虚则补之……无问其病,以平为期"(《素问·三部九候论》)为首务。无论何种病证,在辨清其标本逆从之后,才能实施"逆者正治,从者反治""疏气令调,则其道也"(《素问·至真要大论》)的具体法则。治病要根据不同地域气候特点分别对待,"西北之气,散而寒之;东南之气,收而温之,所谓同病异治也"(《素问·五常政大论》)。

7.以气论构建临床用药理论

《黄帝内经》在具体遣方用药时,务必要根据药物寒、热、温、凉"四气"(即性质)"五味"各具不同的药理功效以及"气薄则发泄,厚则发热""气味辛甘发散为阳,酸苦涌泄为阴"(《素问·阴阳应象大论》)的用药原则进行组方。对具有不同"气"(性质)味的药物使用时,一定要考虑用药时的气候因素,"司气以热,用热无犯;司气以寒,用寒无犯;司气以凉,用凉无犯;司气以温,用温无犯。"(《素问·六元正纪大论》)若能遵循如此因时用药的原则,就可以达到"可使(气)平"的最佳疗效。这是《黄帝内经》将气论理念在因时制宜用药治病时的具体运用。

二、《黄帝内经》精理论构建及其意义

古代哲学自《管子·水地》以后,确立了"精"也是万物生成本原的观念。在"烦气为虫,精气为人"(《淮南子·天文训》)的思想指导下,先贤认为人是由气中更为精粹的部分演化而成的,《黄帝内经》在以人是"天地之镇"(《灵枢·玉版》),是天地万物之中最为珍贵的(《素问·宝命全形论》)观念前提下,确立了"精"概念及其相关理论。哲学认为精亦是气,两者内涵一致,《黄帝内经》未完全摆脱精亦是气的哲学内涵,所以常常言气则蕴涵有精,论精亦包含有气,有时就以"精气"混称二者,或将二者分论,但却又从医学的实际需要出发,形成了精是不同于气的人体内另类物质的概念及其相关理论。

(一)精是形成人体的原始物质

《黄帝内经》认为精是形成胚胎,构成人形的原始物质。何谓精?"两神(男女两性)相搏,合而成形,常先身生是谓精"(《灵枢·决气》),这种"常先身生"的精就是形成胚胎的男精女卵生殖之精。由于此"精"先于人体身形而存在,因此后世称之为"先天之精"。男女两性生殖之精的结合,是新生命体形成并存在的起点,所以有"人始生,先成精,精成而脑髓生,骨为干,脉为营,筋为刚,肉为墙,皮肤坚而毛发长"(《灵枢·经脉》)的精辟之论。

（二）精是生命活动赖以生存的基本物质

《黄帝内经》认为，来源及禀受于父母的先天之精、吸入自然界的清气和饮食水谷中的精华是生命赖以为继的根本，也是气中最为精粹的部分，所以将吸入人体的自然界清气、饮食物中人体能吸收利用的部分统称为"精"或精气，甚至将体内的水液也称为"精"或"水精"。在解释人体消化功能和相关物质的输布过程时指出，"食气入胃，散精于肝，淫气于筋。食气入胃，浊气归心，淫精于脉。脉气流经，经气归于肺。肺朝百脉，输精于皮毛。毛脉合精，行气于府，府精神明，留于四脏……饮入于胃，游溢精气，上输于脾。脾气散精，上归于肺，通调水道，下输膀胱，水精四布，五经并行，合于四时五脏阴阳，揆度以为常也"（《素问·经脉别论》）。此处不但指出饮食中的营养成分经过胃肠的消化、吸收，其中的饮食水谷之精在脾的作用下分别从肝、心、肺三个途径输送到达全身，维持各脏腑器官活动时对水谷之精的需求，同时也可以看出，《黄帝内经》除了如"两精相搏谓之神""并精而出入者谓之魄""精时自下"（《灵枢·本神》）等少数情况下"精"专指生殖之精外，多用精、精气、气内涵不予严格界定的概念表达相关的医学理论。

（三）"精藏于肾"相关理论的构建

《黄帝内经》通过解剖发现了男子前阴有"茎"和"垂"两部分，"茎垂者，身中之机，阴精之候，津液之道也"（《灵枢·刺节真邪》），肯定了男子的生殖之精和尿液同出一"道"的解剖事实。女子的前阴有"溺孔"和"廷孔"，廷孔指阴道及阴道口，后世将子宫脱垂称为"阴挺"可证。无论男女，其前阴都是肾和膀胱解剖部位的延伸，都具有排出生殖之精并有生殖繁衍和排出尿液的双重功用，均受肾的主宰。"肾者主水，受五脏六腑之精而藏之，故五脏盛乃能泻"（《素问·上古天真论》）。在肾藏生殖（先天）之精和五脏六腑之精（后天之精）认识的基础上，推论肾及肾藏之精与人的生殖、人体生长发育、智力发育、生命的寿夭、人体抗御邪气的免疫能力都有关系，所以有"肾生骨髓"（《素问·阴阳应象大论》），"诸髓者，皆属于脑"（《素问·五脏生成》）、"脑为髓之海"及"髓海不足，则脑转耳鸣，胫酸眩冒，目无所见，懈怠安卧"（《灵枢·海论》）等相关理论，以及"夫精者，身之本也。故藏于精者，春不病温"（《素问·金匮真言论》）的观点，并且制订了"精不足者，补之以味"（《素问·阴阳应象大论》）的治疗思路[2]。

综上所述，哲学理论中的精气学说是《黄帝内经》理论形成过程中占有主导地位的自然观，奠定了中医理论体系的本体论基础，渗透于中医理论和临床各科的每一层面。《黄帝内经》理论中的精气观念，既保留了哲学的印记，还赋予了丰富的医学内涵，已经成为中医理论中相当重要的内容和组成部分，从医学角度又丰富和发展了哲学中的精气理论。因此，了解哲学和《黄帝内经》理论中精气理论的关系，将有助于更深刻地从中华民族文化的角度去解读其原文、认识中医学的理论特色[6-8]。（张登本供稿）

第四节　气化、气机学说的阐释与拓展

气化是中医理论中的重要概念，气机理论蕴含于其中。气化、气机是人体生命活动存在的基本方式和状态,脏腑经络是其发生的场所,脏腑经络的功能是其具体体现,脏腑阳气为其动力源泉。气化、气机失调是人体疾病发生的基本病机之一,扶助阳气,调理气化、气机就成为临证干预此类病证的重要方法,也是研究这一命题的指向和归宿。"气化"是中华民族传统文化的重要范畴,也是《黄帝内经》所论生命科学知识体系中的重要"命题",先秦诸子们但凡论"气"之时,无不涉及"气化"的内涵。但是"气化"作为词语,则是《黄帝内经》首次运用,自此以降,"气化"就成为中医药学的重要理论而广受人们的关注和研究。

一、气化的内涵

简言之,气化是指气的运动及其所产生的各种变化。解读气化的含义,务必在熟悉《黄帝内经》所论"气"的含义之后,还要对其论述"化"的原文内涵有所认识,如此才能够全面而深刻地理解其中所论气化的意义。气化内涵主要包括以下几个方面。

1.天地间阴阳之气相互作用所导致的一切变化

《素问·六节藏象论》就有"天地之运,阴阳之化,其于万物,孰多孰少"之论,《灵枢·本脏》有"五脏者,所以参天地,副阴阳,而连四时,化五节者也"的天人之"化"。杨上善认为人体"从五时而变,即化五节",张介宾则认为人体"化五节者,应五行之节序而为之变化也",故《素问·五常政大论》有"化不可代,时不可违"的结论。

2.天地间一切事物(包括人类)的新生过程及其所需的力量

《素问·六微旨大论》所论的"夫物之生从于化,物之极由乎变,变化之相薄,成败之所由也",张介宾对此进一步解释为"变化之薄于物者,生由化而成,其气进也;败由变而致,其气退也,故曰变化之相薄,成败之所由也"。

3.生物生、长、化、收、藏过程中"化"的阶段(包括人类的生、长、壮、老、已)

五行中"土"主"化",有"化育、孕育"之意。《素问·天元纪大论》有"木、火、土、金、水,地之阴阳也,生、长、化、收、藏下应之"的论述,《素问·六元正纪大论》也有"长化合德,火政乃宣,庶类以蕃"的说法,所以高世栻释之为"化,土气也"。

4.风、寒、暑、湿、燥、热六气的运行变化及其相应的自然界变化(包括气运变化对人体的影响)

如《素问·气交变大论》的"各从其气化也",《素问·六元正纪大论》的"凡此太阳司天之政,气化运行先天……厥阳所至为生为风摇,少阴所至为荣为形见,太阴所至为化为云雨……气化之常也",《素问·六微旨大论》的"气有胜复,胜复之作,有德有化,有用有变"等,即是其例。

5.人体脏腑及其精气所发生的一切生理变化及能量、信息的转化

例如,《素问·阴阳应象大论》之"水为阴,火为阳,阳为气,阴为味。味归形,形归气,气归精,精归化。精食气,形食味,化生精,气生形。味伤形,气伤精,精化为气,气伤于味"之论,《素问·天元纪大论》的"人有五藏化五气,以生喜、怒、思、忧、恐"所论,故王冰有"化,谓生化也"的诠释。

6.阳气运化津液的作用和过程

如《素问·灵兰秘典论》的"膀胱者,州都之官,津液藏焉,气化则能出矣"即是其例。张介宾

对此进一步解释为"津液之入者为水,水之化者由气,有化而入而后有出,是谓气化则能出矣"。

有人将《黄帝内经》所论的"气化"概括为"自然生化"(宏观)、"自然与人的气化联系"(中观)和"人体内部气化"(微观)三个维度。此处将这一认识可以演绎如下:其一,就宏观维度而言,"气化"是指天地间阴阳之气相互作用所导致的一切变化,包括天地阴阳之气对一切事物的新生、成长、消亡所带来的影响。由于宇宙之气自身的运动,产生了天地阴阳之气,阳气在上,阴气在下;在上者必降,在下者必升;天地阴阳之气的升降交感化生万物。故《素问·六微旨大论》认为,"气之升降,天地之更用也。帝曰:'愿闻其用何如?'岐伯曰:'升已而降,降者谓天;降已而升,升者谓地。天气下降,气流于地;地气上升,气腾于天。故高下相召,升降相因,而变作矣……夫物之生从于化,物之极由乎变,变化之相薄,成败之所由也……成败倚伏生乎动,动而不已,则变作矣……'帝曰:'不生化乎?'岐伯曰:'出入废则神机化灭,升降息则气立孤危。故非出入,则无以生长壮老已;非升降,则无以生长化收藏。是以升降出入,无器不有。故器者生化之宇,器散则分之,生化息矣。故无不出入,无不升降。化有小大,期有近远。四者之有,而贵常守,反常则灾害至矣。'故曰:'无形无患,此之谓也'"。其二,就中观维度而言,"气化"是指天地阴阳之气变化与人的生命融为一体,主要体现在自然气化所表现的时间节律与人体生命现象、人体结构之间的关系,以及对人体的生理功能、病理变化和治疗措施产生的影响。其三,就微观维度而言,"气化"是在自然之气的参与下的以下几个方面的内容:①饮食化生为精、气、血、津液等维持生命活动的基本物质,并在此过程中产生各种生理功能活动;②人体脏腑将精微物质经过代谢转化为汗、尿、粪渣等作用;③人体生命过程(生、长、壮、老、已)的演化作用;④在各种致病因素影响下,人体自身的调整、防御、修复作用;⑤机体在病理状态下对药物、针刺、艾灸等治疗所发挥的效应。

现代生物学认为,新陈代谢是生物体生命活动存在的基本方式,而上述所说的"气化"内涵,能够准确表达人体这一复杂的物质和能量的代谢过程。

二、气化与气机

气化蕴含着气机,气机是气化必须经历的过程。既然气化是指气的运动及其所产生的各种变化,气机就是指气的运动。"机",本意指弩机,大凡事物的关键,皆可概之曰"机"。恒动是"气"的本性,"气"就是在其不断运动之中才能体现其存在,也才能产生各种功能。可见,气化概念蕴含着气机并在其运动过程之中产生着各种变化,而气机是气化活动必须经历的过程、基础并影响着气化,两者密切关联。

由于气机的升降出入运动是对人体脏腑功能活动的基本形式的概括,能使体内外物质在新陈代谢过程中产生升降与出入的变化,并保持协调关系,因此自《黄帝内经》始,就把人体生命活动的基本过程高度概括为气机的升降出入运动。正如《素问·六微旨大论》所说的"气之升降,天地之更用也""高下相召,升降相因而变作矣",以及"非出入,则无以生长壮老已;非升降,则无以生长化收藏"之意。张介宾对此注释说:"生长壮老已,动物之终始也;生长化收藏,植物之盛衰也。"

可见,气机的升降出入运动和新陈代谢一样,是生物体的基本生命特征之一,是维持生物体生长、繁殖、运动过程中变化的总称,体现于生命活动的各个环节,贯穿于生命活动的始终。气机的升降出入运动能够协调、有序进行,就能维持机体正常的生命;如果气机的升降出入运动失常,机体就会发生疾病;这一运动一旦停止,生命也便告终结。这就是《素问·六微旨大论》所说的"升降息则气立孤危,出入废则神机化灭"之意。"气化"活动自始至终相伴着气机的升降出入运动而有序进行着。

气化还表现为"聚合"和"离散"两种基本形态或者谓之运动状态,即《正蒙·太和》所谓的"太虚不能无气,气不能不聚而为万物,万物不能不散而为太虚",指出当气表现为"聚"(聚合)的运动状态时,才会表现为有形物质(即"有""显"形态);当气表现为"散"(离散)的运动状态时,就表现为无形状态(即"无""隐"状态)。就人类而言,"人之生,气之聚也;聚则为生,散则为死。若死生之徒,吾又何患!故万物一也。"(《庄子·知北游》)

可见,人体生命活动过程的每一环节无不与气机的升降出入运动方式以及气化的"聚合""离散"运动状态有密切关系。

三、气化、气机是各脏腑功能发生的基本方式

在生物体内不同层次有着不同本质的运动规律,既不能相互混淆,也不可互相取代,其间有着极其缜密的制约关系。如果不能认识到这一不同层次、不同运动规律和依次制约的关系,就必然无法评价各个脏腑组织器官各自的运动规律。人体各个脏腑的功能活动都是以其特定的形式予以表现的,必然有其各自不同的气化、气机活动方式,从而决定其各自独特的生理功能。所以,脏腑经络都是气化、气机活动的场所,其各项功能活动也都是气化、气机活动的具体体现。

(一)心的气化、气机活动

心动以推动血液运行。"动"是心脏的生理特征。脉宗气"聚"于心中,即为心脏搏动的动力,鼓动着"血肉之心"进行有节律的搏动,维持气血有序地在心脏"离散""聚合""升降""出入"。"离散""升""出"运动则能使血液运行于诸经,充养全身;"聚合""入""降"则能使脉中之血及时返回于心内。一出一入,一散一聚,保持血在体内"阴阳相贯,如环无端",往复不已的环流状态。就整体气化、气机活动而言,心阳下"降"而温煦于肾,维持着心肾之阴阳相交、水火互济的和谐关系,才能有效地完成心主血脉的功能。这是心之气化、气机运动过程的体现。

(二)肺的气化、气机活动

肺气虽有升有降,但却是以降为主要运动方式进行其气化、气机活动的。肺主气,司呼吸,通调水道,其功能的发挥全赖肺之气化、气机活动的聚散和宣(升、出)降(降、入)作用。"散"则将水谷精微及津液化为"气"并宣发到全身,"上焦开发,宣五谷味,熏肤、充身、泽毛,若雾露之溉,是谓气"(《灵枢·决气》)即是此意。"聚"则在元气的激发作用下,既能将吸入的清气与脾转输来的水谷精气聚合为"宗气",又能将代谢后的水液肃降于下焦肾。其宣发之力是指肺气对吸入的清气、脾转输来的水谷精气(卫气、营气)和水液,以及汇聚于肺的全身血液具有向上的升宣和向外周的

布散作用,还能呼出体内代谢后的浊气。肺的肃降作用是指肺对吸入的清气、脾转输的水谷精气和水液、汇聚于肺的血液,以及代谢后的水液,借助其"通调水道,下输膀胱"(《素问·经脉别论》)的作用,调节水液代谢平衡。此即肺气"升降出入"运动的具体表现。

肺气的升降出入运动不但影响全身的气机活动,还体现在与大肠的表里关系方面。大肠为六腑之一,以降为顺,以通为用,然大肠气机之降仍须借助于肺气的肃降之力,方能保持其"虚实"更作,通利下行的状态。因此,临床上常见到久患肺病之人往往兼见大便秘结、排便不利等大肠气机不降、传导失职的病证,用降肺之药常可收通利大肠之效果。

(三)脾的气化、气机活动

脾以升为其气化、气机运动的主要方式。其一,能将消化吸收的水谷精微升输至肺,之后布于全身。《素问·经脉别论》所说的"食气入胃,散精于肝,淫气于筋,食气入胃,浊气归心"等过程,都需经过"脾气散精,上归于肺"的"升"的途径。其二,是升托内脏,维持内脏正常位置的作用,所以脾虚升降运动无力,清阳之气不能升于头部,可出现"上气不足,头为之苦倾,耳为之苦鸣,目为之眩"(《灵枢·口问》)的病证,亦会出现腹部坠胀、内脏下垂等脾气不升的表现。所以,叶天士有"脾宜升则健"(《临证指南医案·脾胃》)之论。脾脏在完成"升清"的同时,亦在进行着"出"和"入"的运动。精微物质借助于其"入"的力量,经胃和小肠的吸收才能"上归于肺",然后又需利用其升清之力方能"出"于脾脏,上升而输于心、肺,而后布达于全身。显然,脾脏的气机运动虽然以升为主要方式,但同时亦进行着"出入"运动。倘若脾脏气机"出入"障碍,精微物质就不能"出入"于脾脏,亦就无"清"可升,或表现为全身乏力、少气懒言等失养症状,或出现脘腹胀满、食欲不振等中焦郁滞之征。

(四)肝的气化、气机活动

肝主藏血、主疏泄,促进着全身的气化和气机。疏泄是医家借用自然界木性条达之义,对肝之气化、气机活动的概括。"疏泄"一词最早见于《黄帝内经》,如《素问·五常政大论》:"发生之纪……土疏泄,苍气达。"结合《素问·宝命全形论》"土得木而达"之论,"土"只有得到"木"之"疏泄",才有"达"的效果。这是历代医家论述"肝主疏泄"功能的理论源头。金代朱丹溪是迄今所能检索到最早将"疏泄"与肝联系的医家。唐容川认为,"肝属木,木气冲和条达,不致遏郁"(《血证论·脏腑病机论》),指出了肝脏气机升降活动要保持不郁不亢、升降相宜、疏通条达的状态。

肝之气化、气机活动主要是通过调节情志活动影响脾胃的消化吸收、精微物质的输布、血液的贮藏和调节作用、津液的输布代谢,以及男子排精、女子月经和排卵等生殖活动过程体现的。

(五)肾的气化、气机活动

肾藏精主水,为人身阴阳之根本。肾的气机升降运动方式是以潜降、封藏为主,故在《素问·六节藏象论》中有"肾者主水,封藏之本,精之处也"之论。肾所贮藏的精有调节全身之精的作用,诸脏腑阴精充足,受肾脏气机的潜降作用而藏之于肾,所以说肾能"受五脏六腑之精而藏之"(《素问·上古天真论》)。当诸脏腑活动对精气所需量增加时,肾所藏之精又能借助肾阳的蒸化作用而对脏腑之精进行反向调节,从肾中升散于所需的相应部位,所以肾精亏虚亦可导致其他脏腑不足。前人所说的"补脾不若补肾"之说应当源于这一认识。肾中所藏的相火以潜降内藏为顺,以升浮妄动为害。在生理情况下,肾中相火靠肾中阴精的制约。肾阴充足,相火降伏;肾阴亏虚,相火无制则浮亢为病,就会出现失眠健忘、梦遗、五心烦热等症状。所以,肾阴与相火间的升降必须适度,封藏有节制,才能维持肾中阴阳的动态平衡,使机体既能获得肾中相火的温养,又不至于亢而为害。

肾精通过气化而生成肾气,肾气凝聚而为肾精,肾的精气又能化生"肾阴"(又称元阴、真阴、命门之水)和"肾阳"(又称为元阳、真阳、命门之火)。其中,肾阴具有滋润、抑制、凝聚、内敛等功能,肾阳具有温煦、兴奋、生化、推动等功能。肾阴、肾阳之间的和谐有序既是维持肾各项功能的前提,也是影响全身各个脏腑功能活动的重要因素,所以有肾为人一身"阴阳之根,水火之宅,五脏六腑之阳气非此不能发,五脏六腑之阴气非此不能滋,脾胃中州之土非此不能养"(《景岳全书·传忠录·命门余义》)之说。因此可以说肾为全身气化、气机之本源。

人体在生长发育过程中,由于肾的气化、气机作用,肾的精气化生为天癸,促进人体的性器官发育成熟,也促进着人体的生长发育。

肾主水是其主要功能之一,同样依赖着肾的气化、气机活动。在肾的气化、气机作用下,输于下焦的水液经过肾阳的蒸化,将浊中之清重新吸收,向上输布到心、肺,重新发挥滋润作用,浊中之浊在肾气的作用下,经膀胱排出体外。此外,肾之纳气、充耳、司二阴的功能,无一不是肾的气化、气机活动的结果。"聚"则肾气凝聚为肾精,"散"则肾精化为肾气;"升"则肾中精气上充于脑,听觉灵敏,思维敏捷;"降"则能使吸入体内之清气为肾所纳,呼吸有力、通畅、平稳,否则可因肾不纳气而为喘证。肾气充足,升降相宜,二阴方能开合启闭有度。

（六）六腑的气化、气机活动

六腑总的功能是"传化物而不藏"(《素问·五脏别论》)。胆腑贮藏胆汁,各腑则受盛清浊混杂之物,相互之间保持着"虚实"更替、转输通畅的生理联系,达到"以降为顺,以降为和,以通为用"的"传化"功能。六腑的气化、气机活动以"通行下降"为主要方式,如果通降一旦失常,糟粕不能传化,就会有痛、胀、闭、吐的症状出现。但六腑亦有其升的一面,如胃、小肠、大肠、膀胱均可将吸收的浊中之清升转于全身,以供机体利用,使下焦之元气升达全身各处,故有"三焦者,元气之别使也"(《难经·六十六难》)之说。不过,六腑气机活动的方式主要是降,所以目前中医治疗六腑之急症时多以"通降"之法为主要治疗手段。

（七）脏腑表里关系中的气化、气机活动

1.心与小肠的气化、气机联系

心与小肠经脉相互络属,构成表里相合关系。心阳温煦小肠,则其受盛化物、泌别清浊功能得以正常发挥;小肠吸收水谷精微,上输于心、肺,依赖心、肺之阳的温化而生心血。这是心与小

肠之间的气化联系。如果其间的气化、气机活动失常,则会心火亢盛,通过经脉下移于小肠,使小肠泌别清浊功能失常,出现尿少、尿黄、尿痛等;小肠有热,亦可循经上扰于心,使心火亢盛,而出现心烦、失眠、舌红、口舌生疮等。

2.肺与大肠的气化、气机联系

肺与大肠经脉相互络属而成表里相合关系。肺气肃降与大肠的通降传导功能相辅相成,相互为用。肺气清肃下行,气机调畅,津液布散,则可促进大肠传导下行;大肠传导正常,糟粕下行,则有助于肺的肃降和呼吸功能。如果肺失肃降,气不下行,津液不布,可见肠燥便秘、咳逆气喘;肺气虚弱,气虚推动无力,可见大便艰涩难行,即为气虚便秘;肺气虚弱并大肠气虚,固摄失职,可见大便溏泻或失禁;若大肠实热内结,腑气不通,则可影响肺的肃降,在出现便秘的同时可见胸满、咳喘等症。

3.脾与胃的气化、气机联系

脾与胃同居中焦,是气化、气机活动的枢纽。脾为阴土,喜燥恶湿,主运化;胃为阳土,喜润恶燥,主受纳消化。脾与胃虽各有其气化的"聚""散"和气机升降出入运动方式,但二者一阴一阳,燥湿相济,纳运结合。在中焦的气机升降出入运动中,脾主升,胃肠受纳腐熟消化后所吸收的精微物质"上归于脾"而达全身;胃主和降,经过初步消化腐熟的食糜借助其下降之力,转输到小肠以行进一步的精细消化吸收。胃主和降的意义不局限于其本身,主要是影响了整个传化之腑的"虚实"更替和"实而不满"的生理状态。

脾、胃二者的气化、气机活动是升降相宜、互为因果,对立之中保持统一,统一之间又相互制约。二者气化、气机和谐,升降出入有序,维持机体内物质不断地进行着"清阳出上窍,浊阴出下窍,清阳发腠理,浊阴归五脏,清阳实四肢,浊阴归六腑"(《素问·阴阳应象大论》)的代谢过程,成为人体的"后天之本""气血化生之源"。《医门棒喝》认为,脏腑气机的升降出入运动"升则赖脾气之左旋,降则赖胃气之右旋""脾为仓廪之本,故升降之机又在脾气之健运"。因此说,脾胃是整体气机升降出入的枢纽,当然,其他的脏腑表里关系也有其相应的气机运动。

4.肝与胆的气化、气机联系

胆附于肝叶之间,肝与胆经脉相互络属,构成表里相合关系,主要体现在消化和情志活动的密切配合。消化功能方面,在肝胆的气化、气机活动之下,二者同主疏泄,共同发挥着促进脾胃消化的作用。肝一方面通过气化将肝气聚合为胆汁而贮存于胆,另一方面调畅胆腑的气化、气机,促进胆汁向肠道排泄。胆的气化活动是使胆汁排泄通畅,反向促进肝主疏泄作用的发挥。情志方面,肝为将军之官,主谋虑;胆为中正之官,主决断。肝之谋虑需要胆之决断,而决断来自于谋虑。于是在肝胆的气化、气机活动相互配合之下,人思维活跃、遇事果断,故张介宾认为,"胆附于肝,相为表里,肝气虽强,非胆不断,肝胆相济,勇敢乃成"(《类经·藏象类》)。肝胆气化失常,可有肝胆之气虚、气郁、湿热、火旺等病变,表现为胆怯易惊、失眠多梦、气短乏力,或精神抑郁、胸胁胀痛、口苦眩晕、胁痛黄疸,或烦躁易怒等症状。

5.肾与膀胱的气化、气机联系

肾与膀胱有"系"(输尿管)连通,经脉相互络属,构成表里相合关系,生理上表现为主尿液。

肾为水脏,膀胱为水腑,水液经肾的气化作用,浊者下降贮存于膀胱,而膀胱的贮尿和排尿功能又依赖于肾的气化与固摄,如此才能开阖有度。肾与膀胱相互协作,共同主司尿液的生成、贮存和排泄。若肾之阳气不足,气化失常,固摄无权,则膀胱开阖失度,可出现癃闭或尿频、多尿、尿后余沥、遗尿甚至尿失禁等;若膀胱湿热,开阖不利,亦可影响于肾,在出现尿频、尿急、尿黄、尿痛的同时,伴有腰痛等肾损伤的症状。

四、整体气化、气机是各个局部功能的综合作用

(一)各脏腑以不同方式参与整体的气化、气机活动

整体的气化、气机活动是各脏腑综合作用的结果,同时又是维持脏腑间平衡的重要因素,正是脏腑及精微物质的气化、气机之聚散、升降出入运动,构成了整体气化、气机活动的总画面。与此同时,这种由各脏腑组织构成的综合作用在“神”的支配下,又是协调机体各组织之间的关系、保持内环境和谐有序的重要因素。机体各部分既有明确的分工,又有密切的合作,共同维持着生命活动的有序进行。

如肝气的升发,能够制约肺气的清肃下降,反之,肺气之下降能协调制约肝气之升发;心居上焦属火,肾位于下焦属水,心阳要不断下降以温肾脏,肾阴需不断上升,奉养心阴以制心火,心、肾之间的气机升降运动既维持了心、肾之间的相互交通、水火既济的关系,也协调了整体的阴阳平衡。所以,《慎斋遗书·阴阳脏腑》认为,“心肾相交,全凭升降,而心气之降,由肾气之升,肾气之升,又因心气之降”。这就明确指出了心、肾之间气机升降的因果关系。心阳又能下降中焦以温脾胃,脾胃得心阳之温,方能纳运结合。升降相宜,消化正常,气血源源不断地化生,补充心血而养全身;心、肺同居上焦,肺主一身之气,心“主身之血脉”,心、肺之间的气机升降出入有序,才能完成“毛脉合精”以维持全身气血循环和充养作用。肺司呼吸,肾主纳气,肺肾气机升降出入正常,息道通利,呼吸均衡。肝、肾同居下焦,精血互生,肝阳易亢浮动,需赖肾阴滋养潜降。

(二)津液代谢过程中各脏腑的气化、气机活动

脏腑之间的气化、气机活动不但体现于两脏腑之间,更重要的则是多脏腑之间的配合作用,如津液的吸收、敷布及排泄过程就是多个脏腑在气化、气机的聚散、升降出入运动中协调、配合作用的结果。

津液代谢是一个很复杂的过程,其基本方式是“聚合”“离散”和“清升浊降”,是以肺、脾、肾三脏为核心,主要分为三个阶段完成的。

首先,当饮食进入胃中,经胃初步消化为食糜,降于小肠进行精细消化,并大量吸收其中之“清”(包括津液和水谷精微),其中的津液经胃和小肠吸收后上输于脾,于是借助脾气主升之力,将津液“上归于肺”,而浊者则在胃和小肠的下降作用下输于下焦,分别经肾传于膀胱和大肠。由于脾为“仓廪之本”,脾之升为胃及小肠的下降作用创造了条件。同时,胃肠的下降作用又有助于脾的升清。升与降相互影响,完成了以脾为中心的第一次“清升浊降”的气化、气机活动,此即“中

焦如沤"之意。

其次,当津液"上归于肺"之后,经肺的宣发作用布于全身,组织利用后的浊液在肺气的肃降作用下,一部分从口鼻、皮肤排出体外,另一部分则借其肃降之力"下输膀胱"。这是以肺(还有心)为主所进行的第二阶段气化、气机的"清升浊降"活动,也是所谓的"上焦如雾"(《灵枢·营卫生会》)之意。

第三则是将输送至下焦的浊液在肾阳的蒸化作用下,"浊中之清"再由肾脏吸收并上输于心、肺,而后布散于全身供脏腑器官再利用。"浊中之浊"则借助肾的气化作用,降入膀胱而后排出体外。这是以肾为中心所进行的第三阶段津液代谢活动,即所谓"下焦如渎"之意。

此外,心、肝、大肠、三焦等脏腑在这一清升浊降的津液代谢运动中也发挥了各自的重要作用,这就是《素问·经脉别论》所总结的"饮入于胃,游溢精气,上输于脾,脾气散精,上归于肺,通调水道,下输膀胱,水精四布,五精并行"。从这一实例可以看出,人体一切生理活动的完成、一切物质的转化,均是在气化的聚散和气机运动的升降出入过程中完成的。同时,各脏腑间又是在气化、气机活动中保持着和谐、有序的关系,如果气化、气机活动失序,机体的和谐动态便立即遭到破坏而发病。

在津液代谢过程中,气化的"聚""散"运动状态具有至关重要的作用。生理情况下,肺、脾、肾、三焦气化之"散","散"对津液发挥着双向调节作用。"散"可以使津液以无形之"气"的状态在人体表里内外输布,以发挥其濡润作用,此即所谓"上焦开发,宣五谷味,熏肤、充身、泽毛,若雾露之溉,是谓气"(《灵枢·决气》)之意;又使代谢之后的水液在各脏腑的气化作用下,分别"聚"合为"五液"(泪、汗、涎、涕、唾)及尿液,或滋润孔窍,或排出体外,以维持机体水液代谢平衡。若气化之"散"的作用不足,或者"聚"的作用太过,就会使津液凝聚为痰、饮、水、湿等病理产物。可见,这些病理产物的形成与气化、气机失调关系十分密切。

五、阳气是脏腑气化、气机活动的动力源泉

"阳气者,若天与日,失其所则折寿而不彰,故天运当以日光明。是故阳因而上,卫外者也"(《素问·生气通天论》)。此处原文运用类比思维的方法,以自然界的万事万物与太阳的关系为喻,深刻地论证了阳气与生命的关系,肯定了阳气是决定生命寿夭的重要因素,强调了阳气在人体健康中所发挥的重要作用。首先,从阳气是生命的动力,阳气具有卫外御邪的能力,阳气能产生热量、温煦机体、保持机体一切功能所需温度等方面,明确指出阳气对人体生理的重要作用;其次,从阳气具有运动的特性,运动的趋向是向外、向上,人体阳气像太阳一样具有一定的节律特征等方面,揭示了人体阳气在机体健康活动中所具有的生理特性。

无论人体阳气在生理功能还是生理特性方面出现了异常,都会影响机体的健康状态而发生疾病,这就是《黄帝内经》所确立的"阳气与健康"关系的基本立场和思维方法。阳气是生命的动力,"阳气者,若天与日",太阳是天地间一切生命体存在的前提和基础,没有太阳就没有生命,这是亘古不变的法则。那么,如太阳般的人体阳气也必然对于人的生命活动具有同样重要的作用和意义,阳气也必然成为生命运动的基本动力。阳气充足,则生命充满活力;阳气虚弱,则生命活

力减退;阳气衰退,则生命趋于衰老。这就是原文"失其所,则折寿而不彰"结论的由来。所以说,阳气的盛衰是决定人生命寿夭的主要因素,可以从阳气对人体的综合作用得以体现。

（一）阳气促进人体的生长发育

阳气促进人体的生长发育,是肾的精气在肾阳的作用下化生"天癸"后实现的,故有女子和男子七、八岁,"肾气盛,齿更发长";二七、二八,"天癸至,阴阳和,故能有子";五七、五八,"肾气衰,发堕齿槁";七七、八八,"肾气衰,天癸竭,齿发去",步入衰老期(《素问·上古天真论》)的生长发育过程。

（二）阳气促进脏腑功能活动的实现

心之主血脉、藏神,肺之主气、司呼吸、宣发肃降、通调水道、助心行血,脾之主运化、主统血、主升清,肝之疏泄气机、藏血,肾之主藏精、主水、主纳气等,无不依赖阳气的温煦、推动、气化活动而得以实现。

（三）阳气促进精、气、血、津液的化生、输布与代谢

"人之血气精神者,所以奉生而周于性命者也"(《灵枢·本脏》);"人之所有者,血与气耳"(《素问·调经论》)。原文指出,精、气、血、津液是人体赖以生存的基本物质,然而这些物质都是在各个脏腑阳气的推动作用下相互配合,共同完成其化生、输布代谢的。仅就其输布过程而言,阳气的推动作用在其中的重要意义更能体现,如血、津液就是凭借着阳气的推动保持其相应的运行,血液才能够沿着脉道流行不止,环周不休,津液才能在全身表里上下得以布散。如若阳气虚弱,推动无力,脉中之血就会运行迟滞或瘀阻,津液不能输布而化为痰湿、水肿等病证。这也就是张仲景提出"病痰饮者,当以温药和之"(《金匮要略·痰饮咳嗽病脉证治》)用瓜蒌薤白白酒汤、瓜蒌薤白半夏汤、枳实薤白桂枝汤、人参汤、薏苡附子散、九痛丸等方药治疗"上焦阳虚"所致的"胸痹心痛短气"诸证(《金匮要略·胸痹心痛短气病脉证治》)的理论依据。

（四）阳气促进人体气化、气机活动

人体之气是不断运动着的具有很强活力的精微物质。它流行于全身各脏腑、经络等组织器官,无处不到,时刻推动和激发着人体的各种生理活动。人体之气的运动,称作气机。气机即是指气在人体脏腑组织器官中的运动状态。"机",本意是指古代弩上发箭的装置,引申义是指事物的关键。此处以"机"命"气"的意义是突出人体之气存在的关键在于"运动",气不"运动"就失去了存在的意义。

气的运动形式多种多样,《黄帝内经》将其概括为"聚、散"和"升、降、出、入"。其中,聚与散、升与降、出与入对立统一,相辅相成。人体的脏腑、经络等组织器官都是气聚散、升降、出入的场所。在阳气的温煦、推动作用下,气化活动维持着聚散、升降、出入运动状态。这是人体生命活动的根本,不仅推动和激发了人体的各种生理活动,而且只有在脏腑、经络等组织器官的生理活动

中才能得到具体的体现。例如,肺的呼吸功能,呼气是出,吸气为入;宣发是升,肃降是降。脾胃主消化,脾主升清,以升为健;胃主降浊,以降为和。肝气之升,肺气之降,共同维系着人的整体气机升降。心阳下温于肾,肾水上济于心,共同维持着心肾相交、水火既济的关系。脏腑之间的气机升降促进了精、气、血、津液的输布代谢和能量的转化,维持着机体功能活动的正常进行。通常将气的升降出入协调正常称为气机调畅,异常时称为气机失调或气机不利。气机失调又有多种表现形式,如某些原因引起气的运动受到阻碍称作气机不畅,局部发生阻滞不通时称作气机阻滞,上升太过或下降不及时称作气机逆乱等。对气机失调的临床辨证论治还应结合具体的脏腑、经络、气血等做出诊断,如肺失宣降、肝气横逆、经脉阻滞、气血逆乱等。

所谓气化,是通过气的运动所产生的各种变化。广义的气化指人体内气机的升降出入运行变化,如脏腑的功能作用,气血的输布流注,脏腑之气的升降、开阖等,都有气化的含义。狭义的气化指三焦之气的流行宣化、输布水液功能,如三焦对水液的调节称为三焦气化,肾与膀胱生成尿液、排尿的功能称为肾的气化、膀胱的气化。人体的气化活动也是在阳气的推动作用下完成的。

(五)肢体运动

"阳气者,精则养神,柔则养筋"(《素问·生气通天论》),指出阳气具有养筋肉而使其柔韧的作用,有利于筋肉、骨节的灵活运动。阳气虚弱,温煦、推动乏力,则会有骨节、筋肉拘急挛缩之症,此即所谓的"诸寒收引"(《素问·至真要大论》)"寒则气收"(《素问·举痛论》)之意。这些观点都是可用以指导养生以及临床对疾病的分析、判断和治疗的。

既然阳气是人体生命的动力,是影响生命寿夭的重要因素,那么作为生命活动存在基本方式的气化、气机而言,与脏腑、经络、精、气、血、津液一样,毫无例外地需要依赖阳气对其的温煦和推动,才能确保其旺盛、有序、协调进行。因此,每当人体阳气呈病理性亢奋时,脏腑的气化、气机活动必然亢进,出现诸如发热、呼吸急促、烦躁不宁、面赤、舌红、苔黄燥、口干渴而思饮、尿少色黄、大便干燥、脉数等,《黄帝内经》就以"阳胜则热"病机予以概括。如若人体阳气呈病理性减退时,脏腑的气化、气机活动就会衰弱,出现诸如怕冷畏寒、肌肤手足不温、精神萎靡不振、嗜睡、面色淡白、舌淡、苔白而润、口不渴、小便清长、大便稀溏、脉沉细而无力等。

综上所述,气化蕴含着气机,气机是气化活动的方式,脏腑器官是气化、气机活动的处所,脏腑阳气是气化、气机的动力源泉,而气化、气机活动的存在则是以人体以脏腑为核心发生的所有功能来体现的。所以,决不能离开脏腑、经络、精、气、血、津液功能而孤立地讨论气化、气机。

六、气化、气机失常是疾病发生的重要病机

"百病皆生于气也,怒则气上,喜则气缓,悲则气消,恐则气下,寒则气收,炅则气泄,惊则气乱,劳则气耗,思则气结"(《素问·举痛论》)。这里的"气"并不是直接病因,是包括气化、气机障碍在内的病机,指出了不论是情绪的刺激,还是气候的影响,或是诸如劳倦内伤等原因,都能引起气化、气机紊乱而发病。仔细推敲临床病证,无不与此有关,归纳起来,主要有以下三个方面。

（一）气化、气机无力——气虚

人体生长发育,各脏腑、经络的生理活动,血的循环,津液的输布,都要靠气化、气机的激发和推动。如果久病不愈、年老体衰,或其他原因伤耗于气,都会发生种种气化、气机乏力所致的病证,临床常称之为气虚证,会有脏腑功能衰减的种种症状。就全身而言,患者有头晕目眩、少气懒言、疲倦无力、自汗、舌淡、脉弱等。"劳则气耗",故上述问题遇劳加重,这是气化、气机活动无力时所反映出来的临床特点,是辨证时的定性要点。但各脏腑有其各自的气化、气机活动方式,所以某脏气化、气机活动无力,还有该脏特有症状出现,如在心则有心悸、怔忡、心慌等,在肺则有咳嗽、气喘、咳痰等,在脾则有腹胀、腹痛、腹泻、出血等,在肝则有头晕、头痛、目眩、胁肋胀闷不适等,在肾则有腰膝酸软、头晕耳鸣、遗滑早泄、小便频数等。这是脏腑病证辨证的定位要点。

常见的脏腑气化、气机运动无力病机有心气虚、肺气虚、脾胃气虚、脾不统血、肾气不固、肾不纳气等类型。如若肺、脾、肾三脏阳虚或气虚时,气化无力,就会使津液凝聚而形成水、湿、痰、饮等病理产物,进而发生与此相关的病证。

（二）气化、气机阻滞——气滞

滞,不通畅状态之谓。气滞,是指人体某一部位或某一脏腑的气机升降运动障碍所出现的病理状态。引起气机升降运动阻滞的原因很多,如饮食、外感、劳倦、外伤、痰饮、瘀血等,尤其是精神情志所伤是其最主要的原因。气滞的共有特征是在气机阻滞的部位有明显的胀、痛、闷的感觉,病证的起伏变化常与患者的情绪好坏有直接的关系。气滞的病位不同,还会出现不同的症状,以资医生作为定位辨证的要点。

1.肺气塞滞

肺脏气机阻滞以外感邪气及痰饮所致为主要原因。气机郁滞于肺,肺失宣降之职,故以胸部满闷不舒、咳嗽气短等为辨证要点。

2.心气郁滞

此病机多为素体痰湿偏盛,或者七情怫郁,阻碍气化、气机而致痰浊凝聚于心,致使心气、心阳郁滞不通而成,常有胸痹心痛、胸闷不舒,甚者胸痛彻背,故张仲景予以瓜蒌薤白半夏汤、瓜蒌薤白白酒汤或瓜蒌薤白桂枝汤来行气解郁、通阳散结,以奏祛痰宽胸之功。

3.脾胃气滞

脾胃气滞又称中焦气机不畅,多由痰湿之邪或饮食不节所致,导致脾胃的清升浊降活动不能顺利进行,所以患者常有脘腹痞闷胀痛、呕恶厌食、肢体困重、腹胀得矢气后减轻等特有症状。

4.肝气郁滞

肝气郁滞由精神刺激、情志抑郁或其他脏腑病证长期不愈,影响了肝的疏泄功能而致。本证以气郁、气滞等气机失调为病理特点,常因部位不同而见不同的临床表现。主要临床表现有情志抑郁、急躁易怒、喜太息、胸胁少腹胀闷或窜痛;或自觉咽中有物吐之不出、咽之不下,俗称"梅核气";或颈部瘿瘤,腹部癥瘕;妇女可见乳房作胀结块,月经失调,痛经,闭经,脉弦。

5.膀胱气滞

膀胱气滞多为湿热或瘀血邪气阻遏膀胱气化功能所致,故有排尿不易,出现尿急、尿频、尿痛;或因瘀血败精阻碍,或因精神因素,导致膀胱气机郁滞,气化不行,而见少腹拘急胀痛、排尿不利,但无明显尿痛症状。

6.大肠气滞

大肠气滞可因湿热之邪所伤,或腹部手术不彻底,或情志怫郁所致,引起大肠气机不畅,通降排泄受阻,不能行其传导之职。患者除有腹部游走性胀痛外,还伴有排便不爽,或便秘数日不行,或大便不成形,排出不利,得矢气后腹胀症状有所缓解等特点。

(三)气化、气机逆乱——气逆、气陷、气脱

1.气逆

气逆是气机运动"升"的力量太过的病机,主要发生在肺、胃、肝、肾诸脏腑。

2.气陷

气陷常在气虚升降出入无力的基础上进一步发展而成,是气机上升运动无力,反陷于下之故。气陷以脾病为主,其他脏腑也可发生,但多同时兼见脾虚的表现。

3.气脱

气脱是气虚的一种特殊情况,是病情的危重阶段,多为久病机体极度衰竭或暴病(如失血、剧痛、伤津失液)之后元气衰败、宗气大泄所致。患者表现为四肢厥冷、大汗淋漓、气短微弱、神情淡漠或意识不清、脉微欲绝,或伴有二便失禁等。气脱证主要发于心、肾二脏。

七、调理气化、气机是临床治疗的重要法则

所谓调理气机,就是通过调整气机的运动使其恢复到相对的协调状态,以达到除疾却病"以平为期"的目的。调理气机的方法归纳起来有三类。

(一)补益

补益类治法主要针对气化、气机无力的病证,根据其程度和表现的方式不同而采用不同的方法,具体如下。

1.益气法

益气法即"虚则补之",也称补气。凡气虚不充、升降运动无力之证,均可采用此法。此法主要用于心、肺、脾、肾等脏,方药如四君子汤、补中益气汤、保元汤等加味。

2.升提法

升提法即"下陷者举之"法,适用于气虚较甚、无力升举反陷下之证。心肺气陷者,张锡纯称

为"大气下陷",可用升陷汤治疗。脾气无力主升而下陷者,称为中气下陷,可用补中益气汤治疗,重用黄芪益气,用升麻、柴胡升举中气,或用理中升陷汤(《医学衷中参西录》)。大肠气陷和胞宫气陷也可选用此法。

3.纳气法

本法主要针对肾气虚衰、潜降下纳之力不足,轻者仅有呼多吸少、气不接续的表现,重者虚阳上越、欲有外脱之象时非用此法不可。轻者可用金水肾气丸(地黄、茯苓、山药、山茱萸、牡丹皮、泽泻、桂枝、牛膝、车前子、附子),重者可用黑锡丹(黑锡、硫黄、川楝子、胡芦巴、木香、附子、肉豆蔻、补骨脂、沉香、小茴香、阳起石、肉桂)以镇纳浮阳。

4.固脱法

固脱法用于气虚已极,非但不能进行正常的升降出入运动,而且气有暴脱之象,此时宜峻补其气,同时加入一些收敛欲散之气的药物,如乌梅、山萸肉、龙骨、牡蛎、磁石等。

由于上述四种方法运用的共同基础是气虚而致升降运动失调,因此其共同选方原则是"虚则补之",然后根据不同情况调整治法。

(二)疏导

气机升降运动因某种原因而不能顺利进行时,在去除诱因的基础上,还需给予疏导,使其顺利进行升降出入运动。按气机障碍的程度常用以下几种方法。

1.行气法

行气法又称理气、利气、疏气、解郁等,适用于气滞、气郁之证。凡肝气郁结、痰食郁滞胃脘、大肠气滞、胸中气机不宣,甚至气滞血瘀、气郁水停者,都必须以行气之法疏导之。其方剂种类甚多,如柴胡疏肝散、越鞠丸、木香顺气丸、槟榔四消丸等。

2.破气法

破气法适用于气机郁滞之重证。凡胸腹痛甚、食滞不化、癥瘕积聚等,均可用破气之法。例如,青皮、枳实就是破气良药。

3.宣气法

宣气法仅指肺气塞滞时所采用的宣通肺气之法。当寒邪犯肺,气机失宣,出现胸部憋闷、咳嗽气逆时,就要采用麻黄、杏仁、桔梗、白前等宣通肺之气机的药物。

(三)矫正

矫正气化、气机主要是针对气机升降逆乱所致病证的一类治疗方法。

1.降气法

降气法适用于气机上升运动太过、下陷之力不及者,因运用此法可使上逆之气得以下行而平顺,故又称之为平气法、顺气法。此法主要用于肝气上逆(如肝火上炎、肝阳上亢、肝风内动之证)、胃气上逆,以及肝胃之气上逆所致的奔豚气、痰浊上涌引起的肺气上逆证等。常用方剂如下。

(1)在胃：气逆于胃，症见恶心、呕吐、呃逆、嗳气等，临证可据证候之寒、热、虚、实，分别选用苏子降气汤、旋覆代赭汤、丁香柿蒂汤、橘皮竹茹散等方，以和胃降逆。

(2)在肝：气逆于肝，症见头晕、头痛、目眩、耳鸣，甚则突然昏倒、不省人事，临证可选用天麻钩藤饮、镇肝熄风汤等。

(3)在肺：气逆于肺，症见咳嗽、气喘、胸闷、气憋等，临床治疗时，在辨别外感或内伤的前提下，针对证候的寒、热、虚、实予以施治，可用桔梗玄参汤(桔梗、玄参、杏仁、陈皮、半夏、茯苓、甘草、生姜)、五味石膏汤(五味子、石膏、杏仁、半夏、茯苓、桔梗、生姜)等。

2.镇逆法

镇逆法的适应证较降气法的适应证为重，来势凶险而猛烈，如因肝气升发太过，血随气涌之吐血、晕厥证等，则必须选用此法，方如镇肝熄风汤，方中必须用珍珠母、磁石等重镇之药。此外，因肾气虚损之极时所采用的纳气法，其重证选用的黑锡丹，也属此类治法。但纳气法属虚，此乃实证，性质有别。

3.收敛法

收敛法适用于气化、气机升散太过，潜降内敛不及的喘促、汗出过多之症，主要是收敛肺肾之气，方如牡蛎散(《和剂局方》)、玉屏风散等。

上述方法是调理气机的常用方法，广泛地运用于临床各科，临证时应辨清气机失调的具体情况属于何种类型，然后灵活运用，随证加减。

八、扶助阳气是调理气化、气机的重要途径

阳气失常是导致脏腑气化、气机异常的主要病机，所以扶助阳气就成为治疗气化、气机失调的重要方法。人体的阳气一旦失常，机体健康状态就会遭到破坏而发生疾病。所谓扶助阳气，即是使阳气从病理状态恢复到和谐有序状态的干预方法。仅就机体的阳气失常的病机而言，主要表现为阳气偏盛(常以热、动、燥为其临床表现特点，"动"又有动风、动血之分)，阳气偏衰(又分阳虚则寒、虚阳外越、虚阳上浮、戴阳、虚阳下陷等)，阳气亡失，阳气郁阻(有外感之寒、湿邪气，内伤七情之气郁，以及病理产物之瘀血、痰浊、食积、结石等原因所致郁阻)等病机，调理阳气失常的方法要视具体情况而定。由于阳气是人体脏腑及经络气化、气机的动力源泉，因此上述病机一旦发生，就会引起全身性功能障碍。既然如此，那么扶助阳气，使其恢复到正常状态，就是此类病机所致病证最有效的干预措施。针对阴阳失调病机而设的治疗原则不外有"损其有余"和"益其不足"两端。

（一）损其有余

这一治则指导下的具体治法有"热者寒之"和"火郁发之"。

1.热者寒之

这一治则的适应病机为"阳气偏盛"。该病机可发生于各个脏腑。治疗此类病机所致的实热证，除了清热泻火之外，还要针对其伤阴、动风、动血之具体病机，分别配伍养阴生津、息风止痉、

凉血止血药物治疗。

2.郁而发之

这一治则适用于"阳气郁阻"病机所致的病证。张介宾对"火郁发之"之法有独到见解,认为"发,发越也。凡火郁之病,为阳为热之属也。其脏应心主、小肠、三焦,其主在脉络,其伤在阴分。凡火所居,其有结聚敛伏者,不宜蔽遏,故当因其势而解之、散之、升之、扬之,如开其窗,如揭其被,皆谓之发,非独止于汗也"(《类经·运气类》)。所以,对"阳气郁滞"(阳郁)者,要遵循"阳气当隔,隔者当泻"(《素问·生气通天论》)的治疗思路,针对具体病证分别采用不同的具体方法。若为外感寒、湿邪气所致阳气郁而化热,致使热邪伏于体内者,则要予以发表散热治疗,如桑菊饮、银翘散等;如热郁气分,出现身热不恶寒、心烦口渴、舌苔黄等,但卫分又闭而无汗,必须用辛凉透达药,使患者微汗,可用麻杏石甘汤,使气分热邪向外透散,以奏"体若燔炭,汗出而散"(《素问·生气通天论》)之效;如心火上炎,口糜舌烂,心移热于小肠,小便色赤而淋沥疼痛,则需泻心和小肠之火,用导赤散导火下泄;若为痰湿阻滞所致的阳郁生热之证,则要清热化痰祛湿治之;若为瘀血而致阳郁者,应当在活血化瘀、疏通阳郁的同时予以清热;此外,如结石、寄生虫、药邪等,皆可导致"阳郁"病机,治疗时要消除致郁的原因,分别采取不同的治法,以达"郁而发之"的效果。

阳气郁阻是外邪或病理产物积聚,导致阳气郁滞不畅的病机,也应当"损其有余"。所谓外邪或病理产物导致的阳郁,是指因机体感受寒湿邪气,或脏腑经络的功能失调,致使病理产物(如血瘀、痰饮水湿、结石等)在体内停聚,阻滞了阳气的运行而致郁的病理状态。

(1)外感寒湿,郁阻阳气。寒湿之邪为阴邪,人体感之则极易遏伤阳气。寒凝湿,湿裹寒,伤阳越深,病势越重;加之湿寒之性黏滞,病伏愈慢,湿寒停滞,外邪又至,病见湿寒阴病。湿寒之邪多直中中焦脾胃,引起清阳不升、浊阴不降,造成上焦病变,症见头部昏蒙、咽郁塞堵、颈强肩硬、咳嗽痰多、呕逆食少、胸闷气短。湿寒之邪直伤中焦,引起脾胃阳气受损,水谷不化,则腹胀呕逆、食少纳差、肠鸣泄泻,甚至水入则吐或下利清谷,造成急、慢性胃肠损害的中焦病变。湿寒传至下焦,则见肝脾阳虚阴盛,脾阳被肝所克,肝脾阳气并虚,阴邪郁阻,腹胀水臌、消瘦乏力、肢寒身冷的肝脾阳虚,肝郁湿寒,产生肝脾性腹胀肿满。寒湿伤及肾阳,阳虚不能化阴利水,形成水肿、身重、尿少、身冷等肾阳虚的病证。此外,湿寒之邪与风邪相伍而成湿痹。湿寒之邪与暑湿阴邪相兼为病,可成呕逆泄泻等胃肠病变。临证时常见以下几种类型。

1)湿寒滞头:出现头晕目眩、视物旋转、恶心呕吐等,可用《金匮要略》之苓桂术甘汤、泽泻汤以利湿降浊,温运阳气。

2)湿寒滞心:此为湿寒滞心,抑阳不能化阴,痰饮郁阻,造成心脉痹阻不通,导致胸痹心痛发作,常表现为心前区憋闷疼痛,甚则剧烈绞痛,发作欲死;动则气短心慌,休息减轻,叹息少舒,手足冷凉。此为寒湿遏伤心阳,多为素有痰饮,而致胸阳不展,加之寒湿邪气入侵,寒凝气滞,致血行不畅。本病阳虚为本,寒凝痰阻、气滞血瘀为标;治宜温阳化湿,祛痰活血;方用冠心汤(制附子30g,桂枝20g,茯苓30g,白术15g,焦山楂15g,瓜蒌30g,薤白15g,干姜15g,炒桃仁12g,皂角刺16g,丹参20g,甘草15g,水蛭5g)。

3)湿寒滞肺:常表现为每犯则咳嗽喘逆,气短气急,咳泡沫状稀白痰,口干不欲饮,无热象,舌苔白滑,质暗淡,脉浮滑。凡因胸阳不足而留饮在肺的人,一遇外寒则犯咳喘,为湿寒伏饮在肺,因肃降失司、升降不利所致。感冒本为外寒,而今人多贪冷饮、凉食,医者不辨寒热,仍以大量液体输入,伤阳滞饮,增变病情。此类证型多见于西医所说的气管炎、肺气肿等,以小青龙汤主之。

(2)阳随血瘀(瘀血内郁潮热证)。阳随血瘀是指因血行瘀阻而致阳气郁遏的病理状态。无论何种因素引起的久病血瘀,皆可阻滞阳气的运行而致阳郁。此证多因体内素有瘀血,或跌打损伤,或血热妄行,血滞成瘀,瘀血化热。临床有午后或夜间发热,口干咽干,漱水不欲咽,腹中积块,或身有痛处,甚则肌肤甲错、两目黯黑,舌见瘀斑或青紫、脉细涩等。临证中常见到的血瘀伴随发热者多属此。此时不能见发热就一味地退热、清热,活血祛瘀是为治本,瘀血去除,其热自然随之消退。对于此类的阳郁之证,应当遵循"扶阳不在温,而在行血消瘀"的思路以治之,可用王清任的血府逐瘀汤。

(3)阳随津液停聚而致阳郁。人体津液的输布代谢是在阳气的温煦和推动之下完成的。人体津液和气血一样,也具有"喜温而恶寒,寒则涩不能流,温则消而去之"(《素问·调经论》)的特性,在阳气的温煦和推动作用之下,完成其输布代谢。但是,如若某种原因导致津液代谢失常而发生痰饮、水湿等病理产物积聚内停时,容易遏阻阳气的运行,致使阳气郁滞,而成为"痰阻阳郁"之证。临证常见久病低热,胸闷痞满,咳嗽气喘,气憋咳痰,反复发作,天气寒冷时容易发病,痰液清稀,或咽喉梗塞不利,或胸闷胸痛,或有肿块,舌淡苔白滑或苔白腻,脉象弦滑,可用扶阳化痰之法治疗。

水湿与痰浊一样,也是人体津液失常所化。痰浊质地稠厚,流动性小,往往病位局限;水湿质地清稀,流动性大,病位广泛,往往波及全身。临证多表现为胸腹灼热,全身畏寒,手足逆冷而唯独胸腹灼热如火燎,口燥,咽痛,鼻塞不利,呼吸闭塞,气短,四肢厥冷,口唇发紫,项背强痛,饮食不香,舌质正常,苔厚略腻,脉沉滑;或者全身困重不适,形体肥胖笨拙,甚或浮肿胀满,或为久泻不愈,病情反复,或为便溏不爽,或为"阴黄",或为带下量多,手足逆冷等,但胸腹灼热,舌体胖嫩有齿痕,舌苔白滑或白腻,脉象弦滑。此为水饮或寒湿留伏经隧,阻遏阳气外达之故;治宜祛寒化饮、温通阳气,可用阳和汤治之。对于此类病证的治疗,可以遵循"通阳不在温,而在利小便"的思路,推而广之为"扶阳不在温,而在化痰、祛湿、化浊、利水之治"。

"阳郁"之证是人体阳气被病邪郁滞而不能发挥其相应功能所致,虽有热的临床表现,但不出现实热证的特征;而"火郁"之证则是外感邪气所化之火,或者内伤(如七情怫郁、饮食积聚等郁)而化火,皆为"邪火"、实火,所致之证皆为实证,热象突出。治疗时,前者要在去除病因的同时兼以"扶阳",用药温热;后者则要遵照"火郁发之"之法,予以解郁、疏利、宣泄、升散,以奏开散郁结、宣通其滞、调畅气血、通达营卫之功,使郁滞之"邪火"消散。

(二)益其不足

益其不足的治疗原则主要适用于阳气偏衰,或者阳气受到遏制而不能充分发挥其生理功能的病机。此处仅就阳虚类病机之阳虚则寒、阳虚所致"阴火"、戴阳、格阳、虚阳外越、虚阳上浮、虚阳下陷、阳虚脱失几种病理状态进行介绍。

1.阳虚则寒

阳虚则寒是指阳气虚弱,产热减少,功能减退所致的病理状态。由此所致之证为虚寒证。临证时要把握以下几点:①以阳气虚弱,寒从中生,脏腑功能衰退为主要病机;②以精神不振,畏寒肢冷,肌肤不温,疼痛喜温喜按,便溏尿清,痰涎稀薄,口淡不渴,面白舌淡,脉象虚弱等为临床表现。此即所谓"阳不胜其阴,则五脏气争,九窍不通"(《素问·生气通天论》),可用"阴病治阳"(《素问·阴阳应象大论》)即温阳散寒法治之。如若此时误以为"阴胜则寒"之实寒证,而用辛热之品治之,就可能出现"有病寒者,热之而寒"之虞,此时当按"热之而寒者,取之阳"(《素问·至真要大论》)之法处理,所以王冰以"益火之源,以消阴翳"注之,以彰显这一治法的深刻内涵。这应当是"扶阳抑阴"治法的早先表述。

"阳虚则寒"为阳气不足之常例,若遇阳虚体质之人患病,其阳气虚弱之时反而会有"虚阳外越""虚阳上浮""虚阳下陷"乃至"戴阳"等"阴火"所致之假热证。

2.阳虚所致"阴火"

如若以阳虚病机为主而机体的阴阳双方力量悬殊,就会出现阳不入阴,或者阴盛格阳之阴阳格拒的病理状态。以郑钦安为代表的"火神派"将此病机称为"阴火",由此所致的证候称为真寒假热证,临证时要运用"扶阳抑阴"法治之。此处的"阴火",既不同于李杲之劳倦太过,损伤脾气,脾不运化,水谷之气郁积而致的"阴火";也不同于朱震亨之阴虚阴不制阳,阴虚火旺之"阴火"。

3.戴阳

阳气因下焦虚寒而浮越于上,出现下真寒而上假热的证候,称为"戴阳"。戴阳临床表现为手足厥冷、里寒外热、脉微欲绝等,《伤寒论·辨厥阴病脉证并治》指重病后期出现面红颧赤的征象。戴阳常兼见下利清谷、手足厥冷、里寒外热、脉微欲绝等,多由命门火衰、虚阳上浮所致,治宜回阳通脉,如通脉四逆汤等。但凡患者见气短、呼吸迫促、倦怠懒言、勉强说话即感上气不接下气、头晕、心悸、足冷、小便清、大便稀溏、舌胖嫩、苔黑而润,这些都是真寒的表现;但见面色浮红、口鼻有时出血、口燥齿浮、脉浮大且按之空虚无力,是为假热之证。

临床上当用"热因热用"的反治法来治疗真寒假热证。针对疾病的本质,用热性的药物治其真寒,真寒一去,阴阳格拒消除,假热症状也随之消失。

4.格阳

戴阳和格阳都属真寒假热的病理变化。格阳是内真寒而外假热,戴阳是下虚寒而上假热。例如,张仲景所论之"下利,脉沉而迟,其人面少赤,身有微热,下利清谷者,必郁冒汗出而解,病人必微厥。所以然者,其面戴阳,下虚故也"(《伤寒论》366条)即为戴阳;而"下利清谷,里寒外热,汗出而厥者,通脉四逆汤主之"(《伤寒论》370条),以及"既吐且利,小便复利而大汗出,下利清谷,内寒外热,脉微欲绝者,四逆汤主之"(《伤寒论》389条)则为"格阳"。实际上,病情发展到这种严重阶段,两者常可互见,不能截然分开。

5. 虚阳外越

素体阳虚,加之患病之后又损其阳,致使虚阳不得内敛而外越,由此所致的证候即为虚阳外越之假热证。例如,多汗(自汗或盗汗)、全身时觉烘热、皮肤潮红,但又有精神疲惫、口不渴,或渴而不多饮,或喜热饮,久治不愈的皮肉疮疡(创面潮红、苍白或凹陷,但疼痛不甚)以及顽固难治的皮肤病(如白疕、鱼鳞癣)等,只要伴有畏寒肢冷、脉象沉而无力等阳虚之象,此皆阳虚而致"阴火"外越之证。

6. 虚阳上浮

面白唇赤、两颧潮红、反复发作的口舌糜烂、齿龈疼痛微肿,或头晕头痛、耳鸣、耳聋、幻听伴有面部烘热,或心悸怔忡、心烦不眠,或久治不愈、反复发作的咽喉疼痛不适,以及口干涩、咽干微痛、不欲饮水,或干咳气喘、反复发作等,只要伴有畏寒肢冷、肌肤不温、脉象沉而无力等阳虚不温之象,此皆"阴火"上浮于头面、上焦之证。

7. 虚阳下陷（又称阴火下流）

下肢反复溃疡、湿痒,或久治不愈的大便干结难解,或下肢坏疽久治不愈,或小便不利、尿道灼热等,只要伴有畏寒肢冷、肌肤不温、脉象沉迟无力等阳虚之象,此皆"阴火"陷于下焦之证。

无论是虚阳上浮、虚阳外越,还是虚阳下陷,甚或阴盛格阳、戴阳等病机所致之证,都应当遵循《黄帝内经》"热因热用"之反治法予以处理。在辨证施治的基础上,必须要以"扶阳抑阴"之法治之。选用附子、干姜、肉桂、人参等扶助阳气之品,同时要加入乌梅、山萸肉、五味子等药物,以收敛浮越之阳,还应当伍以磁石、生龙骨、生牡蛎等潜镇之品,以使得到助益之阳气能够收敛并归藏于下焦命门。对于下陷之虚衰阳气,在扶助的基础之上,应当伍以升麻、葛根、柴胡、黄芪等升提举陷之品。

8. 阳虚脱失

阳虚脱失是指年迈体衰,或过度劳累,或久病阳虚,以至于虚衰之阳不能敛藏而突然脱失的病机,由此形成的证候即为亡阳证。此证多发生于年迈体衰之人,或者过度劳累者及久病不愈者。证候发生之前常有畏寒肢冷、肌肤不温、精神疲惫不振等阳虚之象,突然冷汗淋漓、肌肤不温、手足逆冷、心慌气短、呼吸急促、面色苍白、意识模糊不清或昏迷,或伴有二便失禁、脉微欲绝等,此时应急用参附汤以回阳救逆。

综上所述,中医气化学说是中医理论的重要内容。气机的升降出入是人体气化活动的基本形式并蕴含于气化之中,是生命存在的基本方式,维系着脏腑经络的独特生理功能。各脏腑、经络的功能活动主要取决于各自气化、气机活动的不同状态,整体气化、气机活动是脏腑经络各自气化、气机活动的综合效应。所以,气化、气机活动又能协调全身各个局部之间的平衡。阳气是人体气化、气机活动的动力源泉,如果阳气失常,有序的气化、气机失衡,即是疾病发生的主要机制。扶助阳气,调理气化、气机就成为临床治疗此类病证的基本思路。认真研讨机体在不同状态下的气化、气机的活动规律,对进一步认知脏腑理论、指导临床实践、提高疗效都有重要意义[9-12]。(张登本供稿)

参考文献

[1]张登本,孙理军,李翠娟.论阴阳理论在《黄帝内经》建构中的作用及其意义[J].河南中医,2006(7):1-6.

[2]张登本.《黄帝内经》赋予阴阳理论新的生命力[N].中国中医药报,2019-11-07.

[3]张登本.《内经》重阳思想及阴阳的严格规定性[N].中国中医药报,2019-12-04.

[4]张登本.五行概念源于一年分为五季[J].中医药通报,2018,17(4):5-6.

[5]张登本,孙理军,李翠娟.论五行理论在《黄帝内经》建构中的作用及其意义[J].河南中医学院学报,2007(1):13-18.

[6]张登本,孙理军,李翠娟.精气学说在《黄帝内经》理论建构中的作用及其意义[J].中医药学刊,2006(5):784-786.

[7]张登本.中医学基础[M].北京:中国中医药出版社,2002.

[8]张登本.《春秋繁露》与《黄帝内经》理论的构建[J].山西中医学院学报,2012,13(5):6-21.

[9]张登本.难经通解[M].西安:三秦出版社,2000.

[10]张登本,武长春.《内经》辞典[M].北京:人民卫生出版社,1990.

[11]张登本.《黄帝内经》话养生[M].北京:新世界出版社,2008.

[12]张登本.《黄帝内经》二十论[M].北京:中国中医药出版社,2017.

第五章

伤寒学说的传承与创新

唐代孙思邈、王焘收录整理《伤寒论》以后，伤寒学说在三秦大地上得到了广泛应用和传承发展。近现代长安涌现了诸如黄竹斋、麻瑞亭、米伯让、成友仁、杜雨茂、吴禹鼎等著名伤寒学者，他们的学生杨震、米烈汉、乔宝璋、杨培君、曾福海、王宗柱、董正华、赵天才等都在伤寒学说的传承创新方面有诸多贡献。由于他们的研究探索、实践总结、代代相传，使伤寒学说成为长安医学传承发展的一条主线，彰显了长安医学源远流长的强大生命力。

第一节　医圣传记与《伤寒杂病论》版本研究

黄竹斋一生钻研仲景学说，除了逐句品味《伤寒论》《金匮要略》条文，阐释张仲景辨证论治思想的著作外，他还考证史书，广征博引，为伟大的医学家张仲景撰写传记，并奔走相告，为重建南阳仲景祠献计献策、献物募捐，尤其值得称颂的是征集到《伤寒杂病论》白云阁藏本，对伤寒学说的传承弘扬做出了杰出的贡献。

一、为医圣张仲景立传

黄竹斋是一位卓有成就的中医学家，他以发扬中医学为己任，致力于中医学的整理研究。他考察《后汉书》《三国志》等诸史书，均无张仲景传记，遂搜集诸子百家、杂记、历代名医评赞，为张仲景立传，以补千古之缺，于1924年撰成《医圣张仲景传》一册，全文约7600余字，概述了张仲景的师承关系、学医经过、学术观点、典型治例、医学著述、祠墓、弟子传人等诸多内容。传末附皇甫谧、陶弘景、孙思邈、成无己，金元明清诸家乃至日人山田正珍、尾台榕堂等历代名医评赞，有助于深刻领会张仲景对中医学发展的贡献。这是迄今唯一的一部张仲景传记。

《医圣张仲景传》首载于《伤寒杂病论集注》第一版，后经增删修改。黄竹斋于1933年亲临南阳拜谒张仲景祠墓，进行实地考察，并拓碑拍照，遍查河南、南阳有关县、府志，撰写《拜谒南阳医圣张仲景祠墓记》，以充实《医圣张仲景传》。《医圣张仲景传》现刻石于医圣祠汉阙当门，并将1947年黄竹斋带领学生米伯让拜谒医圣祠所撰的《祝告医圣文》刻石立于祠内，文中提出了"中华古医学，世界将风行"的豪言壮语。明崇祯五年（1632年）园丁打井发现"汉长沙太守医圣张仲景之墓"碑石拓页由黄竹斋带往上海，经考古专家鉴定，认为该碑"字体遒逸，类晋人书"，是为晋碑。1981年，河南南阳地区筹建张仲景医史文献馆时，发现该碑碑基背面有"咸和五年"字样，经耿鉴庭等专家鉴定，确认为晋碑无疑，与黄竹斋先生当年所带拓页的鉴定无异，为《医圣张仲景传》所云张仲景曾任长沙太守等论点提供了重要依据。《医圣张仲景传》成为我国现存关于张仲景的最完备的传记。黄竹斋是考察南阳医圣祠并建议进行修复、弘扬仲景学说的第一人。

1933年冬，在南阳瞻拜张仲景祠墓时，黄竹斋访询到祠墓祀田被占，遂致函南阳县（今南阳市）长王幼桥，提请将医圣祠田地照数归还，"或由官绅及医药两界组织一保管委员会，负责保管，则神人同感，功德无量矣"；1935年，又呈"请咨河南省政府拨还南阳医圣祠祀田案"，要求悉数归还所占祀田。在赴鄞访书途经上海时，黄竹斋与医界同仁拟在上海设立建修南阳医圣祠享殿募捐委员会,并向中央国医馆全国代表大会呈送了"提议募捐重修南阳医圣祠享殿以崇先圣而扬国光案",附重修南阳医圣祠董事会章程,团结各界人士,为修复医圣祠筹划出力。他将所著的《伤寒杂病论集注》《重订伤寒杂病论读本》各捐 100 部,以襄善举[1-2]。

二、整理《伤寒杂病论》版本

黄竹斋 1936 年抄得桂林名医罗哲初珍藏其师左盛德 1894 年所授之白云阁藏本《伤寒杂病论》(又名《伤寒论十二稿》),1939 年在西安校刊公世,称白云阁本("白云阁"乃左盛德书斋名)。

《伤寒杂病论》当时国内所见三种版本,涪本载文以孙思邈《千金翼方》所收《唐本伤寒论》及宋本《金匮要略》为主,湘古本与白云阁本《伤寒论》部分基本相同,只是缺少个别章节和没有《金匮要略》杂病内容,尤以黄竹斋所刻之白云阁本(即"桂林古本")内容最全,较为完整。

《伤寒杂病论类编》8 卷是黄竹斋先生于 1946 年仿张景岳《类经》,以桂林本《伤寒杂病论》为蓝本,以林亿校《伤寒论》《金匮要略》补其阙,对原著条文以病因、病证、诊法、治法为纲,分类编纂而成。由于史书所载张仲景著作遗失较多,黄竹斋先生四处奔波,远赴南京、浙江、宁波等地访求张仲景佚书,欲辑成全书贡献医林。在前往鄞县访书期间,经浙江名医周岐隐介绍,黄竹斋认识了桂林医家罗哲初,罗敬慕黄竹斋弘扬仲景学说的功绩,将从其师左盛德(字修之)处得到的张仲景第 46 世孙张绍祖所藏之《伤寒杂病论》第 12 稿手抄本(名白云阁藏本)4 册及《难经》(白云阁藏本)1 卷授予黄竹斋。1936 年,为防该书遭于兵燹,黄竹斋亲到南京再次拜访罗哲初,将《伤寒杂病论》第 12 稿连夜抄得副本带回陕西,经陕西籍辛亥革命将领张钫(字伯英)捐资刻制木版,始刻公之于世,同时还刊印了黄竹斋所著之《医事丛刊》,拟待战争结束,将书版送往河南南阳医圣祠保存,惜因战乱而未能如愿。1960 年,黄竹斋先生病重期间仍念念不忘此事,临终之时嘱咐其弟子米伯让:"你一定要亲送南阳医圣祠保存,以备后来者研究。"为了完成黄竹斋的遗愿,1981 年 12 月,藉南阳盛会之际,米伯让亲自将历经曲折、精心保存 30 多年的白云阁藏本《伤寒杂病论》木刻原版护送到南阳医圣祠珍藏,引起国内外医学界的巨大反响,被誉为"尊师重道"的楷模,在医界传为佳话。新华社、《健康报》《河南日报》等多家媒体相继报道了米伯让赠送古籍书版的义举。白云阁藏本《伤寒杂病论》木刻版现已成为南阳医圣祠的镇馆三宝之一,被列为国家重点保护文物。

黄竹斋认为,白云阁藏本为中医学宝库中的珍贵文献之一,对深入探索张仲景著作的本始具有一定的价值。为求能够更全面地了解张仲景著作,黄竹斋晚年复以白云阁藏本原文(罗哲初手抄本)为主,并参照宋本《伤寒论》《金匮要略》及湘古本、涪古本等相互考核,"正其舛讹,补其脱阙",精心编订成《伤寒杂病论会通》一书,并取中外(日本)二百余家医著之精华,以集注形式对全书进行诠解,条分缕析,折衷至当,以达融会贯通之目的。其注释的原则是"论文与通行本相同者,则采辑成无己、赵以德以下元明清数十家之注以释之;论文为通行本所无者,则节录刘仲迈所撰《义疏》以解之;为湘古本所无者,则抒己意以阐发其义"(《会通·凡例》)。观黄氏自注之条,阐明奥义,亦多发前人所未发。正如米伯让所说:"本书取各家不同版本之长,核对订正,补其不足,搜辑历代诸注之精华充实内容,又据宋本补其佚阙,务期无疑不释,无义不晰。"(重印《会通》序)。

实际上,《伤寒杂病论会通》是黄竹斋综合"宋、桂、湘、涪"四种版本合为一书,又搜辑历代诸注之精华,集各家学说以彰经义,而成此皇皇巨著。

张仲景遗著虽由王叔和搜集编次,后又历经战乱,原书内容散佚甚多,至宋代林亿等整理成《伤寒论》《金匮要略》时,已非其全。关于桂林古本《伤寒杂病论》的真伪问题虽难以确考落实,但作为张仲景书传本之一,而且篇章齐全、内容丰富、载方无缺、错讹较少,并对有疑条文,都能予以较合理的解决,故可供研读《伤寒论》《金匮要略》之参考,尤其桂本比宋本多出三分之一的内容,其学术价值亦不可低估。

综上所述,黄氏《伤寒杂病论会通》是以白云阁藏本《伤寒杂病论》为主,又综合宋本、湘本、涪本为一书之"仲景全书",并以集注形式对全书进行诠释,更是继刘仲迈首为长沙古本作注的《伤寒杂病论义疏》之后又一次对"古本伤寒"进行系统整理和详注,也是黄竹斋毕生治仲景之学的最后总结。该书为全面深入地研究仲景学说提供了丰富的文献依据,具有很高的学术价值,是学习"古本伤寒"必备的参考书。借此深入探讨古本内涵,对进一步完善仲景理论体系、充实方证内容、指导临床实践等方面,将会起到很大作用。

20世纪80年代,米伯让亲自主持并审定白云阁藏本《伤寒杂病论》以及黄竹斋《伤寒杂病论会通》《三阳三阴提纲》《医圣张仲景传》《孙思邈传》《难经会通》等8种著作的校勘与印行,并撰写了《黄竹斋先生传略》[3-4]。

三、古今中药处方计量换算探讨

陕西省中医药研究院米伯让先生以桂枝汤为例,深入研究了古今中药处方计量的换算。他认为,中医用药计量有严格具体的要求,张仲景在《伤寒杂病论》中首先做出规范:在治疗上,特别强调辨证论治;在方剂组成上,特别重视用药计量,在每一方后都要提示药味的数量;对煎药加水量、煎法、煎出量、服用量以及服用方法、护理、观察注意事项等,也都有着严格的具体要求。虽然在用药计量方面做出了规范,但是历代计量制度迭有变更,形成古今计量差距很大,不易使人们弄清换算方法,以致用药计量混乱、失去准则,使中医的用药有效量难以统一。

据南京药学院考证:东汉一两,折合今旧市制为四钱四分五厘五毫;东汉一升,折合今旧市制升为二合。例如,桂枝汤方:桂枝三两,折合今旧市制为一两三钱三分六厘五毫;芍药三两,为一两三钱三分六厘五毫;生姜三两,为一两三钱三分六厘五毫;炙甘草二两,为八钱九分一厘;大枣十二枚,为一两二钱。全剂共为六两一钱零五毫。

现在用桂枝汤一剂,一般桂枝用量三钱,这与桂枝汤原方的桂枝用量显然差距很大,其原因何在?按桂枝汤原方一剂,桂枝用三两,折合今旧市制一两三钱三分六厘五毫;今一剂桂枝用今旧市制三钱,约相当于原方一剂量的四分之一。也就是说,约等于原方一服量(《伤寒杂病论》桂枝汤一剂分为三服)的四分之三。其古今用量差距如此之大,在临床疗效上是否能达到《伤寒杂病论》所提出的有效用量,这是值得我们深入研究探讨的一个重大问题。

后世以来减用古方原用药物重量的原因,根据历史的发展推测,主要是由于古方用药量大,煎药只煎一次,分次服用。后世医家随着社会的发展、经验的积累、认识的不断深化,在治疗用药过程中发现药物煎煮一次不能煎尽药物的有效质量,煎煮二次药味尚浓,煎煮三次,其味方淡。因之在处方用药计量上减少了古方药物原用的重量,用煎煮二次的方法增加煎出药液的重量来取代古方原用药量大的问题。这一演变可以说是人们在长期治疗过程中观察使用药量功效方面的一个很大变革。故梁代陶弘景在《神农本草经集注》中云:"凡建中、肾沥诸补汤,渣合两剂,加水煎,竭饮之,亦敌一剂新药。贫人可当依此用,皆应先曝令燥。"说明此一变革先是由贫穷百姓服不起药而发现的。由群众自发的沿用中药汤剂通常煎煮二或三次,后经诸医家加以继承整理成为法度,就是这个来历。必须指出,现在的一剂量是前人依据《伤寒杂病论》桂枝汤方后语"若一服汗出病瘥,停后服,不必尽剂"的服用方法演变发展而来。后世的一剂量相当于古方的一服量(即一剂的三分之一量),实为一次观察量,若不见效,24小时内可继进一剂,在煎剂演变为减用处方原用药物剂量、加大多次煎煮药液数量的经验基础上,就有许多医家对古方用药计量进行研究考证,提出当时的用量主张和论述。如明代李时珍、张景岳,清代陆九芝、王朴花、徐灵胎、陈修园以及近代章太炎、黄竹斋、陆渊雷等医家对此都有论述,但所提的计量方法各不相同。

明代李时珍在《本草纲目》中说:"古之一两,今用之一钱可也。"清代陈修园在《长沙方歌括》中说:"大约古用一两,今用一钱是矣。"可见李、陈两家的说法是一致的。他们在这里所说的一钱,是指明或清代的一钱量,其实际值约合汉代一两的四分之一量。因汉代一两折合今旧市制为四钱四分五厘五毫,明代一两折合今旧市制为一两一钱九分三厘六毫,后者约合前者的四分之一量。明、清两代计量数值近似,所以说李、陈二家说法是一致的,但他们都提出古之一两,今用一钱。这里所说的一两是指汉代的一两,所说的一钱是指明、清两代的一钱。古之一两,今用一钱的说法不是指汉与明清的实际比值,而是为临床换算方便起见的简要说法。如桂枝汤原方中用桂枝三两,可直接换算为三钱,但医者必须明确桂枝一钱的用量实际值约等于汉代一两实际值的四分之一量,并不是说汉代一两等于明、清时代的一钱。

陈修园在《长沙方歌括》中又说:"汉之一两,惟有今之三钱半强……大抵古之一两,今折为三钱,不泥于古而亦不离于古也。"因汉代一两折合清代为三钱七分三厘,此比值与陈氏所说"汉之一两,惟有今之三钱半强"相符。也与宋代吕太临《考古图说》记载的"汉之一两,惟有今之三钱半强,汉三两为今之一两强"相符,由此可见,陈氏所谓古之一两,今折为三钱,是将汉、清两代计量折计换算减量(将七分三厘减去)而提出的。这里论述的是汉、清两代药量的实际比值,而不是指的如前所讨论的简要换算方法。如误解为简要换算方法,则桂枝汤原方桂枝三两应换算为九钱才是。但清代医家实际用量不是九钱而仍是三钱,也可以说明此点。因清代库平制的计量值较大,清代一两,折计今旧市制为一两一钱九分四厘,较今旧市制一两的数值要多一钱九分四厘。明、清两代医家所用之量较《伤寒论》方所用之量都较小。明、清医家将汉代一两用为一钱,都是以明、清计量单位的数值计量使用的,相沿至今,我们用一两为一钱者亦是悉遵明、清医家提出演变之量的数值而用;现在通常用桂枝汤一剂桂枝量用三钱,是用今旧市制计量的。今用桂枝汤一剂,共量为一两四钱,换算公制为43.75g,按计量局规定用四舍五入法去其尾数,为43.8g。今旧市制计量一两与清代市制折计,较清代用量要小一钱九分四厘。今用三钱,与清代比较,实际用量只有清代库平二钱四分一厘八毫,折合市制为7.55625g,再去掉尾数为7.556g,折旧市制量,实际只有清代库平制二钱二分二厘四毫。其量不但较明、清两代的数值小，较旧市制又小三分四厘，这样的定量数值，对验证古方疗效和当前临床治疗效果都存在着一定的问题，值得进一步研讨。

关于《伤寒杂病论》方药的煎药加水量、煎出量、服用量，均用"升""合"计量，那么汉代一升一合为今之容量多少？据明代李时珍说："古之一升，即今之二合半也。"清代徐灵胎说："古一升，今之二合；汉时一升，仅今二升。"其说与南京药学院考证"汉代一升，折合今旧市制升为二合之计量相同，其容量为公制200mL相符"。明代二合半折合今旧市制二合七勺。其量仅少二勺，折今为20mL，故差异不大。

《伤寒杂病论》桂枝汤煎服法是一剂共量折合今旧市制六两一钱五毫，加水七升，折合今旧市制十四合，折计公制为1400mL。煎一次，煎出量三升，为今旧市制六合，折计公制为600mL，每服一升，为今旧市制二合，折计公制为200mL。日二服，夜一服，即一剂药煎出量分三次服用。

用汉代一服量(即三分之一剂量)折合今旧市制共量为二两零三分三厘五毫，每次加水四合，折计公制为400mL。煎两次，共煎出300mL，每日二次，每次服150mL。用汉代四分之三服量(一剂分三服的服量)，折合清代市制共量为一两四钱，折合计今旧市制为一两六钱七分一厘六毫。每次加水四合，折计公制为400mL。煎两次，共煎出300mL，每服150mL，日服二次。

现代通用桂枝汤方一剂，桂枝用量三钱是以明、清数值计量单位用量的，共量为一两四钱，折合今旧市制为一两六钱七分一厘六毫，折计公制为43.75g，每次加水400mL，煎两次，共煎出300mL，每次服150mL，日服二次。现代通用桂枝汤一剂，其量折合清代市制为一两一钱二分九厘四毫，与明、清两代一剂量折合今旧市制一两六钱七分一厘六毫比较，要少用五钱四分二厘二毫(合米制要少16.93375g)，可见现代处方虽开桂枝三钱，实际数量只合明、清两代二钱四分一厘八毫，其量不符合实际用药有效量的要求。今用一钱，换算米制为3.125g，不计尾数，一钱等于3g，其量更小。如何补上治疗有效量的实际要求？米伯让主张现代用药今旧市制一钱，应折合米制3.73125g。如为换算方便计，拟用3.5g，他认为这样比较接近治疗有效量的实际数值。

米伯让对《伤寒杂病论》方药的古今计量问题，自学医以来即留神于此，但浏览历代各家医书的考据其说不一，在临证应用即以其师黄竹斋先生所著《伤寒杂病论集注》通论中考证明代李时珍谓"古之一两，今用之一钱可也。古之一升，即今之二合半也"之说为据。故在处方用药计量时，对《伤寒杂病论》方药计量一两，折合今量一钱用之。例如，麻黄、桂枝各三两者，计今量各用三钱；柴胡半斤，计用八钱；生石膏一斤，计用一两六钱。是其所本。病重者，日服二剂。如他用四逆汤方每开干姜一两五钱，附子一两，炙甘草一至二两。此方从字面上看似系按《伤寒杂病论》原方计量使用，但实际用量只约等于原方两剂合用的药量。大承气汤方：大黄四钱，厚朴八钱，枳实五钱，芒硝三钱，为一般用量；病重者，可日服二剂，即两剂合用。小承气汤方：大黄四钱，厚朴二钱，枳实三钱。调胃承气汤方：大黄四钱，芒硝一钱五分，炙甘草二钱。

对《伤寒杂病论》的煎药加水量、煎出量、服用量均用升计量。米伯让依据清代徐灵胎谓"古一升，今只二合。汉时一斗，仅今二升"之说应用。按照清《会典嘉量制度》所载："升之容积三十一寸六百分，面底方四寸，深一寸九分七厘五毫。"《伤寒杂病论》用水一升，或服药一升，实为今之

200mL。通常用药计量在四五两者，即加水700mL，要求大火煮沸，慢火煎煮四五十分钟。解表药煎煮二三十分钟，每次煎出200mL，煎两次，共煎出400mL，分两次服，每次服200mL。如药量在七八两者，每次加水900mL，煎出300mL，煎两次或三次，共煎出600mL，一日分三次温服。

此外，《伤寒杂病论》除煎药加水、服药量以升计量外，有些药物计量也有用升的，如半夏、杏仁、麦冬、葶苈子、芒硝、麻仁、五味子等。考证文献，《伤寒杂病论》计量之升，有水升、药升之别。煎药加水、服药量所用之升，即今旧市制升之二合，容量为200mL。如清代徐灵胎谓："古一升，今只二合。汉时一斗，仅今二升。余亲见古铜量一枚，校准如此。"按此即《伤寒杂病论》所用计量煎药加水与服用药液之升。药物用升计量者，考梁代陶弘景《名医别录》说："药以升合分者，谓药有虚实、轻重，不得用斤两者，则以升平之。十撮为一勺，十勺一合，十合为一升。升方作，上径一寸，下径六分，深八分，内散药物，按抑之正尔，微动令平尔。"清代钱天来又说："古之所谓升者，其大如方寸匕。以铜为之，上口方各一寸，下底各六分，深八分，状如小熨斗而方形，当于旧器中见之，而人疑其为香炉中之用器，而不知即古人用药之升也。与梁代陶弘景《名医别录》之形象分寸皆同，但多一柄，想亦所以便用耳。"米伯让曾按其所言药升之分寸大小制一药升，以《伤寒杂病论》所载升计之药物，用秤计量，如量杏仁一升，为今旧市制一钱二分；半夏一升，计量一钱五分；麦冬一升，计量二钱；芒硝一升，计量二钱八分；葶苈子一升，计量二钱；麻仁一升，计量二钱。其计量各药所得之数量不尽相同，轻重不一。因药有虚实不同之质，如用升计，再用称计其量，必然不能取得一致。后世以来很少有人用升计量药物，故用升计量药物之法自然废除。例如，《伤寒杂病论》小柴胡汤原方用量：柴胡半斤，黄芩三两，人参三两，甘草三两，生姜三两，半夏半升，大枣十二枚。若按陶氏药升，半夏一升折今旧市制一钱五分计算，其量与其他诸药的比值相差悬殊。据此看来，梁代陶弘景所指之药升并非《伤寒杂病论》量药所用之升，《伤寒杂病论》量药所用之升可能即系量水所用之升[5]。（米烈汉供稿）

第二节　六经辨证实质探究

《伤寒论》以六经辨证统御全书，故六经辨证为本论之核心。近代医家恽铁樵说："《伤寒论》第一重要之处为六经，而第一难解之处亦为六经。"对于六经的实质，从宋代成无己至今千余年来，诸医家从多方进行了探讨，然结果仍是众说纷纭，莫衷一是。本节收录伤寒学家黄竹斋、米伯让、吴禹鼎、杜雨茂的论点，以示长安医家之观点。

一、三阳是人体部位的标识，三阴是人体质体的标识

黄竹斋研究仲景学说数十年，主张整理研究要推陈出新，提倡系统整理应与现代科学相结合，其主要著作有《三阳三阴提纲》《伤寒杂病论集注》《伤寒杂病论新释》《伤寒杂病论读本》《校订白云阁藏本伤寒杂病论》《伤寒杂病论类编》《伤寒杂病论会通》《伤寒杂病类证录》《伤寒论合金匮要略方证类编》《伤寒杂病经方类编》等；主要特点是长于集注类编，注重综合研究，勇于汲取新知；具有代表性的著作是《三阳三阴提纲》《伤寒杂病论集注》和《伤寒杂病论会通》。

黄竹斋平时喜爱研读张仲景之书,他发现各家对六经的注释多非张仲景之本义,需要商榷之处很多,读生理学以人身气质功用分为三系统之说,恍悟张仲景三阳三阴之理,遂于1907年撰著《三阳三阴提纲》一卷,以三阳标识部位,三阴标识质体,指出:"太阳者,身体表部躯壳之术语也""阳明者,躯壳之内,水谷道路,始于口而终于二阴,六腑部位之术语也""少阳者,躯壳之内,肠胃之外,五脏膜原,三焦部位之术语""太阴者,营养系统之术语,其气则营、卫、津、液,其质则肌肉、脂膏,皆其所属也""少阴者,血脉循环系统之术语,五脏皆其器官,经络毛脉皆其所属也""厥阴者,精神系统之术语,脑髓为其中枢,志意是其妙用,而主宰全体知觉运动之器官也"。三阴之部位各有区域,故汗下之法,不可混施;三阴之质体互相附丽,是以温清之法,皆可通用。

黄竹斋以六气解释六经的性质,认为太阳由六元之寒气主治之、阳明由六元之燥气主治之、少阳由六元之火气主治之、太阴由六元之湿气主治之、少阴由六元之热气主治之、厥阴由六元之风气主治之。黄竹斋又以六气解释机体的病理变化,如"风者,天之号令,由阴阳二气磅礴而生。人生精神意志之妙用,全借元气之风以为运动。风气太过或不及,则失和而为病。在太阳部位者,四肢厥逆。在少阳部位者,消渴寒疝及厥热进退。在阳明部位者,呕哕下利,皆神经失和为所致。"以开阖枢解释六经的功能,三阳经中,太阳为开,阳明为阖,少阳为枢;三阴经中,太阴为开,厥阴为阖,少阴为枢。解释了其机制,如因皮毛汗孔具有呼吸吐纳作用,以通畅为常,故太阳为开;太阴为营养系统,主要为阳明行其精、气、津、液,故太阴为开等。

黄竹斋阐述了六经病变的病因病机,如因人体表面与天气接触,凡风、雨、寒、暑邪气乘人体阳气之虚而外中伤于皮毛,留滞经络、筋骨者,皆为太阳病;凡食饮不节,起居不时,六腑失和者,皆为阳明病;凡皮肤外感风寒,或肠胃内伤,失治而传入半表半里,内薄五脏膜原,致三焦之气失和者,皆为少阳病等。他提出了六经表里之间的八纲变化,如认为太阳与少阴为表里,太阳正虚当温其里之少阴,少阴证实,当攻其表之太阳;少阳与厥阴为表里,少阳虚当温其里之厥阴,厥阴实当泻其表之少阳。"此仲景三阳三阴篇,表里、虚实、寒热的错综变化中不易之例也。"太阴与阳明为表里,太阴实即是阳明病,阳明虚即是太阴病等。他提出"三阴之质体系统,如绳之纠,互相附丽,故其证治,多相似也。其间浅深轻重生死之辨,所宜详审也。"他认为:"盖人身表里阴阳相维,气血联贯。一部分失和,余体未有不受直接或间接之传属者。病情百变,苟不审其标本而施治,鲜有不释邪攻正,反乱大经者。"故临证应详审病机,辨明疾病的标本缓急,辨证施治。因少阳与厥阴相表里,"如口之苦,咽之干,目之眩,耳之无闻等,皆少阳实热之证;若夫厥逆、下利、寒疝等虚寒之证,则当求之于厥阴篇也"。他提出的三阳三阴钤治百病学说,以生理系统阐发了张仲景六经钤治百病之本旨,发前人之所未发,可谓是以中西会通论六经之创始者。掌握了三阳三阴学说,整个《伤寒论》便可迎刃而解,正如米伯让所云:"先生此论,足破千古之惑。可谓自辟蹊径,务去陈言,独具一格,有划时代之意义。"《三阳三阴提纲》刊登于《伤寒杂病论集注》18卷卷首及作者晚年所著的《伤寒杂病论会通》16卷卷首。该书印行后,受到南北医家的高度评价[6-7]。

二、伤寒六经是正邪消长、部位深浅等分的六个病理阶段

1980年,米伯让在《陕西中医》创刊号上发表《〈伤寒杂病论〉分合隐现简介》一文,从汉代建

安十年(205年)至宋代治平三年(1066年)上下八百年间《伤寒杂病论》版本的分合隐现入手,将近代各种古本加以分析比较,详细考订,认为以白云阁藏本之版为优,因该版本内容比宋本多三分之一,且符合张仲景自序所云16卷之说。他研究《伤寒论》,不论从其学术渊源,抑或其版本流传,都起到了承前启后的作用。他继承黄竹斋先生"伤寒金匮合一炉而治"及"六经钤治百病"的特点,尤其对六经理论有所创新,在《伤寒论》《金匮要略》研究方面造诣颇深。他善于将理论与临床密切结合,常以经方为主加减化裁,屡起顽难大疾。他认为,六经名称是在《素问·热论》六经分证的理论上发展起来的。伤寒六经是根据热病过程中正邪消长、部位深浅等分的六个病理阶段。三阳即太阳、阳明、少阳,是病变的部位;三阴即太阴、少阴、厥阴,是病变的质体。他结合现代医学研究,认为六经的发病机制关键是正邪相争,辨证应根据各经主证和疾病发展演变规律来判定。这些新颖的学术论点,对全面正确地理解六经的生理、病理、辨证、治疗均大有裨益[8]。

三、三阴三阳之病,即是六经气化之病

西安市中医医院麻瑞亭主任医师习医成长受清代著名医家黄元御学术思想影响甚深。黄元御在其著作中主张以六气来分析六经,以脏腑来联系六气,这一主张对六经和脏腑关系的病机理论有很大发展。麻瑞亭承黄氏之训,也以六气论六经,认为三阴三阳之病,即是六经气化之病,而不是经络本身之病,并指出少阳病出现的寒热往来是介乎三阴三阳之间,而不是太阳与阳明之间,往来寒热中的"寒"是畏寒,而不是恶寒,并进一步指明这就是小柴胡汤中用人参、黄芩的道理。

麻瑞亭全面继承并发展了黄元御学术思想,其医学理论、辨证诊断、处方用药均具有鲜明的黄氏医术特色。他深明五脏六腑气机的升降之理,辨治内伤杂病,以脏腑辨证为主,结合经络辨证、气血辨证。他认为正常人体健无病,则脏腑气机升降依序,病则脏腑气机紊乱失序,升降反作,诸病从生,因而临床常以黄氏《四圣心源》之"下气汤"为主方,灵活加减化裁,用治绝大部分内伤杂病及疑难重症,使脏腑气机复其常序,故疗效卓著。

四、六经实质是人体生理、病理及脉证并治方面的总称

原陕西中医学院(现陕西中医药大学)伤寒金匮教研室吴禹鼎教授认为,要认识六经的实质,就要摆脱《素问·热论》的束缚,独立地从《伤寒论》的内容中探求,进行全面的分析,这样才可以搞清楚六经的实质。

《伤寒论》第7条说:"病有发热恶寒者,发于阳也,无热恶寒者,发于阴也。"柯琴解释:"发热恶寒发于阳,无热恶寒发于阴,是病之阴阳也。"由此可以看出,《伤寒论》六经是以阴阳为辨证纲领的。病在三阳,多属表、热、实证;病在三阴,多属里、寒、虚证。如病在太阳发热恶寒,病在少阳寒热往来,病在阳明但热不寒,三者都有明显的发热,皆属阳证。邪在三阴,机体抗邪力衰,故以无热恶寒为主,病在少阴心肾虚衰,以脉微细、但欲寐为主;病在厥阴,表现为阴阳胜复,似以阴寒为主,从阴阳来辨都为阴证。

为了认识六经的实质,除掌握阴阳辨证外,还须看到疾病从一变到多变的复杂过程。因为伤

寒发病急、变化快,甚则危及性命,如论中所谓循经传、越经传(此二"经"字是指经界而言)、直中三种不同形式,即说明这种情况。如从病证表现的复杂性来看,有太阳阳明合病、太阳少阳合病、阳明少阳合病以及三阳合病,另外还有太阳少阳并病及太阳阳明并病。其他如因失治或误治而使病情加重的"坏病",变化尤为复杂,亦较危重。在治疗时,若能掌握《伤寒论》对阳证和阴证的辨证规律,自可应付一变到多变的复杂问题。

唐容川对阴、阳二字的含义解释甚明,他说:"人之一身不外阴阳,而阴阳二字即是水火,水火即是气血,水即化气,火即化血。"(《血证论》所谓火,即指心火)因为火属阳,阳可以化生阴血,而阴血则又对全身血管起着营养和保护作用,从而保证了火的产生及正常功能。因此,唐容川又强调说:"人必深明此理,而后理会,调和阴阳可以左右逢源。"(《血证论》)

基于上述理由,吴禹鼎认为伤寒六经的实质并不是某经某脏某证的代称,而是在脏腑病理变化的基础上演变为阴证、阳证两大类型,即《伤寒论》的三阳证、三阴证。六经辨证中又进一步解决了病证的定性(寒热)、定位(表里)、正邪盛衰(虚实),从而确立了八纲辨证的准则;在此基础上,又确立了汗、吐、下、和、温、清、消、补八法论治。

由此可见,《伤寒论》的六经,在生理上,代表了脏腑间阴阳、气血、水火、营卫功能诸方面的正常活动;在病理上,代表了三阴三阳各类病证,以及合病、并病、坏病等方面的病理变化规律;在辨证治疗上,代表了八纲八法的具体应用。一言以蔽之,六经实质是人体生理、病理及脉证并治方面的总称。

五、六经是多种外感热病辨证论治的纲领

原陕西中医学院(现陕西中医药大学)杜雨茂教授研究了上至《黄帝内经》《难经》,下至历代及近代主要医家的有关论说和观点,又反复在临床实践和科研中验证,对六经实质阐述了自己的观点。

《伤寒论》原书本无"六经"之名,只有太阳、阳明、少阳、太阴、少阴、厥阴的名称。"六经"一词始见于《黄帝内经》,如《素问·阴阳应象大论》云:"六经为川,肠胃为海。"《灵枢·刺节真邪论》云:"六经调者,谓之不病,虽病谓之自已也。"

在中医学概念中,阴阳代表一切事物相互对立又相互统一的两个方面,其双方总是处在不断消长盛衰的运动过程中,在消长过程的各个阶段,为了区分阴阳各自或多或少的差异,又各分为三而形成三阴三阳。《素问·天元纪大论》曰:"阴阳之气,各有多少,故曰三阴三阳也。"六经是三阴三阳的总称。

宋代成无己首注《伤寒论》,把《黄帝内经》"六经"之名词引用到《注解伤寒论》中,迄今一千多年来已被历代注家沿用成习,把"六经"作为代表《伤寒论》三阴三阳辨证论治纲领的专用术语。《伤寒论》六经源于《黄帝内经》,但非《黄帝内经》六经内容之机械套用,而是《黄帝内经》三阴三阳理论的继承和发展。《伤寒论》六经的本义应该是"以人体六经所属的经络、脏腑、气血营卫为基础,以八纲作为归纳证候、分析病情的指导思想,并且与病因病机学说、八法论治、针灸、外治法等有机地结合起来,成为理法方药一线贯联的辨证论治纲领体系"。《伤寒论》六经是多种外感热病

辨证论治的纲领,既包括辨证的理论,也包括论治的法则,为八纲辨证、脏腑辨证、气血津液辨证、八法论治等理论的系统化、完善化以至形成各自独立的理论体系,以及为中医学辨证论治理论体系的形成奠定了基础。

（一）伤寒六经本义

1. 伤寒六经是对《素问·热论》六经的发展和运用

张仲景继承了《素问·热论》中关于六经分证中朴素辩证唯物主义的合理内涵,摒弃了机械循环论点内容,并据医理和临床实践加以充实,创立了六经辨证论治的纲领体系。《素问·热论》云:"伤寒一日,巨阳受之……二日阳明受之……三日少阳受之……四日太阴受之……五日少阴受之……六日厥阴受之……"即外感热病的发展过程为"太阳—阳明—少阳—太阴—少阴—厥阴"六个阶段,日传一经,固定不移。张仲景结合医理和临床实践,在《伤寒论》六经辨证过程中,提出外感热病的传经不可拘泥于《素问·热论》的日数和六经的排列顺序,应据证辨经,随证论治。《伤寒论》将多种外感疾病归于六经辨证论治的体系中,将表、热、实证归于三阳经病,里、寒、虚证归于三阴经病,并依病机拟出了汗、吐、下、和、温、清、补、消八种治法;同时,还列举了大量误治变证、坏病,以变驭常。这些创见,正是张仲景对《素问·热论》六经分证理论的发展。

2. 伤寒三阴病是对《灵枢·经脉》分经论治理论的发展和运用

《伤寒论》三阳病辨证是张仲景从《素问·热论》升华而来,并涵盖了其证候、病机,对于三阴病辨证则是对《灵枢·经脉》分经论治理论的继承、发展和运用。通过对《伤寒论》三阴病证候、病机与《灵枢·经脉》证候、病机的对比,发现两书的论述有很多雷同之处,故伤寒三阴病辨证来源于《灵枢·经脉》,并对其有所发展。张仲景重视临床实践,并根据临床治验确立了三阴病的治法,补充了《灵枢·经脉》的不足,如张仲景根据太阴病病机提出"当温之,宜四逆辈"的治法,补充了《灵枢·经脉》治疗太阴病仅用针灸的不足。从《伤寒论》少阴病、厥阴病中有关证候、病机的论述,亦可发现其与《灵枢·经脉》的有关联系,可见《伤寒论》三阴病辨证论治的理论是受《灵枢·经脉》分经论治理论的启示提炼发展而成的。

3. 伤寒六经是对《黄帝内经》标、本、中气学说以及开、阖、枢学说的继承与发展

《素问·六微旨大论》中叙述了六经标、本、中气。标、本、中气的"本"是指天之六气,即风、寒、暑(热)、湿、燥、火,"标"指人体三阴、三阳六经。人生活在天地六气的气交之中,天地阴阳之气相召,变化无穷,对人体影响极大。标、本、中气学说即是研究天之六气与人体六经之间的关系,人与宇宙自然形气相感的规律,古人运用这一规律,作为预测疾病和分经治疗的理论依据。张仲景在《伤寒论》六经辨证论治的过程中,吸取标、本、中气理论中的合理部分,用以解释六经的病理变化和指导治疗,同时又在实际应用中剔弃了机械往复的论点,使《黄帝内经》标、本、中气学说有了新的发展。

"开、阖、枢"最早见于《素问·阴阳离合论》和《灵枢·根结》,谓"太阳为开、阳明为阖、少阳为枢"及"太阴为开、厥阴为阖、少阴为枢"。它以阴阳学说为理论基础,说明三阴、三阳及其所属脏腑的生理功能与病理变化;认为人体是一个有机的整体,既有开,亦有阖,且开、阖不能离开枢的

作用;指出"开、阖、枢"之间对立而又统一的阴阳离合辩证关系,以及各经络、脏腑之间密不可分的联系,体现了中医学的整体观念。《伤寒论》中虽然没有"开、阖、枢"的名词,但从六经病辨证论治过程中可体现"开、阖、枢"的精神。"太阳为开",是言太阳为盛阳之气,其阳气发于外,具有"上行外达"的作用;"阳明为阖",是说阳明位于三阳之里,阳气蓄于内,有"内行下达"的作用;"少阳为枢",言少阳之气介于表里、阴阳之间,有出则为阳、入则为阴的枢机转动之作用,以此说明三阳病的位置及其传变规律。三阳经如此,三阴经亦然。

(二)伤寒六经传变规律

在《伤寒论》中,张仲景虽然按照《素问·热论》六经传变顺序来排列六经病,即太阳—阳明—少阳—太阴—少阴—厥阴,但此非张仲景本义,只因张仲景遵循经旨而未打破《黄帝内经》的束缚,但张仲景毕竟是重视临床实践的医家,按原文叙述来看,其六经循经传的顺序应为太阳—少阳—阳明—太阴—厥阴—少阴。邪从表向里传,太阳为表,阳明为里,少阳半表半里,其传变必然为表、半表半里再到里,即太阳—少阳—阳明。少阳主胆、三焦,属半表半里,位于脏腑之外、肌表之内,太阳、阳明之间。证之《伤寒论》中原文,也多见太阳病传少阳、少阳病传阳明者,而阳明病传少阳者未见确切条文。

少阳为半表半里、邪正角逐之战场,正邪僵持,则病在少阳;正胜则邪出太阳之表,疾病向愈;邪胜则入里为阳明之证,或是少阳阳明并病。在《伤寒论》中,张仲景按《黄帝内经》之旨排列顺序述说伤寒六经病,并不说明伤寒三阳病传序为太阳、阳明、少阳。在《伤寒论》条文中可以见证,如第146条"伤寒六七日,发热,微恶寒,支节烦疼,微呕,心下支结,外证未去者,柴胡桂枝汤主之"。太阳病表证六七日不解,则为少阳兼太阳表证之柴胡桂枝汤证。第103条"太阳病,过经十余日,反二三下之,后四五日……呕不止,心下急,郁郁微烦者,为未解也,与大柴胡汤下之则愈"。太阳病过本经十余日未解,则为少阳阳明并病之大柴胡汤证。太阳病六七日不解,则入少阳;太阳病十余日不解,则入阳明,由此亦可知其传变之顺序。

三阴经病传顺序是太阴病在前,少阴病在末,厥阴病居中。以三阴病轻重较之,少阴心、肾之病最为危重,厥阴病次之,太阴病又次之。证之临床,因厥阴病而死亡的只有少数病(如脏厥),而少阴心、肾死亡之病则不胜枚举,故从病情轻重来看传变,少阴在三阴之末乃合张仲景重临床之意,更合病情传变规律。

(三)六经辨证与八纲辨证的关系

部分医家认为六经辨证就是八纲辨证,把六经辨证与八纲辨证置于同等位置。杜雨茂教授认为,六经辨证应从属于八纲辨证,六经辨证使八纲辨证更加系统化、具体化,八纲辨证是对六经辨证的继承、完善和发展。

八纲辨证是中医临床辨证的总纲,源于《黄帝内经》,发展于张仲景,成熟于明清时代。《黄帝内经》中已有用寒热、虚实来概括疾病的记载,但没有形成系统的八纲辨证理论。张仲景在《伤寒论》中,具体运用了阴阳、表里、寒热、虚实八纲的辨证分析方法。三阳病概括了表证、实证、热证,皆属阳证;三阴病概括了里证、寒证、虚证,皆属阴证。可见,《伤寒论》六经辨证贯穿着阴阳、表里、寒热、虚实理论,为八纲辨证的确立与完善做出了突出贡献。八纲辨证是临床一切辨证方法的总纲,其内容更加全面,涵盖了六经辨证的内容。六经辨证使八纲辨证更加系统化、具体化,主要用于外感疾病的论治,应从属于八纲辨证[8-9]。(米烈汉、赵天才供稿)

第三节 《伤寒杂病论》释难解疑

一、《伤寒杂病论集注》和《伤寒杂病论会通》

《伤寒杂病论集注》是黄竹斋先生辑《伤寒论》《金匮要略》古今中外诸注之精华,删繁就简,去粗取精,历时八载,稿经四易,于1923年撰著而成,1926年印行。该书是我国第一部"伤寒""杂病"合一而注的集注本,在国内外颇有影响。《中国医学大辞典》主编、中央国医馆编审委员、著名中医学家谢利恒先生为之序云:"西安黄竹斋先生重印《伤寒杂病论集注》18卷,70余万言,据生理之新说,释六经之病源,贯穿中西,精纯渊博,可谓集伤寒学说之大成,诚医林之鸿宝也。"又在其所著之《医学源流论》中称之为"近今之杰作"。江苏武进中医学家张赞臣先生云:"黄竹斋先生以汉儒注经之精神而又不辞辛苦,海内奔驰作实际之探讨,著《伤寒杂病论集注》,诚于仲圣绝学有羽翼之功。"中央国医馆学术整理委员会专任委员、福建中医学家陈逊斋先生序云:"予酷嗜医术,寝馈《伤寒论》《金匮要略》几三十年,南北遨游,未尝遇一知己,非真无人才也,实予交游不广耳。长安黄君竹斋远道来京,邂逅于中央国医馆,出所著《伤寒杂病论集注》见示,归而读之,爱不忍释,因有知己之感焉。黄君于本书脱稿之后,尝亲至南阳谒医圣张仲景祠墓,勒碑拍照,其志弥苦,其行弥坚。国医有斯人,国医之幸也。斯人而仅为国医,斯人之不幸也。黄君之书有三长,论六经六气则自成一家之言,论三阳三阴则独翻古人之案,心细如发,语必惊人,是其才高也。上自《神农本草经》《黄帝内经》《难经》《中藏经》《针灸甲乙经》《玉函经》《巢氏病源》《千金》《外台》诸书,下至五代、宋、金、元、明、前清诸家学说,旁及近代生理卫生、物理化学、诸种科学,无不详稽博考,书计十有八卷,都凡七十万言,是其学博也。删叔和之序例,订仲景之原编,正诸家之瑕疵,驳运气之乖谬,折衷制当,断至谨严,是其识超也。具此才学识三长,黄君之书,可以传矣。"《伤寒杂病论集注》在《陕西通志》亦早载入,曾先后印行三版。1957年,人民卫生出版社将《伤寒杂病论集注》分为《伤寒论集注》《金匮要略集注》印行。著名中医学家任应秋教授在《研究〈伤寒论〉的流派》一文中称黄竹斋先生是我国研究《伤寒论》的大家之一。

黄氏治学向以严谨著称,倡用类方、类药、类证等方法,以集注、类编等形式,多方面综合研究仲景学说,其成就在学术界具有相当影响力,特别是对古本《伤寒》的发现和推广所做出的不懈努力。值得注意的是,黄氏将其早年所著《三阳三阴提纲》及《医圣张仲景传》列于《伤寒杂病论会通》卷首。此提纲撰于1907年,其主旨是试图用西医生理之说阐述伤寒六经之本质,尽管有些观点现在看来不无商榷之处,但其勇于探索,很早就有试图贯通中西的思想是应予以肯定和赞扬的。这种用中西医结合理论研究"六经本质"的思想,则有待于今后进一步去充实完善。

《伤寒杂病论会通》依据白云阁版本对宋本之谬多有更正，如有云："太阳篇下、伤寒脉浮滑节（第181条），宋本及涪本同作'此以表有热，里有寒，白虎汤主之'，脉方乖违，义实难通。湘古本作'表有热，里无寒'似较优胜。然犹未若白云阁本作'里有热，表无寒'之确切不易也。"又如第25条"服桂枝汤，大汗出，脉洪大者，与桂枝汤，如前法。"白云阁本作"太阳病，服桂枝汤后，大汗出，脉洪大者，与白虎汤"则更为合理。如此之类，不胜枚举。

另如古本所载之佚文部分，学术价值亦非常重要。如《平脉法》云："病变百端，本原别之，欲知病源，当凭脉变，先揣其本。本之不齐，在人体躬，相体以诊，病无遁情。""问曰：其处方奈何？师曰：相体虚实，察病轻重，采取方法，权衡用之，则无失也。"又《霍乱吐利病篇》云"霍乱证有虚实，因其人本有虚实，证随本变故也"，说明从诊断到治疗都必须辨体。这与《黄帝内经》所说"必先度其形之肥瘦，以调其气之虚实，实则泻之，虚则补之，……无问其病，以平为期"的观点是一致的。其所谓"本"，即体质，不同体质决定着发病性质的不同。刘仲迈对此注曰："病由体变，固百病之通例也。"所以王叔和说："仲景明审，亦候形证，一毫有疑，则考校以求验。"（《脉经·序》）可见张仲景对体质与发病的关系非常注意，早有要论，惜俱散佚，人所未见。

此外，关于寒温分合问题，黄竹斋先生在《会通·通论》中说"《难经》曰：伤寒有五，有中风、有伤寒、有湿温、有热病、有温病。张仲景命名之义，盖本于此，是则伤寒者，外感证之总名也。下五者，外感病之分证也。伤寒论者，乃各种伤寒之总论，非专论伤寒而不论风、湿、暑、温也"。今观桂林古本，不仅有温病专篇，而且有六淫各论，本是全书。从《伤寒例》所说"冬温之毒，与伤寒大异，为治不同，证如后章"及"冬伤于寒，发为温病，脉之变证，方治如说"等来看，张仲景原著似应有温病证治的内容，绝不会仅"详于寒而略于温"。对于寒温之争，近年通过广泛讨论，认识已渐趋一致。因此，融伤寒理论和温病理论于一炉，从而把寒温学说统一起来，并形成一个全面、系统、实用的辨证论治体系已势在必行。

关于外感与杂病合体共论之说，今人不乏卓识。李浩澎说"《伤寒论》《金匮要略》二书有多次人为的芟理削并，殊不知张仲景原将外感杂病共论，自有其特定内涵，非浅闻寡见者所能识"，并以北京中医药大学刘渡舟先生的精辟见解说明外感与杂病共论的必要性。而南京中医药大学陈亦人先生更认为《伤寒论》并非专论外感病，其六经和八纲结合的辨证体系揭示了各种病证的病变规律，随证治之的治则与因证制宜的治法和方药，对临床各科都具有指导意义，所以《伤寒论》绝非外感病专著，而是伤寒杂病合论。尽管古今许多医家曾为此大声疾呼，但终因王叔和编次时更改了书名，并删去大部分杂病内容，从而造成"惑于《伤寒论》之名，……不得仲景伤寒杂病合论之旨。……治伤寒者，但拘伤寒，不究其中有杂病之理；治杂病者，以伤寒无关于杂病而置之不问"（柯韵伯《伤寒来苏集》）。为了改变这种长期已经形成的观念，陈亦人教授进行了正名纠误，求实辨非，提出"不应该再墨守《伤寒论》之名，应当直接改名为《伤寒杂病论》"，以使其名实相副。现从方证分析、方剂互用和临床治疗各个方面以及结合六经条文来看，均说明仲景之书确实是外感与杂病共论的，《伤寒论》《金匮要略》之方绝无外感与杂病域限。因此，伤寒与杂病只宜合论而不宜分论。今观桂本《伤寒杂病论》，卷首"伤寒例"，后有"杂病例"，全书既列有温病专篇、六淫各论，又详述脏腑病机证治；而《金匮要略》所载大多散见于六经篇中，如黄疸、宿食、下利、吐逆、呕哕、寒疝、消渴等分别隶属于阳明、少阴、厥阴诸篇之内,充分体现了张仲景以六经钤百病的辨治体系,该书正是寒温诸证兼备、外感内伤合论的整体结构,如此更为符合张仲景思想[2,4]。

二、《伤寒论阐释》

成友仁(1915—1964),男,山西临汾人,少年时勤奋好学,涉猎群书,后矢志中医学,自学成才,悬壶应诊。1942 年 7 月,在西安开设友仁诊所,以崇经方而又能通权达变、疗效显著而被称誉。抗美援朝期间,组织医疗队赴高陵县通运坊等地为志愿军归国伤病员义务治疗。1952 年起,历任西北卫生部医政处中医科科长、西北中医进修学校教务主任和陕西省中医进修学校校长等职务。

《伤寒论阐释》是成友仁 1956 年前后为陕西中医进修学校学员编写的《伤寒论》讲义,后经其学生杜雨茂、潘克良校勘修订,更名为《伤寒论阐释》,1984 年出版,这是成友仁多年研读《伤寒论》的心血及经验结晶。全书分概论及本论两部分,其中概论分八篇,先后介绍了"伤寒论的来历和它的注释书""伤寒论的内容和它的意义""伤寒论的几个特点",阐述了"关于阴阳的一般概念""表里虚实寒热""伤寒论之六经""传经问题""治疗原则"等。本论分十二篇阐述了《伤寒论》的389 条原文及 113 首原方。对原文,根据需要,有"注释""译解""参考""实例""按语"等项目;对原方,根据需要,有"注释""方义""参考""按语"等项目。

概论总结了历代对《伤寒论》重大问题的争论,并旗帜鲜明地提出了自己的看法,其中有不少观点,至今看来,仍不失为金玉之见。如在"伤寒论的内容和它的意义"一篇中,成友仁指出《伤寒论》的主要内容是论述热性病,相当于现代的所谓传染病学。对于《伤寒论》在中医学中的重要意义,分三点进行了阐述。

第一,《伤寒论》是我国汉代以前医学成果的综合总结。这本书不是把前人的医学成果呆板收录,而是把他们加以批判改造了的,徐氏(指徐灵胎)所说"神明变化""融合贯通""随症加减"就是指作者的加工过程,也正因为这样,所以这本书才把前人那些原则性的理论和零碎的经验概括起来,综合成一个有机的、完整的体系。

第二,《伤寒论》不仅是一本专科书,而且是辨证论治普遍规律的书。《伤寒论》的主要内容虽是论述热性病,然而这本书所建立起来的辨证论治规律(六经、八纲和八法、针灸等)的适用范围却远远超出传染病之外,对于一般非传染性杂病也是同样适用的。《伤寒论》建立起来的辨证论治规律是适用于各种疾病的基本规律的,此庞安常所以有伤寒"六经钤万病"之语也。

第三,《伤寒论》辨证论治的规律,直到现在仍是中医临床治疗的思想指导。王履说:"夫仲景法之神也,后人虽移易无穷,终莫能越其矩度。"这句话确切地说明了《伤寒论》从东汉到现在,在中医学中所占的重要地位。金元时代,是医家支分派别的时代,刘、李、张、朱四大家,虽然各自争鸣,然而他们的学说依然没有超出《伤寒论》的范围。刘河间主泻火,李东垣主补气,张子和主攻下,朱丹溪主滋阴,表面看来,各走极端,究其实质,不过各自强调了《伤寒论》辨证论治法则的一个侧面而已。他们虽主张各异,但对于《伤寒论》的推崇却是完全一致的。所以古人把《伤寒论》推崇为"日月江河,师表万世"的经典,是有它的根据的。

在"伤寒论的几个特点"一篇中,成友仁对几个问题的论述也很精彩。

在"《伤寒论》与伤寒病"这一段中,从解释广义伤寒及狭义伤寒开始,回答了为什么把热性病叫作伤寒,伤寒为什么又有广义、狭义之分等问题,再通过引用《肘后方》《千金方》及徐灵胎之语,最后得出结论说:"《伤寒论》的主要内容是论述一般热性病,而不是一种热病""《伤寒论》的方药和辨证规律,也决不只适用于一种病",并且还指出,一些学者,他们有的认为《伤寒论》是专论外感热病,有的则认为《伤寒论》是治疗"流行性感冒"的专著等,所有这些说法,显然都是错误的。

在"证候与症状"一段中指出,《伤寒论》不是根据病来用药,而是根据证候来用药,暗寓《伤寒论》同《金匮要略》一样,也是辨病与辨证相结合,以辨证为主的。

在"病情与病机"一段中指出,"所谓病情,就是疾病的性质;所谓病机,就是疾病的趋向,也就是机体抵抗致病因素的趋势,凡病之向表、向里、向上、向下,都属于病机"。进而指出"知病机,得病情之所以重要,因为病机、病情对致病因素反应的实际,医者只有把握机体当前的具体实际,才能寻求恰当的方法,给机体以具体、有效的援助,才能达到增强抗病力、缩短复原过程的目的。《伤寒论》审脉辨证条文虽多,然而它的精神实质却无一不是分析病情和病机。《伤寒论》的处方虽变化无穷,然而它的中心目标却无一不是针对病情、病机提出具体、适当和有效的处理。"最后得出结论说:《伤寒论》"审脉辨证,或者说诊断的目的不是为了在证候的后面去寻找真正的病原,而是为了透过证候去寻求病情和病机"。

在"病原与病本"一段中指出,"《伤寒论》对于致病原因并不重视,它把多种热性病的致病原因概括于一个'寒'字……《伤寒论》所说的病原,并不是真正的病原,所谓伤寒的'寒'、中风的'风'等,实质上只是代表不同证候的符号,并不一定真有风或寒侵入机体,风或寒只是疾病的诱因而已。"然而,《伤寒论》却非常侧重机体本身的反应性。古人所谓病本,虽然有时系指致病原因而言,但实质上仍然是指机体本身的反应性。"临床证候的差异,《伤寒论》完全归于机体本身自起的变化"。古人有"病之阴阳,因人而化"的话,这就是说,罹病机体出现阳性证候或者阴性证候,这不是病原有什么不同,而是机体本身有偏阴偏阳的差别之故。"既然偏阴偏阳都是由于机体本身的变化,如何根据这种变化'调其偏盛,使其中和',也就是治本"。最后的结论则为:"《伤寒论》侧重的不是真正的病原,而是机体特性,而它的治疗目标也不是病原,而是机体的反应特性——病本"。在"对症与随证"一段中指出,"根据证候用药,这是中医的随证疗法,它与(西医的)对症疗法似同而实不同。"

中医的随证疗法,不是针对单一症状,而是针对全身症状总和的具体特点,即对病情病机进行具体的处理,并且处理的方法永远随着病情病机的改变而改变的。当然,随证疗法中,也可能包括一些原因疗法,然而中医临床,很少依靠单味药,而是综合处理,通盘解决。因此,随证治疗仍不失为中医治疗的主体,而这个疗法正是《伤寒论》所创立的。

在"治疗原则"中,分平衡、整体、补正、祛邪、正治、反治、标本、随证八个题目来阐述,其丰富、精湛、透彻、清新之处,使人读之,常不禁击节。

成友仁先儒后医,自学成才。他崇尚理论,也很重视实践。他经常强调学以致用。在《伤寒论阐释》中,他广辑古今医案及自己的验案,并统称之为"实例"。他曾经明确地提出对待《伤寒论》的学习钻研应"全凭实效定取舍,不必考证费功夫"。

在教学方面,成友仁先生教人要重视理法,求本舍末。他在讲授《伤寒论》时处处重视晓人以理法,常用先贤的名言"医者之学问全在明伤寒之理""夫仲景立法,天下后世之权衡也"来启示后学学习《伤寒论》要从掌握其辨证之理及治疗大法方面入手,方能学有所得,而不要在某些不必要的考证和无原则争论上去下功夫,钻牛角尖;告诫后学要认真探求《伤寒论》在辨证论治方面的本质和规律,切莫舍本而逐末[9]。

三、《〈伤寒论〉辨证表解》

由于《伤寒论》原著文词古奥,又是条文式的叙述,且因成书后曾几经兵燹,几度散佚,又辗转抄刻、增删,故原文舛错、脱漏之处难免。现今通用的成本和宋本《伤寒论》虽以六经为序,但在条文归纳排列方面颇多前后交错,给学习带来了一定的困难,初学者往往难以窥其梗概及得其要领。杜雨茂教授根据自己多年教学实践和临床体会,参考历代注家的见解,以分经类证的方法为主,将《伤寒论》原条文加以分析归纳,编成《〈伤寒论〉辨证表解》(陕西科学技术出版社1984年7月出版)一书,以供读者在学习时参阅,能够对原论辨证施治的系统性、规律性举目了然;对原论的内容实质易于分析认识,且有利于教学、科研及临床时查阅之便。

《〈伤寒论〉辨证表解》一书分为上、下两篇。上篇在论述了《伤寒论》的学习方法之后,对《伤寒论》原条文根据性质和内容进行归纳分析,以分经类证为主,参以类法的方法,按经分章,顺次编排。每经之中,又分纲要、主证、兼证、变证及其治法、禁忌、转归、预后、类证鉴别等,均列表说明。在各类原文之前,加以醒目的标题;对原文中不易理解的字、词,分别在表下加以简明的注释;对少数原文含义隐奥及病机、辨证、治法有脱漏不全者,则根据有关注家意见,结合编者的体会和见解,加以必要的补充,以利于深入理解原文的含义。下篇选列编者临床应用《伤寒论》理法方药的验案四十五例,并加有按语阐述辨证、立法、选方化裁的依据与体会。该书出版后,深受广大读者的好评和喜爱[10]。

四、《金匮要略阐释》

杜雨茂教授、张联惠教授根据多年对《金匮要略》潜心研究的心得体会及临床经验,参考历代医家对《金匮要略》的研究精华,合作编著而成《金匮要略阐释》一书。该书理论联系实际,注释原文字词,阐发仲景本义,释疑解惑,不落俗套,诊病疗疾,颇多创见。

该书共42万字,分概论和各论两部分。概论着重阐述《金匮要略》一书的沿革、基本内容、学术思想和特点等,旨在使读者对该书有一个概括的了解,以便在研读原文时能够扼要挈领,为进一步融会贯通全书的精神实质奠定基础。各论以明代赵开美复刻宋本《金匮要略方论》为蓝本,按篇逐条论述。各篇之首冠以小序,扼要介绍内容概要,解释病名含义和多病合篇的理由,并指出各病的成因、辨证特点和诊治原则等。每条原文下列有注释、译解、参考、方义、实例和按语等项。

《金匮要略阐释》在某些病名释义之后,还简述其相当于现代医学何病,如云百合病相当于神经症,胸痹心痛相当于冠心病心绞痛、心肌梗死,阴狐疝气相当于可还纳的腹股沟斜疝等;还列举了许多现代医学诊断明确但疗效不理想而用《金匮要略》方治愈的验案,引用现代方药的研究成果,对于促进中医现代化和中西医结合均有重要意义。

《金匮要略阐释》比较系统地反映了作者潜心钻研仲景学说及从事教学和临床的心得体会,并汲取了历代重要注本和现代医家研究之精华编著而成,文字浅显易懂,实为研究学习《金匮要略》的必读之书。

《金匮要略》是中医学的经典著作,它所创立的以脏腑与经络为中心、辨病与辨证相结合的杂病辨证论治方法为历代医家所遵循。杜老师经常教导学生要掌握正确的学习方法,把书读活,而不能刻舟求剑。学习《伤寒论》《金匮要略》最重要的是要领会仲景本义,掌握理法原则,然后据证灵活变通,不能执死方以治活病。他最推崇古人"医者之学问,全在明伤寒之理""读仲景之书,用仲景之法,而不拘于仲景之方者,是得仲景之心"之论。

《金匮要略阐释》"实例"项下精选了古今医家应用《金匮要略》理法方药的医案 480 余例,其中包括杜雨茂的临证验案 80 余例,旨在理论联系实际,阐发张仲景原著之精义,且使读者能更好地掌握其理法方药。所选医案多数仍依张仲景理法方药,根据病证,灵活变通,巧妙化裁,故虽属疑难杂病,亦多获得良效。

杜雨茂在研习古籍经典时,特别强调应将原文与临床实际结合起来,根据实践体会来理解、诠释经文,或对经文未及之理法方药予以充实;反对不动脑筋、迷信经典而随文衍义,鼓励大胆质疑。他经常告诫经典课程教师要树立正确的教育观念,不能仅仅满足于讲清原义之继承,更重要的是在前人基础上的提高与发展创新,在《金匮要略阐释》中也处处体现了这一精神。

针对《金匮要略》部分内容有证(论)无治(方)者,杜雨茂则结合临床实际提出行之有效的方药,或者补出实例,供读者临证有所遵循,此较其他《金匮要略》注本高出一筹。如在历节病篇第6条"少阴脉浮而弱,弱则血不足,浮则为风。风血相搏,即疼痛如掣"后,指出临床用四物汤为主,酌加祛风通络药,每获良效。在虚劳病篇男子虚劳无子条后,补出肾虚不育一案,用肾气丸温养肾气而获效。在痰饮病篇第 8 条"心下有留饮,其人背寒冷如手大"按语指出:临床久患痰饮病者,大都有上述背部寒冷之症,且常要背部注意保暖,否则易生病或加重病情。背部肺俞穴及其周围敷贴白芥子、胡椒、干姜等温药,常可起到防治痰饮病的效果。遵"病痰饮者,当以温药和之"之旨,介绍温药外敷治疗痰饮病的经验,并且据此研制了"肺心宁"保健背心。

对呕吐哕下利病篇第 31 条"下利气者,当利其小便",历代注家多释为气利,有法而无方,杜雨茂则认为此为水湿偏渗于大肠的下利证治,并非"气利"病。"下利气者"是患者利下稀水杂有粪便,同时矢气频频,小便不利,这是湿邪内盛,脾失转输,水湿偏渗大肠,阻滞气机之故,治当利其小便,分利肠中水湿,则下利自除。此即所谓利小便以实大便之法,在临床上并不少见,且多见于小儿,一般用胃苓汤为主,夹热者用柴苓汤化裁,取效均捷。

此外,本书还在某些病证之后适当地精选了一些用后世方的验案,以使读者融古通今,亦补张仲景之未备。

杜雨茂在治疗泌尿系统疾病方面确有独到之处,临床善于灵活应用张仲景育阴清热利水法治疗慢性肾炎、慢性肾盂肾炎、肾结石等疾病。

疾病的发生、发展及其预后转归有其内在的规律性,医者只有通过长期的实践体会认识这种规律,才能准确地把握病机和判断病变的发展趋势,给予恰当的治疗,否则将贻误病情。张仲景在《金匮要略》中对多种内科杂病都提到预后判断,目前就这些内容来看,大多仍具有重要的指导意义。杜雨茂在长期诊治杂病的实践中,善于应用《金匮要略》理论判断疾病的预后。例如,惊悸吐衄下血胸满瘀血病脉证治第十六篇有"寸口脉弦而大,弦则为减,大则为芤,减则为寒,芤则为虚,寒虚相击,此名曰革,妇人则半产漏下,男子则亡血失精",提示临床见到弦大而减的革脉,妇女就可能患流产或崩漏下血,男性可能患失血、失精性疾病。

在呕吐哕下利病篇"下利后脉绝,手足厥冷,晬时脉还,手足温者生,脉不还者死"条后,他介绍治疗吕某暴利而亡的实例:患者下利2日,肠鸣腹痛,泻下稀黄水样便,夹杂完谷奔迫而下,但无里急后重及肛灼,昼夜达十余次,遂致精神不济、卧床不起。诊时见患者蜷曲而卧,时作呻吟,声低息微,四肢逆冷,两目下陷,两胫拘挛难伸,脉沉微欲绝,舌淡紫,苔白滑。呈一派阴寒内盛、阳气欲亡、阴液耗竭之象,治难措手。乃与西医同道共商救治,给予输液及纠正循环衰竭,中医予人参四逆汤加陈皮、木瓜、白术,合力抢救十余小时,病情毫无转机,至次日黎明前气绝而亡。此案不仅是对张仲景原文的诠释,而且补充了暴利亡阴亡阳的救治措施,以使读者融古通今,亦补张仲景之未备[9-10]。(米烈汉、赵天才、董正华供稿)

第四节　《伤寒杂病论》方剂配伍研究

杜雨茂教授研究及应用张仲景诸方,深受其中半夏泻心汤、大黄附子汤、附子泻心汤、乌梅丸、肾气丸等诸多方药相反相成配伍的启示,结合自己的实践经验,总结出"背反偕同"的配伍规律,并指导临床疑难病证的辨治,获得满意的效果。

一、"背反偕同"配伍规律的理论分析

何谓"背反偕同"?杜雨茂指出,人体脏腑的气机变化,有如天地自然一般无时无刻不在进行着升降出入。正如《素问·六微旨大论》所说:"是以升降出入,无器不有。"人体时刻进行着升降出入的随机和无序的气机运动,脏腑气机的升降出入维持着人体的生命,"出入废则神机化灭,升降息则气立孤危"。在生理情况下,各脏腑、经络属性不同,各有特点。或以升为主,或以降为要;或性刚,或性柔;或属火,或属水;即使同一脏腑,亦存在着相互对立的两个方面。升中有降,降中有升,收中有散,散中寓收。这种相反相成关系共处于一个统一体中,而疾病的过程正是打破了这种平稳状态。既病之后,尤其是久病顽疾,邪痼正耗,又往往导致多脏腑及经络、阴阳、气血失调。因各脏腑本性不同、特点各异,病变的性质就难划一,多是寒热错杂、虚实并见、表里互病、阴阳俱损、气血同伤、升降齐乖、宣收皆塞。治当顺乎人之本性及病情实况。攻中有补,补中寓攻,收中寓散,发中有敛,升中有降,降必配升,清中有温,热中伍凉,阴从阳平,阳依阴藏,始合自然。这就是《伤寒杂病论》方剂"背反偕同"配伍的基本内涵。

（一）人身自有小天地，藏象各异病难明

人体是以五脏为中心，六腑相配合，通过经络系统及气血营卫运行的联系，从而使脏腑之间密切联系为一个有机的整体。脏腑之间在生理上存在着相互协同、相互依存、相互制约、相互为用的关系。五脏系统有各自的生理功能和特定的病理变化，但五脏之间又存在着密不可分的生理联系和病理影响。五脏之间的关系不能只局限于五行的生克制化和乘侮范围，更应注重五脏精气、阴阳及其生理功能之间的相互制约、相互为用、相互滋生、相互协调。比如脾虚失运，可能导致化源不足、统血无力、失血血虚而心失所养；也可能导致水液不化，聚湿成痰，痰阻肺窍，肺失宣降；亦有可能导致生湿化热，蕴蒸肝胆，胆热液泄，发生黄疸；还有可能导致脾气虚弱，水湿内生，经久不愈，肾水泛滥。又如肝气郁结，可以导致肝气上逆，肝火上炎，耗伤肺阴，肺失肃降；也可以导致情绪抑郁，精神恍惚，心肝气郁，心神不安；亦可以导致疏泄失常，精神抑郁，胸闷太息，纳呆腹胀，脾失健运；还可以导致肝失疏泄，封藏失司，藏泻失调，肾精气化失常。也就是说，在中医的藏象学说中，人之为病，是一个多脏腑多系统生理功能共同失调的结果，不能片面地理解为某一脏器的单方面病变。而每一个脏腑的生理情况又各不相同，所以在治疗疾病的时候，采用"背反偕同"的治疗原则是科学严谨且周密全面的。

（二）多管齐下阻病机，复杂多端亦可愈

疾病产生之后，并不是一成不变的。它也在随着致病因素、地域环境、人体体质、传变规律等因素处于不断的运动变化中。任何疾病都有其发生、发展到结束的过程。由于致病因素的不同，外在环境和地域时间的不一，患者体质强弱的差异，以及医护措施的正确与否，甚至疾病自身发展演变的不同阶段，都有可能使疾病表现得复杂多变。

阴阳失调是疾病最根本的病机，临床上主要用阴阳二气对立制约和互根互用关系的失调来阐释寒热虚实及动静失常等病变机制。阴阳失调的病机虽然是复杂的，但其中最基本的病机是阴阳的偏盛和偏衰，阴阳偏盛不仅可以导致相对偏弱的一方被压制，也可以造成阴阳之间的格拒或者转化；阴阳偏衰不仅可以使阴阳之间互相损减，也可以导致亡阴或者亡阳。

病位的表里是一个相对的概念，所指的病变部位并不是固定不变的。邪气旺盛，正气损耗，正气抗御邪气无力，不能阻断病情的发展，则病可由表内传入里。反之，若正气来复而旺盛，邪气见衰，则在内之病可由里出表。在一个疾病的发展过程中，不论总的趋势是趋于痊愈，还是走向重危，往往正胜邪退和邪胜正虚总是不断交替出现的，这不免会对实时对症治疗的准确性造成一定的影响。故在诊治疾病过程中见微知著、因势利导，这其中也多含有"背反偕同"的寓意。

疾病的症状表现中寒热是最为直观的确定疾病阴阳属性的指标，是机体阴阳失调所导致的两种性质相反的病机。"阳盛则热，阴盛则寒"，"阳虚则寒，阴虚则热"。因此，寒热的转化实际是由阴阳的消长和转化所致，也必然要涉及虚实的转化，出现寒热虚实错综复杂的病机转化。

虚实消长决定于邪正的盛衰。当平衡被打破时，虚实就会相互转化。在虚实的转化过程中，更多的情况是虚实皆有的虚实错杂证。在疾病的发展过程中，若非正复邪退、疾病好转和向愈，

则往往会导致正气日衰、邪气益盛,产生恶性循环,最终病情迁延发展乃至发生危重症候,继而死亡。

因为疾病的阴阳、表里、寒热、虚实无时无刻不在变化之中,所以在辨证治疗的时候若非纯寒、纯热、纯虚、纯实、纯表、纯里之证,使用针对单纯病性的方药即可对症治疗之外,最妥善的治疗大法就是要采取相应的"背反偕同"的治疗原则才能够一举扫除病患,防止治病留邪,避免疾病迁延难愈。

(三)追本溯源悟真理,升降出入方药齐

杜雨茂在半个多世纪的临床体悟中,深受张仲景名方(如半夏泻心汤、麻黄升麻汤、附子泻心汤、乌梅丸、大黄附子汤等)诸多相反配伍方剂的启示,结合自己家学亲验,认识到治病疗疾应当"攻中有补,补中寓攻,收中寓散,发中有敛,升中有降,降必配升,清中有温,热中伍凉,阴从阳平,阳依阴藏,始合自然"。

如半夏泻心汤证,病机是阳明热盛于上,太阴虚寒于下,寒热错杂于中焦,气机不畅。选方用药上,第一次提出"辛以散之,苦以降之,甘以养之"的治法,辛开苦降,寒温并用,攻补兼施,阴阳平调,从而达到恢复中焦升降之功、消除痞满的目的。综合全方,寒热互用以和其阴阳,苦辛并进以调其升降,补泻兼施以顾其虚实,则寒去热清,升降复常;且半夏、生姜、甘草三泻心汤是张仲景取大黄黄连泻心汤和理中汤巧妙化裁而来,如芩、连清热,而去大黄,是因有太阴之虚;用理中汤去白术,因为白术是健脾燥湿止泻的,需要使热邪有去路,若用白术,则将热邪堵于体内无法排出。如此配伍的用意,就是勿使过剂损正和闭门留寇。

又如吴茱萸汤证,是以肝胃虚寒、胃失和降、浊阴上逆为主要病机,方中吴茱萸、生姜、人参、大枣四药配伍,温中与降逆并施,寓补益于温降之中,共奏温中补虚、降逆止呕之功。

另如乌梅丸,全方寒温并用、辛开苦降、补泻兼施、安蛔涩肠,不仅是治疗上热下寒蛔厥的主方,也是治疗寒热错杂久泻、久痢的要方。

又如以《金匮要略》肾气丸化裁的六味地黄汤,本为滋补肝肾之阴的方剂,方中配伍却要三补三泻,补泻兼施,这是因为此处是反佐之意,就是制约并防止用药纠偏过度,从而又造成人为偏性,如补益过度、发散过度。加入反佐药,就是对它的太过产生制约,以防止矫枉过正。

以上各方中无处不蕴含了"背反偕同"的思维方法。除了病情复杂多变的病证应考虑组方配伍使用"背反偕同"外,更重要的是要处处考虑到治疗单纯病,也要防止矫枉过正之弊。

二、"背反偕同"用药的配伍形式

(一)补泻同用,扶正祛邪

疾病的产生不外乎正虚和邪实两个方面,且邪正双方是互为消长的,此盛则彼虚,彼盛则此虚。治疗的措施和目的就是根据这两方面的盛衰情势,或祛邪,或扶正,或虚实兼顾、攻补兼施,以达邪去正复而病愈。扶正是针对单纯虚证的,但在邪盛正虚的情况下,有时也可以通过扶正而

达到祛邪的目的。祛邪主要是针对邪实之证的,有的因邪实存在导致正虚,也需通过祛邪而达到扶正的目的,故《黄帝内经》云:"正气存内,邪不可干""邪之所凑,其气必虚"。既然正邪是疾病基本矛盾的两个方面,那么在复杂的病理状态下,这两个方面都必然地影响着机体阴阳的失衡,所以治疗上只有扶正祛邪、正邪兼顾、补不碍邪、泻不伤正、相反相成,才能有效促进疾病向痊愈方向的转化。在杜雨茂的诸多医案中都体现着补泻同用,扶正祛邪,相反相成的用药形式。

(二)寒热并行,各施其用

在病理状态下,由于脏腑本性不同、特点各异,因此病变的性质就难划一,往往并非单纯为阳或单纯为阴,或完全属热,或完全属寒,多是寒热错杂、虚实并见。治病疗疾偏执一端则效必不佳,甚或旧病未除,新病又起。故临证用药常常寒热并举、温凉协同,使相得益彰而效若桴鼓。杜雨茂遵张仲景旨意,调理脾胃多寒温并用,他认为胃多温燥而脾易寒湿,处方常以黄芩配黄连宽肠厚胃清燥热,又以炮姜、半夏、白蔻仁、荜澄茄之类温脾燥湿以祛寒。其调肝疗疾,善用辛香柔化之法,认为肝体阴而用阳,体柔而性刚,临证用药多取辛香温运的苏梗、沉香、香附之类,又配酸甘阴柔的白芍、麦冬、女贞子之属,其方含刚用柔,寒温并行,使肝体得养、肝用复常。杜雨茂治肺疗咳喘,认为肺为娇脏,易为寒热所伤,每多饮郁热伏,且水饮之邪本性为阴,更伤肺之阳气,故肺病日久便多成寒热错杂之证。临证处方多以麻黄、桂枝、干姜、半夏、细辛之属温阳散寒、燥湿化饮,合《金匮要略》"病痰饮者,当以温药和之"之意,又配连翘、鱼腥草、黄芩之类,以清泻饮郁之热或复感之风热邪气。其治阴黄证每用茵陈、栀子合理中汤加减,治血证用黄土汤加减,治呕吐泛酸用旋覆代赭汤合左金丸加减,治失眠用柴胡桂枝干姜汤加减,治癫狂用小柴胡汤合导赤散、温胆汤加减等,无不体现着杜雨茂临证用药寒热并行、各施其属的处方用意。

(三)辛开苦降,调理脾胃

脾胃为一身气机之枢纽,二者一纳一化,一升一降,散布精微于全身:脾喜燥恶湿而气升则健,胃喜润恶燥而气降则和。若脾胃功能失常,则升降之机紊乱,脾气不升则生湿浊,胃气不降则生燥热。湿邪损遏,阳伤中寒,浊邪上逆,中气下陷,润燥不和,湿浊寒热混淆油然而生。此等邪气非辛不开,非苦不降,必得辛温开宣以益脾升清、苦寒通泄以助胃降浊。杜雨茂提出"治此当顺应脾胃生理特点,以性味相异之药有机配伍,各司其属,斡旋升降,举清泄浊,调理脾胃"。临证每仿半夏泻心汤类方,以辛开苦降,补泻并行;常用干姜、半夏辛温散寒、降逆止呕,黄芩、黄连苦寒泻热燥湿,人参、甘草、大枣健脾益气,合方辛开苦降,寒热并用,补泻兼施,相反相成,除湿热、化痰湿、理气机,消痞除满,止呕治利。类此法配伍的常用方剂还有乌梅丸加减治久泻、久痢,药用干姜、细辛、肉桂、附子治脏寒,黄柏、黄连清热燥湿,人参、当归温补气血,乌梅涩肠止利,全方辛开苦降、辛甘化阳、酸甘化阴、寒热并用、补泻兼施、相反相成,也是杜雨茂治疗慢性复杂肠胃疾病的常用良方。

(四)升降开阖,疏理气机

人体脏腑的气机变化,无时无刻不在升降出入,即所谓"升降出入,无器不有"。正是由于这种无时无刻的升降出入,才维持着人体的生命活动。而五脏六腑的气机升降出入,既各有特点,又相互配合;既互相对立,又相互制约;既不可无,亦不可过;实为并行不悖,相反相成,以此来完成人体的各种生理功能。杜雨茂临证调理气机,每根据脏腑的生理功能和病理特点,又兼顾各脏腑之间的相互关系,做出"背反偕同"的整体调理。如治肺病之咳喘,法取宣降开阖相济,常用麻黄、细辛、干姜辛开宣通,五味子、白芍、白果酸收内敛,半夏、苏子、杏仁降气化痰,桑白皮、黄芩、鱼腥草祛邪清肺,使散敛宣降结合,相得益彰。其治肝胆之郁结,常从小柴胡汤合四逆散加减化裁,取柴胡、枳壳、香附升散疏肝,茵陈、黄芩、虎杖清气利胆,更配党参、白术、半夏益脾和胃,从而使扶正祛邪、升降相因。其调理脾胃诸证,更强调脾升则健,胃降则和,每以性味相逆之药有机配伍,斡旋升降,举清泄浊。其多遵张仲景半夏泻心汤法意,认为该方辛开苦降,升清降浊,恰合脾胃升降乖逆之病机。全方寒热并用,升降相因,攻补兼施,每遇寒热错杂、清浊逆乱、气机失和之脾胃证候,皆宗此方此法加减化裁而见力捷效宏。

三、"背反偕同"配伍的运用特点

(一)法据证立,契合病机,多种形式结合

背反偕同用药的前提是对证候复杂矛盾关系的明确认识,即明确地辨别证候、分析病机,然后依证立法、处方用药。由于证候矛盾关系的错杂,多形成病机关系的相互对立与失调,必须以性味相反而又有机配伍的方药加以治疗,但在一个复杂的证候中,往往有几个相互对立的病机关系并存,其治法自然就要针对几个不同病机来相反相成地配伍用药。如治疗寒热错杂的下利,由于病机上既有寒热错杂,又有升降失司,还有中气亏虚、邪气不除等多种病机存在,因此治法上就既有清热祛寒而寒热并用,又有升清降浊、补泻同施的药物配伍,表现为多个相反相成配伍形式的有机结合,来契合协调临床病机的需要。

(二)察证与推理结合

背反偕同的配伍用药,既有辨证察机的治疗需要,又有病机病情推理的治疗需要。前者为见寒证而用温热药,见热证而配寒凉药,见虚证而用补益药,见邪实而配攻逐药等,显而易见,不难理解;后者为依据病情的发生、发展而推测可能有某种病机的存在,故配伍相应的药物,以使相反相成。如疏肝解郁的同时,往往配伍健脾益气的补虚药物,则是据张仲景"见肝之病,知肝传脾,当先实脾"之旨而推测有脾虚的存在,并不是肯定看到了脾虚的表现。治疗肺气虚弱的咳喘时配伍补肾固本的药物,亦是依据肺主呼气、肾主纳气的理论,推测可能有"肾不纳气"病机的存在来配伍用药的。

(三)同类性味,灵活选药

背反偕同的处方配伍善用经方,但不固守经方药味,常是依据具体病机病证,在同类药物中灵活选用。如辛开苦降法之半夏泻心汤类方,在临证处方中并不是苦降必用黄芩、黄连,依病情

有时常用虎杖、栀子或连翘之类,也不是辛开必用干姜、半夏,依病情亦常用炮姜、白蔻仁、荜澄茄、胆南星等。寒热并用之用寒凉药,既有性味俱重的三黄(黄连、黄芩、黄柏)、栀子之属,亦有甘寒凉润的二冬(天冬、麦冬)、玄参之类,全取决于病情病机的需要而灵活配伍选药。

总之,杜雨茂精研深耕仲景学说,领悟其辨证论治精髓,总结其方药配伍规律,凝练出背反偕同的处方配伍原则,理论上充分顺应脏腑功能特性,多靶点调理病机矛盾,实践上药简效宏、适应面广,有除病疗疾之功效,无伤正留邪之弊端,值得同道研究体会和推广应用[12]。(王宗柱、董正华供稿)

第五节　《伤寒杂病论》治法研究

陕西中医药大学是我国 1978 年恢复研究生教育后取得硕士学位授予单位的首批高等院校,在杜雨茂、吴禹鼎教授的精心指导下,首届伤寒论专业研究生乔宝璋、钟玲、刘亚娴、杨培君、曾福海等人对《伤寒杂病论》的汗法、清法、下法、温法、补法等进行了深入研究,总结了各种治法的方药经验,对理解经旨、指导临床有重要意义。

一、《伤寒杂病论》清法研究

张仲景继承《黄帝内经》"谨守病机"之旨,创制了种种清法。其内容丰富,变化相当灵活,但在组方上又表现出一定的规律性,有辛寒清气、苦寒清热、轻清宣透、淡渗泻热及清法与他法相合等类型。

(一)清法的分类

1.辛寒清气

外感表邪入里,热传阳明或阳明胃热炽盛者,治当清泄,张仲景以辛能透达、寒能清热的石膏为主,组成一类方剂,以清阳明经热,截其燥化成实之势。因里热炽盛易耗津伤气,出现气津两亏之候,故张仲景在重剂清热的同时,又往往顾护气津。组方特点是重用石膏,大清阳明之热,辅之以清热润燥的知母;为防寒凉伤正,常伍粳米、甘草养胃。津气耗甚者,必加甘寒益气生津之品,如人参、麦冬等。因热邪与津伤轻重程度及兼证不同,具体运用又可分为清热保津法、清热益气生津法、清热通痹法三种。

2.苦寒清热

此为张仲景以苦寒药物清里热之法。苦寒所清之热,常可由下述情况造成:外感表证误治,邪热内陷;或阳明之热与湿浊壅遏不解,或少阳胆火肆虐胃肠;厥阴肝热鸱张,或杂病湿热蕴蒸等。由于这些热证的性质常为热而兼湿,因此张仲景取用性味苦寒清热而能燥湿的黄芩、黄连、黄柏等品,直折实火,兼祛其湿,使热从内、从下而降,与辛宣清气用意大异。苦寒清热因病变重心不同,药物组合各有特点。

清心胃之热,用大黄、黄连、黄芩之属;清化中焦湿热,用黄芩、黄连;清利下焦湿热,用黄连、黄柏、白头翁、秦皮等;清热利湿除黄,用茵陈、大黄、栀子、黄柏等。张仲景将苦寒清热法临床主要运用于治疗热痞、热利、黄疸等,具体包括清热泻火法(清热除痞法)、清热止利法、清热除黄法等。

3.轻清宣透

轻清宣透为张仲景清法中颇具特色之一法,为很多医家所推崇,柯韵伯曾誉之为阳明起手三法之第一法。伤寒表证误治,外邪入里化热,或阳明病下之太早,或伤寒瘥后复发,皆可使邪热郁于胸膈,但其热不甚,尚未伤津,亦未入腑成实。此时既不可辛寒清气,也不能攻下里实。张仲景宗《黄帝内经》"火郁则发之"之旨,制定此法,清宣胸膈郁热,使其透解,代表方是栀子豉汤,由苦寒的栀子和辛微温的淡豆豉组成,在具体应用时可针对不同兼证适当予以加减。

轻清宣透法的适应证为身热懊憹,虚烦不眠,胸脘痞闷,按之软,嘈杂似饥而不欲食,舌红,苔微黄,脉数。栀子豉汤中的栀子解热除烦,淡豆豉味辛升散,宣胸中郁热,二味一升一降,具有泻热除烦、宣达解郁之能。临床如兼中气受损而少气者,加甘草和中益气;如气逆而呕者,加生姜降逆止呕。若胸脘痞塞较甚,伴嗳腐纳差者,可用枳实栀子汤,即栀子豉汤中加枳实以行气导滞,并用调中益气、寒凉善走之清浆水调服,以增强清热除烦、行气消痞之力。如食积热结较甚者,还可再服大黄攻积导滞。

4.淡渗泻热

外感热病传变过程中,热邪往往易深入下焦,伤阴津且使膀胱气化不行,杂病湿热阻滞膀胱兼阴虚者,亦能产生水热互结之证。针对这种病机,张仲景选用寒凉淡渗或行水、利水之品,使水气下行,热亦随之而去。组方规律是:淡渗泻热用猪苓、茯苓、泽泻、滑石;湿热壅滞甚者,用商陆、蜀漆、牡蛎、海藻等逐水利水;阴津亏耗者,以阿胶、牡蛎、瓜蒌根等滋润之。这些配伍方法可通过猪苓汤、牡蛎泽泻散体现出来。猪苓汤证与牡蛎泽泻散证在病因和证候虚实上有所不同,但病机皆为湿热互结、水气不行而兼有津伤液燥,故二者均为清热利水育阴之法。

5.清法与他法结合

此类型的特点是在其他治法中寓有清法,如滋阴清热、宣肺清热、清肝降逆、苦辛通降等。

(1)滋阴清热法:适用于阴虚有热者,代表方有黄连阿胶汤和百合地黄汤等,原则是滋阴清热并进。伤寒邪入少阴,热化伤阴,心火内炽,证见心烦失眠、头目眩晕、口干咽燥、舌红少苔、脉细数,宜黄连阿胶汤。如热病之后余热未尽或杂病情志郁结化火,消烁心肺之阴,治疗亦须滋阴清热,宜用百合地黄汤。应用指征为口苦,小便赤,常默然不语,时而躁不安卧,时欲食复不能食,脉微数。黄连阿胶汤与百合地黄汤同为清热滋阴法,但一为苦寒清热,一为甘寒清热,此为其不同之处。虚、实之热清法迥别,张仲景治法严谨由此可窥见一斑。

(2)清热宣肺法:此法适用于邪热犯肺之证,代表方为麻杏石甘汤。此方适用于邪热壅肺,宣降失司。适应证为身热汗出(或无汗),口渴咳喘,痰白黏稠或黄,舌红,苔薄黄,脉浮数或滑数。如为风水相搏,内有郁热,肺失宣降的水肿及肺胀证,证见发热或无大汗、汗出或无汗、恶风、咳喘身肿、口渴、小便不利、脉浮数,可用越婢汤;如果太阳病误用冷水潠灌,阳郁化热者,证见发热恶寒、心烦口渴、喘满、肉上粟起、舌苔薄黄、脉浮数者,可用文蛤汤。以上三方,越婢汤和文蛤汤都是麻杏石甘汤衍化所成,而麻杏石甘汤的重要组成部分是麻黄配石膏。石膏得麻黄,则功专清肺泻热,麻黄得石膏寒凉之制,功专宣肺平喘,而不在解表发汗。这一配伍可以说是张仲景清宣肺热法的关键。

(3)清肝降逆法:本法适用于惊恐恼怒,肝经气火上逆之奔豚病。适应证为自觉气上冲胸,惊悸不宁,腹中拘挛而痛,或兼有往来寒热,烦渴,口苦干,脉弦数。

(4)清化痰热法:本法适用于小结胸证。其病机为表证误下,邪热内陷,痰热搏结心下。证见胸脘痞闷,按之作痛,吐痰黄稠,或身热,头晕面赤,舌苔黄腻而滑,脉滑数有力。治疗宜采用小陷胸汤。

(5)涤饮清热法:饮结胸膈,病位偏上,证见喘满烦躁、心下痞坚、口干欲饮、面色黧黑、小便不利、舌燥、脉弦数,木防己汤主之。方中木防己配桂枝,一苦一辛,有行水散结、通阳降逆之能;人参补虚除痞;石膏清郁热,镇饮逆,是为涤饮清热之法。

如伏邪内结肠间,气机阻滞,水气不行者,证见喘咳烦躁、腹满、肠鸣沥沥有声、小便不利、口干舌燥、脉沉弦,宜己椒苈黄丸祛逐伏热。方中防己、椒目苦辛宣泄,葶苈子、大黄祛饮逐水,四药配伍,共奏泄水逐饮、清热开结之功。水饮从前后分消而出,郁遏之阳庶几得舒。

(6)苦辛通降法:此法适用于无形寒热结于心下,脾胃升降失司所致之痞证。证见"心下痞,按之濡",伴见呕利肠鸣等。病机特点是寒热虚实错杂,气机痞塞。治宜温清并用,辛开苦降。苦辛通降法属温清并用法之一,温清并用法为张仲景所擅用。本法祛邪而无伤正之虞,扶正亦无留寇之弊,虽寒温异气,但并行不悖,为张仲景诸法中的特殊一法。

（三）运用清法的注意事项和禁忌

1.要明辨热之真假

真热会出现假寒,真寒也会出现假热,其治前者须清,后者须温,治疗方法完全相反,不容混淆,因此明辨热之真假是运用清法的首要条件。热之真假不明而浪投寒凉,将会引起严重后果。张仲景有鉴于此,通过从患者喜恶辨寒热真假及有关寒厥、热厥等条,对清法的运用提出了具有指导性意义的原则。

2.要详审热之表里

由于有邪在表在里之不同,其治遂产生温散和清解之异。张仲景在"伤寒脉浮,发热无汗,其表不解者,不可与白虎汤;渴欲饮水,无表证者,白虎加人参汤主之"一条中明确地做了鉴别。外感表证误用辛寒清气,不仅将使外邪冰伏不解,且有诛伐太过之虞,临证用清,应当重视这个问题。

3.要细察热之虚实

张仲景对实火用白虎汤、大黄黄连泻心汤清热泻火,对虚火用百合地黄汤补之,对肾阴虚而邪热内炽者以黄连阿胶汤滋阴清热,对热盛伤津以白虎加人参汤清热生津,说明热之虚实应采用不同的治法。若不顾虚实,治必鲜效。张景岳说"实火宜泻,虚火宜补,固其法也;治宜以补为主而不得不兼乎清,……若实中有虚者,以清为主而酌兼乎补",可视为张仲景观点之简明总结。

4.要注意祛兼夹之邪

热为无形之邪,在病变过程中,往往易和他邪合而为病,此时清热兼祛相合之邪,使热无所据,有利于尽撤邪热。张仲景指出"夫诸病在脏,欲攻之,当随其所得而攻之,如渴者与猪苓汤,余皆仿此",这是张仲景治法上的一个重要思想,他以猪苓汤清热利水为例,强调了清法也应注意这个问题。尤在泾对此领会很深:"无形之邪,入结于脏,必有所据,水血痰食,皆邪薮也。如渴者,水与热得而热结在水,故与猪苓汤利其水,而热亦除,……若无所得,则无形之邪岂攻法所能去哉。"

5.要顾其患者体质

清法因用寒凉药,易伤人阳气,脾胃首当其冲,患者素体阳虚者,不可寒凉太甚,以免药过病所,致生他变。张仲景在《伤寒杂病论》中曾反复告诫了这一点:"凡用栀子汤,患者旧微溏者,不可与服之","伤寒脉迟,六七日而反与黄芩汤彻其热,脉迟为寒,今与黄芩汤复除其热,腹中应冷,当不能食,今反能食者,此名除中,必死","太阴病脉弱,其人续自便利,设当行大黄芍药者,宜减之,以其胃气弱,易动故也"。但是也要注意,有是证即用是药,有当清之证,也应清热务尽,不过须在药物的配伍上要有所照顾。张仲景已通过栀子干姜汤给人启示,学者当领悟精神,一隅三反。

6.用药要慎防耗津

热病最易伤津,保津虽为张仲景清热的重要目的之一,但清热仍需慎用耗津之品。观张仲景于阳明病水热互结,本可用猪苓汤,因津伤甚而提示慎用,可知所虑之深。

综上所述,关于清法,张仲景无论在其具体运用还是运用时应注意的问题上,均做了详细的论述,对全面领会掌握清法有很大的指导意义。《伤寒杂病论》在本身篇幅并不多的情况下,能达到如此水平,确实难能可贵,它对后世医学产生深远的影响绝不是偶然的。(钟玲供稿)

二、《伤寒杂病论》温法研究

仲景学说的温法就是运用温热性质的方药扶助人体阳气,祛除寒邪,治疗寒证的方法。温法在《伤寒论》和《金匮要略》中占有十分重要的位置。《伤寒论》全书载文397条、方113首(除去1首有名无药,实载112首),其中论述温法的就有56条,温阳方剂有37首;《金匮要略》全书25篇,载文603条、方262首(除去4首有名无药,实载方258首),其中有17篇中的53条专论温法,温阳方剂有58首,内容十分丰富,惜其分散于各个条目之中。

(一)张仲景温法分类

1.回阳救逆法

回阳救逆法是救治少阴心肾阳衰,阴寒内盛,恶寒肢厥,神疲欲寐,脉沉微等危证的方法。

在病理条件下,寒邪直犯少阴,或它经病变误治、失治,损伤心肾阳气,使心肾不交,水火失济,病从寒化,形成阴寒内盛、心肾阳衰、阳虚欲脱的危证,临床多表现出无热恶寒、四肢厥逆、脉沉微细、精神极度衰惫、欲睡不得、似睡非睡的昏沉迷糊状态,急当回阳救逆,宜四逆汤。

少阴寒化证,以四逆汤证为代表。但因虚损程度之不同、感寒轻重之差异,其临床证型多不尽一样。若阳气大伤,心肾阳气衰微,阴寒内盛,虚阳外扰,见烦躁者,其病重急,治宜急救回阳,用干姜附子汤;或阳虚欲脱,津液欲竭,见肢厥下利而利忽然自止、恶寒、脉微之证仍在者,治宜回阳复阴,用四逆加人参汤;或阳脱津竭,见恶寒肢厥、下利清谷、脉沉微,更见烦躁者,治宜回阳复阴、养心宁神,用茯苓四逆汤;或阳虚气陷,见下利清谷次数多而量少,呕而汗出者,则宜灸百会以升举阳气;或阴寒盛极,格阳外越,见脉微肢厥、下利清谷诸症加重而身反不恶寒者,乃属格阳证,治宜回阳逐寒、通达内外,用通脉四逆汤;兼呕者,前方加入猪胆汁,"热因寒用",以反佐之;若更见面色赤、烦躁者,属戴阳证,治宜回阳逐寒、宣通上下,用白通汤;兼呕逆者,前方加人尿、猪胆汁,"甚者从之",反佐之用。

2.温补心阳法

温补心阳法是治疗心阳虚损,心气不足,心悸等的方法。在病理条件下,由于禀赋不足、脏气虚弱,或思虑劳心过度,或过汗、误下、火逆迫汗,损伤心阳,亏耗心气,临床表现以心悸为主证,且心悸以心中空虚、惕惕而动、动则尤甚为特点,治宜温补心阳、补益心气,用桂枝甘草汤;兼见下焦寒气上冲,自觉气从少腹上冲胸咽,如豚在江中奔突之状,痛苦异常,时发时止,发为奔豚者,治宜温补心阳、平冲降逆,用桂枝加桂汤;兼见烦躁、心神浮越者,治宜温补心阳、潜镇安神,用桂枝甘草龙骨牡蛎汤;兼见惊狂、卧起不安、心神浮越重者,治宜温补心阳、镇惊安神,用桂枝去芍药加蜀漆牡蛎龙骨救逆汤;兼见脉结代,心阴同时受损,脉气不能接续者,治宜温心养血、复脉定悸,用炙甘草汤。

3.温补肾阳法

温补肾阳法是治疗肾阳虚弱,肾气不足,腰膝酸软,身半以下常有冷感,小便不利或夜尿频多等的方法。

若禀赋虚弱、久病失养,或劳倦过度、淫欲不节、肾气亏耗、肾阳虚损而为病,临床多有不同的证型,如肾阳虚损、腰痛脚软、身半以下常有冷感、少腹拘急、小便不利,或夜尿频多、头昏耳鸣、阳事不举、尺脉弱者,治宜温补肾阳,"益火之源,以消阴翳",用肾气丸;或肾阳虚弱,固摄无权,见遗精早泄、腰膝冷痛、脉弱者,治宜温补肾阳、固摄安神,用天雄散;或肾阳不足,水寒浸渍,见背恶寒、手足冷、身体痛、骨节痛者,治宜温肾祛寒、健脾除湿,用附子汤;或肾阳虚弱,营阴不足,见无热恶寒、脚挛急者,治宜温肾扶阳、酸甘益阴,用芍药甘草附子汤。

4.温中祛寒法

温中祛寒法是治疗中焦虚寒,运化失司,纳谷不旺,或食谷欲呕,脘痞腹胀,呕吐泻利,肢体倦怠,手足不温等的方法。

素体脾胃阳虚,或过食生冷,或过用寒凉攻伐药物,或寒邪直犯胃肠,损伤脾胃阳气,致使消化功能紊乱而为病。其治疗方法以温中祛寒为基础,随其证型的变化而予以不同的加减,可归纳为如下8种。

(1)脾阳虚弱,运化无权,升降失调,见自利不渴、呕吐腹痛、腹满不食者,治宜温中祛寒、健脾燥湿,用理中汤。

(2)中焦虚寒,气血不足,见胃肠拘急、腹中时痛、喜得温按、按之痛减者,治宜温中补虚、缓急止痛,用小建中汤;气虚偏甚者,见自汗、身重、脉大而虚,用黄芪建中汤,以增温中补虚之功;血虚偏甚,见腹中拘急疼痛、牵引胁下疼痛、得温熨痛减,或妇人产后腹痛、脉沉弦而涩者,治宜温中养血、散寒止痛,用当归生姜羊肉汤;中阳衰微,阴盛寒凝,见脘腹冷痛甚剧、起包块、手不可近、呕吐不能食者,治宜温中补虚、祛寒止痛,用大建中汤。

(3)脾阳不足,寒凝胃肠,见肠鸣腹痛、胸胁逆满、呕吐者,治宜温阳祛寒、止痛降逆,用附子粳米汤;脐腹部发作性剧痛、汗出肢冷、脉沉紧者,治宜温阳止痛、逐寒散结,用大乌头煎;腹痛甚剧、呕吐、四肢厥逆者,治宜温阳止痛、逐寒降逆,用赤丸。

(4)脾阳不足,寒浊上逆,患者自觉似喘不喘、似呕不呕、似哕不哕、胸中有无可奈何之感者,治宜辛散水饮、和胃降逆,用生姜半夏汤;呕吐者,治宜温胃化饮、降逆止呕,用小半夏汤;呕吐、心下痞、眩悸者,治宜温胃化饮、降逆止呕,用小半夏加茯苓汤;干呕、吐涎沫者,治宜温中祛寒、化饮降逆,用半夏干姜散;妊娠恶阻、呕吐不止者,治宜温中益气、降逆止呕,用干姜人参半夏丸。

(5)脾阳虚弱,寒湿凝聚,寒饮结聚胃中,见心下痞坚、大如盘、边如覆杯者,治宜温经通阳祛寒、宣散中焦水气,用桂枝去芍药加麻黄细辛附子汤;寒湿留着肾之外府,见腰下冷痛、腹重如带五千钱者,治宜温中祛寒、健脾胜湿,用甘草干姜茯苓白术汤。

(6)脾阳不振,气滞腹胀者,治宜温中健脾、宽中消满,用厚朴生姜半夏甘草人参汤。

(7)中焦虚寒,见大肠滑脱、下利不止、便脓血、色暗淡、腹痛绵绵、喜温喜按、里急后重不明显者,治宜温中祛寒、涩肠固脱,用桃花汤。

(8)脾阳虚弱,不能统血,血渗络外,见吐血、衄血、便血,或崩中久久不止、血色暗淡、畏寒体倦、手足不温、舌质淡、苔白、脉数无力或沉细弱者,轻证治宜温中止血,用柏叶汤;重证治宜温阳摄血,用黄土汤。

5.温肺祛寒法

温肺祛寒法是治疗肺寒喘咳,咳痰稀白,舌淡、苔白滑等的方法。

久病亏耗,肺气虚寒,见肺痿吐涎沫、不渴、头眩、遗尿、小便数者,治宜温肺益气,用甘草干姜汤;风寒袭肺,或风寒束表,寒饮停肺,见恶寒发热、无汗、胸满喘咳、痰多而稀、苔润滑、脉浮紧者,治宜解表散寒、温肺化饮,用小青龙汤;寒饮犯肺,见胸满喘咳、痰多而稀、苔润滑、脉弦滑者,治宜温肺祛寒、化饮镇咳,用苓甘五味姜辛汤。

6.温肝祛寒法

温肝祛寒法是治疗寒邪留滞厥阴肝脉,见手足厥寒、脉细欲绝,或干呕、吐涎沫、头痛等的方法。

素体血虚之人,寒邪留滞肝脉,脉络痹阻,见手足厥冷、脉细欲绝,或少腹胀痛、睾丸胀坠,甚者阴囊收缩,或月经不调,治宜温肝祛寒、养血通脉,用当归四逆汤;寒甚者,方中加入吴茱萸、生姜;寒邪犯肝,浊阴上逆,见干呕、吐涎沫、头痛者,治宜温肝暖胃、祛寒降逆,用吴茱萸汤。

7. 温阳和营法

温阳和营法是治疗卫阳虚损,固密无权,营阴外泄,见恶风、自汗不止等的方法。

素体卫阳虚弱,或过用发汗,徒伤卫阳,卫失固密,营不内守,见自汗不止、恶风甚者,治宜温阳和营、祛邪摄阴,用桂枝加附子汤。

8. 温通胸阳法

温通胸阳法是治疗胸痹之胸痛彻背、背痛彻心,喘息,咳唾,短气等的方法。

《金匮要略》所论之胸痹,以胸膺部疼痛为主症。其病多由素体阳虚,胸阳不振,加之工作终日伏案少动,胸阳不能舒展,或感受寒邪,或饮食不慎,遂致阴寒痰湿痹阻胸阳,气机不畅,脉络痹阻而发。治疗则以温通胸阳,泄浊散结为主。

胸阳不振,痰浊痹阻,见胸痛彻背、喘息、咳唾、短气、舌苔白、脉沉迟或沉紧者,治宜宣痹通阳、豁痰下气,用瓜蒌薤白白酒汤;胸阳不振,痰涎壅滞,见胸中憋闷而痛、痛彻背部、气短喘促、不得平卧、咳唾浊沫、苔滑腻、脉濡缓者,治宜宣痹通阳、逐饮降逆,用瓜蒌薤白半夏汤;寒痰壅塞,气机痹阻,逆气上冲,见心中痞闷、胸满气塞、胁下逆抢心者,治宜通阳开结、泄满降逆,用枳实薤白桂枝汤;寒湿痹阻,见胸痛增剧者,治宜温化寒湿、宣痹止痛,用薏苡附子散;阴寒痼结,见心(胃脘部)痛彻背、背痛彻心、痛剧而无休止、身寒肢冷、喘不得卧、脉沉伏者,治宜温阳逐寒、通痹止痛,用乌头赤石脂丸。

9. 温阳化饮法

温阳化饮法是治疗阳虚阴盛,输化失常,水饮停积所致之痰饮病的方法。

素体中阳虚弱之人,复加气候湿邪偏盛,或冒雨涉水、坐卧湿地、外感寒湿,或暴饮过量之水、恣食生冷之物,内伤脾胃,致使脾阳被湿所困,运化输布无权,肺之通调肃降失司,肾之气化、排泄障碍,水液停积,聚而为饮。故痰饮病,其本属于脾肾阳虚,不能温化水湿;其标乃系水饮停肺,肺失宣降,总属阳虚阴盛、本虚标实之证。

由于饮为阴邪,遇寒则聚,得温则行,因此痰饮病的治疗应以温化为主。《金匮要略》提出了"病痰饮者,当以温药和之"的原则,此为治疗痰饮的大法,临证中还需分别表里虚实、标本缓急的不同情况,予以不同的处理。饮邪流溢肌表、四肢者,治宜温散发汗;邪实标急者,当攻逐水饮;二者皆不属本治法讨论的范围。寒饮犯肺,宜温肺化饮,已在温肺祛寒法中论及,此处不再赘述。本治法重点讨论饮停中焦、下焦之证。

饮停中焦,浊饮上逆,见胸胁支满、脘部痞胀且有振水音、口干不欲饮、头眩、舌苔白滑、脉沉紧者,治宜温中化饮、健脾制水,用苓桂术甘汤;饮邪凌心,见脐下悸动、欲作奔豚者,治宜温通心阳、化气行水,用苓桂甘枣汤;饮停胃中轻证,心下悸、手足冷者,治宜温胃散饮、温通心阳,用茯苓甘草汤;饮停胃中重证,见呕吐清水痰涎、渴欲饮水、水入即吐、心下逆满者,治宜温中化饮、和胃止呕,用茯苓泽泻汤。

饮停下焦,浊饮上逆,见小便不利、脐下悸动、头眩、吐涎沫者,治宜化气行水,用五苓散;肾脾阳虚,水饮内泛,见无热恶寒、精神衰惫、小便不利、四肢沉重、腹痛、自下利、心悸头眩者,治宜温经扶阳、培土行水,用真武汤。

10.温脏安蛔法

温脏安蛔法是治疗蛔厥证的方法。若中焦虚寒,膈上有热,见蛔虫上扰、腹痛阵作、时烦时静,甚者四肢逆冷、吐蛔或便蛔、脉沉微者,治宜温脏安蛔,用乌梅丸。

11.温经化瘀法

温经化瘀法是治疗妇女冲任虚寒,寒凝血瘀,月经不调,痛经,闭经,癥病的方法。

寒客冲任,寒凝血滞,月经愆期,或月经一月再见,痛经、闭经,或血滞日久,瘀而为癥者,治宜温经通脉、活血化瘀,轻证用桂枝茯苓丸,重证用土瓜根散。

冲任虚寒,寒凝血瘀,见月经愆期、少腹冷痛、唇口干燥、五心烦热,或久不受孕,治宜温经化瘀、益气养血,用温经汤。

12.温阳通痹法

温阳通痹法是治疗风寒湿痹的方法。风寒湿痹多由于素体阳虚,腠理空疏,风寒湿邪乘虚侵袭,流注筋脉,客于关节,气血运行不畅,产生痹痛;以肢体关节冷痛、酸楚、重着、麻木、活动受限为特点。《金匮要略》称之为湿痹或"历节病"。风、寒、湿三气伤人,多并合而来,难以截然分开,故《素问·痹论》曰:"风寒湿三气杂至,合而为痹也。"治疗应以温散寒湿、祛风通痹为原则,但又须辨其究属何邪偏胜,而予以不同的处理。

风邪客于肌肤,阳气涩滞不行,见臂部麻木、肩背酸痛、脉微涩者,治宜温通经络、祛风除痹,用黄芪桂枝五物汤。

风湿搏结肌肉关节,表阳偏虚,见身体痛烦、不能自转侧、小便不利、大便溏、脉浮虚而涩者,治宜温经通痹、祛风除湿,用桂枝附子汤;服后,证已转轻,气化已通,见大便转坚、小便自利而里阳偏虚、风去湿存者,治宜温阳通痹、健脾燥湿,用桂枝附子去桂加白术汤;表里阳气俱虚,见全身关节疼痛剧烈、屈伸不利、自汗恶风、身微肿、小便不利者,治宜温散寒湿、祛风通痹,用甘草附子汤。

风寒湿邪搏结筋骨关节,风湿偏盛,见诸肢节疼痛肿大、脚肿如脱、头眩、短气、呕恶者,治宜温阳通痹、祛风胜湿,用桂枝芍药知母汤;寒湿偏盛,见诸肢节冷痛甚剧、不可屈伸、脉沉细者,治宜温阳通痹、驱寒逐湿,用乌头汤。

13.温阳解表法

温阳解表法是治疗阳气虚弱兼外感风寒表证的方法。

阳虚之体,感受外邪,正气不能鼓邪外出,故须以温阳药与解表药配合使用,扶正以鼓邪外出,祛邪而不伤正。但是,倘若少阴阳气衰微,已见下利清谷、脉微欲绝,即使兼有表证,亦不可贸然发汗,须先温里,待里阳复,而后方可解表。

太阳少阴两感证,见发热恶寒、无汗头痛、脉沉者,轻证治宜温经扶阳、微汗解表,用麻黄附子甘草汤;重证治宜温经扶阳、解表散寒,用麻黄附子细辛汤。

太阳病,误治损伤心肾阳气,表邪未去,见恶寒重、发热轻、胸满、脉沉微者,治宜温经扶阳、疏散表邪,用桂枝去芍药加附子汤。

太阳病表邪未解,误治损伤中阳,既见发热、恶寒之表证,又见心下痞硬、下利不止之里证,治宜温中健脾、辛散表邪,用桂枝人参汤。

14.温里攻下法

温里攻下法是治疗寒冷积滞阻结肠道,腹满疼痛,大便秘结不通等的方法。

寒冷积滞,凝结肠道,气机痞塞,见腹痛腹胀、大便秘结不通、胁下偏痛者,"非温不能散其寒结,非下不能荡其积滞",故治宜温阳祛寒、荡涤积滞,用大黄附子汤;暴病邪盛,结实壅塞,见卒然心腹胀痛、痛如锥刺、气急口噤、暴厥者,治宜攻逐冷积,用三物备急丸;若宿冷久积、正气不支者,又可于温下剂中配入甘温益气之品,扶正以助温下之功。

(二)张仲景温法方剂的特点

1.配伍特点

张仲景温法的最大特点是重视"扶正培本",始终以肾阳为根、胃气为本,温阳扶正,祛寒御邪。组方用药多以温热药物与补益药物(特别是健脾益气药物)配伍。其中,由温肾扶阳、温脾祛寒药与健脾益气药配伍组成的温肾回阳、温中祛寒方剂,构成了张仲景温里、回阳剂的核心内容。其配伍特点可概括如下。

(1)辛热同类相合,破阴回阳力专:《伤寒论》中的干姜附子汤,用大辛大热的附子、干姜相配,附子走而不守,回阳力强,作用迅速,但疗效不能持久;干姜守而不走,温脏之力雄厚而持久。两药相须为用,相得益彰,破阴逐寒力专,急救回阳效捷。白通汤即前方加入辛温通阳之葱白,辛热同类相合,取其破阴回阳、通达内外之力专而效速,此类组方主要用于阳气衰微、阴寒内盛之急证,急需破阴救阳于顷刻之间,故宜力专而效速的纯热之品,法宗《素问·至真要大论》"寒淫所胜,平以辛热"之义也。

(2)辛热甘温相配,温阳逐寒补虚:在《伤寒论》和《金匮要略》中,大部分温里、回阳剂是由辛热药物与甘温益气药物相配组成的,具有温阳补虚、祛寒止痛的功效。

温里祛寒剂可用于治疗脏腑阳气虚弱、寒邪内盛的病证。《伤寒论》中的三阴寒化证、《金匮要略》中是脏腑虚寒证即属此范围。此类病证就其致病之内因而言,多因脾胃之气先虚,脏腑之气失于援继,正虚不能御邪,寒邪直中于里或寒自内生而为病。故张仲景治之以胃气为本,在用辛热温脏祛寒之药的同时,必配入甘温补益脾胃之气的药物,二者相得益彰,既能发挥辛热药物温脏散寒之长,又能助甘温药物培补脾胃资助正气之用,而且甘能缓其药力之暴,并使之持久,补能制其耗散之弊,以取扶正祛邪之功。

例如,《金匮要略》中治疗肺痿的甘草干姜汤,即由辛热温肺祛寒之干姜,倍以甘温补脾益肺之炙甘草组成;《伤寒论》中治太阴病的理中汤,即由辛热温中祛寒之干姜,配以甘温补脾之人参、白术、炙甘草组成;治厥阴病肝寒犯胃证的吴茱萸汤,即由辛热温肝暖胃之吴茱萸、生姜,配伍甘温补益脾胃之人参、大枣组成;治太少两感轻证的麻黄附子甘草汤,即用辛热之附子、辛温之麻黄温经发汗,又配以甘温之炙甘草,一则补益脾胃以资汗源,二则缓和麻黄、附子之烈,以取微汗之义。其余如大建中汤,用辛热之蜀椒、干姜,配甘温之饴糖、人参;大乌头煎,用辛热之乌头,配甘温之蜂蜜等。

少阴包括手少阴心和足少阴肾。心属火,为"君主之官",肾为"先天之本",资寓元阳,君火以明,相火在位,温煦全身。然而,心、肾必赖脾胃化生气血精微以濡养,才能维持正常的生理功能。如外寒直中于里,或药误、失治损伤心肾阳气,则阴霾四起,出现心肾阳衰、阴寒内盛的病理状态;与此同时,脾胃阳气亦必耗损,心肾阳衰,复因失去脾胃阳气之资助,则必出现心肾阳虚欲脱的亡阳危候。故张仲景运用回阳救逆剂时,多于辛热温经扶阳药中配入甘温补益脾胃之品,使心肾阳气因得脾胃阳气的资助而能速回。例如,回阳救逆的代表方四逆汤,即是由辛热温经扶阳的干姜、附子,配以甘温补益脾胃之气的炙甘草组成,方中炙甘草的用量大于干姜、附子的用量,其精义就在于此;又如四逆加人参汤,用干姜、附子配人参、炙甘草,亦是辛热与甘温相配的例证。

(3)刚柔相济,阴中求阳:张仲景组方十分注重阴阳的相互依存、相互为用、相互转化的特点,根据"孤阳不生,独阴不长"和"无阴则阳无由生,无阳则阴无由长"的道理,把辛热温阳药物与甘寒(或酸甘)养阴药物配伍组合成补阳方剂,刚柔相济,于阴中求阳,使阳得阴助而生化无穷,既能发挥其温补阳气之长,而又无辛散燥烈之弊,开拓了后世温补剂之先河。

《金匮要略》之肾气丸是张仲景体现"益火之源,以消阴翳"精髓的温补肾阳的方剂,其组成仅用少量温补肾阳药(附子、桂枝)配于大量滋补肾阴药(干地黄、山药、山萸肉)之中,取少火生气之义,故名肾气丸,即体现了刚柔相济、阴中求阳的组方精义。其余如温补肾阳剂之芍药甘草附子汤、真武汤、附子汤诸方,于温补肾阳药中配入酸甘化阴之芍药;温补心阳、益气复脉的炙甘草汤,用温阳通脉的桂枝、生姜、清酒配于大量滋阴养血的生地黄、阿胶、麦冬、麻仁之中,皆属此义。

(4)性味功效相反的两种药物配伍,以治疗阴阳悖乱、寒热错杂、虚实相兼、表里同病、开阖失司等复杂的病情:①温清并用,以治疗寒热错杂之证。乌梅丸用辛热温阳的附子、干姜、蜀椒,与苦寒清热的黄连、黄柏相合,以温脏安蛔,兼清膈热,治疗寒热错杂的蛔厥证。②温补与消散兼施,以治虚实相兼之证。厚朴生姜半夏甘草人参汤用温胃益气的人参、炙甘草、生姜与下气消满的厚朴和散结降逆的半夏相配,以温胃消满,治疗脾胃虚寒、气滞腹胀证。③温散与酸敛相合,以调节肺气开阖失司而治咳嗽。《伤寒论》中小柴胡汤、四逆散方后皆有"咳者,加干姜、五味子"的加减方法;苓甘五味姜辛汤、小青龙汤,皆用温肺散寒的干姜与酸敛肺气的五味子相配,二药相反相成,使干姜散寒而无耗气之弊,五味子敛肺而无恋邪之害,治肺寒咳嗽效验确凿;寒甚者,加细辛,其效更捷。④温里与解表同用,以治表里同病。麻黄附子甘草汤、麻黄附子细辛汤皆用温助少阴阳气的附子与散寒解表之麻黄相配,以温经发汗,治疗太少两感证。其余如桂枝去芍药加附子汤、桂枝人参汤,皆属温里与解表同用之方。⑤辛热温阳与苦(咸)寒反佐同用,防止对热药的格拒,引阳入阴,调其阴阳之悖乱,以发挥破阴逐寒、回阳救逆的功效,即《素问·至真要大论》"热因寒用""甚者从之"之义。通脉四逆加猪胆汁汤、白通加猪胆汁汤皆属此义。⑥温阳药与其他药相辅而行,以增强疗效。例如,张仲景用桂枝配茯苓以温中化饮(苓桂类方剂)、附子配茯苓以温阳行水(真武汤)、桂枝配泽泻以化气利水(五苓散)、桂枝配当归以养血通脉(当归四逆汤)、桂枝配桃仁以温经化瘀(桂枝茯苓丸)、干姜配半夏以温中降逆(半夏干姜散)、干姜配赤石脂以温中固涩(桃花汤)、干姜配艾叶以温经止血(柏叶汤)、薤白配瓜蒌实以温通胸痹(瓜蒌薤白白酒汤)、炮附子配细辛以温阳镇痛(乌梅丸、大黄附子汤)、附子配白术以温阳除湿(附子汤、真武汤)等,示后学者以温里药为主,其他药相辅而行,以提高温里祛邪功效的组方配伍规律。

2.剂量特点

张仲景温里、回阳剂的组方用药很重视药物的用量及其相互间的比例关系,常常对组成相同的方剂改变其中某一药物的用量或药物剂量比例,而发挥其不同的功效。

方剂中某一药物剂量增加,方剂的功效随即增强。四逆汤中干姜量增大一倍,附子改为大者一枚,即为通脉四逆汤,随其姜、附用量的增加,破阴回阳的功效大为增强。

方剂中某一药物剂量增加,方剂的功效发生了改变,如桂枝加桂汤,即桂枝汤增加桂枝量至五两,其功效由解肌祛风、调和营卫,主治太阳中风证,变为温补心阳、平冲降逆,主治奔豚病;桂枝加芍药汤,即桂枝汤增加芍药量至六两,其功效由解肌祛风、调和营卫,主治太阳中风证,变为温中祛寒、缓急止痛,主治太阴病腹满时痛证。方中一味药剂量之变,功效由解表变成了温里,迥然相异。再如,桂枝去芍药加附子汤与桂枝附子汤,药味相同,当桂枝去芍药加附子汤中桂枝由三两增加到四两,附子由一枚增加到三枚,即为桂枝附子汤,其功效由温经扶阳、疏散表邪,主治太阳病误下,表邪未解,阳气损伤之证,变成了温经散寒、祛风除湿,主治风湿留着肌肉证。一为温经解表,一为温阳通痹,大相径庭。

根据疾病的标本缓急,决定方剂中药物剂量的配伍比例。茯苓泽泻汤、苓桂甘枣汤与苓桂术甘汤、茯苓甘草汤皆为苓桂类温中化饮剂,但茯苓泽泻汤证与苓桂甘枣汤证之水饮甚重,故两方中均重用茯苓至半斤,茯苓量大于桂枝量一倍以上,是急则治其标也;而苓桂术甘汤证与茯苓甘草汤证之饮邪较轻,中阳不振,故两方茯苓用量较小,且茯苓与桂枝用量相近,是缓则治其本也。

(杨培君供稿)

三、《伤寒杂病论》补法研究

补法在《伤寒杂病论》中有着十分重要的地位。张仲景治病从整体出发,以患者为主,并以内因为主,始终以维护或扶持正气为目的。张仲景创制的补益方剂至今沿用而有效,成为临床治病的有力武器。他对补法提出的组方规范,为历代医家组合补益方剂的圭臬。

(一)张仲景补法的类别

补法按其所属方剂的功用特点和作用部位,可分为补气、补血、补阴、补阳,既有正补五脏和五脏相生滋补,又有补先天之本和补后天之本之分。按其补益作用的大小和性质,可分为峻补、平补、调补、温补、清补等。

1.补气

补气法是治疗气虚的方法,多用于脾胃气虚和肺卫不足所致的一系列证候。常用的补气药有人参、黄芪、山药、白术等。方剂如补气健脾的黄芪建中汤、补气温煦的黄芪桂枝五物汤、桂枝加黄芪汤等。张仲景补气的方剂较少,仅有三方,但对补气药的应用却很广泛,如《伤寒论》112方中,用人参的方剂达22方,补气方中则以黄芪为主,所谓"形不足者,温之以气",若兼中气不足者,合以小建中汤;肺卫不足,则合桂枝汤。

2.补血

补血法是治疗血虚证的方法,主要用于肝血亏虚的头晕目眩、耳鸣、心悸、面色无华,以及妇女崩中漏下、月经不调等营血不足的证候。常用药物有当归、白芍、熟地黄、阿胶等。方剂有补血止血的胶艾汤、补血温中的当归生姜牛肉汤。张仲景补血方剂虽只有两方,但体现了"精不足者,补之以味"的用药经旨。补血止血用胶艾汤,补血温中用当归生姜羊肉汤。二方皆用当归,可见张仲景对当归补血调经之推崇。

3.补阴

补阴法是治疗阴虚证的大法,多用于阴液不足,津液亏耗所致的心、肺、肝、胃、肾等脏腑阴液涸竭及其内燥,出现既有阴虚又有热的一系列征象,如脉细数、舌质红绛、颧泛潮红、内热、骨蒸潮热、手足烦热、饥不纳食、失眠烦躁、心烦善怒、鼻燥咽干、干咳痰涩、肌肤不润、大便燥结、小便短赤等。常用药物有麦冬、百合、地黄、鸡子黄等。其所属方剂按功用特点可分为养心安神的酸枣仁汤或甘麦大枣汤,滋阴清热的黄连阿胶汤,养阴益胃的麦门冬汤、猪肤汤、甘草粉蜜汤,养阴柔肝的芍药甘草汤,清养心肺的百合地黄汤。张仲景滋补肾阴的方剂较少,宋代钱乙从张仲景之肾气丸减桂、附,变补阳方为补阴要剂——壮水之主的六味地黄丸,弥补了张仲景补阴法之不足。

4.补阳

补阳法是治疗阳虚证的方法。阳虚证中有脾胃阳虚、心阳虚、肾阳虚、冲任虚寒等。其共同的特征是既有阳虚,又有寒证。证见面色萎黄、恶寒怕冷、四肢不温、饮食不化、大便溏泻、小便清长、痰多稀薄、嗜卧、肌肉松弛、心悸耳鸣、目眩、自汗、阳虚失精或妇人经水不调、脉沉迟弦或浮大虚、舌淡苔白等。补阳法据所属方剂的功效特点可分为温补中阳的理中丸、大建中汤、小建中汤,温中降逆的干姜人参半夏丸、大半夏汤,温补心阳的桂枝甘草汤、桂枝甘草龙骨牡蛎汤,温补肾阳的肾气丸、附子汤,温补心肾的四逆加人参汤,温阳摄血的黄土汤,补益温经的温经汤,温补解表的桂枝人参汤、桂枝加附子汤。

张仲景的补阳法是比较系统全面的,所属15方,既有纯属温补,如人参配干姜温补中阳、桂枝配甘草温补心阳,加人参其力猛增,又有补阳中顾及阴液,如人参配附子,人参配半夏、蜂蜜(温补而不燥);还有阴阳双补,而偏补中阳之小建中汤;更有取"少火生气"于阴中求阳之肾气丸。补阳气又不忘补阴血,故附子配阿胶、地黄而温阳补血;人参与桂枝再配当归、白芍、阿胶而温补阳气又补血养阴,且暖冲任。阳气受损,容易浮越,故桂枝甘草加龙骨、牡蛎而镇潜浮阳。中阳虚弱而升降失司,故人参配干姜、半夏以温中降逆;卫阳根于下焦,故以桂枝加附子汤扶阳解表。

5.气血双补

气血双补法是治疗气血两虚的方法,即气虚和血虚同时存在,证见少气懒言、乏力自汗、面色苍白或萎黄、失眠心悸、舌淡而嫩、脉细弱等,常是补气药与补血药同用。张仲景虽无纯属气血双补之剂,但在双补气血的同时兼有祛邪,其方剂如薯蓣丸、桂枝汤。从气血双补方剂中可看出补气血和益气营是同属一法的。因为营血同源于中焦,同行脉中,二者关系密切,可分而不可离,故常"营血"并称。但还是有区别的,营气是血液中的主要成分,有营养作用。就营、血分阴阳,则营为阳,血为阴。故治疗时欲益气养营就用桂枝新加汤;欲直补气血就取薯蓣丸。另外,气血双补,不是一定要等量齐观,而实际应用中都是有所偏重的,气虚显著者则以补气为主,血虚显著者则以补血为主。

6.阴阳双补

阴阳双补法是治疗阴阳两虚的方法,有心阴阳两虚、心肾阴阳两虚和阴损阳耗之证,其所属方剂功效特点如下:养心阴补心阳的炙甘草汤,补阴阳镇心神的桂枝加龙骨牡蛎汤,扶阳抑阴的芍药甘草附子汤。阴阳双补法所属三方是通过双补阴阳使阴阳平衡,阴平阳秘。由于阴、阳是互根的,阳化气,阴成形,而气附于形,"独阳不生,孤阴不长"。因此当阴阳两虚之际,必须阴阳双补,但还必须辨明是哪一脏或哪几脏的阴阳两虚,才能有的放矢,伏其所主。如补心阳,以桂枝、甘草、人参之品;补心阴,用麦冬、熟地黄、阿胶诸味。

(二)张仲景补法的特点

张仲景补法虽有补气、补血、补阴、补阳等之分,然而他的侧重点为重补阳气和重补脾胃。

1.重补阳气

重补阳气的治法和重阳气的思想是不可分割的。阳气是人体生命活动的动力,具有卫外、温煦等作用,所以《素问·生气通天论》将阳气比作天与日,说:"阳气者,若天与日,失其所,则折寿而不彰。"阳气根于肾,因命门附其中,《难经·三十六难》说"肾者,非皆肾也,左者为肾,右者为命门。命门者,诸精神之所舍,原气之所系也",肾又属水,为阴中之阴脏,故肾又为水火同居之地。阳气其主在于心,因"心者,五脏六腑之大主",心又属火,为阳中之阳脏。在正常生理活动中,心火下蛰于肾,肾水上奉于心,这样心肾相交,水火相济,阴阳相通,彼此制约,以维持正常生理功能。

张仲景在伤寒六经辨证中始终以阳气为本,故在治法上重补阳气,指出"脉微弱者,此无阳也","尺中脉微,此里虚","反恶寒者,虚故也"的辨证眼目,并示方药治疗以芍药甘草附子汤、桂枝加芍药生姜各一两人参三两新加汤;又有治漏汗不止,桂枝加附子汤;更有虽具表证,而里虚寒为急务,以四逆汤;若误治损伤心阳,则温补心阳;若加烦躁者,加入镇潜浮阳之品;若心中悸而烦,用温补建中;若脉结代、心动悸,用补心气、益心阴以复脉;若协热下利、心下痞,用温补解表。若病在阳明,铭记"实则阳明,虚则太阴",设"阳明中寒",用吴茱萸汤以温中散寒;"伤寒、脉浮而缓……是为系在太阴",用理中丸温补中阳。病在少阳,有"血弱气尽""正邪分争"的病机,治以扶正祛邪之小柴胡汤和解少阳。病在太阴,里已虚寒,腹痛轻者,以桂枝加芍药汤;重者,则用四逆辈;若行大黄、芍药者宜减之,不可更损脾阳。病在少阴,阴寒内盛,阳气式微,少阴为生命之根,故病入少阴则较为危笃,如"躁烦四逆者,死""时时自冒者,死""息高者,死",因而少阴病在治疗上以回阳救逆为主,方用四逆汤;若恐病重药轻,更加附子、干姜用量,生附子用大者,干姜由二两加至三两,以增加回阳救逆之力;假令只知温,而不明补,则寒邪去而正气脱,只有温、补相得,温以祛寒,补以扶正,寒去正复,则病自愈,故少阴病中特设伤寒温补第一方(即附子汤)以温补肾阳。若心肾阳衰、阴液亏虚,则以四逆加人参汤;若更加烦躁,则加茯苓,这样非但回阳,而且益阴。若是只回阳,非但不能收效,且可能促其死亡,因为营血不足,徒然回阳,反易招致阴阳离决,发生意外。

病至厥阴,阴尽阳生,寒热胜复,张仲景根据厥与热出现的时间长短,分析判断阳气的多少及有无来推测病情之预后与转归,他说:"伤寒病,厥五日,热亦五日,设六日当复厥,不厥者自愈。"说明阳气来复,为向愈之机;"若伤寒厥四日,热反三日,复厥五日,其病进。寒多热少,阳气退,故为进也。"说明寒邪日胜一日,阳气每况愈下,则是恶化之象。"若伤寒六七日不利,便发热而利,其人汗出不止者死,有阴无阳故也。"可见阴寒内盛,逼阳外脱,阴阳离决,阳亡则死。由此可知,"有一分阳气,便有一分生机""有阳则生,无阳则死""言补者,亦必见势正在垂危,然后曰快补快补,夫马到临涯收缰已晚,补而无济"。

《伤寒论》在用药上,多用干姜、附子、人参、桂枝等补阳气,在112方中,用干姜者有24方,用附子者有23方,用人参者有22方,用桂枝者有43方。

《金匮要略》亦体现了重阳气思想和重补阳气的治法。22篇中,有17篇都涉及了温补法。例如,腹满寒疝宿食篇说"此虚寒从下上也,当与温药服之";血痹虚劳篇中"虚劳里急,诸不足",以黄芪建中汤益气健中;惊悸吐衄下血胸满瘀血篇中,以黄土汤治疗虚寒便血等。在辨证中,也是以阳气为本。例如,呕吐哕下利篇说"五脏气绝于内者,利不禁,下甚者,手足不仁",说明五脏以肾为本,肾阳衰,则不能化气行水,因而发生下利不能自禁的证候。下利过甚,则阴液亦衰竭,不能营养四肢,以致手足麻痹不仁。还说,"若下利手足厥冷,脉不还,反为喘者,死;而脉微弱数者,为欲自止,虽发热不死。"说明虚寒下利,阴气下竭,阳气外脱,则脉不还而反喘,故死;若阴寒虽盛,尚有阳气来复,脉见微弱数者,便有向愈之兆,也正是"有一分阳气,便有一分生机"。水气病篇对水肿病机的认识是"年盛不觉,阳衰之后,营卫相干,阳损阴盛",即说明年壮之时阳气尚盛,有抗邪之力;年老以后,则肾阳衰弱,命火不足,不能化气行水,营卫不和,阴水内盛而成为水肿。这种认识至今仍指导临床。

痰饮咳嗽病篇为痰饮病提出的"病痰饮者,当以温药和之"的治疗原则,为温补法应用扩大了范围。沈自尹认为,慢性气管炎在中医称痰饮病,治痰饮病重点放在温法。即便是有些热证的患者,从长远观点看,还是用温补阳气的效果好。这就说明,通过中医的辨病,能认清疾病本质的所在,就可以大胆使用温补法。

张仲景在《金匮要略》中使用的补阳法补充了《伤寒论》补阳法的不足,根据"少火生气"之理,用少量温肾药于滋肾药中,使阴长阳生,肾气丸便是代表方剂。再者,张仲景的补阳法较全面而系统,以上可以清楚地看出张仲景继承了《黄帝内经》重阳气的思想,在辨证过程中十分重视阳气,在治疗上则是集秦汉以前扶阳法之大成,所谓"伤寒为法,法在救阳",而重补阳气。

2.重补脾胃

重补脾胃的治法和重脾胃的思想是分不开的。脾胃为气血、津液生化之源,有受纳、运输、转化、敷布营养物质的作用。故《素问·灵兰秘典论》说:"脾胃者,仓廪之官,五味出焉。"《素问·五脏别论》说:"胃者,水谷之海。"《素问·六节脏象论》说:"五脏六腑皆禀气于胃。"胃为腑,主纳、主降;脾为脏,主运、主升,同居脘腹中焦,以膜相连,脾为胃运行水谷所化的津液精微,达于五脏六腑、四肢百骸。

张仲景认为脾胃在发病学上有着非常重要的地位。他说:"四季脾旺不受邪。"认为春、夏、秋、冬四季主肝、心、肺、肾四脏,脾不主时而分旺四季,脾胃不虚则肝心肺肾气旺,不为外邪所侮,不致内伤成疾,即五脏元真通畅、人即安和的正常状态。

他又认为,脾胃之气的强弱、盛衰对疾病传变、转归、预后起着决定性作用。他说:"伤寒三日,三阳为尽,三阴当受邪,其人反能食而不呕,此为三阴不受邪也。""能食"说明胃气尚存,有抗邪能力,不使陷入三阴;若一旦进入太阴,脾气尚由虚渐实,可推邪外出,故说"伤寒脉浮而缓,手足自温者,系在太阴……至七八日,虽暴烦下利日十余行,必自止,以脾家实,腐秽当去故也"。这里脾家实的"实",即是正气充盈,非邪气盛则实的"实",可见"胃不特为六经出路,而实为三阴外蔽矣,胃阳盛则寒邪自解,胃阳虚则寒邪深入阴经为患……要知三阴受邪,关系不在太阳而全在阳明"。假使邪气陷入三阴,正气则日益亏虚,邪气则一盛一日,但若胃气尚在,病虽沉重而不臻于危笃,必待脾胃之气恢复而最后战而胜之。故说:"伤寒始发热六日,厥反九日而利……食以索饼,不发热者,知胃气尚在,必愈。"假若胃气衰少,六腑无本,则病有增无减,故《金匮要略》呕吐下利篇中"六腑气绝于外者,手足寒,上气、脚缩",即说明六腑以胃气为本,胃气不足,则阳气亦少,宿疾不愈,又加诸证。若四肢厥逆,下利不止,则脾胃中气大损,当不能饮食,但出现异常而反能食,必是胃气败坏的"除中",反能食是残灯复明、回光返照的表现,故说"凡厥利者,当不能食,今反能食者,恐为除中"。可见,"有胃气则生,无胃气则死"。

张仲景基于上述认识,在治疗上就体现了重补脾胃的特点。他说:"太阳病,欲作再经者,针足阳明,使经不传则愈。""针足阳明"即调理阳明,使脾胃气实,防侮抗邪,截其传路,使之向愈。张仲景以小建中汤建立中气,治疗诸疾。如治疗因虚成损、因损成劳诸证,此病阴阳两虚、气血津液皆亏、五脏六腑俱不足,治疗时极其棘手,补阳则碍阴,补阴则伤阳。张仲景抓住了脾胃这个中心环节,执中州以灌四旁,用小建中汤使中气健运、升降正常,则气血有生化之源,五脏六腑有受气之本,因而阴阳自和,津液充沛,脏腑得安而病愈。

用理中汤以补益脾胃、扶助中阳为主,用药在于人参配干姜。虚者补之以人参,寒者温之以干姜。假令方中无人参、白术,则是甘草干姜汤,只能复中阳,而补力太逊。故理中汤方后加减,可以去白术,而不可减人参、干姜,还要酌情加量。以此二味为基础而成的大建中汤,干姜人参半夏丸及寒热并用之半夏泻心汤、生姜泻心汤、甘草泻心汤、干姜芩连人参汤等,涉及的应用范围十分广泛,为后世治疗脾胃病创立了基础方剂。

四逆汤为温少阴命火而生太阴脾土的要方,即所谓"补火生土"法。张仲景说:"自利不渴者,属太阴,以其脏有寒故也,当温之,宜服四逆辈。"四逆辈即指四逆汤、理中汤之类。此法便是许叔微总结为补脾"常须暖补肾气"和脾病多及于肾、先治肾之要义。

以当归生姜羊肉汤之血肉有情之品,温补中虚、散寒而又补血,使药补与食补相结合,为治疗血虚寒疝、腹痛,以及病后和久虚调理之良剂。

张仲景不但善能温补脾胃阳气,而又不忘滋补脾胃之阴津,如麦门冬汤,以麦冬、人参益中气、养阴津；大半夏汤以人参、白蜜滋养脾胃而无燥弊；而且还很深切地体会《内经》的补法，因而很好地发展了补法在临床上的作用。"精气夺则虚"，因此他治疗以不夺精气为原则，祛邪不忘护正，时时"顾盼脾胃元气"。例如，桂枝汤服后即啜热粥，一则可助桂枝汤调和营卫，二则可培补汗源；白虎汤用粳米，在于保胃而养胃气；大乌头煎用蜜，取其制乌头之毒、缓乌头温燥之性，又可补中保胃；十枣汤用大枣，即是在于调和诸药，并使不伤胃气。在服法与护理方面，亦体现了这个观点，如发汗"不令如水流漓""若一服汗出病差，停后服，不必尽剂"；攻下以"急下存阴"，治病留人，尚设辨燥屎数条，又立大、小承气汤与调胃承气汤之别，专为病情的轻重程度不同而设，方后叮嘱："得下，余勿服"。

基于上述，可见张仲景继承和发展了《黄帝内经》重脾胃的思想，认为"四季脾旺不受邪"，在治疗上则体现了重补脾胃的治法，即"凡治虚证，以补中为主"，治实证则"顾盼脾胃元气"，以不损脾胃为原则。

从上述可认为，张仲景治疗虚证运用补法抓住了理虚的根本，即重补阳气，使五脏有所主，心肾阳气得充，阳生阴长，生化不息，而阴平阳秘；重补脾胃，使脾胃健运，气脏渊源无穷，五脏有所养，津液充沛，神气乃生。这为培补先天之本和培补后天之本的治法奠定了坚实的基础，成为目前研究的重要课题之一。

以上所谈是《伤寒杂病论》中的治法之一的补法及其特点，但一切治法都必须受治则的统领和指导。张仲景在治则上确立了两个前提，一个叫"阴阳自和"，另一个叫"保胃气、存津液"。自愈的"阴阳自和"与治疗达到"阴阳自和"，理本无二，都是为了阴阳自和而已。"保胃气、存津液"这句话是清代陈修园从《伤寒论》中总结出来的，其精神是治病时要把人、病、治三方面的关系摆正，其中"人"是主要的。因而，补法在上面两个治则的指导下，一方面通过补气、血、阴、阳，使"阴阳自和"；另一方面，重补脾胃以生气、血、津液；顾护脾胃而不伤中州；又重补阳气，使阳和四布，津液滋生，而阳生阴长；更有专补阴津之法，从而达到"保胃气、存津液"的目的。

（三）张仲景补法对后世的影响

张仲景补法对后世影响极大，就其补法特点而言，对易水学派的影响最为深远。因为易水学派金元时代张元素，继之李东垣、王好古、罗天益，至明代薛己、李中梓、张景岳，遥承其说。

1. 张仲景重补脾胃对补土派学术思想的影响

补土派又称脾胃派。脾胃学说奠定于《黄帝内经》，重补脾胃则见于《伤寒杂病论》，而形成专门的学说，应归功于李东垣。李东垣"宗内经法，学仲景心"，又接受其师张元素革新思想和"养胃气"的治法，加之他正处在外族入侵的战乱时代，诊治了大量的脾虚患者，他总结实践经验，而著成《脾胃论》和《内外伤辨惑论》等书，使脾胃学说理论化、系统化，并创造了不少治脾胃病的有效方药，对中医学的发展做出了卓越的贡献。

李东垣学术思想的基本观点是"内伤脾胃，百病由生"。他认为，脾胃与元气有着密切的关系。脾胃是元气之本，元气是健康之本，脾胃伤则元气衰，元气衰则疾病所由生。他说："真气又名元气，乃先身生之精气也，非胃气不能滋之"。"脾胃之气既伤，而元气亦不能充，而诸病之所由生也。"在《脾胃论》中又专列"脾胃虚则九窍不通论""胃虚脏腑经络无所受气而俱病""胃虚元气不足诸病所由生论"等;他还认为,脾胃为升降枢纽。他说:"盖胃为水谷之海,饮食入胃,而精气先输脾归肺,上行春夏之令,以滋养周身,乃清气为天者也;升已而下输膀胱,行秋冬之令,为传化糟粕,转味而出,乃浊阴为地者也。"不过他在升降问题上更强调升发的一面,强调升发脾胃之气的重要性,从而构成了"土为万物之母"之说。这些正是他继承、发展和完善了张仲景"四季脾旺不受邪"和"阳明居中主土也,万物所归"的重脾胃之学术思想。

李东垣在治疗脾胃病中说:"予平昔调理脾胃虚弱,于此五药中如减,如五脏证中互显一二证,各对证加药无不验。"(药指平胃散、黄芪建中汤、四君子汤、四物汤和五苓散),又在《脾胃论·君臣佐使法》篇中专门分析了小建中汤的组方用药。这些可证明李东垣对张仲景补益中气的小建中汤和黄芪建中汤是十分重视、推崇的,但他并不是拘泥于古法旧方,而是有所创新和发展。

李东垣对病理方面的认识强调气火失调和升降失常。他说:"元气不足而心火独盛,心火者,阴火也,起于下焦,其系于心,心不主令,相火代之,相火,下焦包络之火,元气之贼也,火与元气不两立,一胜则一负。"又说:"脾胃既为阴火所乘,谷气闭塞而下流,即清气不升,九窍为之不利。"这些都是由于脾胃气虚、中气下陷所致,因而在治法上提出了升阳益气和甘温除热法。他认为,"仲景药为万世法,号群方之祖,治杂病若神",故在小建中汤和黄芪建中汤的启发下,又师承张元素在用药上讲究升降浮沉的药理,结合他的临床经验,创造了有名的补中益气汤、升阳益胃汤等方,体现了以升发脾阳为主的治疗法则。与此相孪生的治法就是甘温除热法。它是李东垣受张仲景以小建中汤治疗虚劳烦热——即甘温除热祖方的垂训,然后做出规律性认识和系统地加以阐发的。如补中益气汤既是升发脾阳益气之方,同时又是甘温除热之方,可治疗气虚发热。

还要说明一点,李东垣主张"火与元气不两立",认为元气不足,会引起阴火独旺,阴火独旺又反过来耗伤元气,所谓"壮火食气",所以李东垣在升发脾阳之外,或兼用清火的药物,故在《脾胃论》中设第一方,便是"补脾胃泻阴火升阳汤"。此方"有辛甘温药者,非独用也;复有甘苦大寒之剂,亦非独用也",有黄芪、人参、炙甘草、苍术等辛甘性温药,亦有石膏、酒炒黄芩与黄连之类甘苦大寒之品。这不正是张仲景半夏泻心汤、生姜泻心汤等方,温运脾阳药与芩、连清热同用的继承和发展吗?

另外,李东垣认为"脾胃不足,皆为血病",从而提出"阳旺则能生阴血"之补气生血的治法。他说:"甘温何能生血,曰仲景之法,血虚以人参补之,阳旺则能生阴血。"此是从张仲景"恶寒脉微而复利,利止亡血也,四逆加人参汤主之。"这一条的"利止亡血"而"加人参"中悟出的。在组方遣药时,虽未谈来源,但我们已知张仲景补气以黄芪为主药,补血以当归为常用,故李东垣直取此二味,以黄芪五倍于当归而成名方当归补血汤,治疗"血虚发热,证如白虎"者。

从上面所谈,可以认为李东垣"宗内经法、学仲景心",继承了张仲景重脾胃思想和重补脾胃的治法,更知张仲景"治杂病若神",从而在继承的基础上有所革新和发展,且使补土学说得到了理论化、系统化。

传东垣脾胃学说,当推其门人罗天益,其后薛己、李中梓私淑东垣,发挥其说。至清代叶天士提倡以柔润养胃阴,使脾胃学说才臻完善。而叶天士养胃阴学术思想也是来源于张仲景。经叶天士在对虚劳病的治法上认为"舍仲景建中法，都是盲医"，又说"理阳气当推建中，顾阴液须投复脉"，可见叶氏对张仲景的理、法、方、药推崇备至。

尤其重要的是，叶氏在长期的医疗实践中，体会到李东垣只重视脾阳的一面，而忽视了胃阴这一环节，认为李东垣详于治脾，略于治胃；详于升脾，略于降胃；详于温补，略于清滋。因而他在张仲景麦门冬汤组方思想的启发下，提倡养胃阴法，提出"阳明阳土，得阴自安""胃喜柔润，偏恶刚燥"的学术观点。他说："少纳胃衰，未可重进滋腻，用甘味养胃阴一法，金匮麦门冬汤。"这里"养胃阴一法，金匮麦门冬汤"即是画龙点睛，说明养胃法的来源。叶氏不但能善用张仲景原方，更能师其法而不泥其方，如他在麦门冬汤的基础上，去掉了辛温之半夏，加入甘寒生津之玉竹及平肝且甘寒之桑叶，易人参为沙参，增加养胃阴之功，药用麦冬、生扁豆、玉竹、生甘草、桑叶、大沙参，此即叶氏名方养胃汤。叶氏还能变化剂型，从汤易膏，以使药力持久而雄厚。他说："神倦食减……津液受伤……胃汁暗亏……法以甘缓，养胃之阴，仿金匮麦门冬汤制膏。"这些正是叶氏对张仲景之法心领神会，别出心裁。

从上述可以看出，张仲景重脾胃思想和重补脾胃的治法为补土派的形成、发展和完善打下了坚实的基础。补土派的代表人物李东垣及叶天士的补土思想和治法是受张仲景的影响和启发，即他们继承了张仲景的思想和治法，经过革新创造，才使补土学派的学说得以理论化、系统化、完整化。要研究补土法，必从流溯源，穷及张仲景。

2.张仲景重补阳气对张景岳重温补思想的影响

明代张景岳是温补派的中心人物，深究岐黄、仲景之书，颇有造诣，其代表作是《类经》和《景岳全书》。张景岳学术思想的基本观点之一是阳非有余论。他从形气、寒热、水火三个方面来说明阳气的重要性。就形与气言，形本属阴，但人之所以通体能温，由于阳气；一生之所以有活力，由于阳气。相反，当人一死，便身冷如冰，这就是阴形虽在，而阳气业已消亡的缘故。就寒热而言，春夏阳气盛，生化万物，秋冬阳气衰，则缺乏生意。就水与火言，天地造化之权，固然全在水火，但"天一生水"，即阴水亦由天一之阳而生；而水之所以生物、化气，则全赖阳气。故他说："凡欲保生重命者，尤当爱惜阳气，此即以生以化之神，不可忽也。"又说："天之大宝，只此一丸红日；人之大宝，只此一息真阳。""万物之生由乎阳，万物之死亦由乎阳，非阳能死物也，阳来则生，阳去则死矣。"可见，阳气是人身之大宝，是生化之根本，生死由它决定，这些正是对张仲景"阳气退，故为进也"及"死，有阴无阳故也"的思想之继承和发展。

在治疗方面，张景岳说："余则宁师仲景，不敢宗东垣。"又说："病之虚损变态不同……则阳为有生之本，而所重者，又单在阳气耳，知乎此则虚损之治如指诸掌矣。"更说："虚能受热，所以补必兼温。"因而在其"补略"中说："补方之制，补其虚也，凡气虚者，宜补其上，人参、黄芪之属是也；精虚者宜补其下，熟地、枸杞之属是也；阳虚者宜补而兼暖，桂附姜之属是也……"。其在"补阵"中首列"大补元煎"，认为此方是"回天赞化，救本培元第一要方"，药用人参、山药、熟地黄、杜仲、山萸肉、枸杞子、当归、甘草，其中尤推崇"人参补气补阳，以此为主，熟地黄补精补阴，以此为主"。其善用人参、熟地黄，无怪有人称其为"张熟地"。这不正是从张仲景善用人参、地黄而得吗？又以性温之熟地黄易干地黄，真可谓重温补比张仲景尤甚。在"热略"中，又强调用附子必须及时，且配人参等药,则力专效宏。他说:"至于附子之辨,凡今之用者,必待势不可为,不得已然后用之。不知回阳之功,当用于阳气将去之际,更当渐用,以望挽回。若用于既去之后,死灰不可燃矣!尚何益于事哉。但附子性悍,独任为难,必得大甘之品,如人参、熟地、炙甘草之类,皆足以制其刚而济其勇,以补培之,无往不利矣。"故"热阵"中创"六味回阳饮",以四逆加人参,又加熟地黄、当归,回阳救逆,又养血益阴。

张仲景组肾气丸之方义,启张景岳"善补阳者,必于阴中求阳,则阳得阴助而生化无穷"之思,创"善补阴者,必于阳中求阴,则阴得阳升而泉源不竭"之想。因而张景岳在"补阵"中发明右归饮、右归丸,即是从肾气丸中去掉渗利之茯苓、泽泻及泻肝之牡丹皮,使不影响补力,加杜仲、枸杞子、炙甘草便是右归饮;加枸杞子、鹿角胶、菟丝子、杜仲、当归便是右归丸。这样便成为益火之源,温补肾命的纯补方剂。另有左归饮、左归丸为壮水之主,滋补肾阴之方。于此可见,在温补方面,张仲景、张景岳一脉相承,而张景岳又甚于张仲景。(曾福海供稿)

第六节 《伤寒论》诊断辨证方法研究

陕西中医药大学董正华、赵天才教授在精研《伤寒论》的基础上,广泛涉猎各家学说,勤于思考,重视实践。他们在长期教学和临床实践中体会到,掌握《伤寒论》的辨证思维方法,对于培养临床辨证能力、提高诊疗水平是至关重要的。他们通过研究和实践,总结出了《伤寒论》鉴别诊断和辨证思维方法,对临床诊治疑难杂症有重要的指导意义。

一、《伤寒论》鉴别诊断法探析

《伤寒论》对病证的鉴别诊断,方法灵活多样。张仲景根据辨别不同病证之需要,采取相应的鉴别方法,力求使诊断准确、治疗恰当,并给后学者以启迪。赵天才对《伤寒论》中所运用的鉴别诊断方法进行探讨分析,提炼出其方法主要有比较、反证、排除、试探等法。

1.比较法

比较法是通对不同或相似证候的对比分析,以确定疾病同异关系的一种辨证方法。张氏运用此法,有以下三个方面。

(1)对立比较法:即抓住某一关键性的症状、体征或脉象,从其反面进行分析比较的辨证方法。如第13条和第35条均为太阳病的初起表现,都有头痛、发热、恶风症状,但前者伴有汗出,为感受风邪,营卫失调,卫不固外,营不内守的太阳中风证,故用桂枝汤调和营卫、解肌祛风;后者伴无汗,系风寒束表、卫阳被遏、营阴郁滞的太阳伤寒证,故以麻黄汤发汗解表。又如第14条和第31条均有项背强几几和恶风之症,但汗出者用桂枝加葛根汤,无汗者用葛根汤。这都是以有汗、无汗作为证候鉴别和用药之关键。还有以口不渴、"必恶寒"与口"渴、不恶寒"辨伤寒与温病(第3条、第6条),以发热与无热辨阴阳(第7条),以是否欲近衣被辨寒热真假(第11条),以脉静与数急辨邪之未传和已传(第4条),以小便利与不利辨蓄血与蓄水证(第126条),以口渴与不渴辨水蓄下焦膀胱与水停中焦胃腑(第73条),以汗后恶寒与不恶寒辨别证之虚实(第70条)等。

（2）横向比较法：即就一个病证和几个相关的病证进行比较，从不同的侧面揭示其全部面目，以提高对该病证认识的广度。如对大陷胸汤证，第131条与痞证的比较，说明其病因为误下后邪气内陷；第136条与大柴胡汤证的比较，揭示其病机为有形之水与邪热相结；第137、138条与小结胸证的比较，指出其病位涉及心下至少腹；第149条与半夏泻心汤证的比较，论述其症状为"心下满而硬痛"；第128、129条与脏结证比较，指出其脉象为寸浮关沉；还以"日晡所小有潮热"等（第137条）而区别于阳明燥结腑实之承气汤证。张氏通过上述对比，把大陷胸汤证从病因病机、病位、症状、脉象等不同角度与相关方证之疑似之处都阐发无遗，真可谓淋漓尽致。

又如第149条论述少阳病误下后的三种转归，一是柴胡证仍在，当有胸胁苦满之症；二是转变为结胸证，有心下满而硬痛表现；三是形成痞证，有心下满而不痛的症状。此是以满痛来对比鉴别少阳证、结胸证和痞证之不同。

（3）纵向比较法：即通过对同一病证的分析比较，从较深层次揭示其不同的内在本质的辨证方法。由此可克服认识上的表面性和片面性，提高对病证认识的深度。如《伤寒论》中对衄血一证的辨别，第46、56条说明其成因为外邪郁闭较重，阳气郁遏较甚，化热而伤及阳络所致；第111条为太阳中风证误以火劫发汗，风火相煽，热毒炽烈而上熏，灼伤阳络所致；第202、227条则分别为阳明血分、气分热盛，迫血妄行之衄；也有因伤寒表实失汗致衄（第55条）、少阴病肾阳衰微，但厥无汗而强发之致衄（条294条）者，等等。其治疗有可汗（第55条）、不可汗（第86条）、可清（第202、227条）等之别，也有衄后自愈者（第47条）。此外，《伤寒论》中对诸如下利、烦躁、发热、汗出、腹满、腹痛、呕吐等证都有详尽的鉴别分析，若能联系有关条文前后比较，自可了然在胸。

2.反证法

反证法即抓住病证的某些特征性表现，反证其非彼证而属此证的辨析方法。其主要体现在三个方面。

（1）以治禁反证法：即从某些方剂的治疗禁忌中可反证某些证候之有无、某方之功用及使用时机。如第16条曰："桂枝本为解肌，若其人脉浮紧，发热汗不出者，不可与之也。常须识此，勿令误也。"以此可反证桂枝汤证之脉非浮紧，症状必有汗出。第132条指出："结胸证，其脉浮大者，不可下，下之则死。"结胸证脉见浮大，脉浮为表邪未尽，脉大则为里实未成。若脉见浮大无力，则属正虚邪实之候。由此反证，结胸证用大陷胸汤，必须是脉沉实有力与心下硬满疼痛并见，表邪已去，里实已成，方为脉证相符，攻下才可无虞。

（2）以误治后之见证反证法：辨证论治是祖国医学的诊疗特点之一。正确的治疗取决于正确的辨证，辨证有误，治疗必错。因此，通过对误治后情况的分析，亦可反证其当属何种病证。如"伤寒，服汤药，下利不止，心下痞硬。服泻心汤已，复以他药下之，利不止，医以理中与之，利益甚。理中者，理中焦，此利在下焦，赤石脂禹余粮汤主之。复不止者，当利其小便。"（第159条）此条所论伤寒误下导致下利有寒热错杂、中焦虚寒、下焦滑脱等不同情况。若其利属下焦虚寒滑脱不固，用理中汤显然药不对证，以用之后利益甚可反证其利不在中焦而在下焦。若服赤石脂禹余粮汤后下利仍不止，其人又有小便不利者，则属水湿渗于大肠之故，治从利小便而实大便之法。又如"发汗后，病不解，反恶寒者，虚故也。芍药甘草附子汤主之"。（第68条）本条以"反恶寒"为辨证眼目,即发汗后恶寒不仅不罢,反而加重,又无发热、脉浮等表现,可知其"病不解"并非表证不解,再结合"虚故也"自注句及用方来看,当属阴阳两虚之证。

(3)以方剂功效反证法:某些类似病证,单从其症状来看差别不大,但实际上其病因病机、治疗迥异。对此,张氏并未直叙其其他症状,而是列举治疗方剂,学者由其方剂的功效自可推论出其主治属何种病证。如"少阴病,吐利,躁烦,四逆者,死"(第296条);"少阴病,吐利,手足逆冷,烦躁欲死者,吴茱萸汤主之"(第309条)。二者症状颇相类似,但前者系阴寒极盛,真阳欲绝之候,预后不良;后者是寒邪犯胃、胃中虚冷所致,用吴茱萸汤驱寒温胃、降逆止呕。若后者果系前者之证,用四逆汤之类急救回阳犹恐不及,况吴茱萸汤乎?因此,从所用方药反证,后者重在呕吐,虽有下利,必不甚剧,手足逆冷与烦躁乃因呕吐频繁且剧烈所致,与真阳欲绝之四逆躁烦有本质的不同。

3.排除法

排除法即排他诊断法,也就是列举某些不曾出现的具有鉴别意义的特征性症状以除外某些病证之存在,从而确定诊断的一种辨析方法。其主要有两个方面。

(1)列举阴性症状排除法:即在叙述若干阳性症状的基础上,再列举具有鉴别意义的几个阴性症状,以排除某些病证,从而确定诊断的一种方法。如第61条为下后复汗而烦躁之证,但烦躁一证,六经病证均可出现,其性质有虚实寒热之异,仅凭其昼躁夜静、脉沉微、身无大热还不足以诊断其为肾阳虚,故该条以"不呕、不渴、无表证"的阴性症状排除了病在三阳之可能,然后再结合下后复汗伤液损阳之病机,即可确诊其为肾阳虚之烦躁证,治当急救回阳。

(2)比较排除法:即对某些疑似病证,就彼证不应出现的症状与此证比较,从而肯定此证的辨析方法。如第148条以少阴纯阴结并不具有的表现与少阳阳微结之证比较后,排除了纯阴结证。二者证候疑似,但病机大不相同。阳微结之手足冷、脉沉紧而细、微恶寒等表现,与纯阴结甚为相似。但纯阴结为阳衰阴盛,虽恶寒而不发热,纯属在里,"不得复有外证";而阳微结则既有发热、恶寒之表证,又有心下满、口不欲食、大便硬之里证,"为半在里半在外也"。此外,二者均可见脉沉紧,但"阴不得有汗,今头汗出,故知非少阴也"。

4.试探法

试探法即对于不典型或较复杂的病证一时难以明确诊断的,可先提出有根据的假设诊断,然后进行试探性治疗,以协助明确诊断的鉴别方法。如第209条指出:"阳明病……若不大便六七日,恐有燥屎,欲知之法,少与小承气汤,汤入腹中,转矢气者,此有燥屎也,乃可攻之。若不转矢气者,此但初头硬、后必溏,不可攻之。"此先予小承气汤试探,根据病者服药后转矢气与否以确定肠中有无燥屎阻结。

以上就《伤寒论》中一些主要的鉴别诊断方法做了探讨分析,张氏辨证之精细、方法之灵巧,由此可见一斑。其对于一个病证的辨别,往往以此例彼,此详彼简,时而详脉略证,时而又详证略脉,有时以证辨,有时以脉辨,时而又合辨,凡有牵涉尽量辨析,以使群疑冰释;同时,亦为了便于后学者掌握运用,足见其用心之良苦。因此,我们学习《伤寒论》,还要从这些细微之处领会其精神实质。

二、探索《伤寒论》的辨证方法

《伤寒论》最具特色也最适于临床应用的是其所体现的辨证方法。董正华结合自己的临证心得,不断探索《伤寒论》所蕴含的多种辨证方法,先后归纳出以下几种。

1. 病证辨证法

病证辨证法即辨病与辨证相结合的辨证方法。病,是相对独立的诊断学概念,是对在病史和临床表现上具有一定共同特征,不因患者和地域差异而改变的一组临床表现的综合概括。证,则是对疾病发展过程中某一阶段病机特征的概括。在一个疾病的发展过程中,可以表现出若干个相应的证。从病的全过程来看,正是由一个个互相联系的证构成了疾病发展变化的轨迹。辨病,是从总体上把握疾病的基本矛盾,是对疾病全过程的纵向认识;辨证,则可掌握疾病某一阶段的主要矛盾,是对疾病发展过程中某一阶段的横断面认识。

2. 动态辨证法

动态辨证法即根据疾病的动态变化去辨证分析,把握其发展趋势,并指导治疗的辨证分析方法。只有用动态思维的方法去观察病情,才能全面、准确地把握疾病,进行恰当的施治。根据疾病的动态变化去辨证分析,把握其发展趋势,并指导治疗的辨证分析方法,称为动态辨证法。

3. 时相辨证法

由于疾病都处于动态变化过程中,在各个发展阶段,其病位、病性、病机、证候特点及病势趋向各不相同。根据疾病在发生、发展转归过程中的阶段性和时间性进行辨证,叫作时相辨证法。伤寒是多种外感疾病的总称。外感病具有发病急,变化快,阶段性明显的特点。张仲景在运用六经辨证的过程中,有机地融入时相辨证方法,用以分析病机,区别病期、病位,说明发病形式、证候特点,判断病势趋向等。六经病证是以六经所属的经络脏腑为依据,综合多种因素对外感疾病的发展规律加以总结,概括而成的六大病证类型。

4. 反馈辨证法

反馈辨证法即临床实践过程中根据初次诊断治疗后出现的各种反应而进行再次辨证,从而进一步把握疾病本质的辨证方法。从哲学角度讲,其是通过实践以检验认识,修正认识的再认识过程。《伤寒论》在六经病证的辨治过程中,广泛地应用了这种认识疾病的思维方法。由四诊收集资料,到分析、综合辨证,得出初步诊断,确定治法和方药,是一个具体的临床医疗过程。鉴于医生对疾病的认识受主观或客观条件的限制,初次诊断往往难以完全准确地把握疾病的本质;况且诊断治疗正确与否,也只有通过实践检验才能确定。所以患者在初次治疗后的种种反应,就成为下次辨证的重要依据。张仲景特别注意收集患者用药后的变化情况,并与原病证对比分析,以检验辨证治疗是否得当,以便及时地修正诊断及治法并调整方药。

5. 寒热对偶辨证法

董正华认为,《伤寒论》中有部分功效相同、主治范围相类似,但因其药性寒热不同,所治证候寒热性质截然相反的方剂,谓之寒热对偶方。董正华对《伤寒论》中该类寒热对偶方所对应的方证进行了深入的探讨,如葛根芩连汤证与桂枝加人参汤证、白头翁汤证与桃花汤证、五苓散证与猪苓汤证等。对寒热对偶方证的辨析,可以帮助后学者体会张仲景"辨证之精微,组方之严谨",并最终提高临床辨证应用经方的准确性。

除此以外,董正华还从四个方面深入探讨《伤寒论》的治病求本观,其一是正气为本,扶阳护胃存阴津;其二是病机为本,补虚泻实调阴阳;其三是本质为本,透过现象抓根本;其四是治本治标,权衡轻重与缓急。从《伤寒论》角度赋予"治病求本"之"本"的多重意义。

三、对误诊、误治论述的研究

张仲景非常重视误诊、误治,他在《黄帝内经》"治未病"思想指导下,将病源性疾病和医源性疾病的防治紧密结合起来,把治法禁忌证、误治后的变证及其治疗、误治变证的预后、方药使用禁忌证、方药误用变证等内容有机地融合在《伤寒论》和《金匮要略》诸多病证的辨证论治过程之中,并以之警示后学。

其所述误治的内容涉及误汗、误吐、误下、误利小便、误火攻等引起的病变及后果。

（一）《伤寒论》和《金匮要略》所述误治概况

在不剔除两书雷同论述以及同一条文中有多种误治记载分别统计的情况下,《伤寒论》中记载误治的条文多达168条,《金匮要略》中有第31条。具体可分为以下几种情况。

1.有关误治的论述

(1)原文明训:在《伤寒论》和《金匮要略》中,张仲景明确指出某些证候为"坏病""医之过""误也""为逆""治逆""反"等情况者有第33条。如《伤寒论》第16条曰:"太阳病三日,已发汗,若吐、若下、若温针,仍不解者,此为坏病,桂枝不中与之也。观其脉证,知犯何逆,随证治之。"第29条明确指出:"伤寒,脉浮,自汗出,小便数,心烦,微恶寒,脚挛急,反与桂枝欲攻其表,此误也。得之便厥,咽中干,烦躁吐逆者,作甘草干姜汤与之,以复其阳。"第120条云:"太阳病,当恶寒发热,今自汗出,反不恶寒发热,关上脉细数者,以医吐之过也。一二日吐之者,腹中饥,口不能食;三四日吐之者,不喜糜粥,欲食冷食,朝食暮吐,以医吐之所致也,此为小逆。"《金匮要略·百合狐惑阴阳毒病脉证治》篇曰:"百合病,见于阴者,以阳法救;见于阳者,以阴法救之。见阳攻阴,复发其汗,此为逆;见阴攻阳,乃复下之,此亦为逆。"

(2)原文暗寓:即张仲景虽未明言误治,但分析原文可知,误治实寓其中,此类条文占误治内容的多数。例如,《伤寒论》第380条指出:"伤寒,大吐大下之,极虚,复极汗者,其人外气怫郁,复与之水,以发其汗,因得哕。所以然者,胃中虚冷故也。"从本条所述的治疗经过和病情演变来看,此为一误再误,阳气大伤,表气郁遏不舒,胃气虚寒致哕之证。又如《伤寒论》第103条说:"太阳病,过经十余日,反二三下之,后四五日,柴胡证仍在者,先与小柴胡汤;呕不止、心下急、郁郁微烦者,为未解也,与大柴胡汤下之愈。"从该条"过经""反""仍在""呕不止"等语气来看,提示在未下之前就已经是小柴胡汤证了。少阳病法当和解,禁用汗、吐、下诸法,今医者反二三下之,显属误治。

（3）方证反推：即从治疗所用方药来看，反推其理，则属误治无疑。如《伤寒论》第62条曰："发汗后，身疼痛，脉沉迟者，桂枝加芍药、生姜各一两，人参三两，新加汤主之。"分析此条，桂枝新加汤益气养营补虚，又解太阳未尽之邪，属扶正祛邪、表里双解之剂，汗后身疼痛等症不除，脉由浮变为沉迟，则说明此为太阳病发汗太过，损伤气营，筋脉失养所致。

（4）证候体现：即从证候的转变来看，病情发生了变化，则体现出以前治法有误。如《伤寒论》第71条曰："太阳病，发汗后，大汗出，胃中干，烦躁不得眠，欲得饮水者，少少与饮之，令胃气和则愈；若脉浮，小便不利，微热消渴者，五苓散主之。"本条所述证候为太阳病发汗后形成的"胃津不足证"与"太阳蓄水证"。太阳病本当发汗而使邪去病解，但从汗后的证候表现及"大汗出"分析，是违反了麻黄汤、桂枝汤方后"覆取微似汗""不可令如水流漓"之告诫，汗不如法，致大汗出之误。

2.误治分类

（1）误汗：《伤寒论》中误用汗法（含汗不得法）的论述有57条，《金匮要略》中论及误汗者有8条。如《伤寒论》第64条曰："发汗过多，其人叉手自冒心，心下悸，欲得按者，桂枝甘草汤主之。"此条论述因发汗太多，损伤心阳而心悸的证治。第20条曰："太阳病，发汗，遂漏不止，其人恶风，小便难，四肢微急，难以屈伸者，桂枝附子汤主之。"论述了因太阳病发汗太过致阳虚漏汗不止且表邪不解的证治。《金匮要略·痉湿暍病脉证治》篇曰："太阳病，发汗太多，因致痉。""夫风病，下之则痉，复发汗，必拘急。"

（2）误吐：《伤寒论》中误用吐法的论述有16条，《金匮要略》中论及误吐者有3条。如《伤寒论》第249条曰："伤寒吐后，腹胀满者，与调胃承气汤。"此为表证误用吐法伤耗津液，邪气入里化热化燥而成阳明燥热腹满证。第67条指出："伤寒，若吐、若下后，心下逆满，气上冲胸，起则头眩，脉沉紧，发汗则动经，身为振振摇者，茯苓桂枝白术甘草汤主之。"此为太阳伤寒表证，误用涌吐或苦寒攻下之法，伤及阳气，脾阳虚弱，温运失司，水停心下，浊阴上逆的证候。

（3）误下：《伤寒论》中误用下法的论述达73条之多，《金匮要略》中论及误下者有13条。如《伤寒论》第21条曰："太阳病，下之后，脉促、胸满者，桂枝去芍药汤主之。"此为太阳病误用下法致表邪不解，胸阳不振的证治。第107条指出："伤寒八九日，下之，胸满烦惊者，小便不利，谵语，一身尽重，不可转侧者，柴胡加龙骨牡蛎汤主之。"此为伤寒误下，邪传少阳兼心神逆乱的证治。《金匮要略·黄疸病脉证并治》篇曰："酒疸下之，久久为黑疸，目青面黑，心中如啖蒜齑状，大便正黑，皮肤爪之不仁，其脉浮弱，虽黑微黄，故知之。"此条论述了酒疸误下变为黑疸的证候。

（4）误清："黄疸病，小便色不变，欲自利，腹满而喘，不可除热，热除必哕。哕者，小半夏汤主之。"（《金匮要略·黄疸病脉证并治》）此为将脾胃阳虚之寒湿发黄证（阴黄证）误作为湿热发黄证而误用栀子、大黄等苦寒清热之剂，伤及脾胃阳气，使胃气上逆而见哕逆等病证。

（5）误利小便：《伤寒论》中有2条论述。如第179条云："少阳阳明者，发汗利小便已，胃中燥烦实，大便难是也。"第181条指出："问曰：何缘得阳明病？答曰：太阳病，若发汗、若下、若利小便，此亡津液，胃中干燥，因转属阳明。"

（6）误火攻：火逆证是指火法使用不当而造成的变证。火法是我国古代以火为治疗手段的一种物理疗法，有灸法、熨法、熏法、温针、烧针、火针等多种。火法具有温阳散寒、温经止痛、活血通痹、温通气血、回阳固脱、升阳举陷等功效,主要适用于虚寒阴证,诸如寒湿痹证、脘腹冷痛、虚寒泄泻、遗尿脱肛、亡阳虚脱以及阴证痈疡等,一切阳热证及阴虚内热证皆当禁之。

《伤寒论》中太阳病因火法造成变证的原因:一是医者失察,将火法误用于表热证而致变,如第6、113、115条等;二是火法虽可发汗散寒解表,但某些火法因其发汗力量过于峻猛,以致火迫劫汗,损伤机体正气而致变,如第112、117、118条等。

3.误治后的变证

就《伤寒论》和《金匮要略》有关误治内容的总体情况而言,误用汗法或吐、下、火攻等治法后,不论是单独误用某法,还是先后误用某几种治法,都会不同程度地耗伤机体气、血、津液,损伤脏腑功能;促使邪气内传,病情发生改变(如由表入里,以及由太阳传至少阳、阳明或三阴),或出现坏病(如热扰胸膈证、结胸证、痞证、阳虚证、里热证、亡阳证、亡阴证、火逆证等),导致病情复杂多变,或虚实寒热错杂,治疗难度增大,预后欠佳,或出现危重症候或死症。

（二）误治后变证的处理

1.误治后变证的治疗原则

《伤寒论》第16条:"太阳病三日,已发汗,若吐、若下、若温针,仍不解者,此为坏病,桂枝不中与之也。观其脉证,知犯何逆,随证治之。"第267条指出:"若已吐下、发汗、温针,谵语,柴胡证罢,此为坏病,知犯何逆,以法治之。"张仲景针对太阳病误治后所导致的各种不同变证提出了"观其脉证,知犯何逆,随证治之"的治疗原则,针对少阳病误治后出现变证提出的治则是"知犯何逆,以法治之"。二者的精神实质是一致的,即医者应根据误治后病情变化,具体问题具体分析,区别对待,反映了辨证论治精神。此种对于其他各种不同的误治后变证的处理,同样具有指导意义。

2.详审细辨,积极救误

从张仲景所论误治的内容分析可见,对于误治后出现的各种变证,医者必须要予以高度重视,详审细辨,积极救误,绝不能一误再误,否则病将难治或危及生命。如《伤寒论》第6条所论太阳温病的脉证特点及误治后的变证,即是其例。太阳温病,当以辛凉透解为法,切忌辛温助热之剂,用之则伤津助热,形成"风温"变证;对此变证仍审证不清,一逆(指错误的治疗)再逆,即又经误下后使病情转重,再经误火后使病情转危,故张仲景告诫曰:"……一逆尚引日,再逆促命期。"

3.辨别表里,分清主次

对于误治后所出现的各种变证,要辨别表里、分清主次,如辨准病位表里以及何脏何腑、病性寒热虚实、病情轻重缓急、复杂病证的主次关系等。

对于表里同病的先后缓急治法内容,散见于《伤寒论》和《金匮要略》多篇之中,张仲景据证确立了先表后里、先里后表、表里同治三大法则。其中,先表后里,为常法,适用于表里同病而以表证为主为急的病情,若先里后表,则易致表邪内陷。如《伤寒论》第36条云:"太阳与阳明合病,喘而胸满者,不可下,宜麻黄汤。"第90条曰:"本发汗而复下之,此为逆也;若先发汗,治不为逆。"第106条指出:"太阳病不解,热结膀胱,其人如狂,血自下,下者愈。其外不解者,尚未可攻,当先解其外;外解已,但少腹急结者,乃可攻之,宜桃核承气汤。"

先里后表,此为表里同病的变法,适用于表里同病里证急重,表证轻缓的病情。如《伤寒论》第90条曰:"……本先下之而反汗之,为逆;若先下之,治不为逆。"第124条曰:"太阳病六七日,表证仍在,脉微而沉,反不结胸,其人发狂者,以热在下焦,少腹当硬满,小便自利者,下血乃愈。"前述《伤寒论》第91条亦属先里后表之治。

表里同治,亦属表里同病治疗的变法,适用于表里同病而表证、里证俱急,或表证、里证无明显偏重,或单纯治表碍里、单纯治里碍表的病情。如《伤寒论》第43条曰:"太阳病,下之微喘者,表未解故也,桂枝加厚朴杏子汤主之。"第163条云:"太阳病,外证未除,而数下之,遂协热下利,利下不止,心下痞硬,表里不解者,桂枝人参汤主之。"第146条曰:"伤寒六七日,发热,微恶寒,支节烦疼,微呕,心下支结,外证未去者,柴胡桂枝汤主之。"《金匮要略·腹满寒疝宿食病脉证治》篇用乌头桂枝汤治疗寒疝兼表证亦属表里同治。

临证对于较复杂的病证,当宗张仲景诸法,举一反三,灵活辨治,否则表里主次不分、汗下先后失序、病证缓急不辨、阴证阳证误判,则极易误治而变证百出,促使病情更为复杂、加重或转危,治疗更为棘手。

(三)临床如何防止或减少误诊误治

误诊误治和医源性疾病,虽然有许多复杂的原因,但其是具体的医疗过程中产生的。故加强医院的医德医风建设、重视医务工作者的职业道德教育、提高医生的临床思维能力和诊疗水平等,则是防止或减少误诊误治和医源性疾病发生之关键所在。

1.加强医德修养,强化责任意识,提高服务能力

张仲景在《伤寒杂病论·序》中针对当时某些医生草率的医疗作风提出了尖锐的批评,指出:"观今之医,不念思求经旨,以演其所知,各承家技,终始顺旧。省疾问病,务在口给,相对斯须,便处汤药。按寸不及尺,握手不及足,人迎、趺阳,三部不参;动数发息,不满五十。短期未知决诊,九候曾无仿佛;明堂阙庭,尽不见察,所谓窥管而已。夫欲视死别生,实为难矣。"唐代孙思邈《备急千金要方·大医精诚》是有关重视医德教育的重要文献,对鞭策医者全心全意为病者服务,避免或减少误诊误治和医源性疾病的发生具有十分重要的意义。

加强医德修养,增强服务意识,提高诊疗水平,急患者之所急,想患者之所想,努力做到全心全意为患者服务,在当前社会矛盾突出、部分医患关系紧张的情况下显得尤为重要。

2.强化临床思维训练,不断改进思维方式

临床思维方法的正确与否,直接影响医疗工作的效率和质量,即直接关系到患者的安危。

我们在认真、反复学习《伤寒论》和《金匮要略》的过程中,一定要做到深入分析、全面领悟、重点掌握张仲景诊治疾病的诸多临床思维方法。其他如对病证的辨析有比较法、类比法、鉴别法、排除法、试探法、观察法等,对方药的巧妙化裁及煎服方法的灵活多样,治疗法则的确立与活用等,都蕴藏着丰富的辨证思想与方法。

3. 临证切记张仲景教诲，谨防重蹈误治覆辙

张仲景除详论误治内容外，还指出诸多治疗禁忌。例如，《伤寒论》论述汗法禁忌证有 22 条，包括桂枝汤禁例、麻黄汤禁例、邪已传里、少阳病、少阴病等；论下法禁忌证有 21 条，包括太阳病不罢、热结在胸不在腹、病在少阳、阳明腑实未成、阳虚寒凝、寒湿在里之发黄、阴阳俱虚等；论吐法禁忌证有 3 条。《金匮要略》论汗法禁忌证有 7 条、下法禁忌证有 3 条、吐法禁忌证有 1 条。

误诊误治是不可否认、不容回避的临床现象，是一种客观存在。古今中外、中医西医、临床各科，概莫能外。诊断是治疗的前提，故误诊必然导致误治。医学是实践性很强的学科，临床医生经验的积累来源于正、反两个方面，即成功的经验和失败的教训。

4. 准确把握病机以祛邪扶正，勿犯虚虚实实之误

张仲景在《金匮要略》首篇指出"经曰：'虚虚实实，补不足，损有余'，是其意也"，强调了虚实病证的正确治法与治禁，其目的在于告诫医者临证要谨防犯"虚虚实实"之误。

在《伤寒论》治疗太阳中风表虚证的桂枝汤方后语中，对其煎服方法及药后护理等有详细叙述及明确要求，指出服药后喝稀热粥，温覆以取微汗，使"遍身漐漐微似有汗者益佳，不可令如水流漓，病必不除"。《金匮要略·痉湿暍病脉证治》篇提出"若治风湿者，发其汗，但微微似欲出汗者，风湿俱去也"，并指出禁大汗、禁火攻、禁下。

综上所述，张仲景在《伤寒论》和《金匮要略》中非常重视误诊、误治的研究和总结，从其谆谆教诲的字里行间亦使我们深切地体会到了他的良苦用心。对此相关内容，只有高度重视、认真学习、深入思考、反复实践，才能进一步促进我们全心全意为患者服务的思想意识、临床思辨能力、诊疗技巧的不断提高[10-12]。（董正华、赵天才供稿）

参考文献

[1]米伯让.黄竹斋先生传略.陕西省名老中医经验荟萃(第二辑)[M].西安:陕西科学技术出版社,1991.

[2]李景荣.白云阁藏本《伤寒杂病论》述评[J].陕西中医,1982(3):1-4.

[3]米伯让.米伯让文集[M].西安:世界图书出版公司,2008.

[4]米烈汉.中国百年百名中医临床家丛书·米伯让[M].北京:中国中医药出版社,2001.

[5]苏礼.黄竹斋对仲景学说的研究[J].中华医史杂志,1992,22(1):12-15.

[6]黄竹斋.伤寒论集注、金匮要略方论集注[M].北京:人民卫生出版社,1957.

[7]米烈汉,任娟莉,谢晓丽.米伯让先生对《伤寒论》研究的贡献[J].西北大学学报(自然科学版),2011,41(6):1122-1128.

[8]成友仁,杜雨茂,潘克良.伤寒论阐释[M].西安:陕西科学技术出版社,1983.

[9]杜雨茂.伤寒论释疑与经方实验[M].北京:中医古籍出版社,2004.

[10]杜雨茂,张联惠.金匮要略阐释[M].西安:陕西科学技术出版社,1987.

[11]傅贞亮.阐发本义 释疑解惑《金匮要略阐释》读后[J].陕西中医,1988(4):188-189.

[12]董正华,赵天才.杜雨茂学术思想与临证经验集锦[M].西安:陕西科学技术出版社,2015.

第六章

温病学说的传承与发展

温病学源自《黄帝内经》《伤寒论》，明清时代得到了系统的完善和发展。陕西地区多发急性外感热病，长安医家历来非常重视温病学理论研究和临床应用。米伯让将伤寒、温病学说融为一体，在防治流行性出血热、流行性乙型脑炎、钩端螺旋体病、克山病等疾病中取得了显著的疗效。张学文历来重视温病和急症研究，在温病学理论和临床研究上有许多创见。郭谦亨终生从事温病研究，是中华人民共和国成立后我国著名温病学家之一，在温病学方面造诣很深，先后提出了许多新见解。他与孟澍江、王乐陶合编了最早的全国高等中医药院校教材《温病学》以及《中医教学参考丛书·温病学》等著作。陕西中医药大学温病学专业为全国首批招收硕士研究生的单位，1981 年，受国家中医药管理局委托，举办了全国中医药院校温病学高级师资培训班，为全国各中医院校培养了一批温病学学术带头人。

第一节　创立"毒邪致病说"

张学文教授对温病之毒有较深入的研究，早在 1981 年 5 月就在《中医杂志》上发表了《试论温病中"毒"的概念及其临床意义》一文，首次论述了"毒"在温病中的含义、热毒证的临床特点、辨"毒"的意义等问题，为探讨"毒"的实质、研究清热解毒法在温热病中的应用规律做了深入的探讨。其后，张学文就毒邪致病还有更深入的论述。在郭谦亨、张学文两位教授指导下，陕西中医学院 1981 级温病学专业研究生周永学的毕业论文"论温病之毒与解毒"对毒的致病机制与解毒法做了系统的论述，师生共研，逐渐形成了毒邪致病学说。

一、毒的分类

毒分外毒和内毒，外毒指自然界滋生的毒，内毒指产生于体内的毒。

（一）外毒

外毒存在于自然界中，是外感疾病的主要病因，可分为三类。

1.六淫毒

一般情况下，六淫入侵机体后，内伏蕴结不解，多先从火化而后成毒。雷丰《时病论》云："冬令过暖，为感乖戾之气，至春夏之交，更感温热，伏毒自内而出，表里皆热。""岭南青草、黄芒瘴，犹如岭北伤寒也，南地暖，故太阳之时，草木不黄落，伏蛰不闭藏，杂毒因暖而生。"

2.物毒

物毒产生有两个方面的机制，一是性味过于厚重亢烈成毒，物有寒、热、温、凉四性和辛、酸、苦、甜、咸五味，如果性味过于厚重、亢烈、则可成毒，即所谓"毒，厚也，恶也，害也"。二是变性成毒，物质的产生与变化离不开温度、湿度、日光、气体的流动与气压，即风、寒、暑、湿、燥、火六气的作用，六气壅滞蕴结，会导致物质发生性味、结构的改变，或物质存放、保管不当，气不流动而郁结败坏,从而产生毒。

3. 特殊毒

特殊毒指自然界客观存在的,但不能用六淫毒、物毒进行归类的致病毒气、毒物,如古代医家所言的疠气、杂气,当今所言的细菌、病毒,以及物理和化学毒性、药物毒性。

(二)内毒

内毒是由于外邪作用于人体后化生的病理产物,或某些代谢产物蕴结所成。内毒产生的机制主要表现在六个方面。

1. 血败为毒

血液是人体生理活动的物质基础,通过经脉运行于组织器官,周行而不停。血液壅滞,则失其正常之性,败坏生毒。组织器官的代谢产物常渗入血液中,在病理状态下,组织器官产生的病理产物大量进入血液中,导致血液败坏,从而化生毒素。

2. 水蓄成毒

水是体内各种津液的总称,与脉并行,既能滋润组织器官,又可带走代谢产物,水道通畅可使有害的产物排出体外,而不致损害机体。流水不腐,如果脏腑功能失调,三焦不畅,水道不通,水液蓄积,代谢产物潴留体内,使水液发生变性腐败,即可化生内毒。

3. 粪尿结毒

粪与尿是谷物在体内的终末代谢产物,对人体有害,必须不断通过肠腑和膀胱排出体外。如果腑道不畅,粪尿停滞体内,即为粪毒、尿毒。

4. 痰结成毒

痰湿是源于水谷的终末代谢产物,是津液代谢障碍的病理产物,含有多种有害物质,宜排出体外。如果痰不能正常排出,留滞体内,蕴结不解,久之即可成为痰毒。《沈氏尊生书》指出:"郁火凝结,久成痰毒。"

5. 膏浊蕴毒

膏源于饮食精微,在正常情况下,饮食精微通过脾胃运化生成维持生理活动的膏。《灵枢》云:"五谷之津液,和合而为膏者,内渗于骨空,补益脑髓而下流阴股。"若饮食不节,过食肥甘厚味,脾胃受损,水谷精微不能完全被运化输布,则堆积体内而成膏浊,膏浊蕴结不解,即可变性成毒。

6. 形败酿毒

组织器官是有形之物,在致病因素作用下,常可发生病理改变,如果病理改变严重,组织器官败坏,则可酿生内毒,如组织败坏所生的脓。

外毒和内毒在疾病发生演变过程中密切相关,外毒作用于人体,损害脏腑气血,导致气血败坏、脏腑失调,从而产生内毒。脏腑失调,浊气不降,内蕴损伤气血,正气不足,则外毒乘机内侵致病。

二、毒邪的致病特点

毒邪致病与六淫致病有所不同,主要体现在如下几个方面。

（一）兼夹性

兼夹性指毒邪常与其他邪气兼夹侵害人体。外毒常依附于六淫、食物、药物、虫兽等致病,吴鞠通《温病条辨》指出,"诸温挟毒""毒附湿而为灾"。内毒常依附于体内病理产物的痰湿、瘀血、积滞、火热、水邪等,形成痰毒、火毒、瘀毒、粪毒、溺毒、水毒等。内毒一旦形成,就成为更剧烈的致病因素,导致病变恶化。邪毒致病既有兼夹病邪的特点,又具有毒的特征,毒依邪势,邪仗毒威,从而会加重对人体的危害。因此,临床上辨毒证时应明确其兼夹病邪,以澄其源。

（二）暴戾性

暴戾性指毒邪亢盛致病力强,毒邪致病具有发病急骤、来势凶猛、变化迅速、极易损伤正气、败坏形体的特点,可对人体造成严重危害,常常病情较重。毒邪外袭,体质弱者触之即病,体质强壮者感受疫毒之邪亦常难于幸免,且传变迅速,多不循经内传,起病时常气营同损,或迅即内陷营阴,逆传心包,病势急重。内毒作祟,常使久病、疑难杂症猝然加重,病至极期,不断恶化,产生痉厥、动风、出血、神昏、关格等变证。毒邪所致疾病绝大多数属于急危重症,病死率高。

（三）从化性

从化性是指毒具有以体质为根据发生变化的性质。毒邪是致病之因,体质、人体的功能状态是决定发病与否的根本。毒之为病所产生的病变类型与体质密切相关,可因体质不同而产生不同的病理转归,体质强壮者多实证、热证、阳证;体质虚弱者多虚证、寒证、阴证。如素体阴虚,冬伤于寒,寒毒藏于肌肤,至春则发为温病。毒性火热毒邪致病常具火热的特征,毒之为患虽有从化不同,但邪气胶着蕴结,久郁则化火,大多以高热、烦渴、烦躁、红肿、溺赤灼痛、舌红或绛、苔黄或燥、脉数为主要特征。

（四）特异性

外毒致病大多具有一定的特异性。感染的邪毒不同,则病变部位、病程经过及临床表现亦不同。吴又可《温疫论》云:"当其时,适有某气专入某脏腑经络,专发为某病。"

（五）易致秽浊

《温病条辨》云:"温毒者,秽浊也。"毒邪致病,一方面是毒性火热,常损伤气血津液,败坏形体,产生秽浊的分泌物或排泄物,如风热挟毒,则下黄赤汁及脓血;湿毒浸淫肌肤,可见淫水淋漓、分泌物臭秽。另一方面是湿浊痰瘀积聚生毒。毒邪具有秽浊之性与其成因密切相关,毒邪除在反常的气候条件下形成外,易在污秽、湿浊、肮脏、腐败的环境中产生。临床上,秽浊性常表现为神情呆滞、昏蒙、面色秽浊如蒙油垢、口气秽浊热臭、目赤眵多、口中黏腻、黏液增多、大便黏滞臭秽,或毒害部位腐烂成脓,或疾病缠绵,顽固难愈。

（六）易损络脉

络脉是人体运行全身气血、联络脏腑形体官窍、沟通上下内外的通道,有气络和血络之分。气络是卫气运行的通道,血络是营气运行的通道。在正常生理状态下,络脉当可充盈满溢、出入自由、温煦濡养、排除废物,是机体最重要的运毒、排毒通道,也是机体发挥整体排毒最重要的功能结构。络脉常为毒邪侵涉之所与痰瘀湿诸邪胶结之所,又是毒邪进一步化生并为害之处。如果多种原因导致络脉功能失调,则常使体内的生理或病理产物不能及时排出体外,蕴积体内过多而生毒邪。毒邪善窜络脉,滞气浊血,进而伤及脏腑,成为引发疾病的重要原因。

毒邪伤络动血,迫血妄行,临床可见各种血证,如斑疹、吐血、尿血、便血。外受毒邪,多深入营、血分,耗损营阴致络伤血瘀,气机壅滞,不但动血耗血,见出血及斑疹、黄疸诸症,更甚者如神昏、谵语、痉厥亦可出现。毒热灼津燔血,熏灼肝经生风,或风夹痰瘀闭阻脉络,可致痉厥、头痛剧烈、抽搐及中风诸证。毒邪壅滞,熏蒸血脉肌肉,内攻脏腑可致肠痈、肺痈,外趋肌肤可致痈疽、疮疡。毒邪瘀滞脑络,伤络脉,消脑髓,则可致痴呆、癫狂。

（七）生风扰神

毒邪内攻脏腑,以神机失用、动风、蒙蔽清窍、厥脱为危重证。脑为元神之府,毒性猛峻暴烈、火热,极易上炎脑髓,损伤元神,或所致之秽浊上壅蒙蔽,导致清窍失灵、神机失用,表现为神昏躁扰、谵语、暴盲、暴聋、失音。肝体阴而用阳,属木而应春令,毒邪内攻,极易扰乱脏腑气血,灼伤肝阴,引动肝风,表现为肢体抽搐。毒性猛峻暴烈,极易损伤气机,或导致痰浊、瘀血而壅塞气机,导致阴阳不相交接而离决为厥,表现为四肢厥冷。毒邪暴耗气血,气血衰竭则脱,表现为大汗淋漓、息微、脉微欲绝。

（八）虚实夹杂

毒邪可败坏形体,极易耗伤正气,导致正气越来越虚、邪气越来越强盛,正虚邪实,病机复杂,病情危重顽固等。毒邪致病直接外受,毒性轻浅、伤害机体不重者,可驱毒邪外出,病可向愈。

顽恶深伏,毒力强烈,常会对气血、阴阳及脏腑造成极大损害,在气血津液耗伤、脏腑受损的同时,常产生痰饮、瘀血、积滞等病理产物,促使内毒产生;痰浊、瘀血等代谢产物的堆积,与毒胶结,可使三焦气机不畅,一方面可使邪毒顽恶难解、病邪深伏、病势缠绵,同时又可加重对正气的损伤,形成恶性循环,导致病情加重或恶变。

三、热毒证的治疗

毒邪与正气抗争是毒病的基本矛盾。治疗毒病应从矛盾的两方面考虑,一是用针对邪毒的药物直接解除之,使正气免受损伤,包括泄毒和化毒两种;二是增强和调节机体自身的抗毒能力以抗毒。

（一）泄毒

泄毒即使毒外泄，又称排毒。吴又可《温疫论》指出："大凡客邪贵乎早逐，乘人气血未乱，肌肉未消，津液未耗，患者不至危殆，投剂不至掣肘，愈后亦易平复，欲为万全之策者，不过知邪之所在，早拨去病根为要耳。""邪自窍而入，未有不自窍而出。""导引其邪从门户而出。"毒病早期，人体尚有充足的抗病能力，此时顺应邪毒火热张扬之性，顺应病势向表向外的趋势，顺应脏腑气机升降的功能，促使邪毒通过与外界相通的口鼻、汗腺、大肠、尿道等器官排泄。吴鞠通《温病条辨》指出："逐邪者，随其性而宣泄之，就其近而引导之。"临床多采用开泄腠理、宣通气血、通导大便、疏利小便等方法，为毒外泄打开通道，以祛毒于外。

宣表透毒，又称解表法。毒病初起，邪毒在表或毒已入里但有外泄之机时，选用辛散宣透之品以疏泄腠理、宣通气血、开通汗腺，使毒由深出浅，通过汗腺透达于外。风热毒邪用银翘散、桑菊饮辛凉解表、宣散透毒；风寒毒邪用荆防败毒散辛温解表、宣散透毒；暑湿毒邪用藿香正气散、新加香薷饮宣泄透毒。

涌吐排毒，又称催吐法。邪毒内入或浊毒内生，停滞胸膈，运用具有催吐作用的药物或用机械方法刺激咽部探吐，使毒物通过呕吐而排出。涌吐排毒常用于误食毒物尚留胃中等病情急迫必须迅速催吐者，以及喉中痰涎壅盛、呼吸困难、宿食停积胃脘等病证，常用瓜蒂、藜芦、食盐等药，代表方剂如瓜蒂散、盐汤探吐方。临床上依据病情的轻重、体质的强弱，可采用不同的药物和方法。

通腑泻毒，又称下法。腑司传导，以通降为顺，又与脏构成表里相合关系，毒邪壅滞脏腑，可通过泻腑排出体外。泻腑有疏导大便、排除胃肠积滞、荡涤实热、攻逐水饮和寒积、祛瘀的作用，适用于毒邪深入胃肠，导致胃肠不畅，浊气内停蕴胃；或毒邪损伤脏腑，导致水饮、痰湿、瘀血等停留体内的里实证。由于里实证的病机有热结、寒结、燥结和水结等的不同，以及患者的体质有虚实的差异，因此临床又分为寒下、温下、润下和逐水等法。又因里实证的病情有轻重缓急之别，故临床又有峻下、缓下之分。下法常与其他治法配合使用，若里实证兼正气不足，则用攻补兼施，兼表实证一般用解表攻里法，兼少阳证则用和解攻里法，兼火热证则邪毒蓄积胃肠，腑气不通，糟粕壅滞，宜用通里攻下之品攻导里实，祛毒下泄。吴又可《温疫论》认为邪毒最重，复瘀到胃，急投大承气汤，内壅一通，则毒邪亦从而外解。通腑泻毒常用大黄、芒硝、番泻叶等，大黄等药对各种原因导致的全身炎症反应和多器官功能障碍综合征的胃肠蠕动减弱或消失、肠道内细菌和毒素排泄障碍、胃肠道黏膜糜烂水肿及屏障功能破坏、肠道细菌和毒素入血导致的肠源性内毒素血症有极为重要的防治作用。

利尿排毒，又称利尿法。膀胱属腑，为州都之官，司体内水液排泄，以通降为顺，与肾脏构成表里相合关系，故可以通过利尿使邪毒随小便而出。利尿常用渗利之品，如茯苓、猪苓、泽泻、车前子、竹叶等，具有疏通气机、通利小便、渗湿泄毒的作用，适用于尿潴留所生毒证和毒邪损伤脏腑导致尿浊内停者。温热邪毒蕴于脏腑，见心烦口渴、舌赤或溃烂、小便短赤者，用导赤散清心、利小便，使热毒下泄。温热邪毒下注膀胱，见身热口渴、小便频数热痛或淋漓不畅，宜利湿泄毒以解热，方如八正散等。温热邪毒每易损伤肾脏、小肠和膀胱，可导致小便减少或不通，秽浊邪毒无从排泄,又可继而引起其他病证,如头胀头痛、神昏谵语等,常通过利尿以排出邪毒。何廉臣说:"溺毒入血,血毒攻心,甚或血毒入脑,其证极危,急宜通窍开闭,利溺逐毒。"吴鞠通则善用安宫牛黄丸、茯苓皮汤治下焦湿毒弥漫,即"热蒸头胀、身痛呕逆、小便不通、神志昏迷"之证。

放血排毒,是通过点刺血络穴位放血、刮痧,或再配合拔罐等治法,疏通路径,使毒素随血外溢而排出体外。放血排毒通常采用三棱针、毫针或小针刀刺破穴位浅表脉络,放出少量血液,具有消肿止痛、祛风止痒、开窍泻热、镇吐止泻、通经活络之功效,适用于实证,体弱者属禁忌。

（二）化毒

化毒是针对毒之火热、秽浊特性,用寒凉和芳香药物抑制或抵消邪毒的致病作用的治法,亦称"消毒"或"败毒",适宜于热毒未解的各种证候。《黄帝内经》有"热者寒之"的治疗原则。何廉臣《重订全国名医验案类编》云:"热非清凉不解,毒非芳香不除。"

清热解毒法适用于瘟疫、温毒及多种热毒病证或疮疡疔毒,表现为高热烦扰、口燥咽干、便秘尿黄、吐衄发斑、红肿热痛,舌红苔黄、脉数有力等。常用药物有黄连、黄芩、黄柏、石膏、金银花、板蓝根、大青叶、连翘、板蓝根、蒲公英等,代表方有黄连解毒汤、五味消毒饮。清热解毒分寒凉解毒、苦寒解毒和甘寒解毒,寒凉解毒常用黄连、大黄、黄芩、栀子、黄柏,清热解毒之力最强,故颇受临床医生重视,有人提出苦寒解毒应贯彻温热毒病的治疗始终。张学文认为,对清热解毒法应有正确认识,不能一见发热随即施用,因为发热是正气抗毒的一种防御反应,人体防御系统只有通过与毒抗争,才能祛毒外出而解之。过早用大寒之品遏其热势,有碍于毒的排泄,诚如《松峰说疫》所说:"未有祛邪之能,而先受寒凉之祸,受寒则表里凝滞,欲求其邪之解也难矣。"临床运用清热解毒法要准确辨证,掌握时机,在毒热炽盛之时恰当施用,不可早用或过用,以免邪毒冰伏不解,不得其利,反遭其害,更不能单纯依靠清热解毒法治疗温病。热毒内遏,可熬血成瘀;瘀血郁结,可以蕴热化毒。瘀血与热毒相互搏结,则为瘀热、瘀毒之证,宜用清热解毒和活血化瘀配伍,常用黄芩、黄柏、知母、大黄、羊蹄、石膏、地骨皮、青蒿、柴胡、连翘、金银花、贯众、蚤休、蒲公英、板蓝根、大青叶、升麻、败酱草等。清热活血解毒法已被实验证明能改善病变部位的微循环,使抗感染药物容易渗透到感染病灶,加强抑菌和减毒作用;此外还能调节机体反应,增强免疫能力,在改善全身及局部的血液循环的基础上,达到抗感染的目的。

化瘀解毒法常用活血化瘀药和解毒药配伍,适用于温毒热邪入营和毒损血脉之毒瘀交夹者。温毒热邪入里,损伤血络或热毒煎熬血液,致血行瘀阻,血瘀则热毒壅聚不散,进而化生内毒。内毒壅结愈甚,血脉损伤瘀滞愈重。毒为瘀阻,毒瘀交结,宣透难以解结,通利药不能达于病所,清化无济于事。此时使用活血通络之剂,不但能使血瘀得化,且可阻断内毒化生,更利于解毒药物直达病所和邪毒向外排泄。

邪毒侵袭卫气,未损血脉,一般不用化瘀之品,但有些发斑疹的疾病,邪毒最易扰其肌表血络,应于寒凉透散之中佐以化瘀之品,以通血络,便于邪毒外泄。何廉臣治疗痘疹初期就提出了"宜宣气活血,解肌透毒为先"的治疗原则。

热毒入里,损伤脉络,煎熬营血,致血行瘀阻,血瘀则热毒积聚不散,毒瘀交结,宜凉血散瘀解毒,常用清热凉血药和清热解毒药配伍,多使用清热兼具活血解毒作用的药物,如赤芍、牡丹皮、黄连、生地黄、玄参、大黄等,代表方如大黄牡丹汤、犀角地黄汤。若瘀血内生,久积不散,蕴而生毒,毒瘀交结,宜活血解毒、通络散结,常用活血散结兼具解毒作用的药物,如丹参、牡丹皮、赤芍、山慈菇、莪术等。

毒陷营血,毒瘀互结,阻滞脉络,伤阴耗血,应以化瘀解毒为主要治法。温热邪毒内陷心包,瘀塞心窍,为营血分证的常见证候。何廉臣首推犀珀至宝丹(羚羊角、广郁金、琥珀、连翘心、石菖蒲、蟾酥、飞辰砂、珍珠、玳瑁、当门子、血竭、红花、桂枝尖、牡丹皮、猪心血等),认为此方乃治疗瘀塞心窍的"先锋";亦可用通窍活血汤调入珠黄散或犀地清络饮。诸方均以化瘀通络解毒为宗旨,毒深入厥阴,血瘀气闭,何廉臣指出宜急刺少商、曲池、委中三穴,以泄营分之毒,用活血通络之新加绛覆汤(旋覆花、新绛、桃仁、柏子仁、青葱管、当归须、乌贼骨、延胡索、川楝子、茜草根)和局方来复丹(太阴元精石、舶上硫黄、硝石、橘红、青皮、五灵脂)以通阴络,或可救逆。温病的各种血证,如吐血、衄血、咯血、便血等,多为热毒损络所致,其中必有瘀滞形成,治宜清热凉血止血与化瘀解毒并举,方能扭转毒瘀交结、迫血外溢之势。

化浊解毒法是用芳香之品驱解秽浊之毒的治法,具有祛湿化痰、透络醒脾、开闭通窍等作用,尤多用于暑温、湿温之类温病。毒有秽浊的特性,致病多恶秽、腐肉败血。芳香之品可化浊逐秽,古今解毒方药之中大多具有气味芳香的特点,芳香解毒在温病治疗中发挥着不可低估的作用,特别是在湿温病中,古今名医多以芳香逐秽、化浊解毒作为治疗大法。

湿热邪毒秽浊之性颇重,侵入人体多伏于膜原,发病则见寒热起伏、脘痞腹胀、舌苔白腻如积粉等,宜以芳香开达膜原为法,方如达原饮、雷氏宣透膜原法;邪毒发于肌表,见恶寒少汗、身热不扬、午后热甚、头重如裹、舌苔白腻,宜芳香宣化,方如藿朴夏苓汤、三仁汤等;邪毒郁遏中焦脾胃,而见脘痞腹胀、恶心欲吐、大便溏泻等,宜燥湿化浊,可用雷氏芳香化浊法或王氏连朴饮;浊热并盛,毒气上壅,见发热口渴、咽肿溺赤、舌苔黄腻者,可用甘露消毒丹化浊清热、解毒利咽。

温病邪毒不解,酿生痰浊,蒙蔽心包,导致神志昏蒙,时清时昧,甚或谵语、舌苔黄腻,轻则用苏合香丸或菖蒲郁金汤芳香解毒、豁痰开窍;重则痰浊热毒交混,宜用至宝丹、安宫牛黄丸,以避秽化浊、解毒开窍。吴鞠通治疗此证善用四香(郁金、梅片、麝香、雄黄)等药物,认为"四香以为用,使闭固之邪热温毒深在厥阴之分者,一齐从内透出,而邪秽自消,神明可复也"。化浊解毒法是针对毒之秽浊特性的治法,不仅适用于治疗湿温、暑温类温病,对其他温热病兼夹湿热秽浊者也可酌情使用。

(三)抗毒

抗毒是扶助正气,提高自身解毒能力,以抵御毒邪对人体的损伤。

1.益气解毒法

益气解毒法适用于气虚毒恋证。气虚则人体脏腑功能、抗病能力低下,毒邪易于内侵;毒损正气,正不胜邪,则病情缠绵,此时宜益气解毒。通过扶助正气,提供自身抗御邪毒的能力,驱毒外出。临床常用益气药和解毒药配伍,如黄芪、人参、白术、党参、半枝莲、白花蛇舌草、半边莲。

2.养阴解毒法

阴精是机体抗毒的物质基础,气阴亏损则抵抗邪毒之力减弱,对解毒的药物适应性降低,故养阴则可以抗御邪毒。养阴解毒法常用甘凉、甘润、甘寒养阴生津之品与解毒药配伍,如生地黄、沙参、鳖甲、龟甲、石斛、天花粉、知母、地骨皮、半枝莲、白花蛇舌草、黄芩、黄连等。毒性火热,必伤气阴,尤以伤阴为甚,故治疗温热毒病以保津液、救阴津为要,所谓"存一分阴津,保一分生机"。病在上焦卫分,邪毒渐盛,但阴液未伤或伤之不甚,除素体阴津虚者,一般无须扶正滋阴。毒入气分,阴液渐伤,须根据阴伤的程度于其他治法之中佐以养阴之品,加强人体抗毒能力。病入营分时,伤阴逐渐加重,治疗应注意养阴扶正解毒,常用生地黄、玄参、麦冬、芍药等清营养阴。毒入血分,耗血动血,治宜滋阴凉血散血,方如犀角地黄汤。温病后期气阴衰竭之时,单纯用泄毒或化毒很难达到解毒目的,有时甚至造成弊端,必须以养阴或益气之剂扶助正气,增强机体自身的抗毒能力,从而达到扶正与解毒的双重目的。后期阴虚邪恋,余毒深伏阴分,症见夜热早凉、热退无汗,当以鳖甲、生地黄、知母等滋阴扶正,佐青蒿、竹叶等轻透邪毒。若肝肾阴伤,热毒难退,甚或虚风内动,必以咸寒养阴,以冀"壮水之主,以制阳光",如大、小定风珠及加减复脉辈。

3.温阳解毒法

阳气具有护卫机体,防御外邪的作用。阳气虚弱,则邪毒难以外祛,温补阳气可以抗御邪毒。温阳解毒法常用辛温散寒或温阳益气药与解毒药配伍,如附子、干姜、细辛、桂枝、半枝莲、半边莲、白花蛇舌草、连翘,适用于毒邪壅盛损伤阳气或阳气亏虚、毒邪留恋者及寒毒病证。张学文认为温热毒病中,热毒内闭,瘀塞心窍,阴液消耗,阴阳偏颇,甚至真阴耗竭,阳无依附而脱(内闭外脱),见汗出如水、肢冷如冰、脉伏难以触知,当用王清任《医林改错》急救回阳汤,以桃仁、红花通气血之道路,人参、白术、附子、生姜、炙甘草回阳救逆,则内闭之热毒易透易解,外脱之阳气易回易固。

(四)克毒

克毒又称以毒攻毒,指用含有毒性的药物治疗毒病。但必须指出,以毒药攻毒须在保证用药安全的前提下使用,用适量的有毒药物来治疗恶疮肿毒、疥癣、瘿瘤癌肿、癥瘕等病情较重、顽固难愈的疾病。目前,"以毒攻毒"疗法已成为世界范围内医学界共同关注的方法,被广泛运用于一些毒病、大病、危病、急病、重病、难病、顽固性疾病的治疗中。

泄毒、化毒、抗毒、克毒是解毒法的四个组成部分,既有区别,又有联系,临证时要将四者有机结合起来,当毒邪壅炽、正气未伤或伤之不甚时,以泄毒或化毒、克毒为主;正气衰竭时,以抗毒为主[1-2]。(李军、周永学供稿)

第二节　详解温病主症

温病是以发热为主症,容易出现神昏、痉厥等危重症状的一类急性外感热病。深入探讨并揭示这些主要症状产生的病因病机,对于辨证和治疗温病有着重要的指导作用。

一、温病发热与清热

发热是温病的主证,也是温病主要的病理反应,探讨其产生的机制以及治疗方法,对揭示温病病机、提高治疗效果有重要意义。

(一)发热机制

导致温病发热的原因很多,其中最根本的是温邪侵入。温邪是温病的致病主因,也是温病发热的前提。温病急性期的发热主要是温邪致阳气升发和阳气郁阻所致,温病后期的发热是温邪致阴虚阳亢而引起的。

1.正邪相争,产热过多

温邪侵入人体后,激发人体自卫防御功能,使阳气升发,脏腑功能活动增强,如呼吸、心跳加快,胃肠蠕动加快,血行加速,欲祛邪于外。这时因人体功能亢奋,代谢加速,产热增多,就引起了发热,这就是古人所讲的"正邪相争则发热"的道理。这种发热在一定程度上是人体抗御外邪的一种防御反应。有发热,则说明人体正气充足,防御功能健全。大多数感邪较轻的患者都是通过这种防御反应祛邪于外而康复的。但若感邪较重,反应较强,产热过多,高热不退,既可使脏腑功能失常,又能伤津耗血,动血、动风、闭窍,对人体造成进一步的病理损伤。

2.功能失常,阳气郁阻

阳气其性属热,对人体有温煦、推动等作用。阳气充足而且畅通无阻,人体才能保持恒定体温。一旦阳气亢进,加之有所阻滞,就会发热或使发热加重。正如吴又可所说:"阳气通行,温养百骸……一有所阻,即便发热。"温病中阳气被阻的原因主要有三个方面。

(1)腠理闭塞不通:腠理汗孔开阖正常,对保持恒定体温有非常重要的作用。人体产热过多时,腠理开泄,阳热外散;人体产热不足时,腠理闭合,阳热内守。温病初期,邪在肺卫,郁阻卫阳,使其不能正常主司汗孔开阖,致腠理闭而不开,阳热内闭则发热。

(2)升降出入失常:阳气的输布主要是通过脏腑生理功能及升降出入来实现和维持的。温邪入里后,导致人体脏腑功能失常,如肺失宣降,脾气不升,胃肠不通,肝失疏泄,进而导致全身气机升降出入失常,阳气被阻,不能向全身散布,即可引起发热。

(3)血液运行不畅:阳气是随着血脉而通行全身的,全身血脉通畅,血液通行,则阳气便可通达全身。若温邪侵入人体,郁阻气机,气不行血;或温邪深入营血,煎炼血液,耗伤营阴,使血液黏稠,行之不利;或温邪直接损伤血脉,迫血妄行,离经之血阻滞,形成瘀血,均可影响血液的运行,使阳气困阻,郁而发热。

3.阴液亏损,阳气偏亢

温邪其性属热,易伤津液。温病初中期,多伤肺、胃、肠之津液,后期则伤肝、肾之阴。初期邪盛阴伤,阴虚不能制阳,则阳热更盛。后期虽温邪已退,但因邪热久羁,肝肾阴虚,阴阳仍不能恢复生理的相对平衡,阳相对偏亢,导致"阴虚则热"。这种发热与邪盛时的发热不同,是一种虚热,一般体温不高。

（二）发热的治疗

温病以发热为主证,热盛则病进,热清则病退。因此,治疗温病,关键在于退热。综上所述,温病发热的机制主要是温邪引起的阳气升发,阳气郁闭及阴虚阳亢,所以治疗的根本在于调整人体脏腑组织功能,祛邪于外,使阳气正常输布,阴阳恢复相对平衡。具体治法如下:

1.疏通气机,布散阳气,祛邪于外

温邪致阳郁不散而发热,所以治热必先祛邪散热。吴又可说:"邪自窍而入,未有不自窍而出。"自窍祛邪是中医祛除邪热最简便的方法。

(1)辛凉宣散,透邪以治热:此种方法是用辛凉宣散、轻清透表之品开达腠理,使邪随汗外泄。这是祛邪外出、降低体温最有效的方法,适用于温病邪在肺卫和邪热入里,仍有外泄之机的病证。

温病卫分证发热,主要是因温邪袭表,肺卫失宣,腠理开阖失司,阳热不能外泄;治宜开泄腠理,选用辛凉之品为主组方,表闭重者加入少量辛温之品,以增透泄之功,如银翘散。此种方法既透泄肌表,又宣畅气机,往往微汗即可热降病减或痊愈,祛邪而不伤正,为治热首法。

气分证发热,虽属里证,但邪热仍可外达出表,故治疗时应在寒凉清热的同时,不忘辛散透泄,特别是病位偏上者,如邪热壅阻头面、邪热壅肺、邪热郁阻胸膈、热炽阳明等,都不同程度地存在着气机不畅的病机,使邪热阻闭于里,不能外泄。故治疗此类病证,在寒凉清热的同时,必须佐以辛凉透泄之品,如普济消毒饮中用连翘、柴胡;麻杏石甘汤中用麻黄;凉膈散中用薄荷、竹叶;白虎汤中用石膏等药,用意就在于此。

营分证发热虽为肺热内陷深入所致,但营分邪热仍有透出气分之机,且营分证往往气血郁滞不畅,使邪热闭郁不解,故治疗营分证仍要使用辛凉透泄之品,宣畅气机,透热外出,如清营汤中就配有金银花、连翘、竹叶,目的就在于"透热转气"。否则,一味寒凉清解,更加闭阻气机,邪热非但不解,反会加重。

(2)通畅腑气,攻下以泻热:温病邪热入里,极易影响阳明,使里热炽盛,升降失常,气机不畅,热郁而不泻。更有甚者,邪热与糟粕相结,阻滞于肠,使后窍不通,郁热更甚,形成阳明腑实证。对此类病证,按照吴又可"随其性而宣泄之,就其近而引导之"的祛邪原则,应立足于通腑攻下,使用调胃承气汤等通下剂,引热从肛门外泄。

此种治疗方法,是中医祛邪治热的一大特色。古代早有"扬汤止沸,不如釜底抽薪"的经验之谈,然临床很多医生对此法仍很畏怯,非到阳明腑实之时,不敢轻易使用,以致延误病情,吴又可在《温疫论》中一再强调"注意逐邪,勿拘结粪","承气本为逐邪而设,非专为结粪而设,必俟其粪结,血液为热所劫,变证迭起,是犹养虎遗患,医之咎也"。故当里热炽盛,气机郁阻,不能自表外解之时,就应及时配用下法或专攻,如凉膈散治热灼胸膈,就配有大黄、芒硝;吴鞠通治热陷心包,也用安宫牛黄丸化汤冲服大黄末,目的就在于泻热于下。

(3)清渗膀胱,利尿以泻热:温邪深入下焦,常常影响小肠泌别和膀胱气化功能,使前阴不通,小便不利,甚至无尿,致使下焦不通,气机受阻,热郁于里,熏蒸于上,病情危重。此时治疗,重在清渗膀胱,利尿以泻热,可用清热利水之品,如滑石、木通、车前子、竹叶、白茅根之类为主组方。

尿通则气机通,气机通则热外泄。但应注意,温病阴伤至极,也可出现无尿,则不可误用渗利。

(4)化解湿邪,宣郁而透热:湿温和温热挟湿,是温病常见类型,往往病初湿重热轻,但却持久不退,缠绵不愈。这是因湿为黏腻之邪,易困阻气机,湿郁热邪,不能外泄所致。治疗此类发热,应以化湿为主,选用芳香化湿、苦温燥湿或淡渗利湿之品为主组方,使湿化气通,往往热也随之外泄。用药不可过于寒凉,以防闭阻湿邪,热反不除。

(5)活血化瘀,行血以散热:温病中容易导致血瘀不畅,血瘀则气滞,阳气邪热阻而不通,药物也难达病所,所以治疗温病发热应重视活血化瘀。卫分证若用辛凉透泄,难以得汗祛邪降温,往往是因血脉郁滞,可配少量牡丹皮、当归以助药力。气分证若以寒凉清解透泄之法不效,也属气滞血瘀,血瘀气闭,仍须配活血之品化瘀行气、达热外出。营血分证热炼阴血,血行迟缓或血脉破裂,出血留瘀,均以活血化瘀为主要治法,如叶天士所说:"入血就恐耗血动血,直须凉血散血。"这种方法对祛解温邪、宣畅气机、退热降温有非常重要的作用,不可忽视。

2.苦寒直折,清热解毒

当温邪失于及时透泄,必壅阻化火成毒,灼伤血肉脉络,致热毒壅闭、红肿热痛、出血斑疹、神昏窍闭、动风痉厥诸证迭出。此时温邪热毒已失去外泄之机,唯有苦寒直折热势、清热解毒泻火之法可治,多用黄芩、黄连、黄柏、栀子、板蓝根等药组方,如黄芩汤、黄连解毒汤、普济消毒饮、清瘟败毒饮等。

但应注意,这种方法并非中医治温优势,不可视此法为治温主法。对此古人早有明训,如吴又可、吴鞠通均认为芩、连、栀、柏不可轻用,"恣用苦寒,愈服愈燥"。主要是因苦寒药有两大弊病,苦能化燥伤阴,过寒则凉遏冰伏,不利于邪热外透。中华人民共和国成立以后,有人以药理实验证实苦寒药物抑菌、杀菌作用最强为由,主张治温病应早用此类药物,并由此产生所谓"截断疗法",这种观点有违中医传统理论和治法,也没有顺应病势病机。理论和实践均证明,这种认识是不可取的。

所以,使用此法应注意:一要掌握好时机,勿早用,勿过用;二要适当配伍,以防止阴液耗伤。一般在组方时,加入少量甘寒生津或酸寒养阴之品,以甘苦合化或酸苦泻热,如冬地三黄汤、黄芩汤、清营汤之配伍。

3.甘寒生津,咸寒养阴,抑阳以制热

热病易伤阴,阴亏阳偏亢,温病后期的发热,其根源在于阴虚,而不属邪盛,所以在早期,汗、下、利不可太过,不可轻用苦寒,注意保阴。若阴虚明显,则不能单纯攻邪,应配甘寒之品,扶正以祛邪,如清暑益气汤、竹叶石膏汤、连梅汤等。至温病后期,肝肾阴虚,正虚邪恋,虚风内动,低热不退,则应以咸寒育阴为大法,选用加减复脉汤、青蒿鳖甲汤、黄连阿胶汤之类方剂,必使阴液充足,以制亢阳。阴阳平衡,才能达到退热康复之目的。

综上所述,温病发热是因邪致阳亢、阳热郁阻或阴液耗伤所致,故治疗温病发热首先应设法透泄;当邪闭成毒时,才能苦寒清解;至邪退阴衰,又当以养阴为法。否则就如叶天士所说:"前后不循缓急之法,虑其动手便错。"[3] (周永学供稿)

二、温病谵妄与神昏

谵妄,包括谵语和妄觉,是神识紊乱和模糊的表现。神昏,重则又叫"昏愦",是神识昏蒙甚至完全丧失的表现。二者是临床上常见的两种现象。就温病而论,多见于急性热性病高热阶段,毒邪影响心包或直犯心、脑,或痰浊阻络闭窍,神明受蒙。由于两种表现先后或同时出现,因此习惯上常并称。在病变中出现谵妄或神昏,尤其是由谵妄转入神昏,或高热一出现就暴发神昏,就是毒邪深入、病势沉重之象,决不可等闲视之。

(一)成因、机制

1.成因

温病以温热或湿热等毒邪为主因。这些毒邪致病,除风、暑所致的某些病可早期出现谵语甚至神昏外,其他一些疾病见此,大多与治疗失当、正气偏虚、邪气内陷有关。因此,它的成因:一是热郁气分,邪热上扰;二是误治邪陷入营,内犯心包;三是热入血室,瘀热上犯;四是心肾阴虚,热邪直犯心、脑;五是湿热上蒙或痰浊阻窍。以上五种,前四种主因温热,后一种主因湿热。其中,直犯心、脑,痰浊阻窍是导致神昏最主要的两种成因,其余都是间接影响心包,导致谵妄的出现,但不是绝对的。

2.机制

病变中出现谵妄、神昏的机制,主要与心、脑及其神识障碍有关。要了解这一问题,首先须清楚神及心(心包)、脑(肾)的生理功能。"神"除表现于神识、思维及对客观事物的反映外,更广泛的则是总司人体一切功能和对外在的一切反应,为生命活动的主宰。这种作用,又和心、脑有着极为密切的关系。《灵枢·海论》说:"脑为髓之海。"《本草纲目》认为脑为"元神之府"。王清任说人之"灵机、记性在脑","视、听、言、动归脑"(见《医林改错》)。说明"神"首先是居于脑,其主宰活动,是由脑发出的。但由于神和脏腑有着统属及相互为用的关系,因此《素问·宣明五气》说:"心藏神。"《难经·三十三难》又有"脏者,人之神气所舍藏也"的说法。这种所谓神藏于脏的"藏",有寄存、储放之意,是说明神和脏的相互作用。其实,神的发生主要在脑,直接起影响作用的则是心。神与各脏腑、器官和气血的关系,从功能上说,神居于统帅和主宰地位,但其之所以能够生生不息地发挥这种作用,又靠脏腑的精血、气液为之滋养化生,其起主要作用的是精和血。精藏于肾,髓生于精;心主血,血以养神,且精和血在出生以后,其源都来自水谷精微。《灵枢·本神》说:"两精相搏谓之神。"《灵枢·平人绝谷》说:"血和则精神乃居,故神者,水谷之精气也",则更进一层说明神的物质基础是精血,靠精血来生养,而精血的化生又在神的统帅下来完成。也可以说,心肾生血、藏精的活动一刻也离不开神的支配,而神行使其功能,也一刻离不开精血的生养,二者是相互为用的。所以精血充足,人的精神、神志活动就旺盛,否则就衰减。因此,古人认为神志由心所主,就是据此而从神舍五脏中突出了心血、心神至关重要的一个方面。

再从病理而论,凡病变影响精血、气液涉及心、脑所主的神志时,就会使其统帅功能受到某种抑制或破坏,发生不同程度的障碍。因为心、脑是人体内至高的、主要的器官,都喜宁静而不任邪淫。温病热高变速,最易动乱气血,所以当邪淫热盛的时候,阳聚热增,热随血行,上扰心、脑,势必使神失宁静而头痛心烦。至若邪气内犯、毒随血燔,间接或直接浸淫心、脑,更会困扰神志而导致神识不清,语言失主,甚至昏愦不语。由于损害程度不同,神志障碍也就有浅、深之分。一般分为:①心包受累。心包是心脏的一层外膜,附有络脉,是通行气血的道路,有保护心脏的作用。古人认为病邪侵犯人体,都是由外向内,心包作为心的外卫,当毒邪逆犯心、脑时,必然首先侵犯心包。正如《灵枢·邪客》所说:"诸邪之在于心者,皆在于心之包络。"当然,心包受邪,热瘀阻滞,心、脑的功能必然遭受影响。在急性热病过程中,最初出现谵妄或轻度神昏的表现时,就是心包受累、上扰神明的缘故。其气分热毒内郁,胃热肠燥,热浊熏蒸,循经上犯;热毒初陷营分,毒热循脉络内犯;热入血室,瘀结下焦,瘀热循冲任上扰;湿热酝酿、交蒸,浊气循经上蒙。上述这些都属于心包受累。但由于这时病变损害主要在其他部位,而对心包的影响,除邪入营分较为直接外,其余都是间接的,其损害的程度较之直接侵入心、脑要轻浅一些,神识障碍的程度也就较浅。②心受邪淫。温病邪侵入心,其损害程度较为深广。它多是心阴素虚,营血热盛,毒邪直接内陷,或邪势猖獗,热瘀互结,络阻窍闭,心包受损,邪气内陷入心,其神志被困,心失其主而导致神昏不语,是神识重度障碍的表现。③脑为邪伤。温病毒邪,侵脑闭窍,其损害程度就更为深广。它多是肾阴素弱,精化不足,正虚失卫而毒邪过强,于是直中、暴发,热毒内闭,以致神识失灵,或病久热灼,神识失养,毒邪干犯,以致神识丧失。

此外,还有湿热久郁,酝酿交蒸,化火化燥,浊炼成痰,上蒙清阳,滞络阻窍,使心、脑受损而导致谵妄、神昏的,其神识障碍的表现虽较温邪为轻,但病变也属心、脑重型一类。故可以认为,谵妄、神昏的病理是由于温病毒邪对心(心包)、脑的侵犯。其神识障碍的程度,取决于毒邪侵犯的轻重,损害的部位和其深度、广度。就侵犯关系而言,凡属间接侵犯的,其程度多较轻,而直接侵犯的则较重。从部位和深、广度看,其在心包的病损较浅,在心(脑)的则较深。

(二)性质、辨证

临床上出现谵妄、神昏,如何分辨证候,分析病机,明确性质,及时而准确地治疗,关键在于认真观察其神识表现,并结合整个伴随症状进行辨证,按其性质,分为上扰与内闭,简述如下。

1.上扰

其特征一般多表现为谵妄,是温热或湿热蒙扰影响心包所致。具体有:①气分郁热,上扰心包——谵妄午后较重,语无伦次,语声有力,烦躁妄见;伴有高热口渴,或腹满便结;舌苔黄燥,脉洪数或沉实。②热陷入营,内犯心包——时有谵语,或仅心烦躁扰,重则出现轻度神昏;伴有身灼热夜甚;舌质红绛,无苔,脉细数,或斑疹隐隐。③热入血室,扰及心包——情绪紧张、恐惧,夜间谵语,重则如狂;伴有寒热如疟,胁肋或少腹满痛,经血黑而有瘀块;舌绛色暗,苔污垢。④湿热郁气,上蒙心包——神识呆滞,或间有谵语,时而清醒,但应答迟缓而不准确;伴有身热不扬,舌苔黄腻。

2.内闭

其特征一般表现为神识昏迷,是心肾阴虚,邪热内陷心、脑,或湿热毒邪,酝酿熏蒸,久而化火,浊炼成痰,痰热阻络闭窍所致。具体有:①心受邪淫——开始有谵妄,或谵妄、神昏并见,烦躁不安,继则出现神昏;伴有身灼热或肢厥,舌深绛、有芒刺,苔焦黑。②脑为邪伤——神昏不语。起病急而伴有头痛、高热、痉厥,或抽搐有力;属于毒邪直中,热毒内闭;如见于病的后期,伴有神疲气怯,舌干绛无苔,齿焦黑,脉虚细,属于肾精亏耗,元神失养。③痰热阻窍——神识昏蒙,迷糊不清,甚至昏迷不醒,喉有痰声,或伴有舌謇肢厥,舌绛,苔浊腻黄厚。

上述属于"上扰"的前三种常见于温热病类,后一种见于湿热病类。属于"内闭"的,前者为温热病类中的热闭证,后者为湿热病类中的湿闭证,此二者都是毒邪直接伤害心、脑,谵妄、神昏是其主要症状,神识障碍的程度一般较深,持续时间较长。二者比较来说,湿闭虽较热闭为浅,而湿闭持续时间较长,这是由于它们的病因特性不同所致,在临床上是神识障碍的两种主要类型。至于上扰的四种,都属于间接影响,谵妄轻浅,持续时间也较短,当成因一去,就会逐渐清醒。这种浅深轻重相互转化不是绝对不变的,临床上应从其主兼各症详细审辨。

三、温病痉证与厥证

痉和厥是多种危急疾病所具有的主要证候。就温病而论,可将它作为病变深重阶段两种不同的征象对待。在一般突发厥证的疾病中,很少伴有痉证。痉与厥是有区别的,在温病过程中出现痉或厥时,往往是先痉后厥,或痉厥并见,故临床上常痉厥并称,但其临床各有特征。

1.痉厥的病因病机

痉是肢体强直挛急的总称,临床上有轻有重,轻则颈项微有强直感,以手抬头,项部有抵抗;重则颈项强直,甚至角弓反张、四肢拘急、两目直视、口角痉挛、牙关紧闭。

《素问·厥论》提示厥主要有二候:一是泛指突然昏晕跌倒,不省人事,即所谓"眩仆""暴不知人";二是指四肢发凉,即所谓"厥则寒"。现在一般以昏仆不醒或四肢逆冷,或昏仆、逆冷并见,都是厥证,在温病中以四肢逆冷为主,可并见昏卧不语。至于单独暴发昏厥,又叫"惊厥",属于一过性的。如突发而持续不醒,则属于"神昏"范畴。

再者,四肢厥逆,临床上有寒厥、热厥两种。其在四肢的表现,《伤寒论》说:"厥者,四肢逆冷是也。"吴鞠通则本《黄帝内经》之说,认为"四肢冷如冰"或"热如火"都叫"厥逆"(《温病条辨·解儿难》)。其实,四肢逆冷、火热明显的,辨别不难。唯寒厥、热厥都表现为四肢逆冷的,辨别非易。因此,就临床实际看,四肢逆冷是寒厥和热厥共有的表现,尤其是在温病中出现四肢逆冷,"热厥"最为多见。

成因与机制:温病是温热或湿热毒邪所致,概括地说,其见痉、厥,多因热盛或阴虚,具体分为:邪犯气分,阳明热盛;心(脑)营热炽,毒郁血瘀;热留下焦,阴虚风动。此外,在湿热病过程中,化湿温散太过,或痰热阻络闭窍,也多发生痉或厥。由此,湿热痰浊也是其成因之一。

痉厥的发生虽有上述种种成因,但痉的病理,在内不外厥阴风动,在外不出伤及筋膜。厥证的病理,总不出气血逆乱、阴阳失调。厥阴是肝的经脉,肝为风木之脏,内寄相火,又主"一身之筋膜"(见《素问·痿论》),而筋膜的作用是"束筋骨而利关节"。这就是说,人的躯干、四肢之所以能够运动自如,是靠筋膜对关节、肌肉、经脉等的联络为主导,而筋膜又依赖肝血来滋养。《素问·五藏生成》说:"人卧则血归于肝。"因"肝主藏血",所以,"足受血而能步,掌受血而能握,指受血而能摄"。只有肝血充足,筋膜才能得到充分的濡养,肢体关节才能维持正常活动。反之,热邪炽盛,影响厥阴,或邪热入侵与肝之相火相夹,火动风生,阴血灼伤,则筋膜失去肝血的濡养,肢体关节就会出现运动方面的障碍而进入病理状态。

气属阳,血属阴,气血是相互依存的。气血正常,则血赖气运,气随血行;气血失常,则气逆血壅,血滞气阻,于是阳气盛,上逆于脑而窍闭。《灵枢·五乱》说:"乱于头,则厥逆"。反之,阴津亏耗,血脉瘀滞,则热郁于内而阳不外达。因此,《灵枢·癫狂》说:"厥逆为病也,足暴清(凉)。"《灵枢·百病始生》认为它与"血脉凝涩"有关,这样就形成气血逆乱,脉络瘀阻而升降失常,以致阴阳相违而证见厥逆。

在温病病变中,痉、厥固然都与热毒内陷、热闭窍阻、灼阴动风有关,但在不同的病变中,其矛盾的主要方面又各有不同:①阳明热盛津伤,中焦脾、胃、肠的受纳、运化排泄障碍,均可使邪热内郁,浊犯心、脑,阻遏阳气外达,则神昏、肢厥,这是一个方面;另一方面,阻滞肝的疏泄,则肝气暴逆,气阻血滞,热毒进而逆犯,消灼肝阴,筋膜受累而肢体挛急,这是热入气分导致痉厥的病理所在。②热毒侵袭心(脑)营,闭塞清窍而神昏。热闭于内,瘀阻脉络,阳不外达而肢厥,心主血,肝藏血,热随血燔,邪犯肝经,劫夺肝阴,筋膜干枯而挛急,遂形成心营热盛动风的病理。③下焦阴虚,热邪直陷入肝。肝本内寄相火,性刚,善动如风。毒邪内犯,两阳相并,热极风生,以致上扰清空,横窜经脉、筋膜。《素问·痿论》说:"肝气热……筋膜干,筋膜干则筋急而挛。"是为热陷厥阴的病理。④热久灼阴,肝虚失养。肝主筋,筋赖肝血以濡养。肾主水,肝又需肾阴以相济。热邪久留,既灼肝阴,又耗肾液,以致肾阴竭而不能养肝,肝血亏而不能濡筋,《金匮要略》说"血虚则筋急",即为热留下焦、阴虚风动的病理。

此外,在湿热病的过程中,邪气化火太过,变见厥阴,引动肝风;上犯心、脑,蒙堵清阳;或热重于湿,煎浊成痰,痰随火升,阻滞肺络,闭塞清窍,也是湿热病中湿热、痰浊所致成厥的又一病理。前两种主要在气分(阳明)和心(脑),是间接影响厥阴肝的。后两种则主要在肝和肾,是直接灼伤。再从性质上看,前三种主要是邪实,不过,第三种虽是邪气实,但阴伤也重,是实中已夹虚象;后一种则主要是正虚。至于湿热病的痉厥,又属邪实的范围。

性质和辨证:温病出现痉厥,都是在病变的紧急时刻,它的出现,象征着病情的危重。但其在出现前,口角有时颤动,两目发生凝视,烦躁不安加重,意识渐趋朦胧等。因此,仔细观察这些先兆,有利于及时防止其发生。及至痉厥已经发生,则由于成因、病理不同,临床上又有各种不同证候,就其性质而论,不外邪实、正虚两类。

邪实:来势较急,颈项强直,口角痉挛,甚至角弓反张,牙关紧闭,两目上视,四肢拘急,振幅较大,频繁有力,四肢厥冷而胸腹灼热,或神识昏迷,或谵语、狂躁。主要表现在:①热犯气分,阳明热盛证痉厥,一般是厥多痉少,厥重痉轻,并伴有高热、渴饮不休,或腹满便闭;苔黄干燥,脉洪数实或沉实。②心(脑)营热盛动风证,多痉、厥并见,以厥为主,伴有舌质干绛,脉象细数。③湿热化火动风证,多厥逆、昏蒙并见,伴有胸脘痞塞,舌苔黄垢,脉弦滑;而痰热阻络痉厥证,除一般和"谵妄神昏"中的痰浊阻窍一证相同外,并伴有痉厥或咳喘。④热陷厥阴证,多见手足躁扰,重则躯干、四肢拘急,并见狂乱不宁,伴有高热、头胀痛、眩晕、颧赤;舌干紫绛,脉弦数。

正虚:主要为热留下焦,阴虚风动证。轻则筋惕肉瞤,手足蠕动,或时而瘛疭;重则肢体强直、挛缩不动而全无振幅,持续时间较长,或神迷而疲惫嗜睡,心中憺动,伴有夜热不高,或五心烦热,颧红体倦,咽干失语,舌光红无津。

总之,痉、厥的邪实证主要见于温病的中焦(极期)阶段,是病情危急的象征。痉、厥发作的轻重程度、次数多少、持续时间长短决定着病变的顺逆、预后的好坏及后遗症的有无或轻重。痉厥的正虚证则多见于温病下焦(后期或恢复期)阶段,除虚中夹实或兼有痰浊的辨治必须谨慎外,一般预后较差。

此外,婴幼儿感冒后,体温升高最速,当升高到 39.5℃ 以上,常见手足发凉,甚至出现抽风,有似"痉厥"。这是邪束卫表,阳郁不达于四末的象征。又有湿热证初期由于湿邪郁阻,两足发凉,也是阳气不达而似"厥逆"。其病机有别,治法均异,不可不察[4]。(郭冠英供稿)

2.痉厥的证候与治疗

米伯让先生在《中医对流行性出血热的认识与防治》一文中论述了对痉厥的证治。他认为,痉与厥是两个不同的证候。凡肢体抽搐,牙关紧闭,甚则角弓反张的,为痉;四肢逆冷或者昏迷不醒的,为厥。这两种证候在一定的情况下常同时出现,故临床上每以痉厥并称。痉与厥这两种证候,在本病都是病邪进入营分、血分严重阶段的表现,但程度上有轻重的不同,辨证施治上有寒热虚实之别。

(1)火郁血实热厥证:表现为吐血或鼻衄,舌衄,大小便出血,尿闭,水肿,皮肤片状血斑弥漫透露,斑色青紫,神识昏迷,面色青惨,两目瞳孔缩小且不对称,眼结膜水肿,摇头鼓颔,口噤不语,四肢时有抽搐,或谵语狂躁,通身灼热,四肢厥冷,腰痛如被杖,口气臭秽喷人,舌色深绛或青紫,干燥无津,或舌被黑苔,焦燥如炭,脉见沉细而数或伏而不见。本证脉见浮大而数者,为火毒发扬于外;沉细而数者,热毒较深;若脉沉细数而伏,其毒尤甚,此为淫热火毒燔炽阳明,外窜经络,内攻脏腑,充斥表里上下,导致气血逆乱的血实热厥证。该证常见于出血热的高血容量、脑水肿。本证来势急剧,证情险恶,当急用清气、清营、凉血、泻火解毒复合之法,方用清瘟败毒饮,每日 1 剂,日服 4 次,连服 2~4 天,以杀其炎炎之势。待症状缓解,尿量增多,可用参麦地黄汤或竹叶石膏汤善后处理。经临床观察,本方对火郁血实热厥证效果显著。本方运用时,应结合证之轻重斟酌药量,一般用中等剂量即能奏效。

清瘟败毒饮是由白虎汤、黄连解毒汤、犀角地黄汤三方复合加减而成。运用本方不需上述证候全备才能服用,主要抓住上下出血、斑疹透露这两个主症即可大胆应用,切勿迟疑。本方的要点是重用生石膏大清阳明燥热;若生石膏量少,则无济于事。生石膏起码要用 60~120g,配用犀角(水牛角代),才能奏效。据近代临床观察,本方对金黄色葡萄球菌、铜绿假单胞菌所致之败血症有效。

(2)火郁中焦热厥证:表现为斑疹透露,壮热面赤,口干舌燥,渴欲凉饮,干呕,呼吸气粗,腹痛胀满拒按,躁扰不安,或谵语狂乱,大便燥结不下,手足发凉,脉滑而数或沉细而伏,舌质红绛,舌苔黄厚而干或白如积粉。此为阳明腑气不通,里热炽盛,津液受伤,以致三焦相火亢极,郁闭中焦,阳气不能透达四肢,故见手足发凉、脉转沉细而数或伏而不见,即热深厥深之表现。本证虽见手足发凉,但通身发热灼手,喷气如火,口渴干呕(本证往往出现低血压);法当急下存阴,泻火解毒,升降气机;方用解毒承气汤。或兼有下利纯青色粪水,臭气异常,此乃热结旁流证,是正虚邪实之表现,法当攻补兼施,可于解毒承气汤中加人参、熟地黄、当归、山药等益气护阴之品。

(3)精亏阴伤痉厥证:表现为神昏舌强,或神倦,四肢时而抽搐,手指蠕动,身热面赤,口干舌燥,舌质红绛,光莹无苔,甚则齿黑唇裂,脉虚大或沉细而弱,并见促、结、代脉,手足心热甚于手足背,或心悸,心中痛。此为热邪深入下焦,肝肾阴精大亏,心神失养,肝风内动,阴精将竭之痉厥证(此证往往亦见低血压)。法当大补阴精,潜阳复脉以回厥。方用三甲复脉汤或大定风珠,每日1剂,连服3~6天,以症状缓解为度。经临床观察,本方对虚热痉厥,以及心肌受损而出现期前收缩者有显著疗效。另外,本方对乙型脑炎后遗症之抽风发痉亦有明显疗效。

(4)肝风内扰呃逆证:表现为呃逆连声不止,心烦不寐,时有谵语,舌质红绛,苔黄燥,脉细劲。此为温邪久居下焦,肝肾阴液亏损,心火亢盛,上扰冲脉,阴亏邪实之证。法当滋肾阴,泻心火,潜阳止呃,交通心肾。方用黄连阿胶鸡子黄汤,每日1剂,连服2~3剂。

应用黄连阿胶鸡子黄汤治疗肝风内扰呃逆证,是基于《温病条辨》下焦篇第十五条"既厥且呃,脉细而劲,小定风珠主之"的启发,小定风珠实脱化于黄连阿胶汤。

(5)正虚邪实蛔厥证:表现为畏寒发热,腹痛,四肢厥冷,烦躁不安,口渴,恶心,呕吐蛔虫,心口难受,胃脘腹肌板硬,甚至有烧心感,下利血水,烦躁神昏,舌苔灰腻或黄腻,脉沉细或浮大而芤。此为邪实火盛,扰动胃肠素积之蛔虫不安,上下乱窜,气血逆乱,以致正气虚衰、寒热夹杂而成厥证,故名蛔厥,此亦为危证(此证往往见低血压)。法当益气救阴,泻热和胃,安蛔降逆。方用椒连乌梅汤,每日1剂,可服1~3剂,待证见好转、血压回升,再根据病情变化改换方药。

(6)血虚表郁阳邪内陷厥逆证:本证在卫分发高热,突然血压下降,或热将退时突然血压有下降趋势,波动在80/60mmHg左右,四肢发凉,脉转沉细而数或微,按之无力。此为患者平素气血虚弱,无力鼓邪外出,体温虽降,但表邪未解,寒水之气遏郁,本虚不能作热,阳邪乘虚陷入厥阴营分,营卫不和,气血运行不利,不能温养四肢,故见手足发凉、脉转沉弱细数而微,从而形成血虚表郁阳邪内陷厥逆之证。法当温经散寒,调和营卫,益气养血,通阳利水。方用当归四逆汤加人参,每日2剂。服药后,如病情稳定,可继服2剂,待厥愈肢温、脉转正常、血压回升并稳定,再根据病情改换方药。如见少尿、阴亏火盛者,为寒郁化热耗阴所致,可用知柏地黄汤加焦栀子、黄芩、麦冬、阿胶、白茅根。如见阳虚寒凝、水气结滞者,可用五苓散助阳化气利水(此证多见于尿潴留)。

(7)气脱血瘀寒厥亡阳证:表现为身冷倦卧,畏寒战栗,下利清谷,渴欲饮水,但喜热饮,水入即吐,四肢厥冷,烦躁不安,脉微欲绝,甚至无脉,舌苔白腻,或白滑略黄,舌质青紫,或淡红,面色苍白,口唇发绀,球结膜水肿,甚至颜面反见潮红,口干渴,漱水而不欲咽(本证常见血压测不出)。此乃真寒假热,阳气浮越于上,阴竭阳亡之证,病情最为危急。法当温中回阳,补血敛阴,益气固脱,复脉活血。急用六味回阳饮加葱白、茯苓,每剂加水煎3次,共煎出约600mL,分3次温服,每隔2小时服一次。待厥愈肢温、脉象恢复、症状缓解、血压回升稳定,再根据病情变化改换方药。

引起气脱血瘀寒厥亡阳证的病理机转有二:一是患者素体阳气虚弱,感受温毒后,由于邪盛阳微,温毒乘虚内陷,损害营血,导致气血运行失常,气机逆乱,阴阳之气不相顺接,血瘀脉络,营

血内脱而形成本证。二是由于高热耗阴,阳气失养,机体功能骤降,转化为本证,所谓重热则寒[5]。(米烈汉供稿)

第三节　对湿热类温病的研究

湿热类温病由于湿热之邪阴阳相混,气机郁滞,难化难解,因此往往病程日久,缠绵难愈。郭谦亨教授对湿热类温病有深入研究和丰富临床经验,现摘录于此。

一、湿热证的病因和发病季节

1.外因

湿热证的外因,包括具有湿、热两种特性的毒邪,或受暑夹湿;或纯感湿邪,伏郁化热(包括"温热夹湿"在内)。王孟英在论及湿热的病因时曾说:"既受湿,又感暑也,即湿温也。有湿邪久伏而化热者。"说明湿热合邪,是本证的主要外因。这种湿热相合的毒邪,最容易在地域低下、土地潮湿、天气沤热、雨湿较盛、湿热交蒸的条件下滋生蔓延。因此,它的性质是阴中夹阳,黏腻浊滞,多由口入,侵犯脾胃而蕴蓄熏蒸难化。由于它具有这种特性,因此当其作用于人体后,就有面目黄浊、纳呆脘闷、呕恶或尿黄便黏、舌苔多浊腻、脉象多缓滞或濡弱等特征。在临床上,必须抓住这些特征,以利于审因论治。

2.内因

湿热证的内因,是体素脾虚,水湿停聚,或过食肥甘、生冷不洁之物,损伤脾胃,以致三焦功能失常。诚如薛生白所说:"太阴内伤,湿饮停聚,客邪再至,内外相引,故病湿热。"说明脾虚湿聚,为其内因。总之,湿热毒邪,是湿热证发病的主要条件;而脾虚湿聚,影响三焦正常功能,则是发病的内在因素,外邪通过内虚而起作用。所以内外合邪,就构成了本证发生的重要条件。

3.发病季节

湿热证包括的病种较多,其部分病种四季都可发病,如黄疸(急性黄疸型传染性肝炎)、痹病(湿热型的风湿性关节炎)等病。但绝大部分好发于夏秋之交、雨湿较盛的季节,如湿温(肠伤寒)、痢疾(湿热型细菌性痢疾)、疟疾等病,就多流行于这个时候,显然与气候、地理环境等有利于毒邪的滋生、传播有密切关系。

二、湿热证的病位和病机特点

湿热证,毒邪多从口入,伏藏于膜原。当邪蓄时久,毒势嚣张,则阳为阴湿所遏制而内淫阳明、太阴。所以,其病位当以脾胃为中心。病机特点:湿热证的病理机制,就"四分"而论,虽和温热证相同,但由于湿热最容易影响三焦的正常功能,因此它以三焦传变的规律较之温热证就更为显著。脾胃为水液生化的源泉,三焦为气体、水液运行系统。邪犯脾胃,水湿内郁而湿热熏蒸,都可以影响三焦系统对气体的升降出入及水液运化排泄的正常功能。它的发展势必随病邪的轻重、三焦功能失调的程度而反映出三焦病变规律。由于湿热证始终以脾胃为中心,因此病邪的燥化、湿化,病机的出上转下(三个阶段),又决定于中焦脾胃的强弱,这是有别于温热证的一个特点。

(一)发出上焦

湿热证邪伏时久,虽要内淫阳明、太阴,但这时中焦气机尚足以升腾津液,鼓动阳气化湿逐邪,阻止病邪入里而复经膜原转出上焦,发于阳明、太阴之表。什么是阳明、太阴之表呢?薛生白说:"太阴之表四肢也,阳明也,阳明之表肌肉(注:肌肉为脾所主,胃为水谷之海,是肌肉化生之源,说明肌肉亦为胃的外候,薛氏指肌肉为胃之表)也,胸中也。所以胸闷为湿热必有之症,四肢倦怠,肌肉烦痛,亦必并见。"这是对"阳明、太阴之表"的概念及"邪出二经之表"的病机、临床表现的扼要说明。若因浊邪壅滞较重,留滞少阳,则见耳聋、呕逆等症。这是出二经之表的"变局"。另外,在邪出上焦之际,多为卫气同病,所以多见恶寒发热、头身重痛的卫分证,同时兼有气机阻滞、胸满胸闷气分证的特征。

(二)中焦从化

湿热证邪在上焦不解,最易随脾胃功能的特性和状态而各从所化。因为胃为阳土,主燥;脾为阴土,主湿。阳旺则热与阳并而邪从燥化,于是湿热郁阻气机,蕴酿交蒸于气、营之间而呈热重于湿的病机,其临床特征有午后热重、口浊、汗秽、烦渴、闷热、便秘尿赤、舌红、苔黄腻等表现;脾虚则湿与阴合而邪从湿化,于是气机阻滞,湿郁不化而呈湿重于热的病机,其临床特征有身热不扬、汗出多黏、头如蒙、体倦怠、胸膈痞闷、口淡气浊、渴不多饮、便溏尿浊、面黄滞、苔白腻等表现。若郁久则多化火而湿热熏蒸,胃肠升降失司,以致中焦功能障碍,常使病变达于高峰,这是中焦病机的一般规律。至于它的特殊变化,就是由于燥化太过而火动风生,以致高热抽搐;热浊熏蒸过甚,上蒙厥阴心包而神识昏蒙;或因痰热化燥而进犯厥阴风木,于是发为痉、厥等营、血分证。薛生白说:"病在二经之里者,每兼厥阴风木。"就是这个道理。

(三)转入下焦

湿热蕴蓄中焦,久郁化火,蒙犯厥阴,正气损伤,病入下焦——末期阶段。下焦病变的发展趋势有两种:一种是由高峰而湿浊净,热邪解,病渐消退,趋于恢复;另一种是高峰持续,湿热下阻,动血迫血,以致引起阴损阳伤、气衰神惫或肝肾失养、虚风内动等变化。此外,也有由于中焦湿郁不化,留恋过久,邪从寒化,使人的阳气受伤,进而转入下焦。那就属于"寒湿",已非温病范畴,应从杂病"寒湿"辨治。

总之,湿热毒邪,多是由口传入,"直走中道",以脾胃为中心。所以,其病机变化往往是由中焦发出,犯于上焦,进而入中、达下,且由于湿邪的特性是浊滞熏蒸,颇难化解,因此它比之温热证更是传变交错,出入反复较大,往往是"上中同病""中下并见",甚至"三焦弥漫"。故"三焦""卫、气、营、血"界限不能截然分开,这是有别于温热证的又一个特征。

三、湿热证的治疗法则及辨治要点

（一）治法

湿热证是湿热合邪，热寓湿中，湿热相恋。独清热则湿不化，独祛湿则热愈炽。因此，化湿清热，二者兼顾，当为湿热证治的唯一法则。在具体运用时，则应注意如下三点。

(1)化湿方面：有芳香化浊、开气化湿、淡渗利湿之分，临床上可根据证情灵活掌握。凡湿郁上焦的，应以芳香化浊为主，药选藿香、佩兰、苏梗、苏叶等；凡湿阻中焦的，应以开气化湿为主，药选杏仁、白蔻仁、陈皮、厚朴、枳实、大腹皮、槟榔、莱菔子等；凡湿盛下焦的，应以淡渗利湿为主，药选薏苡仁、通草、茵陈、滑石、茯苓、泽泻、车前子、白茅根、灯心草等。

(2)清热方面：同样，应根据病变的部位而依法选药。凡病在上焦，应用辛凉，药选荆芥、桑叶、薄荷等。病在中焦，又可分为：苦寒清热，药选黄芩、黄连、黄柏、栀子等；下夺泻热，药选大黄、朴硝、厚朴、枳实、槟榔等；解毒清热，药选金银花、连翘、绿豆、碧玉散、败酱草等；清化痰热，药选川贝母、瓜蒌、海浮石、蛤粉、胆南星、竹沥汁等；甘寒清热，湿未净，药选金银花、荷叶、白茅根、芦根等；湿已净，药选沙参、玉竹、麦冬、石斛等。病在下焦，则以清热消瘀为主，药选赤芍、牡丹皮、紫草、茜草、丹参、当归、川芎、红花、桃仁等。

(3)化湿和清热的应用：凡湿从热化而热重于湿的，就应以清热为主，化湿为辅；反之，就应以化湿为主，清热为辅。

（二）辨证论治

在湿热证的辨证论治中，应掌握的要点有三：一是察体质阴阳，别湿热轻重；二是通阳的关键；三是治疗禁忌。现详述如下。

察体质阴阳，别湿热轻重：察明体质阴阳，辨清湿和热孰轻孰重，是治疗湿热证的首要之点。明确了这个问题，则治疗的化湿、清热，调理的顾阴、顾阳，该多该少，宜与不宜，自然就有了分寸。在此，根据患者体质，结合《温热论》有关论说，略谈其要：大凡平时就是阴盛肥胖的人，一般多阳虚湿盛，这种人感受湿热毒邪，往往湿热留恋，郁于太阴而成为湿重热轻之证。由于所感的是湿热，郁久终必化火，因此，对其治疗，应于化湿之中佐以清热之药。不过这里应掌握的要点是不宜过量，用到湿热已去六七，就须顾其阳气，而不能再用清凉药，不然，则湿热虽去，阳气随之也衰，就会导致不良的后果。大凡平时就是阳旺形瘦体质的人，一般多阴虚火盛，这种人感受湿热毒邪，易使湿从火化，而成为热重湿轻之证，对其治疗，应以清热为主，佐以化湿。这里应掌握的要点是用到湿热已十去六七，甚至热退身凉，也不能骤进温补，以免余热未净而"炉灰复燃"；若必须用补，也要仔细审察，然后少量给一点补剂。

必须明确，阴盛则阳虚，邪从湿化，阳气即易亏伤。用药虽兼以清热，切忌太过，而应以照顾阳气为要。阴虚多内热，邪从热化，更伤津液，用药切忌温燥；虽后期调理，也当以照顾津液为主。如因用寒凉过度，而表现有伤阳的情况，可少量给一点温补剂，或在育阴方中，略佐温运透湿之药,较为适当。湿热证的善后调理原则是湿去方可益阴,热清才能温补。临床需要细辨详审而掌握运用。

通阳的关键:"通阳"是针对湿热病阳为湿遏病机的一种治法。因为本类病证热遏湿中,湿蔽热外,湿热交混,郁而不化,气机阻滞,不通阳则热难外达。然通阳则药性温,以温治温,实为抱薪救火。所以,既要通阳,又恐助火,的确矛盾,故叶天士有"通阳最难"的感叹。其实,通阳的目的是"通",而不是"补"。叶天士明确指出"不在温",进而又强调通阳的关键是"利小便",因为小便是湿热浊邪外出的主要方式。由于湿热病的症结是热为湿遏,郁阳三焦气机,而不是湿热内蕴膀胱,因此所谓"利小便",并非单指淡渗利湿,而是根据病机特点运用宣化分消、辛开气机以利小便的方法,即在祛湿清热中配以开气通阳之药,如用杏仁、佩兰以辛香开上,用白蔻仁、厚朴以苦辛畅中,用大腹皮、通草以辛淡通下。这样既不伤阴助火,又可通阳开气,自达气开湿化、湿热分消的目的。

治疗禁忌:湿热病证,由于湿热毒邪之湿,其性属阴,因此它虽有热的成分,也具有湿的特性,二者相恋,难化难解。因之,在治疗上,既不像伤寒病的汗出热退,也不像温热病之清泄身凉,而往往是汗出复热,泄而不解,缠绵反复,病难速愈。因此,临床上古人把汗、下、润三法列为禁忌。

发汗一法,本是外感病初期的首要治法,但发汗药多辛温升散。温散是治寒邪束表必用的方法,而温病是热邪,热本劫阴,最忌温散。至于湿热中之湿,虽然属阴,但其性质不同于寒邪的纯阴,它不仅性质黏滞,并具有热的特性,所以初期虽有恶寒、发热、头痛、体痛等症状,也不得误为寒邪伤表而纯用麻黄、桂枝等温散发汗。上证是阳为湿遏的表现,其病本在脾,病标在肺,只能从辛开芳化,宣气透邪论治,方可达微汗而解的目的。如果误用温燥强发其汗,那就正如朱肱、吴塘所告诫的,会因汗出过多而损伤心液,同时也会使湿热毒邪被辛温药蒸腾上升,内蒙心窍而神昏,上蔽清阳而耳聋、目闭。对湿热病证来说,必须禁忌纯用温散。

在温热证的初、中期过程中,由于湿热留滞胃肠,气机升降功能受阻,多有胸膈痞闷、便黏不爽或便秘等症状。如果误以为阳明燥实或热结旁流而用承气汤之类攻下,那就会因误下伤阴,脾阳被抑,阴阳双亏,致使脾气难以升腾化湿,而由湿反乘虚下陷,形成泄泻不止的变证。所以吴鞠通有湿热证"忌下"之禁。当然,湿热证并不是绝对禁下,而是运用的目的、方法不同于治疗伤寒和温热病。伤寒病的便结,是燥结阳明;温热病的便结,是热郁肠腑,宜法用峻猛,目的是荡涤燥粪和热毒。而湿热证的便结或便黏不爽是湿热搏结于里,留滞阳明,是一些胶滞黏腻浊秽之物。对此,虽然也应泄下,却须用清热化浊、宣气导滞的轻缓方法,目的是泻其浊滞,选方轻则用宣清导浊汤(猪苓15g,茯苓15g,寒水石18g,晚蚕沙12g,皂角9g),重则如加减枳实导滞汤(赤苓9g,猪苓9g,枳实6g,黄芩9g,黄连6g,六神曲9g,木香3g,秦皮9g,地榆9g)。这与独用承气汤等峻猛之方是截然不同的。正由于湿热证是泄其浊滞,因此它在用药的要求上与伤寒不同。伤寒是下其燥结以"存阴",是以下后燥屎去、大便软为邪去的指征,邪去就不能再用下法;湿热证是导其浊滞,以便溏不爽为湿浊滞留的可下指征,而以由溏转干为浊热净、不得再下的依据。

上述是针对温病的早中期,温热留滞肠腑,便溏不爽或便秘而说的。如果病至后期,便溏黑夹血,就应细审病机,据证立法,不得妄用攻下。明白了这一点,则忌下和应下就清楚了。临床上,对伤寒、温热、湿热三者的泄下,必须认真掌握,不可等闲视之。

润燥养阴,是温病治疗中的一大要法。湿热证既属于温病,如何会忌用滋润呢?这是由于湿热之邪性质不同的缘故。湿热毒邪之湿,本是阴浊黏滞,湿热交混,如油入面,难以化解。而滋润一法,其药大都是柔腻之质,最易碍湿,所以忌用润法。如误以某些症状(午后身热、五心烦热等)为阴虚而用润法,则湿邪再遇滋腻,就如胶中投蜜,更会造成邪气锢结不解的后果,这是必须注意的。所以在湿热证的病变中,即使兼见阴虚津伤之证而必须顾阴,也应于清化湿热之中加用益阴之品,以做到"滋阴不碍湿,祛湿不伤阴"。至于湿已化燥,邪入营血,阴液大伤,那就随证而用清营解毒、凉血益阴,这又是在所必须,而不能为"忌润"所限。

总而言之,湿热证的治疗"三忌"是一般原则,但非绝对禁忌,如遇特殊情况,的确需用时,可根据湿热证所见特点及汗、下、润的法则,灵活掌握应用。

四、湿热证方剂举要

湿热证既可见于外感疾病,也可见于内伤杂病。单就外感而论,则是温病之中一大类病证,其多种急性热病有时也可见兼湿之证,因而治疗的方药极为丰富。现就其临床常用、效果明显的部分方剂举要分述如下。

(一)普治湿热方

1.加减藿香正气散的应用

《局方》藿香正气散,本是治寒湿郁阻表里的通用方。若用它治疗湿热犯表之证,则应减去温燥表散的生姜、苍术、紫苏、白芷、桔梗及甘补壅滞的甘草、大枣,而加入佩兰、青蒿、荷叶、金银花、豆豉、竹叶等芳化清透药物,使它具有芳香清气、开气化浊、除闷和胃等作用,遂变其治寒湿而成为治湿热证初期的好方子。新方药味组成如下:藿香、佩兰、荷叶、金银花、豆豉各9g,青蒿、厚朴、茯苓皮、竹叶各6g,大腹皮、半夏各4g,备煎。服法:每剂分两次服,以微汗出、寒热解为效。加减法:暑月无汗加香薷,以解表祛暑而化湿;有汗口渴去半夏,加芦根、六一散,以清热利湿,使甘守津还;身重痛较著加秦艽、薏苡仁,以祛经络的湿热而除痹痛;湿重加杏仁、薏苡仁、茵陈,以化气除湿;热重加栀子、黄芩以清热;痞闷较重加枳壳、白蔻仁,以开气除闷;呕逆较重加竹茹、倍半夏,以和胃降逆而止呕;腹泻加扁豆、薏苡仁,以健脾渗湿;有积滞可加炒麦芽、山楂、神曲三味,以消食积;小便短赤加竹叶、通草、六一散,以清热利尿。

2.三仁汤的应用

《温病条辨》之三仁汤是治湿热邪郁气分的名方,有辛开气机、渗湿清热的作用,功能畅中、开上、渗下,因为湿热病证的病变特点,虽"三焦""四分"各有所主,但它常易三焦弥漫,四分界限不清。更由于病变部位始终以中焦脾胃为中心,上、下焦多由此蔓延所及,故治之除有针对性地伏其中焦所主外,必兼治其他两焦。又因湿性重浊,易于趋下,湿热裹结,气阴邪郁,故欲使湿化,必先开气,欲要逐邪,必有出路。因此,也必须在分消湿热的同时,予以"启上闸,开支河",使邪有出路。这不仅是三仁汤的组方特点,也是治湿热病证,湿未化火之前应该注意的问题。其药味组成:杏仁 9g,薏苡仁 18g,白蔻仁 6g,厚朴 6g,半夏 9g,滑石 12g,竹叶 9g,通草 6g。煎服法:用水四杯,煎至二分之一,去渣,分两次温服,日三,夜一服。按语:本方是用杏仁之辛润宣肺利气以开上,白蔻仁芳香醒脾以畅中,薏苡仁甘淡利湿以渗下,三者作为主药;佐以厚朴、半夏之苦温,既加强开气之力,又能除闷燥湿,更用竹叶、通草、滑石之甘寒,佐薏苡仁清利湿热,合为化气利湿清热之剂,治湿重热轻证,是一个有卓效的方子。此方随证化裁,不仅治疗许多湿热或温热夹湿等中焦湿热内郁、气机阻滞的病证极为有效,而且用于其他相似病证,如黄疸、淋证、水肿……湿热郁滞而湿偏重的病证,同样获得显效。

3.黄芩滑石汤的应用

黄芩滑石汤是吴鞠通《温病条辨》用治温热或暑温兼湿,症见发热身痛、汗出热解、继而复热、渴不多饮或不渴、小便短赤、舌苔淡黄而滑等湿热并重证之主方。其组成:黄芩 9g,滑石 9g,茯苓皮 9g,大腹皮 6g,白蔻仁 3g,通草 3g,猪苓 9g。煎服法:用水四杯,煎至二分之一,去渣,分两次温服。按语:方用黄芩、滑石清热;白蔻仁、大腹皮行气;茯苓皮祛皮肤间的湿气;通草、猪苓利中焦的湿邪。合而成为清热祛湿之剂。不过,总观全方各药效用,似觉其祛湿尚可,清热不足,宜入连翘、天花粉等,以加强清热作用。若用治淋证之湿热并重者,可以木通易通草,加入栀子、黄柏、车前子、泽泻,亦有很好的效果。

4.加味蒿芩清胆汤的应用

蒿芩清胆汤是俞根初先生治湿热郁遏少阳(症见寒热往来,耳聋胸闷,胁肋不舒,口苦干呕,小便短黄,或面目淡黄,舌苔淡黄微腻,脉象弦滑等)的经验方。少阳内寄相火,通于胆与三焦,其气化既寄于胆,藏"精汁"而化水谷;又寄于三焦,行腠理而调水道。邪犯少阳,气机受阻而湿热内郁。因此,解郁开气,清利湿热,为和解少阳、通理三焦必须之法。因须加强清热利胆消黄之力,宜加栀子、茵陈。其组成:黄芩 9g,竹茹 9g,法半夏 5g,赤茯苓 9g,枳壳 5g,陈皮 5g,栀子 9g,茵陈 15g,碧玉散 9g(包煎),青蒿 15g(原方为青蒿脑 6g)。煎服法:用水三杯,煎至二分之一,去渣(入青蒿脑搅匀)分两次服。按语:方以青蒿(或青蒿脑)清香辟秽,宣透少阳之络而领邪外出;黄芩、栀子清热;陈皮、半夏、枳壳、竹茹解郁开气,和胃降逆,而兼化痰湿;茵陈、赤茯苓合碧玉散利胆消黄,清导湿热下行而从小便出。合而成为和少阳、清湿热的方子。对于湿热邪郁少阳证有效,用于黄疸初期、湿热内郁胆腑证也有效。热重时,还可加板蓝根 12g。

5.加味茵陈四苓汤的应用

茵陈四苓汤是《金匮要略》茵陈五苓散去桂枝,为治湿热发黄而湿偏重的主方。为了增强解郁利湿的作用,加入郁金、车前子等味。其组成:茵陈 30g,茯苓 9g,猪苓 9g,泽泻 9g,白术 9g,薏苡仁 15g,郁金 6g,车前子 9g。煎服法:用水四杯,煎至两杯,去渣,分两次温服。按语:发黄属于湿热,主因脾失健运,又感湿热毒邪,相搏于内,郁滞中焦,影响肝胆疏泄,胆汁逆流入血,瘀而外现。症见便溏尿黄,面目黄染。方中茵陈善清肝胆湿热,为利胆退黄的必用之药;因病湿重,故配"四苓"的淡渗以健运利湿,佐以薏苡仁、车前子,更强化清利湿热的作用;使以郁金,入肝胆解郁开气,配合各药以达分消化湿、祛邪退黄的目的。

6.加味茵陈蒿汤的应用

加味茵陈蒿汤由《伤寒论》茵陈蒿汤加味而成,是治湿热黄疸阳黄的方剂,宜于瘀热在里、热湿互结之湿热蕴蒸证。其治证主要表现有发热口渴,心烦,恶心欲呕,小便短赤混浊,大便秘结,身目色黄如橘,胁部闷痛,体倦,苔厚腻微黄,脉弦滑等。其组成:茵陈30g,栀子9g,大黄9g(后下),板蓝根15g,郁金9g,车前子12g(包煎)。煎服法:用水四杯,煎至二分之一,放入大黄再煮两沸,去渣,分两次温服。按语:湿热郁阻中焦,热重湿轻,酝酿熏蒸,逆犯肝胆而发黄。治必清热为主,兼化湿浊。方中主用茵陈以清湿热而退黄;栀子、板蓝根以清泻肝胆的郁热;黄疸湿热郁阻肝胆气机,所以用郁金疏达,使气开郁解,湿热两分;并用车前子助茵陈利湿热从小便出,大黄推陈致新,导湿热从大便解,而达祛邪外出、热清黄消的目的。本方经郭谦亨教授多年临床验证,确实是一个具有卓效的良方。临床上用于急性传染性(甲型)肝炎之热重于湿证,屡用屡验。如有恶寒、头痛,可加柴胡、黄芩;如胁痛显著,可加白芍、丹参;如腹胀便溏,可加枳壳、茯苓、白术。

(二)清热化湿导滞方

1.葛根芩连汤加味方的应用

《伤寒论》葛根芩连汤本是治桂枝证误下、邪陷阳明、协热下利证的主方,取之加味用于湿热痢疾初起,身热、下痢频急病证,同样是一个很好的验方。组成:葛根9g,黄芩9g,黄连6g,赤芍9g,木香3g,甘草3g。煎服法:用水二杯,煎成一杯,去渣,分两次温服。按语:痢是湿热秽浊毒邪直犯阳明大肠的传染病,其发病机制为湿热郁结,正邪相搏,壅积于内,气血凝滞。吴鞠通说"气不得运,血不得行"。其症以腹痛便频,里急后重,大便脓血而艰涩难下为特征。其急性骤发,邪毒外淫于经,内侵于腑,往往在未见脓血便之前即身热下利。是病在阳明经腑,证与伤寒邪陷阳明、协热下利的葛根芩连汤证基本相同,故用葛根之轻清外发以解肌热,并配黄芩、黄连以泻内郁肠腑之湿热,辅以木香行气,甘草、赤芍缓急和中,以达表里双解、退热止痢的目的。如有呕逆,可加竹茹、陈仓米;里急坠痛,可加槟榔;脓血重,可加白头翁、秦皮;有积滞,可加神曲、山楂。

2.加味白头翁汤的应用

白头翁汤是《伤寒论》厥阴篇用治热利下重的主方。加减用治热痢、疫毒痢,确是具有卓效的良方,已为临床验证所肯定。用于其他病之火邪下迫,湿热下注之泄泻也有效。郭谦亨教授用此方化裁治疗重证痢疾,屡验。药物组成为:白头翁18g,黄连6g,黄柏9g,秦皮12g,黄芩9g,赤芍9g,槟榔9g,木香4g。有滞者,再加生山楂9g,焦山楂9g。煎服法:用水八杯,煮取三杯,分三次温服。按语:白头翁为治痢的要药,功能凉血解毒,入血而清血分之湿热,故以为主,三黄、秦皮苦寒化湿清热,解毒坚阴,以加强清肠止痢之效。赤芍凉血散血,槟榔、木香行气导滞。加山楂肉消积,尤助赤芍和血,用以治痢效自昭然。郭谦亨教授喜用白头翁汤合葛根芩连汤(即白头翁汤加葛根、甘草)治小儿疫毒痢,其效甚捷。

综上所述,湿热证的病邪是湿热相合,阴中夹阳,黏腻浊滞,易阻气机。它的病变规律虽也有卫、气、营、血的层次变化,主体则是以"三焦"传变以本。不过,由于病邪所犯的部位及其交混难化、难解的状态,又不同于其他温病,而往往是卫、气、营、血,以及三焦的界限不很清楚,三焦传变的出上转下,也始终是以脾胃为中心,因此常缠绵反复,留恋气分为时较长,病情较为复杂。但是,不论其病情有多复杂,只要认清了这一规律,就可以根据湿易伤阳、热易伤阴的特点,当其病在气时,紧紧抓住证候特征,运用上述理论,进行审因测机,辨明湿和热的主次,以权衡运用分消清化的法则、治疗的宜忌,务使该轻该重,宜与不宜,用各有当,把邪聚歼于气分之内,不使其再犯下焦,深入营血。这样自可达到减缓病情、缩短病程的目的。至于方药的选用,宜守机随证,灵活掌握,勿拘一格,以切中病情为主,方是善者[6-7]。(郭冠英供稿)

第四节　倡导寒温统一

伤寒与温病的争论从温病学理论开始形成以来就时起时伏,从未间断过。总括起来看,一种观点认为,《伤寒论》可以包括温病,伤寒和温病是同一种疾病,《伤寒论》与温病学是同病异说,无须再立新说;另一种观点则强调《伤寒论》是单对狭义伤寒而设,不能包括温病,二者是两种性质根本不同的疾病。其后,中医界又兴起统一外感热病辨证纲领的主张,对于用六经辨证还是以卫气营血、三焦辨证作为统一纲领的讨论,又成为新的争论焦点。

一、温病学与《伤寒论》的关系

张学文认为:《伤寒论》和温病学都是以《黄帝内经》为理论基础,温病学发展了《伤寒论》。

(一)伤寒(狭义)与温病不可混为一谈

因为温病与伤寒是临床上客观存在的两类性质不完全相同的外感热病,所以在病因、病机、传变和治疗等方面各有不同特点。温病学说之所以能在来自各方面(包括遵经崇古等思想)的反对声中存在下来并逐渐得到充实、发展、提高,原因就在于它符合客观实际需要,具有旺盛生命力。二者虽总属热性病,但仔细分析,尚有许多不同之处:病因有寒、温的不同,受邪途径有毛窍内侵和由口鼻而入的不同。在病机方面,伤寒以六经来识别"所系的脏腑经络的病理机制进行辨证论治",而温病则是以卫气营血、三焦辨证进行分析病机和辨证论治的。寒为阴邪,多伤阳气,治宜辛温、苦温、甘温以时时顾护阳气;温为阳邪,多伤阴液,治宜辛凉、甘寒、咸寒以时时保存津液。二者病因不同,证治有异,不可混淆。

(二)《伤寒论》与温病学有着共同的理论基础

1.《伤寒论》是对《素问·热论》的发展

张仲景《伤寒杂病论》一书,其立论根据主要是《素问·热论》中"今夫热者,皆伤寒之类也"的论点,在辨证纲领上,仍沿用了六经为纲,对外感热病传变规律的认识由太阳而阳明而少阳,由太阴而少阴而厥阴的由表入里,由阳入阴的总原则也是一致的,同时《素问·热论》治疗外感热病的汗、泄二法在《伤寒论》中也得到了具体运用。尽管张仲景补充了六经证候,在传经上提出了"越经""直中""合病""并病",使用了八法治则并充实了具体方药,但基本理论脱胎于《素问·热论》则是毋庸置疑的。

2.温病学理论是对《黄帝内经》有关卫气营血和三焦学说的发挥

《黄帝内经》中有关卫气营血的生理功能和病变特点的论述较多。叶天士首先认识到温病的病变规律主要表现为人体卫气营血功能失调或实质损害,他根据《黄帝内经》中卫气"温分肉,充皮肤,肥腠理,司开合"的生理功能和"卫气不得泄越则生热"的病理表现,把温病初起的见证归纳为卫分证。根据《黄帝内经》阳明经:脉大、血多、气盛、热壮的理论,把邪正剧烈交争的高热阶段归纳为气分证。因为《黄帝内经》认为营气有"和调五脏,洒陈于六腑"的营养作用,叶氏则明确指出"营分受热则血液受劫"。叶氏根据《黄帝内经》营卫气血的理论,结合温热病发生、发展的临床实际,大胆创立了卫气营血辨证纲领,也是对《黄帝内经》理论的继承和发展。

《黄帝内经》论三焦有"决渎之官"的脏腑三焦,有把躯壳分为上、中、下三部分的部位三焦理论,吴鞠通将此发展为概括温病早、中、晚不同阶段的辨证三焦。这种理论近代不少医家认为对湿温病辨证具有指导意义,其源于《黄帝内经》,也是显然的。

总之,无论六经辨证,还是卫气营血辨证、三焦辨证,都是以《黄帝内经》有关论述为依据,以外感病为研究对象,以中医的基本理论(如阴阳、五行、脏腑经络、气血津液)为其理论基础的,因而二者在理论渊源上、研究对象上、研究方法和目的上有很多共同之处,它们最终的统一是必然的。

（三）温病羽翼发展了伤寒

《伤寒论》在揭示外感病传变规律方面创六经辨证,给温病学的发展以很大影响;《伤寒论》在外感病的治疗中,创立的丰富多彩的治法(如汗、清、下、和等),制定的承气、白虎诸方,一直是温病学发展的基础,特别是《伤寒论》所建立的辨证施治、理法方药四位一体的理论体系,是中医学(包括温病学在内)的病生观和方法论的核心,不仅是《伤寒论》的精华所在,也是温病学赖以产生和发展的根本。因此说《伤寒论》是温病学的基础,这是毫无疑问的。

但是,《伤寒论》在论述外感病方面的确是"详于寒而略于温",而温病正恰恰在温热性疾病的认识上又有新的飞跃,从而羽翼发展,乃至刷新了《伤寒论》。

诸如在病因方面,除了"冬伤于寒"的伏寒化温外,又有新感,新感引动伏邪,除了直接感受六淫邪气外,又有疠气、毒气病因说。在邪入途径上,除了从皮毛而入的理论外,又有邪从口鼻而入的理论。在治法方面,温病学除广泛应用汗、清、下、和、补诸法外,对每一种具体治法又有新的发展。如汗法中,温病学创辛凉解表法,既扩充了汗法的应用范围,且更有广泛的实用价值。温病学在《伤寒论》三承气汤的基础上创立的"宣白、导赤、牛黄"等五承气汤,更是有口皆碑的发展伤寒治法的一个例证。温病学"留得一分津液,便有一分生机"的注重养阴的理论,更是《伤寒论》所未论及的。在药物、方剂方面,温病学创制的新方、所运用药物之广,都是《伤寒论》所无法比拟的。例如辨证纲领的创新,诊断方面辨斑疹白痦、辨舌验齿的发展,都说明了温病学是羽翼和发展了《伤寒论》的。当然,这种发展也是社会发展的必然结果,是人们对疾病认识不断深化的结果,我们不能因此就贬低《伤寒论》在科学史上的地位和价值,而应该把它放在当时的社会、科学文化水平上去评价和认识,才不至于有贬寒褒温或贬温褒寒等片面性的认识,也是中医工作者应该具备的科学态度[8]。

二、寒温统一治疗急性外感热病

米伯让于伤寒学说造诣颇深,屡用经方起沉疴大证。对温病,融张仲景、吴又可、戴天章、吴鞠通、柳宝诒、余师愚等医家之学术经验以及现代医学知识于一炉。在伤寒学说和温病学说的理论研究中,遵从中医辨证规律,独辟蹊径,独树一帜。他认为:"《伤寒论》是以伤寒命名概括了温病,《温病条辨》是以温病命名而概括了寒湿、伤寒。伤寒与温病都有广义和狭义之分,两者是一脉相承的,不过是前人受当时历史条件和科学技术水平的限制而有不同名称,承先启后,各有发明。"他常告诫学子,医不分伤寒、温病,方不分经方、时方,唯从其真。在辨治传染病时,他将六经辨证、卫气营血辨证、三焦辨证融会贯通,进一步探索疾病证治规律,以找出诸种热性病的共性与个性,解除了长久以来中医对伤寒、温病命名的广义和狭义之争,逐渐把伤寒与温病学说统一起来,形成了"寒温统一治热病"的学术特色。综观米伯让辨治钩端螺旋体病、流行性出血热等疾病的诊疗用药经验,无不体现这一学术理念。

米伯让认为,中医学术的发展,首先应突破中医急症的环节。为了给中医闯出一条治疗急性传染病、地方病的路子,解除人民疾苦,他不顾个人安危,多年转战疫区,致力于钩端螺旋体病、流行性出血热、传染性肝炎等传染病,以及克山病、大骨节病等地方病的临床研究,在潜心钻研理论的基础上,经过长期的反复临床实践,取得了突破性进展,整理出上述相关疾病的系统论述资料,汇集成册,不仅在陕西省发挥了指导作用,在全国医务界也引起了反响,并多次在全国相关学术会议上进行交流,或著文在中医类杂志上发表。

1963—1968 年,米伯让以中医药理论体系为指导,辅以现代医学微生物、生化等检验方法,总计对 657 例钩端螺旋体病进行了系统的中医辨证施治和临床观察,治愈率为 98.93%,充分说明了中医中药能够治愈钩端螺旋体病。米伯让认为,钩端螺旋体病属于祖国医学"温病时疫"范畴,因陕西省发病高峰在 8—10 月份,故名"秋瘟时疫"。其首次提出钩端螺旋体病的中医证型有伏暑、湿温、温燥、温毒、温黄、暑痉 6 个证型;将卫气营血辨证、六经辨证、三焦辨证融为一体,用于钩端螺旋体病的辨证论治。钩端螺旋体病具有热淫所胜、伤津耗液、损伤胃气的特点,故在治疗过程中必须始终贯穿祖国医学"存津液,保胃气"理论和扶正抗邪的中心思想。1964 年,米伯让以切身的经验和精湛的理论,制订出切合实际的《陕西省汉中地区钩端螺旋体病中医防治方案》,1965 年在汉中地区举办了中医防治钩端螺旋体病学习班,为当地培训中医防治钩端螺旋体病之医疗骨干。1967 年,米伯让在陕西汉中采用自制六一解毒汤(滑石 21g,甘草 3.5g,金银花 17.5g,连翘 17.5g,贯众 17.5g)预防钩端螺旋体病,经观察对照,六一解毒汤防治作用显著。从此,陕西省中医界防治钩端螺旋体病有了可以有效指导临床实践的原则和方法,有了可以满足临床工作需要的队伍。在国家科委中医中药组成立会议上,米伯让应邀在北京科学大会堂做了中医治疗钩端螺旋体病专题学术报告。他介绍的方法被公认为中医药治疗钩端螺旋体病的普、简、验、廉之良法,破除了世俗认为中医只能治慢性病不能治急性病的成见。像米伯让这样对一种急性传染病进行系统的中医防治研究,其历时之久、规模之大、病例之多、疗效之确,在当时中医界实属罕见,在全国引起强烈反响,《光明日报》《健康报》《人民日报》均对其进行了专题报道。

1966年,米伯让在陕西勉县防治钩端螺旋体病时,发现当地还同时流行流行性乙型脑炎。为了防治流行性乙型脑炎,他又制订了中医对流行性乙型脑炎的防治方案。针对流行性乙型脑炎与钩端螺旋体病同时流行的特点,米伯让自拟了银翘解毒饮作为治疗流行性乙型脑炎卫分重证兼见气营证的主方。该方不仅具有辛凉解表、清气凉营、解毒息风、保津养阴之功效,且有祛邪不伤正、扶正不恋邪和预防病情转危之效用。经临床验证,银翘解毒饮具有明显的退热防痉厥作用,一般服用3~7剂症状即消失,对钩端螺旋体病卫分证兼见阳明经证及钩端螺旋体病合并流行性乙型脑炎皆有明显效果。

1964—1965年,米伯让带领医疗队到周至终南山地区运用中医药防治流行性出血热,首次提出该病属祖国医学"温病时疫"范畴之"温毒发斑夹肾虚病",在发热期用中医治疗消除温毒症状较快。米伯让认为,该病在治疗早期,祛邪必须兼顾扶正,不得妄用大量苦寒药品力求速效以解热,更切忌妄用大剂辛温助阳发汗药物以解热,以防大汗耗阴而伤津,宜用辛凉解表发汗透热之剂。抓紧流行性出血热早期卫分证治疗是治好本病的关键。服药后出汗与否事关重大,如汗出彻底,热随汗解,可变被动为主动,能预防厥证的发生。通过大量的流行性出血热防治实践,米伯让以西医发热期、低血压期、少尿期、多尿期、恢复期五期为基础,系统地提出了中医治疗流行性出血热辨证施治方案,否定了流行性出血热只有热厥之说,提出了"热病寒厥需慎辨"之论点,丰富和发展了张仲景厥阴病的证型、病理、病机和治疗,有效地控制了该病的发病率和死亡率,为当今中医治疗流行性出血热首发其端,提供了理论依据。

米伯让在温病及其各种流派的研究上亦有独到的见解和创造性的应用。《伤寒论》《温病条辨》《广温热论》的每条论证,从病理、病机,到辨证、选方,从方剂的化裁,到药味的筛选、煎法、服法及宜忌等,都一一掌握无遗,运用起来得心应手。他涉足的地方病、传染病种类之多,映射出其超人的学识、魄力、胆略和志向。如白喉一症,米伯让旁搜远绍,博鉴约取,通古今之变,不拘一家之言,除对白喉病的审证求因、遣方施治等有所论述外,尚有关于该病的护理、死候辨证、误治坏治、解误药法等内容,颇得张仲景之心法。凡方中涉及药物特殊炮制、贵重药品的鉴定、穴位选取方法等,均随文注出,对初学者颇为实用。

米伯让善于古方新用、一方治多病,他使用清瘟败毒饮多年,所治诸多患者,皆为西医治疗无效的急危重症,如流行性出血热三期并发危重症(温毒发斑、气血两燔水肿证),流行性乙型脑炎(秋温时疫风温证),急性黄色肝萎缩并发胆囊炎(温毒急黄并发肌衄证),斑疹伤寒(天行时疫伤寒阳毒发斑黄疸病),外伤骨折并发败血症(外伤血瘀中毒流注高热耗阴证),流行性出血热少尿期(温毒发斑夹肾虚尿闭证),流行性出血热并发脑水肿(温毒发斑夹肾虚病并毒邪侵伤脑神证),蛛网膜下腔出血(类中风厥证),烧伤并发败血症(烧伤血瘀中毒高热耗阴证)等。从上述病名的致病因子可以看出,有病毒、细菌、立克次体等致病因素,尽管病因不同、病种各异,但用清瘟败毒饮皆获良效。究其原因,就是他在运用清瘟败毒饮时能审证立法,充分认识到重危急症发展中的共同规律,发挥了中医异病同治之特长和辨证施治的优势,故屡用屡验[9-10]。(李军、米烈汉供稿)

第五节　温病治法研究

温病的治法丰富多彩,但不外祛邪与扶正两个方面。祛邪重在清热化瘀泻下,扶正关键是护津养阴,这里收集张学文和周永学对这几种治法的研究阐述,另载米伯让运用清瘟败毒饮的临床经验。

一、传承孙氏《千金方》,详解清热解毒法

张学文认为,《黄帝内经》虽有"热者寒之"之论,但终未有清热解毒之用;《伤寒论》虽用葛根芩连汤、白头翁汤治热痢,但终未把清热解毒理论系统化。孙思邈在继承前人经验的基础上,从理论上明确提出了除热解毒用苦寒之品,并在实践中把清热解毒方药灵活地运用到急性热病、痈疽恶肿、湿毒蕴肠、脓疮瘾疹、温疫中毒、风毒脚气、毒热卒发、毒热内闭、热毒下结等病症,从而扩大了清热解毒法的适用范围,为后世临床准确、灵活运用清热解毒法提供了理论和实践依据。经过系统学习探讨,他将孙氏清热解毒法归纳为十二类,并明确了每类治法的特点和适用范围。

(一)清热解毒泻火法

孙氏在《千金卷九》门中用青葙子丸(青葙子、黄芩、黄连、黄柏、栀子、龙胆、苦参、瓜蒌根)治疗伤寒后热结在内,烦渴燥扰证;用三黄散(大黄、黄连、黄芩)治疗热郁胆腑,痰热发黄的黄疸。以上两方为此法之代表方。从药物组成看,主要以栀子、黄柏、黄芩、黄连、大黄、龙胆、青葙子等苦寒之品组成,直清里热,清泻郁火;主治热蕴于里,三焦火郁成毒等证。

(二)清热解毒益气法

孙氏在前人治验的基础上,清热解毒药与补气药相伍,解毒而不伤气,补气而不助热,相得益彰。《千金卷十》就有用茵陈汤(茵陈、黄连、黄芩、大黄、栀子、人参)治疗"黄疸身体面目尽黄"的实例。在《金匮要略》茵陈蒿汤的基础上加入三黄散,以增强清热解毒之功。在一派苦寒之剂中尤加一味人参补阳益气,以成苦甘合化、寒温并施之剂。

(三)清热解毒养阴法

由于热邪伤及脏腑阴液不同,因此孙氏在清热解毒养阴中又有清热解毒养肺胃之阴与清热解毒滋肝肾之阴法。前者常在清热解毒药中加麦冬、天花粉、玉竹;后者常在清热解毒药中加生地黄、阿胶等味。《千金卷二十一》"治消渴除肠胃实热方"(龙胆、黄芩、黄连、升麻、枳实、麦冬、玉竹、枸杞子、天花粉、石膏、人参、茯苓、生姜)中用龙胆、黄芩、升麻、黄连清热解毒,麦冬、天花粉、枸杞子、玉竹养肺胃之阴。又《千金卷三》治妇人产后下利和伤寒后下利致阴伤者,用干地黄汤(干地黄、白头翁、黄连、阿胶、蜜、蜡、黄柏、栀子)以滋补肝肾之阴。

（四）清热解毒辟秽法

孙氏常用清热解毒药物配芳香解毒辟秽药物组方，以防治瘟疫流行。《千金卷九》就用太乙流金散（雄黄、雌黄、矾石、鬼箭羽、羚羊角）烧或熏防治瘟疫病。方中雄黄、雌黄有芳香辟秽解毒之功，但无清热之能，羚羊角既清热又解毒，故把它们合为一炉。

（五）清热解毒凉血法

孙氏常以清热解毒之品伍以凉血散血之味而组方，把清热解毒、凉血、活血、止血、散血合为一炉。如《千金卷十二》用"犀角地黄汤治伤寒及温病应发汗而不汗之，内蓄血者及衄血吐血不尽，内余病血，面黄大便黑"的患者。其中，犀角清心凉血，凉解血分热毒；生地黄甘寒量重，凉血养阴。两药相伍，可凉血养阴止血。赤芍、牡丹皮，凉血、散血、活血。诸药共奏清热解毒，凉血散血之功。

（六）清热解毒疏风散邪法

孙氏常用此法治疗风毒聚结，四肢历节、乳腺病等。如《千金卷二十三》用连翘汤（连翘、芒硝、芍药、射干、升麻、防己、杏仁、黄芩、大黄、柴胡、甘草）治疗乳痈病。《千金翼卷十八》用犀角汤（犀角、羚羊角、栀子、黄芩、大黄、升麻、豆豉、前胡、射干）治疗热毒流入四肢，出现历节肿痛等证。此法以清热解毒药物与疏风之品为伍组方，清疏结合，风热毒邪自消；常用清热解毒药有犀角、羚羊角、栀子、黄芩、大黄、连翘，疏风散邪之品有升麻、柴胡、射干、豆豉、前胡等。

（七）清热解毒燥湿法

《千金翼卷十》引《伤寒论》云："热利下重，白头翁汤主之。"孙氏师古而不泥古，治疗"诸热毒下黄汁赤如烂血，滞如鱼脑，腹痛壮热"证时，除用白头翁、黄柏、黄连、黄芩外，又加当归、牡蛎、犀角、升麻、石榴皮、桑寄生、甘草、艾叶。灵活化裁古方，不拘一格。对脓疮湿疹一类湿毒浸淫之病，常用地榆汤（地榆、苦参、大黄、黄芩、黄连、川芎、甘草）煎汤外洗。

（八）清热解毒祛瘀法

孙氏治疗瘀毒交夹、瘀热互结之证，常用此法。如《千金卷三》治疗"产后下痢黄散方"（黄连、黄芩、土鳖虫、干地黄）及《千金卷十二》治疗"吐血酒客，温疫中热毒，干呕心烦者方"（蒲黄、犀角、天花粉、甘草、桑寄生、葛根）都是以具有清热解毒功能的黄连、犀角与活血祛瘀的土鳖虫、蒲黄为主组方。实践证明，在温病卫气营血四个阶段加入不同的活血化瘀药物，对缩短疗程、提高疗效、扭转病势及预后都是有积极作用的。

（九）清热解毒芳香化浊法

如《千金卷二十二》用五香连翘汤（青木香、麝香、沉香、薰陆香、丁香、连翘、大黄、射干、升麻、独活、桑寄生、通草)治疗"一切恶核瘰疬、痈疽恶肿",这种方法目前对癌瘤的防治仍具有意义。

（十）清热解毒开窍安神法

《千金翼卷十八》云："紫雪,主脚气毒遍,内外烦热,口生疮,狂易叫走,及解诸石草热药毒卒发,邪热卒黄等瘴疫毒最良方。"列出的药物组成及炮制方法是："金、寒水石、石膏、磁石,水一石,煮取四斗,去渣内后药,升麻、玄参、羚羊角、青木香、犀角、沉香、丁香、甘草,并在前药汁中取一斗去渣,内硝石、木硝、硼砂粉、麝香粉,寒之二日成于霜雪紫色。"它是后世紫雪丹之祖方。《千金卷十二》中的牛黄丸(耆婆万病丸)、大麝香丸及《千金卷十七》中的大附著散,分别由清热解毒开窍安神的牛黄、麝香、犀角、羚羊角、雄黄、朱砂、金粉、寒水石、黄连、黄芩等组成。

（十一）清热解毒息风法

孙氏对中焦实热闭塞、上下不通、隔绝关格、腹满膨膨喘息、邪热鸱张、欲动肝风之证,往往通腑泻热与凉肝息风兼施。如《千金卷二十》中用大黄泻热汤(蜀大黄、黄芩、泽漆、升麻、芒硝、羚羊角、栀子、生玄参、生地黄汁)治疗中焦实热波及厥阴之证。

（十二）清热解毒通利法

"若脏中热病者,胞涩小便不通,尿黄赤;病苦胞转不得小便,头眩痛,烦满,脊背强,腹满,腰痛不可俯仰。"此时直须以清热解毒,通利为法。此证常选瞿麦、冬葵子、猪苓、泽漆、地肤子、茯苓、石苇、车前、通草、滑石等味伍以竹叶、葶苈子、小蓟、黄芩、大黄、栀子、知母之属,组成清热解毒通利之方。《千金卷二十一》用地肤子汤(地肤子、知母、黄芩、猪苓、瞿麦、枳实、升麻、通草、冬葵子、海藻)治疗"下焦结热,小便赤黄不利,数起出少,茎痛或出血,温病后余热及霍乱后,当风取热过度,饮酒房劳及行步冒热冷饮逐热,热结下焦及散石热动关格,小腹坚饱胀如斗"证,《千金卷十九》又用榆白皮、滑石、子芩、通草治疗"肾热小便赤不出如栀子汁或黄柏汁,每欲小便即茎头痛"证及《千金卷二十》用滑石汤(滑石、子芩、榆白皮、车前子、冬葵子)治疗"膀胱急热,小便黄赤"[11]。

二、运用活血化瘀法治疗温热病

张学文在中年时期就热心于中医治疗急症的研究,尤其对活血化瘀法在热性病中的运用具有独到的见解。

（一）热性病变多有瘀血病机

1.卫分瘀证

温热病毒初入卫分,邪郁于肺,肺卫失宣,则见发热恶风、咳痰咳嗽、咽痛口渴等症,若治不及时,或邪盛表实,郁热不得宣泄,则可内涉肺络,与营血相搏,脉络凝塞,鼻衄频作;或见胸痛如刺,痰中带血,甚或暮热舌绛等瘀血见证。《温病条辨·上焦篇》曾载："太阴温病,血从上溢者,犀角地黄汤合银翘散主之。"此外,温邪郁肺,卫分不解,波及营分,外窜血络,留瘀于肌肤,则除卫分之证尚存外,可见外发红疹,如麻疹、猩红热等,中医学称之为肺热发疹证。吴鞠通曾以银翘散去豆豉,加生地黄、牡丹皮、大青叶倍玄参方,以辛凉透卫、解毒化瘀,亦是很符合临床实际的。

2. 气分瘀证

温热病邪传入气分,虽以正邪剧争、热郁气机而见但热不寒为特点,但若气热郁结,不能外泄,内及血脉,郁滞血络,则可成气分热瘀证。如热入气分,肺热壅盛,失于宣泄,灼伤肺络,瘀阻痰凝,则可出现高热、喘咳、痰中带血等。从《临证指南医案》治某"邪郁热壅咳吐脓血、音哑,麻杏石甘汤加桔梗、薏苡仁、桃仁、紫菀"案可知,叶氏对于邪郁热壅、气分热炽、肺络瘀血之咳吐脓血证,也已重视了宣肺泻热方与活血化瘀药的配用。

3. 营血分瘀证

(1)热灼营阴,瘀热不解:热邪内陷营分,热营相搏,一则耗损营阴,二则成瘀阻络,营阴亏而血更滞,血络凝而阴愈亏,瘀热蒸腾,营阴亏损,故见身热夜甚、心烦躁扰、时有谵语、舌绛少苔等。吴鞠通《温病条辨》亦载:"脉虚夜寐不安,烦渴舌赤,时有谵语,目常开不闭或喜闭不开,暑入手厥阴也。手厥阴暑温,清营汤主之。"说明吴氏对于热灼营阴,心神被扰的证治是并不忽视活血化瘀药的配用的。

(2)热毒壅盛,瘀滞发斑:热毒壅盛,内侵营血,迫血外溢,瘀阻肌肤,则外发为斑。吴又可也认为发斑的机制是"邪留血分,里气壅闭,则伏邪不得外透"而得。又据余师愚治疗"颜色青紫,宛如浮萍之背"的瘀斑以大剂清瘟败毒饮加紫草、红花、桃仁、当归尾等活血化瘀药的经验分析,可知热病发斑即是瘀血的主要见证。

(3)热壅瘀阻,迫血妄行:温热邪毒,侵入血分,灼伤血络,充斥内外,见咯血、吐衄、尿血、便血。凡此种种,除热邪壅盛、迫血妄行外,热入血分,煎血为瘀阻脉络,血不循经是其更重要的病因病理,如唐容川所云:"经隧之中,既有恶血居住,则新血不能安行无恙。"且瘀血与血溢互为因果,瘀热不去,则血不归经,离经之血反附其瘀,以致造成多处留瘀广泛出血的险恶证情,如吴鞠通《温病条辨》所举"吐粉红色血水者死,不治""血从上溢,脉七八至以上,面色黧黑者死,不治"。

(4)瘀塞心窍,瘀阻气脱:温热毒邪内陷心包,一般认为是由邪热内陷,灼液为痰,痰热闭阻包络;或湿热内郁不解,酿蒸痰浊,蒙闭心包而得。但据叶天士"外热一陷,里络既闭"及何秀山"热陷包络神昏,非痰迷心窍,即瘀塞心孔"的观点分析,可知热闭包络、瘀塞心窍当为神昏窍闭的重要因素。因热陷心包,血为邪滞,包络瘀塞,机窍不灵,气阻血凝,壅塞心窍,故见神昏谵语或昏愦不语。况心窍既受壅塞,宗气不行,全身血液阻滞为瘀,则新血不能归经,外溢肌肤为瘀斑,上逆鼻窍为衄血,下流大肠为便血。除此之外,血溢一久,气随血脱,则可形成喘渴多汗、肤冷肢厥、颜面青灰,即内闭外脱之险证。

(5)瘀热在营,引动肝风:心包营分热盛,除可形成瘀塞心窍外,一般认为热毒波及厥阴肝经,热极生风,横窜经脉,则可出现神昏狂乱,手足躁扰,甚则瘛疭等营热炽盛所引动之肝风证。肝藏血而主筋,热邪既入厥阴,每多煎熬肝血为瘀,瘀滞筋脉,也为动风瘛疭的重要原因。参考《温病条辨》,对于"热初入营,肝风内动,手足瘛疭"的营热动风证,以"清营汤中加钩藤、牡丹皮、羚羊角"论治的经验,可以看出吴氏对此证在清营透热、凉肝息风的同时,亦重视了活血化瘀药的配用。

（6）余邪留阴,瘀滞不解:热病后期,阴液亏损,余邪留伏阴分,继续煎熬血液,热瘀相搏,阴液失于布化,故见夜热早凉、热退无汗、舌干绛少苔等。吴鞠通认为这是"邪深伏血分,混处血络之中"所致,并提出治疗"不能纯用养阴,又非壮火,更不得任用苦燥",故选青蒿鳖甲汤治之。生地黄、牡丹皮配以鳖甲,除养阴清热外,祛瘀通络为其主要作用。

（7）邪久入络,凝瘀胶固:湿热证或湿热疫证,若湿热邪毒久积不解,正气日益亏耗,邪陷经脉深处,与营血相结,胶固难开,气钝血滞,脉络凝塞,则可出现如薛生白所述"口不渴,声不出,与饮食亦不却,默默不语,神识昏迷,进辛开凉泄,芳香逐秽,俱不效"之"主客交"病,临床表现类似于乙脑恢复期症状及后遗症,薛氏提出仿吴又可之三甲散"破滞破瘀,斯络脉通而邪得解"的治疗原则是很有卓见的。

综上所述,温热病变过程的始终皆有可能出现不同程度的瘀血现象。《医林改错》云:"既是血块,当发烧",可见凉血又可发热,瘀留体内,郁久生热,邪热炽盛,煎血为瘀,瘀热互为因果。柳宝诒云:"热附血而愈觉缠绵,血得热而愈形胶固",这便是热与瘀结的一个突出的病理特点。

（二）热性病中瘀血证候诊断的基本依据

热性病过程中出现的瘀血证,随着热瘀的程度、部位及时间暂久的不同,临床表现也复杂多样,但其机制都是热血相搏而为热瘀,所以辨证施治有规律可循。"心主血脉","舌为心之苗",手少阴心经之络又系舌本,热血相搏成瘀,势必反映于舌,因而舌诊对于热性病中瘀血证的诊断有着极其重要的意义。一般说来,舌质青紫、深绛或舌尖和舌边出现瘀点、瘀斑,即为瘀血见证。另外,舌下脉络色暗,或脉形粗胀,或舌底有紫黑瘀点、瘀丝,也为瘀血的重要标志,其他如口唇青紫、面色青灰黧黑、白睛赤丝,以及局部红肿热痛、皮肤斑疹、吐衄便血、神昏谵语、抽风惊厥等,也可以作为热性病中瘀血证的依据之一。

（三）热性病中运用活血化瘀法的基本法则

活血化瘀法在热性病的具体运用上,一般根据热性病发展过程的病理机制,并结合瘀血形成的特点而灵活应用。

1.清卫化瘀

清卫化瘀是以辛凉透卫、清热解毒为主,佐以活血化瘀的一种治法;适用于温热病毒郁于肺卫,波及血络为瘀而出现的以卫分证候为主,兼见鼻衄、咳痰带血、皮肤斑疹等的一类病症。代表方剂如银翘散合犀角地黄汤,银翘散去豆豉加生地黄、牡丹皮、大青叶、倍元参方等。

2.清热化瘀

清热化瘀是以辛寒清气生津,或苦寒解毒泻热为主,佐以活血化瘀的一种治法;适用于气分热邪壅盛,内犯血脉为瘀而出现高热、不恶寒等以气分证候为主,兼见斑疹、吐衄、咯血、便血等的一类病症。代表方如麻杏石甘汤加桃仁、加减玉女煎、导赤承气汤、化斑汤等。

3.清营化瘀

清营化瘀是以清营凉血、透热转气为主,佐以活血化瘀的一种治法;适用于热入营分,灼伤营阴,热营相搏为瘀而出现舌绛、心烦、少寐、身热、时有谵语等以营热为主,兼见斑疹、鼻衄等的一类病症。代表方如清营汤等。

4.凉血化瘀

凉血化瘀是凉血解毒和活血化瘀的治法;适用于热入营血,迫血妄行,煎血为瘀,瘀阻脉络而出血的一类疾患。代表方如犀角地黄汤等。

5.解毒化瘀

解毒化瘀是清热解毒和活血化瘀的治法;适用于热毒充斥三焦,气血两燔,阻络为瘀而见高热如狂、神昏谵语、斑疹吐衄等的一类疾病。代表方如清瘟败毒饮等。

6.开窍化瘀

开窍化瘀是以清心开窍为主,佐以活血化瘀的一种治法;适用于热陷心包,瘀塞心窍而致的神昏谵语,或昏愦不语等。代表方如清营汤合至宝丹、紫雪丹、安宫牛黄丸或琥珀至宝丹等。

7.息风化瘀

息风化瘀是以清营凉血息风为主,佐以活血化瘀的一种治法;适用于营分热盛,引动肝风,伴有经脉瘀阻而出现舌绛神昏、手足瘛疭甚至角弓反张等表现的一类疾病。代表方如清营汤加钩藤、牡丹皮、羚羊角等。

8.益气生津化瘀

益气生津化瘀是大补元气、生津敛阴和活血化瘀的治法;适用于热阻脉络,伤津耗血,阴竭气脱而见舌绛而干、喘渴大汗、肢冷厥逆之内闭外脱证。方如生脉散加丹参。

9.滋阴透邪化瘀

滋阴透邪化瘀是以滋补真阴、透邪外出为主,佐以活血化瘀的一种治法;适用于热病后期,真阴亏损,余邪伏于血分,热血相搏为瘀而见舌干绛无苔、夜热昼凉、热退无汗等。代表方如青蒿鳖甲汤等[8,11]。(李军供稿)

三、温病护津养阴法研究

(一)祛邪以护阴

"温病最善伤阴",邪盛之时,治疗当以祛邪为主,邪退津液即可免遭其害。由于邪犯部位和病机不同,祛邪的方法亦各异,大致分为以下几种。

1.解表以护阴

温病初起,邪在肺卫,然因其邪属热,故起始即伴阴伤,除发热、恶寒、脉浮数外,已有口渴之象,治疗应以辛凉透泄为主,祛邪外出,防其入里损害津液,并可配伍少量甘寒生津之品,以补阴伤。吴氏创银翘散即属此意。他说:"此方之妙,预护其虚,纯然清肃上焦,不犯中下,无开门揖盗之弊,有轻以去实之功。"说明此方既可祛邪,又能护津。燥热病邪更易燥津伤液,初起治疗既要辛凉透泄,又要甘凉润燥,使邪退而不伤阴液。

2.清热以护阴

气分热盛,更伤津液,最易形成邪盛正衰之候。治疗应及时,使用白虎汤清解里热,否则邪热易入营血,或成津气外脱之危证。吴瑭说:"阳盛则阴衰,泻阳则阴得安其位。……泻阳之有余,即所以补阴之不足。"阐明了清热祛邪能护阴生津的道理。若邪热亢盛,气阴欲脱,喘而汗出,脉浮大而芤,应以白虎加人参汤疗之。他说:"此时补阴药有鞭长莫及之虞,唯白虎退邪阳,人参固正阳,使阳能生阴,乃救化源欲绝之妙法也。"

3.泻下以存阴

邪入阳明胃肠,与积滞糟粕相搏,转成阳明腑实证,因燥结不通,邪热无从排泄,更伤津液,愈热愈燥,愈燥愈伤。此类病证急宜泻下热结,以救阴津。吴瑭曰:"温邪久羁中焦,阳明阳土,未有不克少阴癸水者,或已下而阴伤,或未下而阴竭。若实证居多,正气未至溃败,脉沉实有力,尚可假手于一下,即《伤寒论》中急下存津液之谓。"

吴氏下法经验非常丰富,除了继承前人下法外,又根据温病病机特征创制了增液承气汤、宣白承气汤、牛黄承气汤、导赤承气汤诸泻下存阴之方,对邪结阳明、燥结阴伤之证可随证选用。他总结道:"温病之不大便,不出热结液干二者之外。"因此,"本论于阳明下证峙立三法:热结液干之大实证,则用大承气;偏于热结而液不干者,旁流是也,则用调胃承气;偏于液干多而热结少者,则用增液,所以回护其虚,务存津液之心法也。"

(二)慎攻防伤阴

攻即祛邪,邪盛之时,祛邪可以护津。祛邪所用药物大多有不同程度耗伤正气之弊,用之得当,病邪祛而正气不伤;用之不当,则徒伤阴津而变生危证。吴氏曰:"温病最善伤阴,用药又复伤阴,岂非为贼立帜乎。"因此,温病祛邪必须慎重,防止伤津。

1.慎汗防伤阴

汗,指解表法,温病系温邪为患,只能辛凉透散,禁止辛温发汗。吴氏通过实践得知:"温病忌汗,汗之不惟不解,反生他患。"《温病条辨》汗论篇从出汗的机制方面论证了温病忌汗的道理:"汗也者,合阳气阴精蒸化而出者也。……盖汗之为物,以阳气为运用,以阴精为材料。阳气有余,阴精不足,多能自出,再发则痉,痉亦死;或发而不出,不出亦死也……本论始终以救阴精为主,此伤寒所以不可不发汗,温热病断不可发汗之大较也。"

《温病条辨》对误用汗法出现的变证举例说道:"太阴温病不可发汗,发汗而汗不出者,必发斑疹;汗出过多者,必神昏谵语。"辛温药可助长在表之温邪,灼伤血脉,而发斑疹。若汗出过多,既伤心阴,又伤心阳,肺卫之邪可顺势传入心包,扰乱神明,故神昏谵语,这是温病误汗最常见的变证。

关于暑温、湿温是否忌汗的问题,吴瑭曰:"温病最忌辛温,暑病不忌者,以暑必兼湿,湿为阴邪,非温不解。"然用药仍应避免麻黄、桂枝辛温峻汗之剂,以香薷饮微温解表祛湿,加辛凉之金银花、连翘制辛温之性,并告诫:"手太阴暑温,服香薷饮微得汗,不可再服香薷饮重伤其表。"对湿温治疗,他指出"汗之则神昏耳聋,甚则目瞑不欲言"。可见,慎汗对暑温、湿温同样适用。

2. 慎下防伤阴

下法虽然是祛邪存阴的重要措施,但必须根据脏腑的虚实、邪气之盛衰、津液之盈亏而有攻、补、轻、重、缓、急之别,不可盲目攻下,使阴液一伤再伤,而成阴亏液涸之证。

明末医家吴又可极力推崇攻下祛邪法,在《温疫论》中提出"客邪贵乎早逐""凡下不以数计"的观点,对温病治疗曾产生重大影响,但吴瑭却认为又可"初创温病治法,自有矫枉过正,不暇详审之处"。他说:"吴又可纯恃承气以为攻病之具,用之得当则效,用之不当,其弊有三:一则邪在心包、阳明两处,不先开心包,徒攻阳明,下后仍昏惑谵语,亦将中之何哉?吾知其必不救矣;二则体亏液涸之人,下后作战汗,或随汗而脱,或不蒸汗徒战而脱;三者下后虽能战汗,以阴气大伤,转或上嗽下泄,夜热早凉之怯证,补阳不可,救阴不可,有延至数月而死者,有延至岁余而死者,其死均也。"通下战汗以祛邪,是吴又可治疗温病阳明腑气不通、邪不外解的方法,常用小承气汤,方中枳实、厚朴易燥伤津液,药力峻猛,故吴瑭提出不同看法。

温病屡下而邪不净,又可主张以小承气汤再下,直至邪净为度,吴瑭则根据脉之有力无力,或以护胃承气汤扶正通下,或以增液汤"增水行舟"。汪庭珍对此总结道:"大抵滋阴不厌频繁,攻下切须慎重。盖下后虚邪与未下实邪不同,攻下稍缓,断无大害,元气一败,无可挽回也。"

3. 慎利防伤阴

利,指渗利小便的治法。小便不利是温病常见症状之一,有的医生不分证候病因,一见小便不利即以淡渗之品通利。吴瑭曰:"大凡小便不通,有责之膀胱不开者,有责之上游(指小肠而言)结热者,有责之肺气不化者。温热之小便不通,无膀胱不开证,皆上游热结与肺气不化使然。"因病不在膀胱,故又曰:"温病小便不利者,淡渗不可与也,忌五苓、八正辈。""热病有余于火,不足于水,惟以滋水泻火为急务,岂可再以淡渗劫阳而燥津乎?"这里所说的温病,实际上只包括风温、春温、温毒、冬温等温热类温病,而湿热类温病则又另当别论,因为此类温病常常出现湿热互结下焦、小便短少甚或不通的证候,对此渗利之品却较常用,诸如三仁汤、茯苓皮汤、黄芩滑石汤之类。但即使湿温,仍有耗津伤阴之虞,施用渗利亦须慎重,便利即止,不可过用。

4. 慎用苦寒防燥津

苦寒之品是清热解毒的常用药物,可直折热势、解毒护阴。因这类药物对细菌、病毒等病原微生物有较强的作用,故为现今临床所习用。然苦寒药物纯用或久用往往有化燥伤阴之弊,吴瑭对此甚为注意。他说:"举世皆以苦能降火,寒能泻热,纯然用之而无疑,不知苦先入心,其化为燥,服之不应,愈化愈燥。"所以告诫人们:"温病燥热,欲解燥者,先滋其干,不可纯用苦寒也,服之反燥甚。"如有病证需用苦寒直折者,吴氏主张"甘苦合化"或清滋并用,如冬地三黄汤以麦冬、玄参、生地黄等甘咸寒凉之品配合三黄苦寒药物治热结小肠引起的小便不利。其他如清暑益气汤、清营汤等方都有这种配伍特点。

（三）方药以养阴

方药养阴一般用于阴伤明显的证候。吴瑭养阴法按其作用和适应证候的不同，可分为如下3种。

1.甘寒生津

甘寒生津是以甘寒濡润之品滋养肺胃津液的治法；适用于热邪渐解，肺胃阴液受伤之证。《温病条辨》对此论述较多，组方多变，如"太阴温病，口渴甚者，雪梨浆沃之；吐白沫黏滞不快者，五汁饮沃之"，"燥伤肺胃阴分，或热或渴者，沙参麦冬汤主之"，"阳明温病，下后汗出，当复其阴，益胃汤主之"，"燥伤胃阴，五汁饮主之，玉竹麦门冬汤亦主之"，"胃液干燥，外感已净者，牛乳饮主之"。以上诸方皆由甘凉清润之品组成，有养阴生津之功，无滋腻恋邪之弊，故当邪未退净、肺胃阴伤之时皆可选用。

2.酸甘化阴

酸甘化阴是以味酸和味甘之品化生津液，敛阴润燥的治法；多用于邪少虚多或津液虚脱之证。《温病条辨》生脉散、连梅汤等方即作此用，如"手太阴暑温……汗多脉散大，喘渴欲脱者，生脉散主之。"自注道："汗多脉散大，其为阳气发泄太甚，内虚不同留恋可知。生脉散酸甘化阴，守阴所以留阳，阳留，汗自止也。"暑热易耗气伤津，重则致气阴欲脱，生脉散人参配五味子酸甘化阴、益气敛津，故为治疗主方。连梅汤乌梅合黄连酸苦泻热，合麦冬酸甘化阴，既清心火，又补肾阴，为治温病后期余热未尽，肾阴耗伤的消渴、麻痹之主方。

3.咸寒滋阴

咸寒滋阴是以咸寒滋润之品填补真阴、壮水潜阳的治法，主治温病热邪久羁、劫灼真阴的虚多邪少之证。吴氏对此法论述十分具体。他说："热邪深入，或在少阴，或在厥阴，均宜复脉。"复脉即加减复脉汤，是咸寒滋阴的代表方，适用于多种温病后期肝肾阴虚之证。"风温、温热、温疫、温毒、冬温，邪在阳明久羁，或已下，或未下……脉虚大，手足心热甚于手足背者，加减复脉汤主之。""温病耳聋，病系少阴，与柴胡汤者必死，六七日以后，宜复脉辈复其精。""温病已汗而不得汗，已下而热不退，六七日以外，脉尚躁盛者，重与复脉汤。""温病误用升散，脉结代，甚则脉两至者，重与复脉"，等等。温病邪热久羁，必伤肝肾之阴，加减复脉汤以咸寒为主，滋补肝肾，故为温病后期常用之方。

除复脉汤外，吴瑭还根据疾病的演变，列举其他几个治疗方剂。如热邪深入下焦，舌干齿黑，手足蠕动，急防痉厥，二甲复脉汤主之；热邪久羁，灼伤真阴，虚风内动，热深厥深，舌干齿黑，脉沉细数，手指蠕动，甚或神疲倦怠，脉虚舌绛，时时欲脱，应速与三甲复脉汤或大定风珠滋阴息风。虽然以上诸方各有侧重、用药有异，但咸寒滋阴为其共性，临证之际，应根据病证而选用[12]。（周永学供稿）

四、温病通下十法

温病学家历来重视通下治法，尤推吴又可、吴鞠通二贤。吴又可以"逐邪勿拘结粪"而著名，吴鞠通则以治法丰富、处方精良而著称。

1. 宣肺通下

宣肺通下即通下配合宣肺化痰,适用于痰热壅肺、腑有热结之证;临床多见喘促不宁,痰涎壅盛,右寸脉大,日晡潮热,大便秘结,舌苔黄腻。此证多因肺热不解,下移大肠,致阳明热结。肺气不降,则腑气难以下行,肠腑热结,肺中邪热也不易外泄,肺与大肠之病互为因果。因此,治疗此证应肺肠合治,宣肺化痰,泻热攻下,方用《温病条辨》宣白承气汤。

宣白承气汤为麻杏石甘汤合调胃承气汤化裁而来,以求宣上通下之效。方以石膏清泻里热,杏仁配瓜蒌宣降肺气,化痰平喘,肺气肃降可助腑气下行,大黄通泄腑实,腑气通畅利于肺气宣降。临床以此方治疗肺炎兼见腑满便秘,疗效甚好。

2. 清心通下

清心通下即通下配合清心开窍,适用于热病中邪闭心包兼有腑实之证;临床多见神识昏愦,舌謇肢厥,腹部硬痛,大便秘结,舌质红绛,舌苔黄燥。此心包与腹中之邪相互影响,热闭心包,则下灼大肠,使燥结愈甚,大肠不通,则热灼心包,邪无退路,故必清心开窍、通腑泻热并举,上下同治,方可两全,方选《温病条辨》牛黄承气汤或以此意另行组方。

牛黄承气汤即用安宫牛黄丸1丸化开,冲服生大黄末10g。牛黄丸清心开窍,生大黄攻下阳明腑实,给邪热以外泄之径。证重病急,加芒硝、枳实、玄参以增通泻之功。

3. 凉膈通下

凉膈通下即通下配合凉膈散热,适用于热灼胸膈兼有腑实之证;临床多见胸膈灼热如焚,身热不已,烦躁不安,唇干口渴,大便秘结,舌红苔黄。此证病变主要在胸膈,热郁而气机不畅,不得外泄,灼膈扰心,且波及大肠,传导不利,邪热既不能外泄,又不能下降。治疗关键在于泻热,为求快捷,还得配合通下,方如《局方》凉膈散。

凉膈散合清、透、下三法为一方,用黄芩、栀子直清膈热,连翘、薄荷、竹叶宣透郁热,大黄、芒硝、甘草通便泻热,组方严谨,上散下泄,给邪以出路。

4. 导滞通下

导滞通下即消导积滞配合通下,适用于湿热积滞交结胃肠;临床常见脘腹灼热,恶心呕吐,便溏不爽,色黄赤如酱,苔黄垢腻,肠濡数。此证用于湿热,非清化不能除邪,又有积滞,非消导不能化解,邪阻肠道,腑气不畅,又非通导不能祛邪;故宜清化湿热,导滞通下;方用《通俗伤寒论》枳实导滞汤。

枳实导滞汤以大黄、厚朴、枳实、槟榔荡积通腑,山楂、神曲消积化滞,黄连、连翘、紫草清热解毒,再助以木通利湿清热,甘草和中。方中各药用量较轻,意在缓下。因湿热阻滞,过于寒凉峻下,则伤阳气,湿不去而滞不化,腑气亦难畅通。湿邪黏腻,难化难解,故治此证不可性急,应轻法频下,以大便成形为度。

5. 软坚通下

软坚通下即软坚散结,通导攻下,适用于肠道燥结或热结旁流之证;临床可见大便秘结或纯利恶臭稀水,肛门灼热,腹部胀满硬痛,苔黄而燥,甚则灰黑起刺,脉沉有力。此证燥屎结滞,而热邪难以下泄,故须软坚散结以化燥屎,通导攻下以泻热邪,方用《伤寒论》调胃承气汤。

调胃承气汤以芒硝咸寒软坚散结,大黄苦寒攻下泻热,甘草缓大黄、芒硝急趋下行之势,使其留中化燥后一并泄下。吴鞠通对用此方治热结旁流之证解释道:"热结旁流,非气不通,不用枳朴,独取芒硝入阴以解热结,反以甘草缓芒硝急趋之性,使之留中散结。不然,结不下而水独行,徒使药性伤人也。"

6.行气通下

行气通下即行气消痞配合通导攻下,为通下最为峻猛的一种,又称"峻下法";适用于阳明腑实,痞满燥结之证;临床常见日晡潮热,时有谵语,大便不通,脘腹痞满、胀痛,舌苔焦黄或灰黑起芒刺,脉沉实有力或沉伏。此证多因热邪传入阳明,与肠道糟粕相结,阻滞气机,胃肠不通所致,故治疗应集行气导滞、通导攻下为一法,方用《伤寒论》大承气汤或小承气汤。

大承气汤用大黄苦寒泻热去实,荡涤胃肠,然燥结已坚、滞留不下,是以配芒硝咸寒软坚润燥,燥坚消释,则可推可荡;但地道不通,气滞不行,故用枳实、厚朴苦辛行气消痞,以通气机,则肠复传导,燥热难留。若燥结不甚而气滞明显者,去芒硝,即为小承气汤,重在行气通下。

7.利水通下

利水通下即清泄小肠配通导大肠的治法;适用于阳明腑实,小肠热盛之证;临床常见身热,大便不通,小便淋涩不畅,溺时灼痛,尿色红赤。此证二肠并病,前后不通,单纯攻下则热邪难尽,二肠并治,务使邪热从二便排泄,宜用《温病条辨》导赤承气汤。

导赤承气汤是由导赤散合调胃承气汤加减而成。方取大黄、芒硝攻下腑实,生地黄、赤芍、黄连、黄柏清泄小肠。服用此方,每见肠腑热结得下,小便随之通利,故曰利水通下法。

8.逐瘀通下

逐瘀通下是活血逐瘀配合通导攻下,适用于热瘀相结下焦之证;临床可见少腹硬满,拘急胀痛,手不可按,小便自利,大便色黑,烦躁不安,甚至如狂,舌紫绛有瘀斑,脉沉涩。此证多因患者下焦存有瘀血,热邪深入,热瘀相结;或女性热病患者,适逢月经来潮,热入血室,热瘀相结,蓄于下焦。瘀血宜化,热邪宜逐,按照吴又可"就其近而引导之"的祛邪原则,此热瘀可从大便攻逐,方用《温疫论》桃仁承气汤。

桃仁承气汤是以《伤寒论》桃核承气汤加减而成。方中牡丹皮、赤芍、桃仁、当归凉血清热,活血化瘀,大黄、芒硝泻热通便,攻逐瘀结,以期瘀血热邪从下而解。

9.滋阴通下

滋阴通下即滋阴润肠配通导攻下;适用于阴亏肠道失润,热结腹气不畅之证;临床表现多见大便秘结,腹满身热,口干唇裂,舌苔焦燥,脉沉细。此乃温病伤阴化燥,肠道失润,加之热邪内阻所致;非通下则不能去实邪,但"无水之舟"难以推行,必须配以大量滋阴之品,方可"增水行舟",方取《温病条辨》增液承气汤。

增液承气汤由增液汤合调胃承气汤加减而成。其中,玄参、麦冬、生地黄滋阴润燥,壮水制火,三药重用,可润肠通便,谓之增液汤;大黄、芒硝泻热软坚,攻下腑实。此方滋阴帮助通下,通下而不伤阴,为治阴伤燥结常用之方。

10.益气通下

益气通下是益气配合通下;适用于阳明腑实,应下失下,以致实邪里结、正气耗损之证;临床可见身热腹痛,大便秘结或不通,倦怠少气,苔黄燥,脉沉无力,严重者可出现循衣摸床、撮空理线、肢体震颤,目不了了等危象。吴鞠通对此证的成因和预后说道:"阴明温病……应下失下,正虚不能运药,不运药者死。"可知其单纯攻下,则正气不支;单纯扶正,则实邪更甚。故应益气养阴以扶助正气,泻热通便以去实邪,方用《温病条辨》新加黄龙汤。

新加黄龙汤于陶节庵之黄龙汤化裁而来,方用人参、甘草、当归补益气血,增液汤配海参滋阴软坚,调胃承气汤攻下腑实,姜汁宣通胃肠之气机,使药物运化吸收,而获祛邪扶正之功。对于危重之证,吴鞠通曰:"此方于无可处之地,勉尽人力,不肯稍有遗憾之法也。"

温病通下虽别为十法,但临床常配合应用,不能拘泥不变。通下法确系祛邪迅速简捷之法,加之可随证变通,运用恰当,可收意外之效。温病以热为主,通下主在泻热,故前人有"温病下不厌早"之说,虽言之有过,亦不失为经验之谈。笔者体会,温病应注重祛邪,祛邪应重视通下[13]。(周永学供稿)

五、清瘟败毒饮临床应用

米伯让在行医50余年中,运用余师愚清瘟败毒饮治疗各种不同病因所致急危重证,如流行性出血热、流行性乙型脑炎、急性黄色肝萎缩并发胆囊炎、斑疹伤寒、流行性出血热并发脑水肿、蛛网膜下腔出血、烧伤继发败血症等,经实践证明,该方用之得当,效如桴鼓,确有提高存活率、降低死亡率的奇效。

清瘟败毒饮是清代乾隆年间江淮瘟疫大流行时,著名医家余师愚针对疫疹热毒侵入营血化燥、三焦相火亢极之证创造的方剂,见载于其所著《疫疹一得》。余氏此方组成甚有见地,且运用石膏颇有独到之处。认为"非石膏不足以治热疫"。本方是综合了石膏知母汤、犀角地黄汤和黄连解毒汤三方的药物加减组成,故具有石膏知母汤的大清气分热、泻肺胃热邪,犀角地黄汤的清热凉血、解毒化斑消瘀,黄连解毒汤的泻火解毒等作用。因此,《温热经纬》在论述本方时说"此十二经泄火之药也。……重用石膏,直入胃经,使其敷布于十二经,以退其淫热;佐以黄连、犀角、黄芩泄心肺之火于上焦;牡丹皮、栀子、赤芍泄肝经之火;连翘、玄参解散浮游之火;生地黄、知母抑阳扶阴,泄其亢甚之火,而救欲绝之水;……此大寒解毒之剂,重用石膏,则甚者先平,而诸经之火自无不安矣。"米伯让用清瘟败毒饮方之经验,除把握主证用方外,尚可再分为以下5个方面。

1.强调用量

余氏之方,组成合理,量味严谨,无须添足,若要加减,定要有度。因本方皆用于抢救急危重病患者,一旦加减不当,其后果不堪设想。一方之功效,用量是关键,根据多年临证经验,方剂用量皆取余氏原方的中剂量,中剂即可药到病除。因余氏方中之药多为清热泻火、清热凉血、清热燥湿、清热解毒之类,性味皆苦寒,若用大剂量,一旦病机掌握不当,即可造成过寒而损伤人体之阳气,导致病情极度恶化,甚至无法救治。纵观米伯让用此方的验案可知,生石膏皆为70g,犀角皆用 10.5g(与余氏中剂量相同),生地黄皆为 35g(与余氏大剂量相同),不同之处是玄参 35g、赤芍 17.5g、甘草 17.5g。他认为,若低于以上用量,临证则难以取效。原因是凡用本方所治之病,其标为火热之证,其本为阴亏之证,用大量玄参,与生地黄配合,可达增水行舟、凉血救阴之目的;用大量赤芍与甘草,可酸甘化阴,以代西洋参凉补之作用。以上数药即"壮水之主,以制阳光"之意。如治李某一案,他观其脉证,当为清瘟败毒饮证,但医者已用该方而无效。发现方中生石膏用量仅为 9g,无济于事,嘱将生石膏加至 70g,服 1 剂即效,2 剂即诸证大减。此乃米伯让临证用药加量不加味经验之体现,符合余氏"非石膏不足以治热疫"之论点。

2.加减有度

米伯让尊古而不泥古,多年运用古方,一般不轻易加味,若需加味,亦不过二味。常道前人之方是从无数患者生命中总结而组成的,若要予以肯定或否定,务必通过自己的再实践,临证加味或减味,均应慎重考虑,切勿因加味不当而影响治疗效果。在他医治的病案中,凡症现小便不利者,加木通一味。木通苦寒,入心与小肠、膀胱经,有清热利尿之功效。《药性论》云:木通主治五淋,利小便,开关格。大便不通,加大黄一味。大黄苦寒,入脾、胃、小肠、肝、心包经,有攻积导滞、泻火凉血、活血祛瘀之功效。全身发黄,加茵陈一味。茵陈苦寒,入脾、胃、肝、胆经,有清热利湿、利胆退黄之功效。《医学衷中参西录》云:"茵陈善清肝胆之热,兼理肝胆之郁,热清郁开,胆汁入小肠之路毫无阻隔也。"反映了米伯让通过一方加减变化对待复杂病变的应变能力和疗效,进一步说明其临证用方加味不加量的严谨性。

3.注重煎服法

米伯让认为,方药的煎服方法正确与否是直接影响临床疗效的主要因素之一。依据他的实践经验,本方每剂加水不得少于 800mL,并必先煎犀角、生石膏 20 分钟,再入诸药慢火煎煮 40 分钟,过滤出 300mL,连煎 3 次,除去沉淀药渣,共量为 800mL,每次服用 200mL,一昼夜分 4 次服完,以维持药物有效成分在人体血液内的浓度而达抗病之作用。只有这样,才能取得显著疗效。否则,不说明煎服方法,别人重复实践则难以取效。如张仲景《伤寒论》桂枝汤的方后语,就是一个很好的典范。对煎服法不可掉以轻心,以求最佳疗效。只有深刻理解方药、功效,才能讲究其煎服法。

4.活用递减法

灵活使用递减法是他多年运用清瘟败毒饮总结的经验之一,常道古方只有通过会用、活用,才能在临证遣方用药时有所创新,提高疗效。所谓使用递减法,就是对凡服用清瘟败毒饮之后,症见热退神清者,方中即可减去犀角一味(一是中病即止,二是由于犀角短缺,三是减少患者的经济负担),继服 2 剂后,再减去黄连等苦寒败胃之药,以达祛邪而不伤胃之目的,此即中病即止、"无太过,无不及"之义。

5.注意补后天

注意补后天是米伯让治疗急危重证后期恢复而采用的有力措施,亦是扶正祛邪的一种辅助疗法。因脾为后天之本,胃为水谷之海,脾胃乃气血生化之源,脾胃虚弱则化源不足,机体无力抗邪外出;又急危重症患者后期皆出现严重的津液亏损,元气大衰,此若调理不当,易致死灰复燃,其后果不堪设想。正如吴又可所云:"时疫愈后,调理之剂投之不当,莫如静养节饮食为第一。"若邪去正虚,余症不除,不得已乃药之。综观米伯让所治病例,善后治疗气阴两虚、余热未尽,予益气养阴之竹叶石膏汤、生脉散、麦味地黄汤;脾胃虚弱,予健脾养胃之六君子汤及大、小米粥之类调理,均获痊愈,反映了其始终贯穿"存津液,保胃气"和"扶正祛邪"这一治疗中心思想。

6.以水牛角替代犀角

使用清瘟败毒饮治疗危急重症,方中之犀角是主要药物,但由于该药价格昂贵和极为短缺,往往给医生抢救患者带来许多困难。过去犀角未被列为禁用药品,用水牛角或其他药物替代犀角,以求不减此方之功效。水牛角代犀角,其用量必须是犀角的 10 倍,两种药都含胆固醇、丙氨酸、精氨酸等多种氨基酸、蛋白质成分。药理实验证明,水牛角对心血管系统、血液循环的作用,以及解热凉血、抑菌等作用与犀角的作用基本相似[10]。(米烈汉供稿)

第六节　揭示伏邪学说实质

对于伏邪学说,近代医家争论颇多,有人认为它有一定的理论根据和临床实用价值,主张保留和进一步探究;有人认为它一没客观根据,二无临床意义,主张抛弃。对此,我们应以科学的态度,一分为二地分析它的利弊,以决定对其取舍。

一、伏邪学说是人体感邪发病过程的理论

对于伏邪学说,郭谦亨是持肯定态度的。他认为,伏邪学说是论人体感邪发病过程的理论,不是具体的病因论,是论述邪气伏藏以及从发病后的证候特点辨内伏部位、外发途径的学说。它的要义是:凡具有传染性或感染性之致病毒邪,侵入体内后可有一定的伏藏过程,其发病与否,既与毒邪的质、量有关,又为体内正气强弱所左右。正强邪弱的,可"合而自去"(即被正气消灭,排出);正邪相等的,则邪气伏藏,伺机而发;邪强正弱的,则邪正相互作用,不久即发。他指出:"这一伏邪学说源于《黄帝内经》,确定于王叔和,发展于吴又可。尽管说法不一,观察记述亦不够准确,但毕竟是祖国医学中早在二千年前就已经形成的概念,我们不必求全责备于古人,更不能轻易否定这一理论。"

郭谦亨教授的学生周永学,领悟老师的学术观点,对伏邪学说进行了深入的研究。周永学认为,伏邪学说之所以引起争议,主要是伏邪温病之说确实存在一些问题,主要可以归纳为三点:一是囿于伤寒,难以自拔。伏邪温病之说受《黄帝内经》和《伤寒杂病论》影响很深,它是建立在"今夫热病者,皆伤寒之类也"基础上的,始终认为温病是伤寒的一种,与伤寒的区别不在病因上,而是感而即发或过时而发,由于受这种传统的尊经思想束缚,在理论上不可能有大的突破,在临床上亦难图大的发展。二是病因病机阐述不清。伏邪温病之说不同于"辨证求因"的病因病机学说,也与现代医学通过实验建立的病原微生物学相去甚远,而是通过临床观察和推测得来的一种理论,所以不可避免地对病因病机阐述不清,如邪伏是在什么部位、为什么伏藏、伏藏多久可以发

病、怎样发病，对这些问题，虽有一些说明，但都难以自圆其说。三是对指导人们保健没有具体的意义。按理论，伏邪学说的真正意义不在于指导治疗，而在于指导预防。既然肯定邪可伏于体内，而后导致发病，那么就可在未病之前用药，祛邪防病。但是，伏邪学说对邪伏的判断是在发病以后，发病前不能测知有无邪伏、什么邪伏、伏于何处，所以预防也无从下手。

二、伏邪温病与新感温病的区别

伏邪温病学说作为温病学发展史上的产物，对温病学理论体系的建立做出了一定贡献，即使现在看，它仍然有一定价值。它与后来兴起的新感温病学说在发病类型和病机传变规律上有着显著的区别，对温病临床辨证和确立治疗大法都有一定的指导意义。

伏邪温病发于里，初起以灼热、烦躁、口渴、溲赤、舌红苔黄等热郁于里证候为主要表现；新感温病则大多病发于表，初起以发热、恶寒、无汗或少汗、头痛、苔薄白、脉浮数为主要表现。

伏邪温病与新感温病在传变趋向上亦不尽相同，前者表现为两种，一是伏邪由里外达，这是病情好转的表现；二是伏邪进一步内陷深入，则为病情加重的表现；新感温病传变多是由表入里，由浅入深。

伏邪温病与新感温病在病情与病程上相比较，前者发病前正气已亏，阴液不足，所以病情较重、病程较长；后者多是外邪突袭，正气阴液相对充足，所以病情较轻、病程较短。

由于伏邪温病与新感温病有以上显著区别，因此在临床诊治中就要注意，首先应从发病类型上确定是属新感还是伏邪，这对判断病情轻重、病位浅深、传变趋向非常重要。属新感温病，初起治疗以解表透邪为基本大法；属伏邪温病，初起治疗以清泻里热为主，不但初起要兼顾阴液，而且要把顾护阴液的治法贯彻始终。

伏邪温病与新感温病相结合，在阐明温病初起不同发病类型、区别病位浅深轻重、提示病机的传变趋向、确定不同治疗方法四个方面具有重要的临床意义，这也是伏邪学说的实用价值所在。

伏邪温病学说最初提出受《黄帝内经》寒是热病主因的限制，王叔和将其阐释为"寒伏而化热"，是导致温病的原因，当后世温病学家阐明温病是由温邪所致，寒邪不是温病的致病主因时，"伏寒化温"的伏邪温病则不攻自破。但是清代另有一些医家为了坚持伏邪之说，又提出了六淫皆可伏藏人体而后发病的观点，近代还有医家把伏邪学说与现代医学的病原微生物之说的潜伏期相联系，我们就不好将伏邪学说一概否认。然而，直至今天，还无人能将伏邪学说系统化，以理服人，在邪伏部位和如何发病上还只局限在推理过程上，而且从传统的中医理论和研究方法上来看，伏邪学说也不可能有大的突破，除非中医理论与现代医学理论相贯通，则另当别论。

所以，作为后学者，我们不必再耗费精力去探求有无伏邪，怎样发病，而是要立足临床，借鉴和利用伏邪温病学说对发病类型、初起表现、病情病程、传变趋向、治疗大法的经验去指导临床，提高诊治水平。

那么，从现代温病学说来看，怎样解释温病为什么有的病发于表，有的病发于里呢？我们认为，这主要与病邪的性质、感邪多少、致病力强弱和当时人体的反应状态等因素有关。有的病邪本身致病力很强,若人体感受较重,加之机体反应强烈,它就出现亢奋的病理反应,表现为病发于里;有的病邪致病力较弱,发病后出现较轻微的表现,就属病发于表。同一种病邪,感受量少,只有在人体抵抗力下降时才发病,往往病发于表;若感受量多,并且适逢人体正气不足、阴液亏损,那么可病发于里。所以,病发于表或病发于里不一定是邪伏与不伏所致,我们现在也不必深究伏邪温病学说的实质[6-13]。(周永学供稿)

参考文献

[1] 周永学,张学文,郭谦亨.温病之"毒"初探[J].山西中医,1988(2):4-6.

[2] 周永学,张学文,郭谦亨.试论温病解毒法及其重要性[J].陕西中医,1986(11):483-484.

[3] 周永学.温病发热机理与治法探讨[J].陕西中医函授,1997(1):6-8.

[4] 郭谦亨.温病述评[M].西安:陕西科学技术出版社,1987.

[5] 米烈汉.米伯让全书[M].西安:世界图书出版公司,2019.

[6] 郭谦亨.郭氏温病学[M].北京:中国中医药出版社,2011.

[7] 郭冠英.郭谦亨中医世家经验辑要[M].西安:陕西科学技术出版社,2002.

[8] 王景洪,李军,张宏伟.张学文医学求索集[M].西安:陕西科学技术出版社,2001.

[9] 米伯让.中医对流行性出血热的认识与防治:中医防治十病纪实[M].西安:世界图书出版公司,1996.

[10] 米烈汉.米伯让研究员运用清瘟败毒饮的经验[J].陕西中医,1997(9):405-407.

[11] 李军.国医大师张学文[M].北京:中国医药科技出版社,2015.

[12] 周永学.《温病条辨》护津养阴法概要[J].陕西中医函授,1995(3):6-8.

[13] 周永学.温病发微[M].西安:陕西科学技术出版社,2002.

第七章

名老中医新学说

近代以来，长安医家不仅在临床上创新成果层出不穷，理论上的创新也熠熠生辉。除了在《黄帝内经》《伤寒杂病论》《温病学》经典理论研究以及针灸学方面有许多创新外，他们在长期临床实践中孜孜以求，理论上的新观点、新思想、新学说不断涌现。这里收集到的新学说，是国医大师张学文、雷忠义、杨震和几位名老中医通过不断研究经典理论，结合自身的临床实践，总结经验，感悟思考，提炼升华形成的理论创新成果。再次向文后括号中标注的初稿提供者表示衷心的感谢！

第一节　脏腑阴阳升降理论

以脾胃为核心的脏腑阴阳升降理论是黄元御阐述脏腑生理功能、分析疾病病理变化、临床辨证施治的主要核心理论。黄元御第六代传人、西安市中医医院孙洽熙主任医师对黄氏医学的论著学说进行了全面搜集和整理研究，特别是对黄氏脏腑阴阳升降理论的总结研究，是其主要医学成就之一。

一、脏腑阴阳升降

黄元御的脏腑阴阳升降理论源自《素问》《灵枢》《难经》《伤寒论》《金匮玉函经》，内容渗透在黄氏各种医学著作之中，是其阐释经典，分析脏腑生理功能、病理变化、临床施治的基本思想，但在系统性和条理性上却不尽如人意。孙洽熙通过对黄氏医学的系统研究，对黄氏脏腑阴阳升降理论加以挖掘整理，使其进一步条理化和系统化，从而形成具有鲜明特色的脏腑阴阳升降理论体系。首先，孙洽熙认为，对脏腑阴阳升降的认识不能拘泥于一脏一腑的升降顺逆，更应着眼于脏腑之间因升降变化所带来的盘根错节的功能上的影响，即注重脏腑间的整体关系。其次，黄氏对脏腑升降的论述，或从脏腑功能立论，直接阐述脏腑升降；或从脏腑升降紊乱后带来的病理后果立论，反证该脏腑应有的升降之序；或从施治入手，调其顺逆，以临床治法的升降间接证明脏腑原有的升降之序。因而，"脏腑阴阳升降理论"就依照上述观点来探讨脏腑升降规律，分析疾病的病因病机，最终应用于临床，服务于临床。

（一）脾与胃

黄元御曰："中气者，和济水火之机，升降金木之轴。"脾胃作为全身气机升降之枢轴，具有受纳、运化水谷精微，升清阳而降浊阴的功能。脾胃升降与否，将直接影响人体脏腑气机的升降，是为人体脏腑阴阳升降之核心。脾为己土，属阴，己土上行，升而化阳，左生肝木，上化心火；胃为戊土，属阳，戊土下行，降而化阴，右生肺金，下生肾水。诚如《四圣心源》所云："中气左旋，则为己土，中气右转，则为戊土，戊土为胃，己土为脾。己土上行，阴升而化阳，阳升于左，则为肝，升于上，则为心；戊土下行，阳降而化阴，阴降于右，则为肺，降于下，则为肾。肝属木而心属火，肺属金而肾属水，是人之五行也。"

所以脾胃为病,除本身气机升降异常的病理表现外,更可引起全身气机升降紊乱,黄氏所谓"己土不升,则水木下陷……戊土不降,则火金上逆",致使诸脏腑功能不能正常发挥,而诸症丛生。正如黄氏所云:"脾为己土,以太阴而主升;胃为戊土,以阳明而主降。升降之权,则在阴阳之交,是谓中气……中气旺则胃降而善纳,脾升而善磨,水谷腐熟,精气滋生,所以无病。脾升则肾肝亦升,故水木不郁;胃降则心肺亦降,故金火不滞。火降则水不下寒,水升则火不上热……中气衰则升降窒,肾水下寒而精病,心火上炎而神病,肝木左郁而血病,肺金右滞而气病。"

(二)肝与胆

《四圣心源》云:"土气不升,固赖木气以升之,而木气不达,实赖土气以达焉。"肝为风木之脏,主疏泄、升发、藏血,与脾土关系密切,相互协调制约,调畅全身气机。肝为乙木,属阴,乙木生于水,长于土,上升而化火,为水火之中气,有联系上下、调济水火的功能。肝木为病,或因情绪不遂,抑遏肝之生气,或因脾肾两虚,土湿水寒,肝气失于温煦滋养,不能发挥其升发功能,肝木条达之气受抑。肝一旦失其升发本性,一则横克脾土,而见"腹痛下利,亡汗失血"之症;二则耗血动风,而见"眦黑唇青,爪断筋缩"之症;三则阻断上下,水火不交,而见"外燥而内湿,下寒而上热"的病理变化。因此,黄元御在《四圣心源》中说:"故风木者,五藏之贼,百病之长。凡病之起,无不因于木气之郁。以肝木主生,而人之生气不足者,十常八九,木气抑郁而不生,是以病也。"

胆与肝互为表里,是为甲木,属阳,从相火化气,内藏精汁,疏利中土,功能调节脾胃升降,而且作为阳气出入之枢机,亦能调节全身气机的升降出入,所以《黄帝内经》中有"凡十一脏,皆取决于胆也",以强调胆调节全身气机的重要作用。胆气主降,引上焦相火下行,秘于肾水之中,以温肾水。肾水得此火温暖,蒸腾上升,以化木火,形成上清下温龙虎回环之势,人方不病,故胆腑为病,其气上逆,上显相火亢逆之象,下显肾水虚寒之征。黄元御《四圣心源》提到:"凡上热之证,皆甲木之不降……相火本自下行,其不下行而逆升者,由于戊土之不降。戊土与辛金,同主降敛,土降而金敛之,相火所以下潜也。戊土不降,辛金逆行,收气失政,故相火上炎。"

(三)心与小肠、心包与三焦

五行各一,火分君相。心为君主之官,主神明而统诸脏,是为君火。心包为心之宫城,有代君行事、替君受罚之职,是为相火。君相之火,居于高位,则势必下降,君火降则化生脾土而镇摄水邪,相火降则温暖肾水,肾水温暖则下寒不生,而且肾水在心火温煦下方能气化上承以济心火。故而心家清凉,上热不作,上清下温,阴平阳秘,则神旺精盈,健康无病。心为君主之官,不受邪侵,病则心包代其受邪。心包为相火,因感伤内外之邪而病上热者多,因此相火上炎,并非心君之病。心君之病,或为暴横之疾累及神明,阳气虚败所致;或因阳气不根肾水,宗气不固,阴阳绝离所致;或因气不行血,血行乏力,瘀血痹阻所致;或因火不生土,无以镇水,寒水泛滥,火灭灰冷,生气全无所致。

小肠与心相表里,是为"受盛之官",有受盛化物、泌别清浊之功。水谷入胃而经其消磨,下输小肠,小肠泌别清浊,精华之气随脾升发之气而上布周身,糟粕之物随胃降浊之力而下输大肠与膀胱。小肠以丙火而化气于壬水膀胱,意味着小肠之火温化膀胱寒水的同时,亦当受膀胱寒水制约,故能表现出"内温外清"之象。内温,既肾阳充足,气化蒸腾,小肠方能"化物,泌别清浊";外清,则水腑清利,表现为水道通调,小便正常。而小肠为病,为不从寒水化气,而现其本气。其病于小肠丙火之旺者,则热陷膀胱致使水腑郁热不清,而病溺下赤涩;病于小肠丙火虚者,则肾寒不能气化蒸腾,致使小肠受盛无权,清浊不分,同趋大肠,而病泄泻。

三焦为"决渎之官""原气之别使",主水道,通行元气,属手少阳相火。三焦相火秘于肾脏,故而水脏温暖而水腑清利,出不至于遗溺,藏不至于癃闭,所以三焦独主水道通调。倘若相火不能秘藏于肾脏而陷泄于膀胱,实则膀胱热涩而癃闭,虚则肾脏虚寒而遗溺,所以《灵枢·本输》云:"三焦者……入络膀胱,约下焦,实则闭癃,虚则遗溺。"足少阳胆从三焦化火,病则现其本气,上刑肺金而横克胃土,胃土与肺金同主敛降,胃土不降,肺金逆行,收气失政,故相火上炎,而作胸胁胀闷疼痛、口苦咽干、头昏目眩、心烦诸症。肺与大肠相表里,肺胃燥热,传于大肠,可兼见大肠约结之证。故黄元御《四圣心源》曰:"手之阳清,足之阳浊,清则升而浊则降,手少阳病则不升,足少阳病则不降。凡上热之证,皆甲木之不降,于三焦无关也。"三焦相火,本当秘于肾脏之中,其势当升,然少阳之气,阴方长而阳方消,其火虽盛,而亦易衰,所以少阳之为病多见相火衰微,如内伤惊悸之证,而病于相火旺者则少见,如伤寒少阳证。

（四）肺与大肠

《四圣心源》曰:"肺主藏气,凡脏腑经络之气,皆肺家之所播宣也。气以清降为性……故其性清肃而降敛。""君相之火,下根癸水,肺气敛之也。肺气上逆,收令不行,君相升泄,而刑辛金,则生上热。凡痞闷嗳喘,吐衄痰嗽之证,皆缘肺气不降。而肺气不降之原,则在于胃,胃土逆升,浊气填塞,故肺无下降之路。"肺主气,司呼吸,朝百脉,通调水道,气凉而主收敛。肺为阴脏,五行属金(辛金),其气随胃气下降,则肺金清肃收敛。若脾湿肝郁,胆胃上逆,相火上冲,刑克肺金,则肺失其清肃降敛之常,其气逆升,而病肺热。或因脾湿素盛,肺无降路,而从湿化,浊阴弥漫于上,而见咳痰清稀、气短虚烦、咳逆倚息不得卧。

大肠为"传导之官",主传化糟粕,主津液。大肠传输糟粕,似当以下降为顺,但孙老认为,人体之气,阴气易长,阳气易消,而"燥"为寒热之中气,上燥则化火为热,下燥则化水为寒。所以大肠为病,多为寒湿,症或见大便溏薄、小腹冷痛,遇寒则痛泻愈加,即大便初干后溏;或见习惯性便秘,粪粒坚小,形如羊屎。后者责之土湿木郁,疏泄不利,谷渣在胃不能顺利传下,零星传送,断落不连,又经阳明大肠之燥,炼成颗粒,秘涩难通,并非大肠燥热,故切不可寒凉伐泄。黄元御《四圣心源》谓:"阴易进而阳易退,湿胜者常多,燥胜者常少。"所以大肠庚金为病多寒湿气郁,气机易陷,其气当升。

（五）肾与膀胱

肾主水,纳气藏精,为"作强之官",五行属水,一点孤阳秘于水中,所谓天一生水,地六成之。肾水正是在这一点孤阳(或称肾阳、元阳,或称命门之火)的气化、鼓动下,方能蒸腾上升,化为清阳。肾之元阳,全赖君相二火下潜于肾以暖之,所以肾水为病,多见命门火衰。在下则现寒水泛滥,土壅木郁,症见腰膝冷痛、酸软无力、滑精遗溺、阳事不用、神疲畏寒、少腹冷痛,甚则一身悉肿;在上则心火失根,浮越于上,症见心悸虚烦、健忘失眠、头目眩晕,或见夜热骨蒸。临床当护惜肾之元阳,切不可滋阴,益水灭火,遗祸无穷。

膀胱为"州都之官","津液藏焉,气化则能出矣"。足太阳膀胱壬水,属足三阳之一,为浊阳,浊阳当降。黄元御《四圣心源》云:"三焦之火,随太阳膀胱之经下行,以温水脏,出腘中,贯腨肠,而入外踝。"明确指出膀胱之经气当下行。而膀胱为寒水清凉之腑,若三焦相火不能秘于肾脏而下陷膀胱,则膀胱热涩,症见小便不利,甚则癃闭。至于遗溺一症,是因肾脏虚寒,阳根泄露,水欲藏而不能藏,寒水泛滥,甚则连带津液膏脂一并遗漏,故《灵枢·本输》曰:"三焦者,入络膀胱,约下焦,实则癃闭,虚则遗溺。"

二、脏腑升降理论模式下的证候类型

黄元御的脏腑阴阳升降理论以脏腑升降的顺逆来阐释疾病的病因、病机及临床症状,可以把复杂的临床证候简化。运用该理论,可以准确把握疾病的病因、病机要点,在临床辨证、组方遣药时具有较强实用价值。孙洽熙通过对黄元御医学的系统研究,形成了一套在脏腑阴阳升降理论模式下的证候学说。

黄元御的脏腑升降理论认为,人体健康与否,关键在于脏腑阴阳升降是否正常,升降有序则健康无病,升降紊乱则疾病丛生。而诸脏腑的升降是以脾胃为枢轴,诚如黄元御所云:"脾为己土,以太阴而主升,胃为戊土,以阳明而主降,升降之权,则在阴阳之交,是谓中气。""脾升则肾肝亦升,故水木不郁;胃降则心肺亦降,故金火不滞。火降则水不下寒,水升则火不上热。平人下温而上清者,以中气之善运也。""中气衰则升降窒,肾水下寒而精病,心火上炎而神病,肝木左郁而血病,肺金右滞而气病。神病则惊怯而不宁,精病则遗泄而不秘,血病则凝瘀而不流,气病则痞塞而不宣。四维之病,悉因于中气。中气者,和济水火之机,升降金木之轴,道家谓之黄婆。婴儿姹女之交,非媒不得,其义精矣。"因此,内伤杂病无论临床症状如何复杂,其病理绝大部分因于脾湿脾陷和胃寒胃逆。孙洽熙所总结的黄氏证候学说,正是以脾胃为核心,详细阐释脾陷诸证及胃逆诸证的病因、病机及证候特点,为临床辨证施治提供参考。

(一)脾湿胃逆证

黄元御曰:"土之所以升者,脾阳之发生也。"足太阴脾以湿土主令,中气健旺,运化司职,脾精得以正常敷布,脾胃燥湿调停,故升降有序。如因各种原因而致脾阳损伤,土湿留恋中州,脾家湿气偏盛,胃家之燥不敌脾家之湿,亦显湿盛,脾胃受湿气困阻,故升降失常,继而可引起心、肺、肝、肾升降紊乱,诸病丛生。燥气属阳,湿气属阴,阳气善动而数变,阴气善静而黏滞。黄元御认为"阴易长而阳易消",燥湿相争,湿胜者常多,燥胜者常少,故中土为病,阳虚土湿、脾陷胃逆为最常见、最基本的病理变化。

(1)病因:①饮食不节,贪凉冒冷,损伤中阳。②妄用滋润、泻火之剂,克伐中阳。③思虑太过,情志失和,久思伤脾。④禀赋素虚,或过于劳倦,或久病失养,损及脾阳。

(2)病理因素:寒、湿。

(3)病位:脾、胃。

(4)病机要点:阳虚湿盛,脾胃不和。

(5)常见证候:①脾湿脾陷类证候,如纳呆、脘痞、大便溏薄、食油腻易腹泻、神倦乏力、气短懒言、语言低微、痰多质稠、舌质淡、苔薄腻或白腻、脉细濡等。②胃寒胃逆类证候,如胃脘冰凉、胃胀、胃脘痛、反胃、呕吐、胃灼热、泛酸、嗳气等。③脾湿胃逆引起其他脏腑升降紊乱所见症状,见他证相关论述。

（二）水寒土湿证

足少阴肾从心化气,内温而外清,其气温升。肾气之升,全赖肾阳温暖,故肾气不升,乃因于肾寒,而肾寒因于相火不降,相火不降因于胃逆,胃逆因于脾湿。因此,肾气不升,究其根本,在于中气不足,脾湿胃逆,相火不能降蛰,诚如黄元御所云"脾升则肾肝亦升,故水木不郁,胃降则心肺亦降,故金火不滞","己土不升,则水木陷矣"。故土湿胃逆,可引起肾脏的病理变化,形成水寒土湿的临床证候。

(1)病因:①平素中气虚弱,复加起居失常,劳逸失衡,或房劳过度,损及肾阳。②滋阴伐阳,致火败水盛。③久病不愈,脾肾两伤。

(2)病理因素:寒、湿。

(3)病位:脾、胃、肾,或涉及胆腑。

(4)病机要点:脾肾阳虚,胆胃不降,上热下寒。

(5)常见证候:①脾湿胃逆证的部分常见证候。②肾阳不足的证候,如腰膝冷痛、酸软无力、畏寒怕冷、精神疲惫、遗精滑精、带下清稀、水肿等。③相火不降引起的上热证候(见于他证相关论述)。④水寒土湿引起其他脏腑功能紊乱所见症状(见他证相关论述)。

（三）肝脾郁陷证

肝主疏泄、升发、藏血,肝气以升发、舒畅为顺。肝气不升的原因有二,一是肝虚,一是肝郁。木生于水而长于土,肾阳亏虚,不能温水化木,故肝木虚弱;脾虚湿陷,致肝失条达,生意不遂,肝木抑郁。所以肝脾郁陷证往往是上述两种证型的延伸,诚如黄元御所云:"盖厥阴肝木,生于肾水而长于脾土,水土温和,则肝木发荣,木静而风恬,水寒土湿,不能生长木气,则木郁而风生。"

(1)病因:①平素中气不足,长期抑郁,情志不遂,致土木双郁。②因脾虚日久,失治误治,而致中阳溃败,肾水虚寒,水寒土湿不能生长木气,故肝木抑遏,生意不遂。

(2)病理因素:寒、湿、风或兼热象。

(3)病位:肝、脾、胃,或涉及胆、肾。

(4)病机要点:脾土湿陷,肝木郁结。

(5)常见证候:①脾土湿陷的常见症状。②肝气郁陷的常见证候,一是肝气郁结,疏泄过度。

《尚书·洪范》中提到"木曰曲直",表明木气具有升发、舒展之性,且内蕴柔韧之力,一旦升发舒展的本性被压抑,就会显露出反弹韧力,就像我们拉压树木时感觉到的反弹力量。这种力量作用的结果在人体表现为肝木疏泄过度,临床所见腹痛、痞满、下痢、尿频、尿急、亡汗、失血等均与此有关,诚如黄元御所云:"木以发达为性,己土湿陷,抑遏乙木发达之气,生意不遂,故郁怒而克脾土,风动而生疏泄。凡腹痛下利,亡汗失血之证,皆风木之疏泄也。"二是肝气不足,疏泄失职。肾阳虚亏,不能生发肝木,木无生气,肝气陷而不升。肝木升举乏力,疏泄不及,可引起气积、血瘀诸症,如胸胁刺痛、肌肤枯槁、目眦青黑等,诚如黄元御所云:"盖血中温气,化火之本,而温气之原,则根于坎中之阳,坎阳虚亏,不能生发乙木,温气衰损,故木陷而血瘀。久而失其华鲜,是以红变而紫,紫变而黑。木主五色,凡肌肤枯槁,目眦青黑者,皆是肝血之瘀。"肝气郁陷,阻隔上下,分离水火,致三焦水道不利,引起痰饮、臌胀、癃闭等症。三是肝郁化热,风动血耗,筋脉失养,而致挛急,可致肢节挛缩,痹阻枯硬,甚至偏枯。③肝脾郁陷,引起其他脏腑病变所伴有的相关证候。

(四)胆胃上逆证

足少阳胆从三焦化气,随戊土下行,以降为顺。胆气顺降,相火下潜,秘藏于肾。肾水得此火温暖,方能气化蒸腾,上济心火。中气亏虚,土湿胃逆,胆无降路,而致相火逆升,而见上热诸证。诚如黄元御《四圣心源》所云:"凡上热之证,皆甲木之不降……相火本自下行,其不下行而逆升者,因于戊土之不降。戊土与辛金,同主降敛,土降而金敛之,相火所以下潜也,戊土不降,辛金逆行,收气失政,故相火上炎。"

(1)病因:年老体弱、劳逸失度、饮食起居失衡等因素而致阳气受损,脾湿胃逆。因恼怒所伤,或嗜食辛辣厚味,而致胃逆愈甚,胃气逆行,阻碍胆气下行之路,而致胆胃俱逆。

(2)病理因素:寒、湿、火。

(3)病机要点:肝脾郁陷,胆胃上逆,相火上炎。

(4)常见证候:①肝脾郁陷证部分症状。②相火不降,多伴肾水虚寒,故可见部分下寒症状。③胆胃上逆,相火上炎症状,如眩晕耳鸣、头目胀痛、面红目赤、急躁易怒、失眠多梦、口苦咽干等上热证候。

(五)肺胃不降证

手太阴肺金从脾化气,其性清肃而敛降,肺主气,司呼吸,朝百脉,通调水道。肺气不降,则其诸般功能皆受影响。但肺气不降的原因,则在胃逆,诚如黄元御所云:"肺气不降之原,则在于胃,胃土逆升,浊气填塞,故肺无下降之路。"所以肺胃不降的根本原因,在于胃逆。

(1)病因:中气不足,土湿胃逆,痰湿中阻,肺无降路。

(2)病理因素:寒、湿、痰或兼火热。

(3)病机要点:脾虚湿盛,肺胃不降。

(4)常见证候:①脾湿胃逆证部分症状。②肺气逆升诸症,如风邪感伤,闭其皮毛,则中脘郁满,胃气愈逆,肺气壅塞,表里不得通达,以致咳嗽、咳痰、气喘等症;或肺胃上逆,相火不藏,刑灼肺金,肺热不敛,热伤肺络而致咯血、衄血等症。③胆胃上逆引起的上热症状。

（六）痰湿证

痰湿是人体水液不能正常化为所需津液,异常停留所致。它既是一种证型,又是多种疾病的致病因素。对痰湿的认识,黄元御有其独特的理论阐述。黄元御在《四圣心源·痰饮根原》中云:"痰饮者,肺肾之病也,而根原于土湿。肺肾为痰饮之标,脾胃乃痰饮之本。盖肺主藏气,肺气清降则化水;肾主藏水,肾水温升则化气。阳衰土湿,则肺气壅滞,不能化水,肾水凝瘀,不能化气。气不化水,则郁蒸于上而为痰;水不化气,则停积于下而为饮。大凡阳虚土败,金水堙菀,无不有宿痰留饮之疾。"

(1)病因:中阳不足,脾土虚弱,不能运化水湿,此为湿盛根本;肺胃不降,气不化水,郁蒸化痰,此为痰盛根本。故痰湿证的病因与脾湿胃逆证、肺胃不降证病因基本相同,在症状上也兼杂并有,只是痰湿证更强调痰湿症状。

(2)病理因素:痰、湿、寒,或夹风、夹热、夹瘀。

(3)病机要点:阳虚土败,痰湿壅盛,脾土湿陷,肺胃不降。

(4)常见证候:①痰湿壅塞气道,而致呼吸不顺,因作壅嗽发喘、息短胸盛等症。②痰湿困厄阳气,而致阳气不振,因作神疲肢困、嗜睡懒言等症。③痰饮伏留,腐败壅阻,碍气血环周之路,引起肌肤麻木,关节疼痛重着等症。④痰瘀互结,蒙蔽清窍,引起头昏、胸满、耳鸣,甚至昏蒙、癫狂等症。⑤痰湿阻碍脾胃升降,引起脾胃功能紊乱及其他四维症状。诚如黄元御所云:"清道堵塞,肺气不布,由是壅嗽发喘,息短胸盛,眠食非旧,喜怒乖常。盖痰饮伏留,腐败壅阻,碍气血环周之路,格精神交济之关,诸病皆起,变化无恒,随其本气所亏而发,而总由脾阳之败。缘足太阴脾以湿土主令,手太阴肺从湿土化气,湿旺脾亏,水谷消迟,脾肺之气,郁而不宣,淫生痰涎。岁月增加,久而一身精气,尽化败浊,微阳绝根,则人死矣[1-2]。"(孙洽熙供稿)

第二节　十二经气血理论

关于人体各经气血多少之说,首见于《素问·血气形志》和《灵枢·五音五味》,《九针论》《针灸甲乙经》《太素》诸书中亦有记载。陕西省中医药研究院米伯让认为,《黄帝内经》论述人体各经气血多少之说,学者感其难以理解。究其由,一是《素问》《灵枢》诸篇所载各经气血多少之数互异;二是诸篇皆言为"人之常数"。此一常数,古代医家何以得知? 其来源依据是什么? 米伯让深入研究了古代医家关于十二经气血的阐述,形成了相对清晰的十二经气血理论。

一、经典医籍对十二经气血的论述

1.《素问》《灵枢》诸篇论述之异同

《素问·血气形志》:"夫人之常数,太阳常多血少气,少阳常少血多气,阳明常多气多血,少阴常少血多气,厥阴常多血少气,太阴常多气少血,此天之常数。""足太阳与少阴为表里,少阳与厥阴为表里,阳明与太阴为表里,是为足之阴阳也;手太阳与少阴为表里,少阳与心为表里,阳明与太阴为表里,是为手之阴阳也。今知手足阴阳所苦,凡治病必先去其血,乃去其所苦。伺之所欲,然后泻有余,补不足。""刺阳明,出血气;刺太阳,出血恶气;刺少阳,出气恶血;刺太阴,出气恶血;刺少阴,出气恶血;刺厥阴,出血恶气也。"

《灵枢·五音五味》:"夫人之常数,太阳常多血少气,少阳常多气少血,阳明常多血多气,厥阴常多气少血,少阴常多血少气,太阴常多血少气,此天之常数也。"

《灵枢·九针论》:"阳明多血多气,太阳多血少气,少阳多气少血,太阴多血少气,厥阴多血少气,少阴多气少血。""刺阳明,出血气;刺太阳,出血恶气;刺少阳,出气恶血;刺太阴,出血恶气;刺厥阴,出血恶气;刺少阴,出气恶血也。"

三阳经,《素问》《灵枢》相同。三阴经中,太阴经《灵枢·五音五味》与《灵枢·九针论》相同,与《素问·血气形志》相反;少阴经、厥阴经,《素问·血气形志》与《灵枢·九针论》相同,与《灵枢·五音五味》相反。治则中,除太阴经《灵枢·九针论》为出血恶气与《素问·血气形志》相反外,其他皆同。

2.《针灸甲乙经》诸篇论述之异同

《甲乙经·十二经水》中,三阳经述"太阳多血气""少阳少血气""阳明多血气"三句与《甲乙经·阴阳二十五人形性血气不同》不同,与《素问》《灵枢》诸篇亦不同。

《甲乙经·十二经水》治则无"出气恶血"或"出血恶气"之文,只述针刺之深度及留针呼吸数。

《甲乙经·阴阳二十五人形性血气不同》三阳经血气多少与《素问》《灵枢》诸篇相同,而三阴经与《素问·血气形志》相反,与《灵枢·五音五味》相同;少阴、厥阴经与《灵枢·九针论》相反。

此外,三阴经中,《甲乙经·十二经水》"太阴多血少气"句与《甲乙经·阴阳二十五人形性血气不同》相同,与《灵枢》亦同,但少阴、厥阴经与《素问》相同而与《甲乙经·阴阳二十五人形性血气不同》相反,与《灵枢·五音五味》亦相反。

3.《黄帝内经太素》诸篇论述之异同

据《太素·任脉》与《知形志所宜》本校,太阳、少阳、阳明、太阴四经相同,少阴、厥阴二经两篇皆相反。

据《太素·任脉》《知形志所宜》与他书对校,则少阴、厥阴经与《甲乙经·阴阳二十五人形性血气不同》《灵枢·五音五味》相同,而与《甲乙经·十二经水》《灵枢·九针论》以及《素问·血气形志》相反。

治则在《知形志所宜》,除太阴经与《素问·血气形志》及《灵枢·九针论》不同外,其他均与《素问·血气形志》相同。

4.历代各家注释不尽相同

关于太阴经气血多少,《素问》与《灵枢》之不同,明代马元台认为:"《灵枢》多误,当以此节为正,观末节出血气之多少正与此节照应。"(《素问·血气形志》)。明代张景岳的见解与马元台基本相同,他说:"十二经血气各有多少不同,乃天禀之常数。故凡用针者,但可泻其多,不可泻其少,当详察血气而为之补泻也。按:两经言血气之数者凡二,各有不同。如《灵枢·五音五味》三阳经与此皆相同,三阴经与此皆相反。又如《灵枢·九针论》诸经与此皆同,唯太阴经云:多血少气与此相反。须知《灵枢》多误,当以此为正。观末节出气出血之文与此正合,无差可知矣。"(《类经·经络类·十二经血气表里》),并指出互异的原因是"气血多少四字极易混乱,此必传录之误。"(《类经·脏象类·妇人无须血气多少》)。

关于马元台、张景岳认为十二经血气多少不同,应以《素问·血气形志》为正。其互异乃传录之误的说法,我意未必尽然,尚待商榷。今取《素问》《灵枢》《针灸甲乙经》《太素》诸经核对有关经文,从中可以看出有传录之误,亦有各家不同见解,并非尽为传录之误。因《黄帝内经》诸篇是以论文形式整理而成,非一方、一人、一时之手笔,而诸家所持之论点未必相同。若以为传录之误,则一字、一条之误是为常见,而《灵枢·五音五味》三阴经之文与《素问·血气形志》何以全相反?此外,《灵枢·九针论》之太阴条、《甲乙经·阴阳二十五人形性血气不同》三阴经之文、《甲乙经·十二经水》之太阴条、《太素·任脉》三阴经之文亦相反。若尽为传录之误,何其反者如此之多?此不能令人信为传录之误者一也。《五音五味》与《九针论》均出自《灵枢》,《阴阳二十五人形性血气不同》与《十二经水》均出血《针灸甲乙经》,《任脉》与《知形志所宜》皆出自《太素》,同一书中前后两篇说法不同,此其不能令人信为传录之误者二也。

隋代杨上善撰注《太素》时,当在《灵枢》《针灸甲乙经》之后,就曾提出过新的见解。他说:"手、足太阴阳明多血气,以阴阳俱多谷气故也。"(《太素·任脉》),就是提出新见解的例证。

二、十二经气血理论的判定

关于十二经气血多少的学术理论问题,考历代《黄帝内经》注家,未有能详释其义者。清代张隐庵《素问集注》《灵枢集注》,高世宗《素问直解》对本题虽有所阐注,但只是以天人相应之说、阴阳消长之理,推演人体脏腑各经气血之多少。岂不知我国古代医学家远在周秦时期多重实践,古代医学的建立是在医疗实践知识、生活实践知识、解剖实践知识的基础上建立起来的。因此,对《黄帝内经》理论的研究,首先应从本经原文中寻找答案,析其本义,再为推理比较切合其原意。古人在提出人体各经气血多少之说时,必然是先有直观认识,然后推理演绎,否则本末倒置。正如人体经络现象的发现一样,首先由针刺治病的实践经验发现治病有效的穴位,继而建立经络系统。关于十二经气血多少的来源,经考据经文认为,一是从解剖实践而来,二是从观察经络在体表循行部位上的毛发状态、形体肥瘦、发育盛衰、以表测里而来。现分述如下:

1.解剖实践

《灵枢·经水》云:"若夫八尺之士,皮肉在此,外可度量切循而得之,其死可解剖而视之。其脏之坚脆,腑之大小,谷之多少,脉之长短,血之清浊,气之多少,十二经之多血少气与其少血多气,与其皆多血气,与其皆少血气,皆有大数。其治以针艾,各调其经气,固其常有合乎……凡此五脏六腑十二经水者,外有源泉而内有所禀,此皆内外相贯,如环无端,人经亦然。"可知我国古代医家早已通过人体解剖观察人体脏腑的形态及各经血气的多少,据此提出针灸治病的原则、针刺深度及留针呼吸之时数,而且认识到五脏六腑十二经脉的血气在人体循行是内外相贯、如环无端的闭管系统,所以可以推断古代医学家主要是通过人体解剖而认识十二经血气多少的。凡人之空腔脏器,如胆、胃、大肠、小肠、膀胱、三焦,大体在直观上则见色白血少,古云血少气多;实质脏器,心、肝、脾、肺、肾则见色红血多,古云血多气少。古代医家取类比象,以赤、白二色象征血气,如心主血,其色赤属火;肺主气,其色白属金之类。胃与大肠为空腔脏器,何以谓阳明为多气多血之经?由于阳明属胃,主纳水谷,为五脏六腑之海,故云多气多血,这可能是古人依据胃与大肠的生理功能和临床治疗经验总结而来,是一个例外。

2. 根据经络学说以表测里

《灵枢·五音五味》说:"圣人之通万物也。若日月之光影,音声鼓响,闻其声而知其形。是故圣人视其颜色黄赤者,多热气;青白者,少热气;黑色者,多血少气;美眉者,太阳多血;通髯极须者,少阳多血;美须者,阳明多血,此其时然也。"这里所说的"视其颜色黄赤者,多热气",热气者,人之阳气也。阳气旺盛则面色黄赤,为人正常之色。此言黄色者,非谓黄疸病之黄色也。"青白者,少热气",言人面色发青或㿠白者,是人阳气不足之征,故云少热气。"黑色者,多血少气",若面色发黑者,为阳气不足或血瘀之征。此乃观面色而测知内脏血气多少之法也。

"美眉者,太阳多血;通髯极须者,少阳多血,美须者,阳明多血。"此乃视其经络循行部位、毛发生长的盛衰而推测内在各经血气多少之法也。"美眉者,太阳多血",言人眉毛生长之处为足太阳膀胱经循行起始部位,眉毛生长美好而旺盛者,即是足太阳经脉血盛的征象,故云"太阳多血"。人之髯须生长在两耳前侧,为手少阳三焦经循行经过部位,见两髯生长旺盛以连须者,为手少阳经脉血盛的征象,故云"少阳多血"。因胡须生长于鼻下口唇周围,为足阳明胃经起始循行交过之处,见胡须生长美好者,为足阳明经脉血盛的征象,故云"阳明多血"。

《甲乙经·阴阳二十五人形性血气不同》将三阳经分别分配为手经、足经,并列举因气血盛衰出现在人体上部或下部的生理特征,人们从而能够从这些特征去测候气血的盛衰和脏腑内在的变化。古人这种从直观测候血气多少的方法,对中医临证有一定的实用价值。例如,席汉氏综合征,毛发脱落,尤以眉毛、腋毛、阴毛脱落显著,精神萎靡,表情迟钝,面色苍白,皮肤干糙,舌质淡,脉象沉细而迟;女子经闭,男子胡须稀少、性欲减退乃至消失,知其为五脏气血亏损,导致冲、任二脉空虚,督、带二脉失养,冲气功能下降。毛发为人之血余。见眉脱者,为心肾血气亏损之表现,因眉处为太阳经脉循行起始部位。太阳与少阴为表里,少阴者,心肾之经,心肾气血亏损,故见此证;两腋为足太阴脾、手太阴肺经循行部位,腋毛脱落,则知肺脾气血亏损。前阴为足厥阴肝经循行部位,冲、任、督、带四脉同源异行之处。阴毛脱落,则知为肝血亏损,冲、任二脉空虚。肝主宗筋,宗筋者,睾丸也。宗筋失养,则性欲减退甚至消失。冲为血海,任脉主一身之阴。冲、任空虚,则天癸枯竭,月经不至。精神萎靡、表情迟钝抑郁者,为督脉失养,神失精明。督脉主一身之阳气,系之于肾,起于胞中,出于会阴,循脊上行至颈项风府穴入脑,上于头盖骨之上百会穴处,与诸脉会聚,交通冲任。头为精明之府,元神所在。脑为髓海,中有泥丸,为津液分泌最高之源泉,下通肾气,分布诸经。若人之血气亏损,精神失养,任督不交,故见以上诸证。此为精神、气血、营卫、津液俱损之病,当以大补气血,充养任、督为治;方用十全大补汤,配龟鹿二仙胶、鹿茸丸、紫河车、雀脑、海狗肾之类或当归生姜羊肉汤等血肉有情之品,以调养任、督。

又如,肾上腺皮质功能亢进者,口唇生须,四肢毫毛旺盛,中医则诊为诸脏血气有余,导致冲气偏盛而有此征;治当以调理冲任,泻火降气;方用大黄䗪虫丸、知柏地黄汤、芩连四物汤、丹栀逍遥散加知母、黄柏、桑白皮之类。

有关气血问题,《灵枢·五音五味》中还论述了妇人无须以及宦者、天宦不生须的原因。妇人无须者,是由于在生理上有余于气,不足于血,以其每月经水时下,冲任之脉不荣口唇,故须不生。宦者无须,是由于割去睾丸而伤其精血,故不生须。天宦无须,是因先天发育不足,其冲任不盛,宗筋失养,有气无血,唇口不荣,故不生须。

从这些论述可见,古代医家对气血概念的认识是比较广泛的。古人所说的气血不仅指血液,而且将人体的内分泌腺、性腺及其内分泌功能亦概括在内,这对研究中医学的气血有很大的启发。

关于"出气出血""出气恶血""出血恶气"之说,是古代医家依据各经血气多少提出针刺深浅,留针呼吸次数,针刺治病泻有余、补不足的治病原则。《素问·血气形志》《灵枢·九针论》只言各经"出""恶"治则,未及刺法;而《灵枢·经水》首先指出刺法,晋代皇甫谧因之收载于《甲乙经·十二经水》中。归纳其治疗原则是:"多血多气"之经,刺宜"出气出血";"多血少气"之经,刺宜"出血恶气";"少血多气"之经,刺宜"出气恶血"。明代杨继洲《针灸大成》依据《素问·血气形志》编为歌诀曰:"多气多血经须纪,大肠手经足经胃,少血多气有六经,三焦胆肾心脾肺。多血少气心包络,小肠膀胱肝所异。"以备临证应用。

如"多气多血"之经,《素问·血气形志》认为手阳明大肠经、足阳明胃经针刺治则为"出气出血",针刺应深六分,留十呼。而《甲乙经·十二经水》《太素·任脉》等篇则认为手太阳小肠经、足太阳膀胱经亦为多气多血之经。《太素·任脉》《知形志所宜》等篇更提出手太阴肺经、足太阴脾经为多气多血之经,治则均为"出气出血"。但《素问·血气形志》则认为手太阳小肠经、足太阳膀胱经为多血少气之经,治则为出血恶气。手太阴肺经、足太阴脾经为少血多气之经,针刺治则为"出气恶血"。其说如此不同,治则何能统一?

又如"多血少气"之经,《素问·血气形志》认为手太阳小肠经、足太阳膀胱经、手厥阴心包经、足厥阴肝经为多血少气之经,治则为"出血恶气",针刺应深五分,留十呼。而《灵枢·九针论》《灵枢·五音五味》《甲乙经·阴阳二十五人形性血气不同》《甲乙经·十二经水》等篇认为手太阴肺经、足太阴脾经为多血少气之经。《灵枢·五音五味》《甲乙经·阴阳二十五人形性血气不同》《太素·任脉》《知形志所宜》等篇又认为手少阴心经、足少阴肾经为多血少气之经。

少血多气之经,《素问·血气形志》认为手少阴三焦经、足少阳胆经、手太阴肺经、足太阴脾经、手少阴心经、足少阴肾经为少血多气之经,针刺治则为"出气恶血",针刺应深四分,留五呼。而《灵枢·五音五味》《甲乙经·阴阳二十五人形性血气不同》《甲乙经·十二经水》《太素·任脉》《知形志所宜》等篇又认为手厥阴心包经、足厥阴肝经为少血多气之经。

综上所述,各经血气多少之互异情况错综复杂。针刺治则若按《针灸大成》所编歌诀应用,则对各篇互异之处又该如何对待? 如何统一? 望诸针灸学家提出自己的体会和经验。米伯让对《素问》《灵枢》《针灸甲乙经》《太素》诸书所载十二经血气多少之说及其互异之处做了对照分析,认为互异之处可能为各家不同见解,并非尽为传录之误[3]。(米烈汉供稿)

第三节　脑当为脏论

　　国医大师张学文带领其脑病学术团队穷尽经典,结合临床实践,提出了"脑当为脏论"的学术观点,并就此观点先后发表数十篇论文。其嫡传弟子李军系统总结整理了张学文"脑当为脏论"的学术思想,从脑脏生理病理特点、脑与五脏关系等角度阐述了这一论点。

一、理论依据

　　《素问·五脏别论》曰:"所谓五脏者,藏精气而不泻也,故满而不能实。六腑者,传化物而不藏,故实而不能满也。"脑具有藏精气而不泻、满而不能实的生理特性,显然理应为脏。《灵枢·海论》曰:"人始生,先成精,精成而脑髓生。"《素问·五脏生成》云:"诸髓者皆属于脑……诸血者皆属于心,诸气者皆属于肺",言及脑贮藏精气,功同心、肺等脏的特点,且"十二经脉,三百六十五络,其血气皆上于面而走空窍"(《灵枢·邪气脏腑病形》)。这说明不论是从先天或后天来看,脑皆具有藏精气而不泻的脏器特性。《素问·刺禁论》指出:"脏有要害,不可不察……刺中心,一日死……刺头中脑户,入脑立死。"可见《黄帝内经》已将脑与五脏并列,并肯定了脑为生命之要害。以气血精津而论,脑赖气血精津的充养。目之能视、足之能步、掌之能握、指之能摄等都是气血精津充养于脑而脑神作用的结果。脑神功能的正常发挥有赖于脑之气血阴阳的平衡协调,这也是脑当为脏的理论依据。

二、脑的生理

（一）脑的物质基础

　　传统中医脏象理论是以精、气、血、津液为物质基础,以阴阳、五行等学说来阐释脏腑功能的。因此理当为脏的脑也不例外,也应该有脑的精、气、血、津液和脑阴、脑阳。

1.气

　　气是不断运动着的具有很强活力的精微物质,是构成和维持人体生命活动的最基本物质。气主要由肾中精气,脾胃运化而来的水谷精气和肺吸入的清气所构成。自然界的清气通过肺的宣发上升至脑,脾胃所化生的水谷之精气常与血共行于脉中,形成营气,以十二经脉和任、督二脉为通路,在肺所吸入的清气参与下,做如环无端的循环灌注,发挥濡养脏腑和脑髓的作用。肾中之精气即真元之气,在后天水谷之气的不断培育下,靠命门之火的温煦蒸腾,以督脉为升降之道路,实现精与髓的互化,濡养和产生脑髓,彰显脑气的功能,并以三焦为通路而输布至全身脏腑,形成脏腑之精。同时,脑髓通过十二正经、任督二脉散布脑气到达五脏六腑,统摄和协调五脏六腑气血升降出入,共同完成整个机体的新陈代谢,保证生命活动中气的不断更新。

2.血

　　《灵枢·决气》曰:"中焦受气取汁,变化而赤是谓血",血是营养和滋润脏腑组织的重要物质,也同样是脑髓重要的营养物质。正常的血液输布是脑髓发挥正常生理功能的基本条件，也是神志活动的主要物质基础。脑脏血液的供应，首先是心血经过脉道直接输送至大脑，其次是肾所藏之精化髓，髓居骨中，再化生血液，注于脉中，从而运送至大脑。其中，血液能否充盈取决于饮食营养的好坏、脾胃功能的强弱以及肾精固藏能力的大小。《灵枢·平人绝谷》云："血脉和利，精神乃居。"

3. 精

脑髓的形成是先天肾中精气转化成髓并通过后天饮食水谷之精和脏腑之精的不断培育充养，逐渐发育充实。脑髓会聚着全身之精气，脑中所藏之精主要是脏腑之精。"人始生，先成精，精成而脑髓生"，两精相搏，合而成形，即有脑髓的雏形，并以母体脏腑精气的不断充养而逐渐充盈，随后在后天饮食水谷之精和脏腑之精的不断培育充养下逐渐发育充实，因而，张锡纯在《医学衷中参西录》中说："脑为髓海，乃聚髓之处，非生髓之所。"

4. 津液

津液与精血同源，共同发挥濡养脑髓的作用，其生成来源是胃之运化、脾之散精、肺之宣发、肝之疏泄、肾之气化以及经络载行的综合作用。《灵枢·五癃津液别》云："五谷之津液和合而为膏者，内渗入于骨空，补益脑髓，而下流于阴股。"《灵枢·决气》云："谷入气满，淖泽注于骨，骨属屈伸，泄泽，补益脑髓，皮肤润泽，是谓液……液脱者，骨属屈伸不利，色夭，脑髓消，胫酸，耳数鸣。"

5. 脑阴和脑阳

脑阴和脑阳皆为脑的物质基础，脑既有阴又有阳，脑脏的阴阳调节着全身脏腑的阴阳，昼为阳，夜为阴，寤为阳，寐为阴。脑阴与脑阳平衡协调，脑髓充盈，方可阴平阳秘、精神乃治。

（二）脑的生理功能

脑位于颅内，其位最高，统领诸神，为元神之官、生之主宰。脑藏髓，主神志，智能出焉。脑协调五脏六腑，统辖四肢百骸。脑开窍于五官，灵机现于瞳子，应于语言。脑之经脉为督脉而统帅诸阳，督脉在肾与脑之间输布精髓，交通阴阳，转运神机。脑必须依靠五脏六腑化生的精、气、血、津液的濡养、温煦、推动，方能保证其正常生理功能。

神志是对人的思维意识等精神活动的总概括，即脑对外界事物的反映。神与生俱来，脑是神的物质基础，神是脑功能活动的外在表现。人的一切精神、意识、思维、情感、记忆等神志活动都受脑的支配，脑为人体生命活动的主宰。

脑主神志，除表现为支配人的思维、意识、精神活动之外，还具有对内协调五脏六腑的吐纳化藏功能，对外统辖四肢百骸的灵敏动觉的作用。张学文倡导脑当为脏论，并非将脑与五脏割裂开来孤立地看待，而是强调脑作为人体一个十分重要的器官，应该给它以相应的地位，强调它在主导全身功能方面的重要性，并深入探讨脑的生理、病理关系及其与其他脏腑的联系，从而为脑病证治开拓一个新的领域。

脑要进行意识思维并协调全身各脏腑的活动，全赖五脏精华之灌注、六腑清阳之气以濡养。

脑中气、血、阴、阳、津液、精等物质充足,方能髓海充盈、神机敏锐,协调五脏六腑及统辖四肢百骸的功能健旺。

三、脑的病理

(一)脑病的病因病机

脑病的病因包括外感和内伤两类。

1.外感因素

外感六淫或疫疠之气以及中毒、外伤等直接或间损伤脑脏,使脑脏结构受损或气、血、精、津液功能失调,脑的正常生理功能障碍,从而引发一系列病证。由于受损的解剖部位不同及功能失调的种类不同,除常有全身症状外,脑病还有其自身特点。当脑主神明的功能失常时,常出现心烦、健忘、失眠、多梦、癫、狂、郁、痴呆、嗜睡、脏躁、百合病,甚至神昏、谵语、闭证、脱证等。当外邪伤脑致脑髓受损时,可出现脑髓本脏的病变,如头痛、头晕、中风、颅脑痈、暑病(厥、痉证)、急惊风等病症;也可出现脑髓所支配的五官病症,如舌强不语、口僻、面风、耳鸣耳聋、嗅觉减退、吞咽困难、视野缺损、偏盲、失明等病症;还可出现与脑相连的脊髓病变及与脑相连的脑气筋与经络的闭阻病症,如脊柱疼痛、脊强反折、角弓反张、偏瘫截瘫、麻木、痉证、痿证、五硬等病证。

2.内伤因素

内伤因素包括七情、饮食劳逸、先天及素质因素、痰饮、瘀血等,常使人体阴阳失调,气血津液代谢障碍,经络气血运行受阻,脏腑功能受损,脑主神明以及协调五脏六腑、四肢百骸、五官的功能发生障碍。临床常引起中风、眩晕、头痛、昏迷、厥证、闭证、脱证、癫病、痫病、狂病、健忘、痴呆、梅核气、脏躁、百合病、郁证、梦游、不寐、嗜睡、痿证、痉证、颤病、痹病、风痱、面风、口僻、麻木、脑鸣、耳鸣、耳聋、脑岩、慢惊风、五软、五迟等病证。

此外,很多危重急症脑病主要是毒邪所致。毒邪火热猛峻,极易上损脑髓元神,或所致秽浊上壅蒙蔽,导致清窍失灵、神机失用,表现为神昏躁扰、谵语、暴盲、暴聋、失音。毒邪内攻,损耗肝阴,引动肝风,表现为肢体抽搐。

总之,常见脑病的病位在脑脏,病理变化性质有虚、实之分。其基本的病机不外乎外邪犯脑,邪亢于脑,脑络闭塞,脑气亏虚,脑血亏虚,脑津不足,脑髓亏损。

(二)脑病的病理特点

1."诸阳之会"阳易亢

头为诸阳之会,手、足三阳经均循行于头面,"诸阳之督"的督脉也入于脑。因为头为诸阳会聚之处,阳者炎热,火性炎上,阳气易亢,故脑病以阳亢、火热证较多。

(1)阳明腑实,热结肠腑:常表现为躁扰不宁、谵语、昏迷。

(2)少阳火郁,胆热痰扰:常表现为头晕目眩、耳聋、耳鸣、不寐等。

(3)肝火上炎、风阳妄动、肝阳上亢:常表现为昏迷、厥证、闭证、痉证、颤证、麻木、眩晕、头痛、耳鸣、耳聋、癫狂等。

（4）阴虚火旺：常表现为不寐、健忘、耳鸣、眩晕等。

（5）六淫之邪侵扰清窍：常表现为头痛、眩晕、痉证、闭证、颅脑痈、暑病、急惊风等。

2．"清灵之窍"窍易闭

脑窍贵在清灵通利，一旦闭阻，则脑神失养，神机不运而变证丛生。脑窍的闭阻常由痰、瘀、水、湿、火热之邪胶结为患，如因痰瘀热邪闭阻清窍、火扰元神者，可见健忘、昏迷、癫证、痫证、狂证、厥证等；如因痰湿蒙闭清窍、元神被扰者，则可见昏迷、癫证、痫证等；如因卒冒秽浊之气，浊邪害清，清窍闭塞，元神闷乱者，则易卒发闭证；若因气滞血瘀，痰瘀交阻，脑脉瘀阻，清窍不利，则易卒发中风之脑络痹阻证；若因络破血溢，致瘀血内停、水津外渗、水瘀互结、脑窍闭塞，则易形成中风之颅脑水瘀证。

3．"元神之府"神易伤

神志异常，可因痰火上扰、元神逆乱造成头痛、失眠、癫证、痫证、狂证等；元神被痰湿所蒙扰，可见郁证、嗜睡、癫证、痫证；七情过极导致元神失常，可出现郁证、厥证、脱证、癫证、不寐、梅核气、痴呆、脏躁等；汗吐下太过，元气暴脱，导致元神无所依附，可见脱证等；颅脑外伤，伤经损络或络破血溢，侵扰脑神，可出现头痛、眩晕、中风、痫证、昏迷等。

4．"诸髓之海"髓易虚

《灵枢·海论》曰："脑为髓之海。"髓为先天精气所化生，赖后天气、血、津液以濡养。髓海之源不足有如下四因：或因先天禀赋不足，肾亏，精气化源不足，加之后天脾胃失调，精血难以为继，故而髓海空虚不满，多见于幼儿"五迟""五软"等；或因年老精亏，肝肾虚损，精气化源日竭，髓海渐空，出现眩晕、耳鸣、耳聋、健忘、癫证、痴呆、嗜睡等；或因五脏气血阴阳耗脱亡散，波及脑髓，致髓海虚极而发为脱证，此外还有瘀血痰浊、癥积压迫，如脑岩等致精髓升降出入之道壅塞失畅，阴、阳、气、血、精、津液难上奉于头，日久必致髓海空虚，表现出"大实有羸状"之情形。

5．"诸脉之聚"脉易损

《灵枢·邪气脏腑病形》曰："十二经脉，三百六十五络，其血气皆上于面而走空窍。"可见脑为诸脉所聚之处，脑脉的损伤常表现为络破血溢和脑脉瘀阻两个方面。各种原因导致的阴阳失调，气血逆乱，脏腑功能受损，气血津液运行障碍，进而皆可损伤脑脉脑络。若肝阳暴亢、心火炽盛，气血上冲于脑，可致络破血溢；或血凝为瘀，津滞为痰，痰瘀互结痹阻脑脉脑络，皆可导致中风病之发生，病变过程中出现痰饮、瘀血、痰瘀交阻，水瘀互结的格局，从而致使清窍被扰，脑脉受损，脑髓失养，神机失用。临床常见于中风的络破血溢、脑脉瘀阻、颅脑水瘀证[4-5]。（李军供稿）

第四节　论瘀血证与活血化瘀法

《黄帝内经》已对瘀血证及活血化瘀法有了一定的认识。张仲景《伤寒杂病论》对瘀血证辨证论治记述较多，如他拟定的大黄䗪虫丸、桃核承气汤、黄芪桂枝五物汤等方剂，至今仍在临床被广泛应用。清代王清任对瘀血认识更有独特之处,强调了气血流畅对人体的重要性,并指出了治病运用调理气血、祛瘀生新的必要性。他在《医林改错》中创建的几个逐瘀汤,更是成为活血化瘀之典范。

国医大师张学文从年轻时就偏爱活血化瘀法,对瘀血证和活血化瘀法进行了深入的研究,提出过诸如"久病多瘀""脑病多瘀""化瘀解难"等许多新见解,临床擅长运用化瘀成方或自拟活血化瘀方剂治疗疑难杂症,尤其喜欢用丹参,故被广大患者戏谑为"张丹参"。现对张学文瘀血证学术思想总结如下。

一、瘀血的病因病理

造成瘀血证的原因较多,归纳起来大致有以下几个方面。

(一)内伤气血

气为血之帅,血为气之母;气行则血行,气滞则血凝。如因情志过极、怒而气郁,或因气虚不达、血行受阻,均能导致气血的正常运行失调而为瘀血。《灵枢·百病始生》说:"若内伤于忧怒,则气上逆,气上逆则六输不通,温气不行,凝血蕴里而不散,津液涩渗,著而不去,而积皆成矣。"《灵枢·经脉》说:"手少阴气绝,则脉不通,脉不通则血不流。"

(二)外感寒热

外感之邪,由寒热引起血瘀者较多。因寒主凝泣、收引,不论外寒、内寒,得温则减,遇冷加重,故寒邪最易引起脉络瘀阻,发为痹证。如《灵枢·痈疽》谓:"寒邪客于经络之中,则血泣,血泣则不通。"因热最易耗伤津血,血受热蒸,则脉络闭阻,正如王清任所说:"血受热则煎熬成块。"

(三)外伤

不论是跌打损伤,或是闪挫扭岔,均可使局部气血损伤,血溢于皮下或筋肉之间,发为瘀血。如《灵枢·贼风第五十八》说:"有所堕坠,恶血在内而不去。"《诸病源候论》说:"血之在身,随气而行,常无停积。若因坠落损伤,即血行失度,随伤损之处,即停积。若流入腹内,亦积聚不散,皆成瘀血。"

(四)出血

凡各种出血,都有形成瘀血的因素在内,其中主要的是:①离经之血未能排出体外,或未被组织吸收而发生的肿胀、积聚、疼痛等;②如妇女月经及产后恶露的排出,本为正常的生理现象,但因各种原因致使排泄不畅,积留体内,则成瘀血;③治疗出血,不究寒热虚实,专用止涩,或过用寒凉,致使凝涩不去,发为瘀阻。如《血证论·瘀血》说:"吐衄便漏,其血无不离经。凡系离经之血,与营养周身之血,已暌绝不合……此血在身,不能加于好血,而反阻新血之化机……亦是瘀血。"

（五）其他

如痰浊阻塞脉络，湿浊瘀阻经隧，或大病久病以后，或饮食起居失宜，"五痨虚极……劳伤、经络营卫气伤"等，均可为瘀血的成因。

以上因素中最主要的是气虚、气滞和出血。因气为血之帅，气行则血行，气滞则血停。离经之血，如不为组织吸收或排出，即是瘀血。虽然任何部位的出血都有不同程度的瘀血，但这绝不意味着所有的出血都要用逐瘀止血法。因为不太严重的出血，机体可自行吸收或排出，重用活血化瘀法反为不利。外感寒热一般也是先伤气后伤血；外伤引起的瘀血，实质上也是外伤损及脉络出血所致；病后与起居失宜，虽然有可能引起瘀血，但究其主因，仍与气血有密切关系。

气血为生命之基本物质之一，血与气相互为用，血在气的作用下，外滋肌肤，内营脏腑、百骸九窍，尽皆贯通，故在经脉周流不息，以供给机体正常所需。但由于以上某种或某些原因而使血不循经或不畅行，改变了它的正常性能，影响了它应有的功用，从而发生了血液停滞或瘀结不散等病证。瘀血既可作为一种病理的后果，又可作为瘀血证的病因。用活血化瘀法即是纠正某种病理状态，也是对瘀血证的病因治疗。瘀血一旦形成，轻者则由于机体的修复而自行吸收、疏通，重者则阻碍经络、气血的正常运行。由于阻碍的部位和阻碍程度的不同，因此可引起各种各样的自觉或他觉症状。临床广泛运用的活血化瘀法，正是针对瘀血致使机体脉络、组织、器官营养障碍这一共同的基本的病理过程而设立的。从近几年来国内开展的临床和实验研究来看，其病理结果主要表现是：①血液循环障碍，主要是静脉血循环，尤其是微循环障碍所造成的缺血、淤血、出血、血栓、水肿等病理改变。②炎症所致渗出、变性、坏死、萎缩、增生、糜烂等病理变化。③代谢障碍所引起的组织病理反应。④组织无限制地增生或细胞分化不良等。

二、瘀血证的诊断

所谓瘀血，主要是指局部血液停滞或全身血脉运行不畅以及体内留存离经之血。由此而导致的各种功能或器质性病变，称为瘀血证或兼瘀血证。瘀血既不是专指一个症状，也不是一个独立的病名，而往往是由于内因或外因造成的病理结果，或由此而导致的许多疾病的病因。因此，瘀血证是一个综合证候，可见于多种病症。

对于瘀血的诊断，需要四诊合参，其中最重要的是舌象。一般可见舌青紫、红而不鲜或紫黯，有时可见瘀斑、瘀点，尤其不可忽视的是舌下，有的瘀血患者舌面无明显表现，但舌下（即指舌底，不是指舌之根部）有静脉粗（曲）张、紫黑瘀点、瘀丝等表现。应用活血化瘀法治疗可以改善症状。舌为心之苗，心主血脉，有诸内必形诸外。我们在临床工作中发现，舌象如有上述改变、脉沉弦而硬或细涩的患者，往往有胆固醇升高、血压不正常、眼底动脉硬化等改变，自觉有麻木、疼痛等症状；也发现有些癌症患者，舌尖下有许多紫黑瘀点。

此外，瘀血证患者可有口唇青紫，面色灰滞甚或黧黑，皮肤枯燥，蜘蛛痣，色素沉着，出血倾向，浅表静脉怒张，毛发枯槁、脱落，肌肉萎缩，皮肤黏膜白斑，胸闷气短，眩晕，肢体麻木不遂，健忘，惊悸，狂躁，失眠，癥瘕积聚，皮下结节，肝脾肿大，囊肿，妇女月经不调，经血色黯且夹有血块，痛经等临床表现。

瘀血证患者的脉象以脉沉弦、弦硬、细涩为多见。

过去一般认为，瘀血证所致的疼痛是"痛有定处，状如针刺"。临床实践表明，"痛有定处，状如针刺"的确是瘀血的表现，但部位不固定，且非刺痛者却不一定不是瘀血所致，对这样的患者，用活血化瘀法仍可奏效。所以，各种疼痛都可疑为瘀血的一种表现，不能以"痛处不固定，并非刺痛"来否定瘀血证的诊断。对于长期以来的自觉不适而各项检查又无阳性发现的患者，也可以考虑其气血不流畅、有瘀血存在的可能，从而可试用活血化瘀法。

三、瘀血证辨治纲要

张学文认为，研究瘀血证要搞清瘀血及瘀血证的概念。中医学的瘀血概念与西医学的"淤血"并不完全相同。西医学的"淤血"多指静脉血液循环障碍，进而导致局部或全身的某些病理改变，如肺淤血等。中医学的瘀血，指积血、留血、恶血、蓄血、干血、死血、败血、污血等。若与西医学对照，大致指以下四个方面的病理变化：①血液不循脉道，妄行脉外，又未流出之血，如脑出血、外伤瘀血等。②血行不畅，郁滞或停积于脏腑或局部组织之中，如心力衰竭而致的肝瘀血等。③污秽之血，多为血液成分异常，或感染后瞬致者，如高脂血症、败血症等。④指血脉本身病变而致血液浓、稠、黏、聚、凝固性增高，如缺血性中风、心肌梗死等。可见，瘀血证是泛指一切因引起体内血液停滞，瘀结不散而形成的病证。对瘀证的辨证施治集中表现在以下几个方面。

（一）论瘀注重气血辨证

对瘀血理论研究，不仅重视致瘀之因，更对血瘀形成的病理过程尤加详探，注重气血辨证。气有郁则生瘀，血有滞反碍气。气与血在瘀证中既是原发病理变化的产物，又是继发致病因素，相互为患，互为因果。论血不能离气，论气必涉及血，故无论外感内伤，一旦影响人体气机乖戾，均可发生轻重不同的血瘀证。张学文在学习前贤理论的基础上，对七情致瘀进行了探讨阐发："怒则气上"，血随气逆而上郁；"喜则气缓"，气机涣散，推动无力，日久血滞成瘀；"悲则气消"，肺气耗伤，宗气虚弱，气虚致瘀；"恐则气下"，气机下陷，不能升举，血随气陷，渐而成瘀；"惊则气乱"，气乱则血循失调，阻而为瘀；"思则气结"，气结血滞，日久成瘀。从而认识到气血辨证在瘀证中的重要地位。

（二）诊断瘀证强调四诊合参

诊断瘀血证，一定要四诊合参、综合判断。四诊合参应抓住以下几个方面的临床特点：①痛。瘀证之痛，乃为气血不通所致，故其疼痛的特点是剧痛、久痛，或疼痛反复发作，或刺痛，或痛处固定、痛而拒按、活动加剧，亦有慢痛而痛无定处的。②出血。因瘀血内积，气血流行不畅，故致血不归经。③发热或寒热交作。气血壅塞，瘀痹脉络，卫气内留，久而发热，邪正相争，少阳枢机不利。④癥瘕积聚。瘀血内阻，经络闭塞，久而气血痰浊凝聚，遂成痞块癥瘕。⑤痈肿。瘀血内阻，气血凝滞，蕴久化热，腐灼血肉，化为痈疮。⑥经闭、经痛、不孕、月经不调。血瘀气滞，气滞则经血不畅,精微不通,致血海瘀滞,胞宫失养,因瘀血所致的月经疾患多兼少腹刺痛、经血色黑有块、经行不畅、块下痛减等特征。⑦神经、精神症状,如健忘、癫狂、昏迷等。此多由瘀血阻络、心脑之气不接所致。⑧心悸怔忡。瘀阻血脉,或败血冲心,致心脉运行不畅,心失所养。⑨肢体失用,多由瘀阻经脉、筋骨肌肉失养所致。⑩发黄。血瘀络阻,胆汁入血,发为黄疸。⑪自觉腹满。《金匮要略》说:"腹不满,其人言我满,为有瘀血。"⑫脉涩迟。因气血凝滞,脉运艰涩。除此之外,还应特别注意观察舌、唇、鼻、眼、皮肤、爪甲、二便、面色、毛发等诸方面的细微变化,这些部位的细微变化对瘀血证的早期诊断有重要的临床意义。其变化常有以下临床指征:①舌边有青紫斑,或散布瘀血斑点,或眼舌紫黯、齿龈暗红或黑斑,或舌底脉络粗大或曲张,或舌下有粟粒状大小的紫暗斑点、紫黑瘀丝。②口唇有黑斑,或唇青紫或唇萎。③鼻尖暗红,或有酒渣鼻。④眼球结膜有青紫斑点,或眼球血丝紫赤。⑤皮肤肥厚隆起,或僵如皮革,或皮下紫斑,或肌肤甲错,或青筋暴露,或有红点红丝(蜘蛛痣)。⑥指甲青紫暗红,按压指甲颜色变化慢。⑦尿血,黑便如柏油色。⑧面色黧黑无光,或面颊有蟹爪纹。⑨毛发脱落,或干枯不荣。另外,还要注重通过辩证逻辑思维推断瘀血证。凡有外伤、手术、月经病、中风、疮疡、严重急性热病等病史者,可考虑瘀血证的存在;临床表现虽无瘀血证,但从病理分析可能有瘀血证者,如慢性肝炎、慢性肾炎,患病日久,服他药无效,而服活血化瘀有效者,也可能存在着瘀血证。这就说明有时在临床宏观症状上虽无瘀血见证,不一定在微观层次就没有瘀血的存在。所以,把临床体征同血液流变学、微循环指标的测定结合起来,对瘀血证的早期诊断会更有意义。

(三)治瘀证辨寒热虚实

治疗瘀证,首先必须辨清寒热虚实,然后用药才能药证合拍、丝丝入扣。瘀证多有规律可循,凡感受阴邪或素体阳虚,或肝气郁结等,多出现瘀血证之"寒象";反之,感受阳邪或患者素体阴虚,或肝气横逆等,多出现瘀血证之"热象"。瘀血证中既有气滞血滞及气滞血瘀之实证,也有气虚血瘀及血虚血瘀之虚证,或虚实错杂证,必须详察细审。在瘀证的治疗上,活血化瘀法是治疗该证的基本大法。临床应用时,还须辨别瘀血之轻重、缓急、兼夹证而再灵活立法,以适应临床之变化。张学文常以桃红四物汤加丹参、山楂作为活血化瘀的基本方,随症化裁。如对瘀证之"寒象"者,常用活血化瘀加温法,即活血化瘀方剂中配入温散祛寒之品,依据脏腑部位不同而选用不同的温散祛寒药物。温胃阳,常选干姜、高良姜、草豆蔻;温心阳,常选桂枝;暖子宫,常加吴茱萸、天台乌药;温肾,常选肉桂、附子。对瘀证之"热象"者,常用活血化瘀配清法,即活血化瘀剂中加入清泄药物。如对疮疡疔毒,常以桃红四物加黄连解毒汤化裁;对于因热而瘀的痛证,常以金铃子散加丹参、郁金等;对于因热致瘀的热入营血证,常用犀角地黄汤加丹参、连翘;对于因瘀致热的低热证、干血痨,常以大黄蟅虫丸或青蒿鳖甲汤合桃红四物汤化裁取效。对于气滞血瘀证,常用活血化瘀行气法,即活血化瘀方中配行气药物,选血中之气药,如没药、乳香、降香、川芎、郁金、薤白,并根据脏腑病位不同而选用行脏腑之气药。例如,选天台乌药、木香行三焦之气;菖蒲、郁金行心气;柴胡、青皮、香附行肝胆之气;木香行膀胱之气;砂仁、薏苡仁行脾胃之气;川椒、荔枝核行睾丸之气等。对于气虚致瘀者,常用活血化瘀补气法,即活血化瘀方中入补气药物,常用自拟通脉舒络汤而收功。对于血实之证,常在活血化瘀中加破血逐瘀之品,常用三棱、莪术,或虫类药物,如水蛭、土鳖虫、乌梢蛇、僵蚕、全蝎等逐邪通络散瘀活血的药物。

另外,张学文体会到久病多痰瘀、顽疾多痰瘀、怪病多痰瘀,痰瘀交结是疑难杂症形成发展的主要方面,故在治疗该类病症时常加入适量的活血化瘀、行气化痰之品。如小儿脑积水、肾病综合征、肝硬化腹水、肺性脑病、肝性脑病、慢性肾上腺皮质功能减退、尿闭、尿血、震颤性麻痹、进行性肌萎缩、血小板减少症、血小板增多症、难治性贫血、甲状腺功能亢进、甲状腺功能衰退、甲状腺囊肿、夜游症、舞蹈症、脑震荡后遗症、脑垂体腺瘤、粉碎性骨折合并感染、链霉素中毒、闭经、不孕、崩漏、习惯性流产等病症,临床按不同病情分别加入不同的活血化瘀、化痰之品,均获得一定的疗效。其治疗过程详见《瘀血证治》一书,此处不赘述。

四、活血化瘀法小议

活血化瘀法是以气滞血瘀、脉络闭阻、血行失度为基本病理,以行气化瘀、疏通脉络、调理血行为常用方法,以改善血液循环、调整机体功能、加强抗病能力为主要目的的一种行之有效并具有独特功用的治疗法则。它除应用于内、外、妇、儿、皮肤、五官、肿瘤等科的一般病证外,在防治心脑血管、结缔组织疾病及一些久病顽疾和感染性疾病等方面也出现了可喜苗头,扩大了应用范围,为多种疾病的防治开辟了一条新的途径。因此,对该法的机制及临床应用有进一步研究之必要。张学文结合他的临床经验,就活血化瘀法的应用中常遇到的几个问题,谈及了以下几点体会。

(一)气行血行问题

气血学说是中医学的主要内容之一。气为血帅,血为气母,气行则血行,气滞则血凝,故治疗应"疏其气血,令其条达"。在临床上,如因气滞不通,血行受阻而引起的胃脘痛、胁痛、痛经等偏重于实的一类病证,在一般行气活血的方药中注意用理气活血的如香附之类的药物,效果就比较满意。如因病久气虚,不能推动血液畅流而发生的一些如麻木、疼痛或偏瘫之类侧重于虚的病证,在一般行瘀活血方中重用补气活血的黄芪、当归之类的药物,取效就比较明显。这是因为,益气药有加速血流、促进血液循环,从而达到益气化瘀的作用,但这决不意味着凡用行瘀活血药必加理气药。如肾阴亏损兼有瘀阻引起之血尿、暑湿火毒,热郁血阻所致之多发性疖肿等,就不宜加入辛香走窜、补气升阳之类的药物,否则阴液越耗则邪火越旺,脉络必将灼伤,瘀阻可能增加。

(二)寒热虚实问题

寒热虚实是辨别疾病性质、机体强弱及病邪消长情况的纲领。瘀血的辨证除了需要诊察瘀血证的一般指征外,还必须辨清寒、热、虚、实。临床上对许多活血化瘀的方剂、成药或单味药物,如"冠心苏和丸""毛冬青"等,一旦诊断为冠心病或瘀血证就使用,结果有的有效,有的无效。究其原因,就是没有明辨寒热虚实。过去我们多认为瘀血主要指实证或寒证。因寒性收敛,可使血凝不行而成瘀滞,常呈体痛寒冷、肢凉浮肿、面色青白、脉沉迟涩等表现,用活血化瘀配伍温通之法,可使寒解瘀行。然热邪壅滞,也可使血行壅阻,而为瘀血停留。正如《医林改错》所说:"血受热则煎熬成块。"其结果虽然同是瘀血,而临床表现则多伴有体痛躁烦、口干恶热、脉弦舌绛等"热象",此时需用活血化瘀配伍清解之法,方能药到病除。

虚实问题亦是如此。从血液瘀滞的角度看,好像瘀血只有实证而无虚证,实际并非如此。"气为血帅","血随气行",血液的运行,必然和气的功能有关。气机郁结可致血行瘀滞而形成瘀血;气虚无力运行血液,也可以使血液运行不畅而形成瘀血。属实证者,如癥瘕积聚、肿瘤等,若患者体质较壮实,就要采取破血逐瘀法,并酌加破血逐瘀力强的虫类药物,如水蛭、虻虫、土鳖虫等;属虚证者,如震颤麻痹、偏瘫等久病顽疾,又多伴见气短自汗、体倦乏力等表现,治需活血化瘀,再配以人参、黄芪、白术之类的补气药物,如清代王清任的"补阳还五汤",使其气足则血行而瘀化,脉络通畅而病愈。

再者,各人禀赋不同、体质有异、病期长短不一、病变性质及发病轻重缓急有别,或兼有食、湿、风、痰、火等它邪,临证病情多错综复杂,因此要特别注意抓主要矛盾和矛盾的主要方面,审因论治,灵活选药组方,方可取得较好疗效。

(三)久病顽疾问题

久病顽疾,往往是由气虚或气滞不能推动血液畅行而发生瘀阻所致,所以在临床上就有久病顽疾多瘀之感。张学文曾治一中年女性,患不明原因间断性高热(每月2次左右,每次3～7天,39℃左右)10余年,各种治疗效均不著,经用益气活血法,18剂后,病情大为改善。又一例,因被自行车撞其阴囊,引起阳痿、滑精,多方治疗3个月,效果不著。张学文认为,肝藏血、主筋,肝脉循阴器,车把撞于阴部,乃肝经受损而气血瘀阻,且突然撞击,惊恐伤肾。给予活血化瘀、益肾涩精之品,服用20余剂,基本痊愈。咸阳某印染厂女工,习惯性流产(已流七胎),经久用益肾固气、养血安胎之品罔效。细察证情,乃因瘀血不去,新血不生,致胎不安,故劝其暂勿怀孕,服一段益肾养血兼除瘀阻之品。病缓怀孕,一方面保胎,另一方面做思想工作,劝其不要恐惧,后足月生一3kg重的女孩。1974年10月,张学文在兰州曾遇治一位27岁女战士,已诊断为慢性肾炎,当时住院治疗已四年余。其主证为疼痛不欲食,每日进食1～2两,恶心,头及胁下刺痛,胸闷气短,怕冷,足跟痛,下肢浮肿,烦躁,视力极度减退,脉象沉细无力,舌质紫黯,舌下静脉曲张,大便隐血试验强阳性,尿蛋白(＋＋＋),白细胞3000～4000/dL,肝脏平脐、质硬,四年余月经未至。数年来上述症状反复出现,如遇感冒,则一切证候加重,进入病危阶段。当时辨证为脾肾阳虚,瘀血内阻,故治宜温补脾肾,益气行瘀,重剂试投,方用黄芪、党参、茯苓、丹参、山楂、益母草各30g,制附子9g,桂枝6g,白术24g,当归9g,鸡内金12g,郁金12g,竹茹12g,三七3g(冲服),枸杞子9g。上方3剂有效(同时用西药),以后稍有加减,连服数十剂,患者一度诸证减轻,每日进食4两左右,可上3层楼,能亲笔写信叙述病情,大便隐血试验转为阴性,尿蛋白(＋),白细胞5000/dL。有意义的是,曾停中药观察1个月,诸证复现(但较前减轻),又继服原方1周,则诸证悉减。又,汉中一妇女,因刮宫后受寒而引起严重怕冷(夏着冬衣),数年来曾用多种疗法(多为人参、鹿茸、肉桂、附子等温阳之品)治疗,未见明显好转。张学文按其病情,在益肾温阳基础上重用益气化瘀之品,使气血通畅,阳气透达,获得基本痊愈。张学文体会到,在临床上,一般难病顽疾、久治无效者,可从瘀血方面考虑,并且,既不能见虚证就以为不可能有瘀,也不能见病皆认为有瘀,必须辨证论治,有的放矢。

（四）诊断主要依据问题

瘀血证是一个综合性的证候,临床上如何诊断瘀血？中医学认为,仍需四诊合参,除全身性的症候,像面色、肤色、舌色、自觉症状、脉象、触诊等外,还有些共有的特点,如疼痛、肿块、瘀斑等。但张学文认为,其中舌质变化是最基本的依据,一般舌质青紫或红而不鲜,或有瘀血斑点,或舌下静脉曲(粗)张,或舌下(舌系带两旁)有大小不等颜色紫红(或黑)瘀点,或满布舌底的"瘀丝",这些都是有瘀血的明证,特别是舌下表现更应重视,有的瘀血患者舌面无大变化,但舌下有表现,结果运用活血化瘀法可以改善症状,因此说诊断瘀血,舌面很重要,舌下亦不能忽视。"痛有定处,状如针刺",多系瘀血内阻,但有些患者主诉并非刺痛,部位亦不固定,经用活血化瘀法后,症状减轻或痊愈。因此临床应全面考虑,灵活掌握,不可拘泥一点。当然,临床也有瘀血证据不足而用活血化瘀法取得很好效果的,但毕竟不多。

（五）治疗方药问题

活血化瘀法虽属一个大的治疗法则,但在临床中则由于体质、部位不同,夹邪情况有异,具体治则亦有差别。总以活血化瘀为主,但应审证求因,随证加减,灵活掌握。

五、瘀血证临床经验

（一）瘀血证治疗法则

1.理气祛瘀法

理气祛瘀法为临床常用的治法,适用于气机郁结、脉络瘀滞的瘀血证。"血随气行,气为血帅",故血瘀多先有气郁。"疏其气血,令其条达"为治疗法则。治以活血祛瘀,佐以理气的药物,如柴胡、木香、香附、郁金、乌药、青皮、枳壳、枳实、川楝子、沉香等,以宣通气机,破除滞气,推动血行。代表方剂为血府逐瘀汤。

2.温经化瘀法

寒凝可引起气滞血瘀。前人认为,血有"寒则泣而不能流,温则消而去之"的性质。由于风寒外邪侵袭机体,肌表经脉受阻,气血凝滞而发生疼痛或瘀肿;或素体阳虚、久病体弱、寒从内生,导致阳气温煦不够而凝塞。寒凝血瘀,治疗上采用温经化瘀法。在活血化瘀药物中配以温经散寒之品,如桂枝、附子、细辛、干姜、川乌、吴茱萸等。方剂如温经汤、少腹逐瘀汤等即是。

3.清热化瘀法

清热化瘀法用于热灼伤络或热盛迫血妄行等证,表现为衄血、便血、尿血、吐血、皮肤黏膜出血等。此外,热毒内蕴可引起局部气血循环失畅而成疮疡、红肿、疼痛等。治宜活血化瘀配合清热解毒、凉血止血之药物,如生地黄、玄参、牡丹皮、水牛角、金银花、连翘、栀子、大蓟、小蓟等。方如犀角地黄汤、清营汤、大黄牡丹汤等。

4. 祛风化瘀法

"治风先治血,血行风自灭"。临床治疗某些病证,如因风中脏腑经络引起的半身不遂、言语謇涩,或肢体顽麻不仁、皮肤奇痒不止等血虚生风证,常以活血化瘀配合祛风通络药物,如加用秦艽、防风、乌梢蛇等;方剂如大秦艽汤、蠲痹汤等。

5. 化痰活血法

痰浊郁阻络脉,以致血瘀痰浊互结,阻于肺络,则喘逆唇青;流窜经络,则生成痰核;留于脏腑,则成癥瘕痞块;上蒙清窍,则癫痫狂乱。此等病证最为复杂而难治,常以活血化瘀药配伍化痰散结之品,如半夏、天南星、贝母、竹沥、昆布、海藻等。

6. 渗湿活血法

渗湿活血法是以活血药与渗湿药合用。血与水关系至为密切,前人有"血水同源""血不利则为水"之说。血瘀往往导致水停,水湿停滞亦能引起血瘀。临床常见水肿兼有唇色青紫,面色晦暗,舌质胖嫩而有瘀斑、瘀点,舌下脉络淡紫粗张。此种水肿常在慢性肾炎、产后恶露不行或闭经时发生;亦有水肿日久导致血瘀而病者,单用渗利药不易消肿,单用活血法亦难取效,必须渗湿与活血药合用,始可收功。常配用渗湿利水药,如益母草、泽泻、茯苓、猪苓、白茅根等;方剂如益肾汤等。

7. 攻下化瘀法

攻下化瘀法适合于瘀血内结,腑实便闭病证。在治疗时,运用活血化瘀兼通里攻下之药,如大黄、芒硝等。方如桃仁承气汤,具有化瘀散结、通腑清热的作用。近年来,对许多外科急腹症,如阑尾炎、肠梗阻等病常用此法治疗,收到了显著效果。

8. 养阴化瘀法

本法主用于热病之后,阴虚体弱而夹有瘀血之证,多见于心肺阴伤、肝肾虚损、瘀血阻滞等病证;常见头晕目眩、潮热盗汗、腰膝酸软、面黄少华、复发性口疮以及尿血等。在治疗上,常以活血化瘀药配合补血养阴药物,如当归、白芍、生地黄、何首乌、鳖甲、鸡血藤等;方如青蒿鳖甲汤等。

9. 补气化瘀法

补气化瘀法用于病程日久,阳气不足,血行不畅,气虚血瘀,阻滞经络。古人认为"气盛则血充,气衰则血少"。血瘀证伴有头晕、气短、倦怠乏力等气虚证及中风后遗症等,常以活血通络药配合补气助阳药物,如黄芪、党参、白术、附片、桂枝、桑寄生等;方剂如补阳还五汤等。

10. 祛瘀止血法

祛瘀止血法用于咳血初止,仍有紫血咳吐而出,胸脘闷胀而痛,舌质紫;常选用活血化瘀且有止血之功的花蕊石、鲜藕汁、白茅根、桃仁、三七等品。

在临证时,病情往往虚实混杂、寒热并见、急缓交错,这就需要详细辨析病机,不能拘泥。分清主次证候、灵活配合运用,方能药证合拍,以促疾病好转。

（二）瘀血证治疗方药

活血化瘀法虽属一个大的治疗法则，但在临床中由于患者体质强弱差异、病变部位不同，且多夹杂它邪等情况，故具体治则亦有区别，总宜活血化瘀为主，但应审证求因，随证加减，灵活掌握。如较严重的神经性脱发、脑积水、脑部占位性疾患，以及一些顽固的神经性头痛、三叉神经痛等头部疾病，则用开窍活血法的通窍活血汤之类；心绞痛、心肌梗死及一些心神经症等胸部疾患，则用宽胸祛瘀法的"冠心2号"、瓜蒌薤白白酒汤之类；如在胸胁部的肝脾肿大、肝胃气痛等证，则用行气活血法的血府逐瘀汤、膈下逐瘀汤之类。其他如半身不遂用益气活血法的补阳还五汤之类；血尿、低热等用滋阴活血法的青蒿鳖甲汤合桃红四物汤之类；疔肿、阑尾炎等用清热活血法的黄连解毒汤合大黄牡丹汤之类等。总之，我们临床以桃红四物汤加减为基本方，头部多用川芎、白芷；胁肋多用郁金、延胡索、香附、赤芍；下肢用川牛膝，四肢用桂枝；病久体弱重用黄芪、鸡血藤；血热有瘀多加牡丹皮、紫草；积聚包块多加三棱、莪术；证情顽固加用虫类药物；神志方面多加琥珀之类；妇科及水肿则加入益母草之类；骨伤加苏木、川断、自然铜等；出血、疼痛明显加三七之类；血脂、血压高伴有食欲不振，或为防止药物滋腻碍胃等，则加用山楂之类；任何瘀血疾病，都可考虑加入丹参。除内治法外，还可以配合有助于活血化瘀的外治法，如外贴膏药并撒敷活血祛瘀之七厘散，配用针刺、艾灸、按摩等。如治疗多种气滞血瘀偏寒的疼痛（特别是胁下痛或兼有食积的胃脘痛及腹泻），不仅内服活血化瘀药物，局部贴伤湿止痛膏兼撒七厘散等，往往收到散瘀止痛的良好效果；治疗血栓性脉管炎，除内服药物外，还配合针刺、药洗、艾灸；治疗肝脾肿大，除内服药外，亦可外贴阿魏化痞膏等。这样内外合治，有助于气血通畅，从而提高疗效。

活血化瘀药虽有明显的止痛镇静、疏通经络、散结破瘀、祛瘀生新、解毒消肿、活血止血等作用，有改善血液循环、调整机体的功效，但久用、过用这类方药也能出现伤正耗血现象，不可不加以注意，必须有的放矢。如果真正有瘀，即使经行期间亦可应用。如曾遇几位患者在行经期服用活血化瘀之品后，不但经量未增加，反而色、量、时间较前正常，这正是"有故无殒"之义[6]。（李军供稿）

第五节　痰瘀毒风论治心病的学术思想

国医大师雷忠义躬耕中医理论及临床六十余年，经过不断研究和实践，总结出系统的辨治胸痹心痛心悸病的"痰瘀毒风互结理论体系"，自创方剂雷氏养心活血汤、雷氏丹蒌心水方、雷氏丹蒌方、雷氏丹蒌心悸方、雷氏丹曲方等，在冠心病、心律失常、心力衰竭、心肌病等痰瘀互结证治疗方面取得了非常满意的疗效。

一、痰瘀互结理论的提出

历代医家对痰和瘀早有论及，但对痰瘀互结认识不够，没有系统地进行研究，没有把痰瘀互结聚焦在胸痹心痛病的病因病机上。经过学习和归纳总结，结合今人的生活水平和生活习惯（普遍营养过剩而少运动、形体肥胖而多痰多瘀），雷忠义认为，现代人胸痹心痛病最主要的病因是痰瘀互结,因气虚运化不足,痰湿内生,阻碍气机,运行不畅,血运受阻,痰瘀互结,气机不利,胸阳不展,不通则痛,形成胸痹心痛病。其经过大量的临床论证,形成了胸痹心痛痰瘀互结理论。

雷忠义20世纪60年代通过西医学中医培训,在临床工作中发现很多冠心病胸痹心痛病患者临床症状不仅有"痛",而且有"闷"。他尝试用秦伯未先生的胸痛方加减治疗心梗后重度心绞痛、憋闷难忍频发的患者,原方由人参、丹参、生地黄、麦冬、桂枝、木香、阿胶、三七、郁金、血竭、藏红花组成。因为患者胸闷突出,又加瓜蒌、薤白;因睡眠差、心悸烦躁不安,又加酸枣仁、茯神、龙齿。最初3剂药效果很好,病情显著好转,病家很高兴,要求继续服用,病情发生根本性变化,主要症状逐渐消失。此后凡遇此类患者,都以此方化裁应用,取得了很好的临床疗效。

20世纪70年代初,雷忠义被单位派送去北京学习,在北京西苑医院学习期间,有幸跟随名老中医郭士魁上门诊,当时郭士魁团队主张胸痹心痛病治疗以活血化瘀为主,盛行自制方冠心Ⅱ号方(丹参、赤芍、红花、川芎、降香)、血府逐瘀汤等。同期,他还跟随名老中医赵锡武上门诊。赵锡武是经方派,力主痰湿可致胸痹心痛病发生,治法多用祛痰宣痹通阳,常选用瓜蒌薤白白酒汤、瓜蒌薤白半夏汤、枳实薤白桂枝汤等方剂。两位大师常因对此病病因病机认识不同而争辩,亦为治疗大法的确立而辩论。

雷忠义出身于西医,对冠状动脉硬化性心脏病的病变非常清楚。他认为血脂升高和引起血脂升高的疾病均易导致和促进动脉粥样硬化的形成和发展,血浆中的脂质以脂蛋白形式存在,脂蛋白的水平被认为是判断冠心病的最佳指标。粥样斑块是动脉粥样硬化的典型病变,肉眼和病理染色可见灰色或灰黄色,动脉粥样硬化血管内膜可见纤维帽下有大量黄色粥样物质。这些表现都符合中医理论中对于痰浊的认识。而高脂血症、肥胖症又常和中医痰湿体质相关。另外,动脉粥样硬化处的内皮细胞损伤和粥瘤性溃疡的表面易形成附壁血栓,血栓形成可加重血管腔阻塞,血栓脱落可致栓塞。冠状动脉粥样硬化时血管内膜呈现半月形增厚、血管腔偏心性狭窄。冠状动脉严重弥漫的狭窄并附加某种因素(如休克、心动过速、过量运动),加重供血不足,使各分支末梢区域缺氧,可引起心内膜下心肌梗死;冠状动脉某一支病变严重并伴血栓形成或动脉痉挛,可引起透壁性心肌梗死。以上病理改变都可从中医学瘀阻脉络的角度做出解释。

现代医学认为,动脉粥样硬化是冠心病最主要的病理变化之一。关于动脉粥样硬化的病理形态学描述是灰黄白色的、不规则的斑块,聚集堆积,既有出血,又有凝血,这非常类似中医学的痰浊与瘀血。动脉粥样硬化的形成与脂质代谢紊乱有关。雷忠义认为,痰瘀互结是导致经脉淤滞、气血不畅的根本原因,痰浊内蕴的患者一定有动脉粥样硬化形成、血黏度增高的改变。临床研究发现,胸痹心痛病患者多数有发作性胸闷、胸痛,而常见闷痛并见,患者常有憋气、脘痞、纳呆、肢沉、体胖、苔厚腻、质瘀暗、脉滑或涩等痰瘀互结的症候群。由此可以证实,痰浊闭阻、经脉瘀滞是产生胸痹心痛病的根本病机。

结合以前采用行气化痰活血化瘀治疗本病的临床经验,雷忠义认为,把"痰"和"瘀"结合起来论治胸痹心痛病一定会显著提高临床疗效。他和他的医疗组(陕西省中医研究所内科心血管病研究组)进行临床观察,收集胸痹心痛病痰瘀互结证病例,用自己创立的加味瓜蒌薤白汤治疗,方剂组成为瓜蒌一两、薤白五钱、丹参五钱、赤芍五钱、红花五钱、川芎五钱、降香五钱等,经过几年观察,收集数据,分析总结并整理成文章,《加味瓜蒌薤白汤治疗冠心病心绞痛 44 例小结》于 1974 年发表于《陕西新医药》,从此开启了钻研胸痹心痛病痰瘀互结的临床实践和理论创新。

1980 年,由他牵头组织西安市内 6 家医院心内科联合观察,收集痰瘀互结的病例,用加味瓜蒌薤白汤治疗,收集数据,分析总结,于 1983 年在《陕西中医》上发表《加味瓜蒌薤白汤治疗冠心病心绞痛 104 例》一文。

从此,加味瓜蒌薤白汤治疗冠心病心绞痛痰瘀互结证备受重视,雷忠义和他的团队提出了痰瘀互结是胸痹心痛的主要病机和证型。又经反复临床验证和实验,将加味瓜蒌薤白汤改名为舒心Ⅱ号,向省级卫生科技部门申报课题"胸痹痰瘀互结证及对证药品舒心Ⅱ号的研究",确定临床和基础科研方案。经过几年研究,证实舒心Ⅱ号对胸痹痰瘀互结证确实有效,遂申报生产为舒心片,作为院内制剂批量生产。

20 世纪 90 年代,研究团队把舒心Ⅱ号方转让给长春盖普药业有限公司进行生产,商品名为舒心片。1998 年,二次转让给吉林康乃尔药业公司,重新进行临床和基础研究,2000 年经国家药品食品监督管理局审定为国药准字号,药名为丹蒌片。在做丹蒌片基础实验研究时,李连达院士和他的团队在对该药的基础药理实验方面给予了很多帮助。其间,雷忠义和他的团队也做了大量的临床和基础研究并总结成文,如《HPLC 法测定舒心片中葛根素含量》《舒心片治疗冠心病心绞痛的临床研究》《胸痹痰瘀互结证型与应用舒心片治疗的临床研究》。

二、痰瘀毒互结理论的创建

雷忠义从事临床科研坚持痰瘀互结这一理论研究和创新 60 余年。2000 年后,他又相继提出了胸痹心痛病"痰瘀毒互结理论"及"痰瘀毒风互结理论",在临床论治和基础科研中均取得了显著的效果。

痰浊和瘀血常相兼为病,两者既是病理产物,又是致病因素,相互胶结,在胸痹心痛病发生、发展中起着非常重要的作用。《诸病源候论·心悬急懊痛候》:"是邪迫于阳,气不得宣畅,壅瘀生热,故心如悬而急,烦懊痛也。"近年来,随着临床实践的不断深入,他发现部分患者临床表现为胸闷痛伴有烧灼感、心烦、易怒、头晕、少寐、大便干结、舌红苔腻、脉滑等,并非单纯的痰瘀互结证,而是兼见较明显的热象。治疗给予化痰宣痹、活血化瘀,虽然有效,但多不尽如人意。这些患者多为久病不愈或急性加重者,这明显的热象是如何来的?雷忠义思考:动脉粥样硬化病变可引发斑块破裂、血栓等。研究发现,C 反应蛋白在动脉粥样硬化发生中产生重要作用;另外,寒冷刺激可导致心肌的负荷增加,造成心肌供血相对不足;持续病毒感染是导致扩张型心肌病的重要原因;很多病毒可能引起心肌炎,金黄色葡萄球菌、草绿色链球菌分别可以引起急性和亚急性心内膜炎;心肌梗死发生后,由于坏死物质被吸收,可出现发热、心动过速等"热毒"征象。以上几方面的病理改变和临床表现都可从中医毒的观点予以解释和辨证施治。

关于毒的概念,雷忠义认为,张仲景在《金匮要略·百合狐惑阴阳毒病脉证治》篇中关于阴阳毒的论述很有参考价值。原文为"阳毒之为病,面赤斑斑如锦纹,咽喉痛,唾脓血""阴毒之为病,面目青,身痛如被杖,咽喉痛"。"面赤斑斑如锦纹,咽喉痛,唾脓血"为热邪内攻外迫,消烁津液,内腐成脓;"面目青,身痛如被杖,咽喉痛"为寒凝血脉,不通则痛,邪气内敛。所以,毒之理解当有阴阳寒热之别,而非温热性质的致病因素。再如吴鞠通《温病条辨》中所记:"温毒咽痛喉肿,耳前耳后肿,颊肿,面正赤","温毒者,秽浊也","瘟毒神昏谵语者",其中的温毒则指的温病中具有发病急骤、传变迅速、肿痛明显并容易出现神志异常表现的特殊类型。

冠心病出现热象并非外感,应为内伤发热。而痰瘀互结日久,生热化毒,郁热毒邪内伏,致热痛肉腐,血脉粥样糜烂,形成痰瘀与热毒互为因果的恶性循环,促进了胸痹心痛病的恶化。现代医学的凝血及纤溶产物、微小血栓、血脂、炎性介质和血管活性物质的过度释放等,均可看成是中医的痰瘀毒邪。研究表明,感染、炎症与动脉粥样硬化和冠心病的发生与发展具有一定的相关性,慢性潜在性的感染诱导多种细胞因子的产生、黏附因子的表达,可能是刺激动脉粥样硬化炎症反应的始动因子之一,由此提出了胸痹痰瘀毒互结证理论。

胸痹痰瘀毒互结证临床常见胸闷痛,有烧灼感,心烦,易怒,头晕,少寐,五心烦热,大便干结,小便黄或黄浊,舌暗红,苔黄腻,脉弦滑或涩。病因病机主要是痰瘀互结日久化热,痰瘀毒互结,耗伤气阴。雷忠义所拟的治疗方法是祛痰化浊、活血化瘀、清热解毒;选择药物为牡丹皮、丹参、瓜蒌皮、红曲、黄连等,组方成新药"丹曲胶囊"。其中,赤芍、牡丹皮凉血活血,瓜蒌皮、红曲理气化痰,丹参活血化瘀通络,黄连清热解毒。胸痹心痛病为本虚标实之证,或可加黄芪补心气,气旺则血行,血行则痰瘀自消,热毒自散。该药作为陕西省中医医院院内制剂已在临床应用多年,疗效肯定。

三、痰瘀毒风互结理论的形成

雷忠义通过大量临床观察发现,冠心病、风心病、心力衰竭、心电传导疾病、窦房结功能异常、心肌病、电解质紊乱、离子通道异常、内分泌疾病、神经体液因素、交感-副交感失衡等疾病都会引起不同程度的心律失常。心律失常病情突发多变,符合中医"风性善行数变"的致病特点。因而临床治疗这类疾病,在辨证论治基础上,加一点息风止痉的药物,可获得意想不到的效果。后来,他以痰瘀毒风理论为指导,以祛风解毒、活血化痰为治法,治愈了许多交感风暴、室速、室颤等患者。由此形成理论,心病痰瘀日久,入里化热,热郁成毒,热极生风,阻碍气机,气机不畅而逆乱,痰瘀毒伤气耗阴,阴虚生风,风性主动,扰动心神,心神不宁。在心神不宁的情况下,惊悸不安,脉动促结代,表现为胸痹心痛病本身之胸痛、胸闷,也有心悸、怔忡、乏力、气短、恶风、多汗等。实践总结,从而得出从"风性善行而数变"的特点论治冠心病心悸、心神不安的临床经验。

雷忠义总结胸痹心痛痰瘀毒风互结的辨证要点:胸痛、胸闷、气短、心悸、怔忡,或见晕厥,或见恶风、自汗、发热、困倦、纳呆、乏力、口干、口渴,舌暗红,苔厚腻或有裂纹,脉弦细或细数结代;病因病机:痰瘀互结证,日久化热成毒生风,有风性善行而数变的特点;治疗方法:补益气阴,祛风宣痹或化痰行瘀,息风定悸;基本方药:常用治疗胸痹方中加僵蚕、钩藤、甘松、徐长卿、水蛭、蛇床子、黄连、苦参、石菖蒲、远志、牡丹皮、赤芍等驱风之品。

总之,由雷忠义教授提出的胸痹心痛心悸病痰瘀毒风理论体系经过长期的实践摸索和临床试验,已经被临床证实在胸痹心痛病的辨证论治中是确切、有效的,也被医学界同行和专家认可,是一套理法方药齐全、临床疗效确切,并有多项科研课题立项支持的科研成果。这一理论体系将

通过不断临床实践和实验进行充实和完善[7-8]。（范虹、雷鹏、陈金锋供稿）

第六节　肝脏生理功能新解

杨震传承黄元御学术思想,结合自身多年的临床经验与《黄帝内经》等中医经典理论,对肝脏的生理功能进行深入研究,创造性地阐述与发挥,提出了肝脏生理病理新说。

一、肝主相火论

肝主相火的本质如下。

1.肝能疏通血脉

肝能调畅气、血的通道,血的源头在气,气行则血行,而血中的营阴又是相火的物质基础。肝还能调节人体血量,"人动则血运于诸经,人静则血归于肝藏",是指肝有储藏血液和调节血量的作用,故肝亦称为"血海"。

2.肝能疏导胆汁

胆附着于肝,胆汁为肝之余气,肝主疏泄可以直接影响胆汁的分泌与排泄。胆汁降则肺胃之气降,甲木(胆气)升则肝脾之气升。

3.肝能疏导卫气

卫气的功能是"卫外而为固也",即护卫肌表以防御外邪入侵;"卫气者……司开阖者也",即调节腠理的开阖,调节汗液的排泄,以维持正常体温;肝为将军之官,主要负责抵御外邪、护卫肌体。肝的功能正常,则气机条畅,营卫和调,卫气的剽悍滑利之性才能正常发挥出来。卫气的生成是由水谷精微与下焦肝肾中所寄之相火在肝的升发作用气化下而形成的。由于卫气的生成、性质、功能和运行都与肝有密切关系,因此肝主卫气的疏导。

4.肝具有生升之气

相火是生命之火,而五行中只有木才有生命。周学海《读医随笔》曰:"肝为将军之官,而胆附之,凡十一脏,取决于胆也。东垣曰:胆木春升,余气从之,故凡脏腑十二经之气化,皆必藉肝胆之气化以鼓舞之,始能调畅而不病。"

基于肝能疏通血脉,疏导胆汁,疏导卫气,在脏腑组织中具有生升之气,为升降运动提供了动力,肝所藏的精血和营卫之气均是相火的物质基础。胆为相火升降的枢机,三焦为相火升降的道路,而肝主胆的运行和三焦道路的疏通,即肝在人体主持了相火的疏导,为相火运行之枢机,故曰"肝主相火"。

二、肝主气机论

肝为风木之脏,其性善升;胆为中清之腑,内寄相火,最宜通降。肝胆表里结合,升降相宜,对全身气机升降起着主导作用。肝本身体阴用阳,可调畅全身气机,调节气血周流,以维持阴阳平衡。这说明肝经是阴尽阳生的阴阳之枢。其次,从脏腑方面,肝系于胆,为出入之枢,少阳亦称一阳,为阳气初生。少阳介入表里之间,能枢转阳气的出入。少阳又分属胆和三焦,胆内寄相火,主少阳春升之气;而三焦主决渎,统率全身之气化。胆主枢之启动运转,肝以疏通三焦之路径畅达,肝又源源不断地把所寄相火激发为阳气,推动三焦气化。这样胆为气枢,三焦为水气的共同通道,肝提供相火不断熏蒸,使各脏腑在阳气推动下,水津四布,五津并行,使阳气和相火出入自如,发挥正常的温养全身的作用。但在关系上,胆又附于肝,故全身的气化运动必依赖肝胆之气推动、鼓舞,方能调畅不衰。然后,再从肝本身的功能方面看,肝主升发,主疏泄,既能升清,又能降浊。

1.升发元气

《医学衷中参西录·医方》云:"不知人之元气,根基于肾,而萌芽于肝。"肾为水火之脏,潜寓元阴元阳,而肝体阴用阳,同气相求,能升发肾中元真之气显达于五脏六腑,以推动生命活动。水为木之母,肾阳为全身阳气之根,肝气升发功能正常须赖肾阳温煦的功能。因此,元气激发的生命之火的传动不息,尚须借助肝气升发,才能运载至全身各处。

2.升发水谷精气

脾为阴中之至阴,非阳不动;肝为阴中之阳,即"肝为厥阴而有少阳之化"。肝又有疏通土气之功,可为脾阳提供推动力,共同完成升发营气精微以濡养脏腑组织。肝可促进脾升清运化,若无肝气之升发,则脾难以完成健运的任务。

3.升发营卫之气

心之营血虽化生和升发于脾,但脾气之升降运行却依赖于肝木之升发。肝为刚脏,清阳得升,卫气乃刚,说明肝气能升发营卫之气。

4.协调肺气及腑气下降

肝升阳气、入清气;肺降阴气、出浊气。两者共同调控气机的左升右降的运行。肝升肺降与脾升胃降相互为用,共同调节气机的升降运动。此外,肝气升发还有利于六腑浊气的下降,以尽传化之功。若肝失条达、升发,则腑气失于通降,则必发生气机阻滞等病证。

三、肝主疏泄论

肝主疏泄的机制主要是疏调气机。气机是人体脏腑功能活动的基本形式的概括,气机活动的基本形式就是升降出入的气化运动模式。肝的疏泄功能对全身各脏腑组织的气机升降出入间的平衡协调起着重要的调节作用。

1.疏理情志

肝的疏泄功能正常时,肝气升发、精神愉快、气和志达、血气平和、思维灵敏。若肝失疏泄,则易于引起情志活动异常。疏泄不及,多见抑郁多虑;疏泄太过,多见烦躁易怒、头痛面红等。

2.疏理脾胃

肝通过协调脾胃的气机升降和分泌、排泄胆汁,而实现对脾胃消化吸收功能的促进作用。肝的疏泄功能正常,脾土得肝木之疏泄而通达,脾中清阳升发,水谷精微上归于肺;胃之浊阴下降,食糜精专下达于小肠。若肝失疏泄,乘脾克胃,必然导致脾胃的升降失常,而见肝脾失调和肝脾不和的临床症状。由于脾为阴中之至阴,非阴中之阳不升;土有敦厚之性,非曲直之木不达,只有肝气升发,疏达中土,才能助脾之升清运化和胃之受纳腐熟。

3.疏泄胆汁

胆附着于肝,胆汁为肝之余气,若肝失疏泄,则可影响胆汁的分泌和排泄,导致脾胃功能障碍而致病。胆汁降则肺胃均降,能保证水谷的运化吸收。肝的疏泄功能正常,则胆汁排泄通畅。

4.疏通血脉

肝主疏泄,能疏调气机。血之源头在气,气行则血行,气滞则血凝。肝主疏泄还包括疏调人体血量。

5.疏通水液

肝主疏泄,能疏调三焦的气机,促进上、中、下三焦及肺、脾、肾三脏调节水液代谢的功能,即通过促进脾的运化水湿、肺的布散水津、肾的蒸化水液,以调节全身水液代谢。若肝失疏泄,三焦气机阻滞,气滞则水停,从而导致痰、饮、水肿或臌胀等。

6.疏调生殖

(1)疏理冲任:妇女经、带、胎、产关系到多个脏腑,但均与肝的关系密切,古有"女子以肝为先天""女子有余于气而不足于血"之说。冲为血海,任主胞胎。肝为血海,冲、任二脉均与足厥阴肝经相通,而隶属于肝,肝主疏泄可调节冲、任二脉的生理活动。肝的疏泄功能正常,足厥阴经之气条畅,冲、任二脉得其流助,则任脉通利,太冲脉盛,经、带、胎、产均顺利。

(2)疏调精室:男子精室的开阖、精液的藏泄与肝、肾的功能有关。肝之疏泄与肾之闭藏相互协调,则精室开阖适度、精液排泄有节,使男子的性与生殖功能正常。若肝之疏泄失常,既可导致性功能不及,也可导致性功能太过。

7.疏畅气机

肝所主的藏血、疏泄、升发功能是各脏器生长发育和气机升降出入的重要保证。在肝所藏的血液和相火的滋养下,全身气机升降出入有序、动静相召、相互感应、交会化生,能使全身气血交融、气机条畅。

8.疏达腠理

肌肉和皮肤的间隙相互沟通,共称为腠理。腠理是渗泄体液、流通气血的门户,有抗御外邪内侵的功能。腠理与三焦相通,三焦通行的元气和津液外流入于腠理,以濡养肌肤,并保持人体内外气液的不断交流。"肝主腠理"的理论最早是清代医学家高士宗在《医学真传》中提出的。清代谢玉琼《麻科活人全书》云:"盖人身通体毫毛之气,肺所主也。毫毛之内,腠理之外,则秉胞中之血,热肉充肤,淡渗皮毛,肝所主也。"

9.疏导相火

肝在人体生理活动中的主要作用表现为能疏导胆汁,直接影响胆汁的分泌与排泄,相火寄于肝胆,胆汁的分泌依赖相火的蒸腾和肝的疏泄;肝具有生升之气,相火是生命之火,五行中只有木才有生命。由于肝能疏畅气机、疏通血脉、疏导胆汁、疏导卫气,在脏腑组织中具有生升之气,肝所藏的精血和营卫之气均是相火的物质基础,因此说肝能疏导相火。

10.疏导卫气

肝为将军之官,主要负责抵御外邪、护卫机体。肝的功能正常,则气机条畅,营卫和调,卫气的慓疾滑利之性才能正常发挥。卫气的运行也和肝主卫外、风气通于肝息息相关。由于卫气的生成、性质、功能和运行都与肝有密切关系,因此说肝主卫气的疏导。

11.舒调睡眠

人的睡眠和肝与卫气都有很大关系。由于夜晚睡眠时胆、肝二经在午夜 11 点至凌晨 3 点"主时",而这时正是熟睡的好时间,因此肝与睡眠的关系更为密切。临床上各种原因导致的肝经郁热、肝阳上亢、肝血受损,不能涵养卫气,卫气动荡,肝魂不能归肝而浮动于外,则睡眠不宁;或因肝郁气滞,使"营卫之行,失其常道"而失眠;或工作烦劳,使阳气亢奋,卫气不能循常道转入营阴,亦成失眠。

12.疏通筋脉

筋与五脏中肝的关系最为密切,并和十二经脉有广泛的联系。脉是气血运行的通道,其功能主要有两方面:一是运行气血;二是反映气血运行中的信息。在脉中运行的气血最容易导致血运不畅和气血不足两大类疾病,其病因多为气滞血瘀和气虚血少,其病机多为肝的疏泄功能失畅和肝藏血不足引起的肝气虚,所以肝的疏通筋脉功能对脉的运行气血功能影响很大。

13.疏泄官窍

官是五官,窍是九窍。五官九窍均由筋膜所组成,而肝藏筋膜之气。肝在生理上可为胆和三焦提供阳气运行的能源——相火,三者共同在肝为将军的领导下,参与阳气的运转,以保证少阳在表里、阴阳之间枢转气机的枢机功能。枢转少阳的形式是调节气机升降,斡旋气机复常。

四、肝主敷和论

肝主敷和的出处是《黄帝内经》中的"木曰敷和"一语,原意是对五行中"木"正常情况下基本性质和功能的概括。风木属性温和柔软,舒发宣展,对自然界事物具有推陈致新、促进生化的作用。万物生化之所以繁茂,与木的敷和以令五化宣平的调节作用有很重要的关系。

1.肝主敷和,气血温升

春是全年之始,加之肝气主升,敷布阳和之气,对全身气化关系重要。血液的生成与动静均与肝胆阳气升发有关。若肝气失和、疏泄无度,则气血沸扬,可见横逆外溢之患;若肝气失运,则气血郁滞,导致脉络瘀阻诸疾。

2.肝主敷和,心气中节

心主一身之血脉,然其血之化生、气之运畅、节律之周规均有赖于肝胆之敷和以斡旋于其间,才能保证心气正常、运血中节。

3.肝主敷和，谋断适宜

《素问·灵兰秘典论》曰："肝者，将军之官，谋虑出焉。胆者，中正之官，决断出焉。"肝内寓少阳之气，敷布于周身而无所不至，运行不息，以保证人体各脏腑的运动和变化，同时还参与精神意识活动的谋虑。肝胆敷和，肝气充盛和调，谋虑决断适宜，人体内生理和心理功能协调。

4.肝主敷和，肺气宣通

"肝藏血，肺藏气"，然肺为娇脏而主皮毛，其所以不被邪气戕害而自立者，实乃营卫之气温行其间，肝藏之血贯注于肺，为之护卫而御外。少阳之气即是卫气，其由少阴、厥阴真精所化，赖肝宣发敷布，游行于三焦，出入于阴阳，以温煦、捍卫机体。

5.肝主敷和，脾胃升降如枢

肝胆敷和则土得木而能达，则木对土有生克制化之功。肝胆敷和，升降出入、生克制化都很适宜，脾胃纳谷运化之功能既不匮乏，亦不亢奋，水谷精微因此得以化生。

6.肝主敷和，肾水温化精血

肝肾两脏同居下焦，精血同源，互为归化。人之所以富有生命力，无不因于肝肾内寄相火——气之运动。因此，在精血归化、水液代谢及生长繁育诸方面两脏相互为用，相得益彰。由于在肝肾"乙癸同源"中，"木者，水中之生意"，肝胆敷和，"木沉则火在下而肾水温"，有助于肾水温化精血。

7.肝胆失和，肝木自病，亦凌侮他脏

肝胆失和导致本经自病，且可凌侮他脏。肝主敷和是指肝能敷布少阳生发之气，燮理气血，促进生化，调整气机运行和新陈代谢，同时还能随神往来，主持或参与协调人体诸脏器功能活动。

五、肝主腠理理论

腠理即肌肉和皮肤的纹理，最早见于《素问·阴阳应象大论》之"清阳发腠理"。腠理乃气血、津液、荣卫、精神出入流行之道路门户，气、血、津、液等基本物质在体内的输布及神机的运行均有赖于腠理畅通。腠理贵开阖有度，贵条畅，忌郁闭。只有腠理开阖有度，才能保证气血、津液、荣卫、精神出入流行正常。皮腠、肌腠均需元气、津液、血濡之，需卫气卫护，才能条畅、开阖有度。

1.肝主腠理的生理表现

"肝主腠理"的理论是清代医学家高士宗在《医学真传》中提出的。他在其著作中多处阐述了腠理由肝所主的观点，如"皮毛而外，肺气主之；皮毛之内，肝血主之"，"人身通体皮毛，太阳之气所主也。皮毛之内，肌腠之间，则有热肉充肤之血，厥阴之气所主也"。高氏认为，腠理是络脉所网络之处，络脉有孙络、横络之分，其血来源于胞中血海，血海又为冲、任脉所主，冲、任脉之血又为肝所主，其血有热肉充肤、淡渗皮毛之功，故清代谢玉琼《麻科活人全书》云："盖人身通体毫毛之气，肺所主也。毫毛之内，腠理之外，则秉胞中之血，热肉充肤，淡渗皮毛，肝所主也。"

肝为枢，主疏泄，主气机的运行，疏导卫气，卫气卫护腠理、调节腠理开；肝藏血，肝血热肉充

肤,淡渗皮毛,营养腠理。腠理为气血、津液、荣卫、精神出入流行之道路门户,贵开阖有度,贵条畅。因此,肝主腠理开阖,只有开阖有度,腠理条畅,才能保证气血、津液、荣卫、精神正常的升降出入运行。

2. 肝主腠理的病理变化

外感六淫、内伤七情、饮食劳倦、痰饮瘀血等因素均可引起腠理的开阖失常。腠理要维持其功能发挥需肝的疏泄条达,保证气机的正常运行。在病理情况下,若腠理开,则令汗出,可致伤津脱液;若腠理闭,气、血、津液阻滞,势必影响精神、荣卫、血气、津液正常运行,形成气滞、血瘀、湿阻、郁火、气血亏虚等不同的病理变化。"肝主腠理"理论的提出,对于从肝论治腠理疾病、拓宽临床诊治思路具有重要的理论指导意义[9]。(郝建梅供稿)

第七节　扶正固本学说

一、扶正固本学说阐微

西安市中医医院姚树锦主任医师是姚氏太和医派第四代传人,他倡导的扶正固本学说源于《黄帝内经》《难经》《伤寒论》,启发于李东垣、朱丹溪、赵献可、张景岳,直接受教于家传之学。该学说侧重于培补脾、肾两脏,善用补虚益损的药物,总结出"男子注重益气补肾,女子注重养血疏肝,小儿注重消导健脾,老人注重平补阴阳"的流派经验。随着时代的发展和人类疾病谱的变化,通过多年临床实践总结,姚树锦发现前人单纯强调补法培本的经验,对虚实相兼病证的治疗有一定的不足,因而就扶正固本学说在虚实相兼病证的认识和治疗做以下解析。

1. 正虚不能御邪且生邪

正气是抗御病邪、免致疾病的主导因素。正气虚损的患者在正虚未复之前常易感外邪,形成虚实相兼病证。例如"阳虚之人,常带三分表证"的现象背后便是如此。而正气虚损不仅可因虚而易致病邪侵袭,亦可由虚而生邪。脏腑虚损,阴血不充,阳失化源,气化难行,营血郁滞,津液转输失常日久,可致水湿、痰饮、血瘀内生,或出现阴虚生内热、津枯血滞、血瘀气结等邪实之证。

2. 邪实亦能致虚复生邪

外邪侵犯人体,无论感邪之新久、病位之浅深、邪热之轻重,必致正邪相争,耗伤正气。一时之伤损,且虚损不甚,常可随邪除而正复。若邪气留恋,病久未复,必致正气伤而成虚损病证,进而因虚致实,虚实相兼,因果往复,病程缠绵。

总之,正虚不管是因先天不足或是后天疾病所伤,总为本虚。邪实不论实到何种程度,皆为标实。而由功能性代谢障碍所造成的标实在很大程度上是因脏腑功能不足之正虚形成的。同样,标实日久,可以导致正虚。通常的情况是正愈虚,所表现的是标愈实,显示了标本虚实的二重性。古人总结的"至虚有盛候,大实见羸状"正是此类病情的恰当概括。

二、扶正固本的基本治法

1.调补法

调补法即调理补益法,以脾胃为重点,适用于以下多种情况。①虚损早期正虚不著之证,予以香砂六君子汤、四君子汤、益胃汤等扶脾养胃,使化源充沛,其虚自复。②脾胃气虚或脾阳不足、水湿偏盛之证,补中易气壅湿重,扶阳则助湿化热,先予芪薏四君子汤益气健脾、化浊利湿,而后再培补其虚。③虚损晚期气血阴阳俱虚、脾胃衰败之证,先予甘淡平和之品,如香砂养胃汤、八宝粥等调补脾胃,待脾胃气复,饮食能进,药力能行,则依辨证而补益诸虚。④正气虚损,致各脏腑气机运动障碍、失于协调者,如肝胃不和、肝郁脾滞等证,施以四逆散、逍遥散等疏理气机,调和肝脾。

2.平补法

平补法即平和补虚法,选用药性平和之品组成刚柔相济之方,治疗缓慢进展的虚损病证。禀赋不足、老年生理性虚损者,予六味地黄丸、龟鹿二仙膏等平补肝肾;或以归脾丸治心脾气虚,玉屏风散治卫表不足,杞菊地黄丸治肝肾阴虚诸证等均属此列。

3.清补法

清补法即寓清于补法,适用于正气已虚、余热未尽,或因虚生热之证。温热病后,阴津已虚、余热未尽者,予竹叶石膏汤、青蒿鳖甲汤、清燥救肺汤等。阴虚发热,阴精虚损于内,阳热亢盛于外,热复伤及阴,因果往复,予知柏地黄丸、大补阴丸滋肾阴、清虚火,黄连阿胶鸡子黄汤养心肾阴血、泻火宁神。气虚发热时,扶中气、升中阳,甘温除大热,予补中益气汤。值得注意的是,本方之中参芪升柴之类用量不宜增大,否则升提太过,气机壅滞,不但虚热不除,反而变生他证。血虚发热时,营血不足,气失固护,虚阳外浮,予当归六黄汤养血固表,补而兼清。阳虚发热系阳气不足,水湿留滞,湿、食积而化热,治以扶阳散寒,在温阳方中少佐苦寒清热药,如黄连理中汤,顺应病势,阳复热除。

4.温补法

温补法即温热补益法,用温热性的补益药或补益药配以辛温散寒药,以达到回阳救逆、扶阳散寒的目的。卫阳不足者,予玉屏风散酌加温阳之品。阳虚兼寒者,予附子理中汤、真武汤。阳虚兼表寒者,予麻黄附子细辛汤。阳虚阴盛,虚阳至极,予参附汤、四逆汤等回阳救逆、温阳散寒。

5.峻补法

峻补法是用大剂疗效可靠、效专力宏的补益药治疗虚损重危证,以求速效。阳气厥脱,以独参汤、参附汤、四逆汤、参附注射液、参芪注射液益气固脱、回阳救逆。气阴两虚重证,用生脉散、复脉汤、生脉注射液急固气阴、挽救危亡。营血亏损重证,未兼邪实,脾胃尚健,以人参养荣汤加龟甲胶、鹿角胶、阿胶、鱼鳔胶直补营血。

6.食补法

食补法适用于多种慢性虚损证,选择与虚损病证相宜之食物且易为脾胃受纳运化者,尤宜食粥疗法。《黄帝内经》指出"五谷为养",《伤寒论》提出疾病之后"糜粥自养",而治疗慢性虚损病患中确有"药疗不如食疗"的一面,且药食同源,故根据粥有充养胃气、易于吸收、口感较好、老少皆宜、制作方便、缓缓固之的特点,临证常在辨证论治的基础上,药物治疗和食粥疗法同时进行。基本用药为粳米、生薏苡仁、蕨麻、山药、莲子。肺胃阴虚者,加百合、银耳;偏于血虚者,加龙眼肉、大枣;偏脾虚者,加陈皮、扁豆、山楂;偏肝肾不足者,加枸杞子、核桃仁。

三、扶正固本的应用原则

本者,疾病之根本。虚实相兼病证中,无论因实致虚,还是因虚致实,均以虚为本,以实为标。因而临证时,首判正气受损的程度,斟酌正邪斗争情况,衡量标本虚实的性质,确定辨证论治的依据,或攻补兼施,或先攻后补,或先补后攻,总以维护正气为要。除准确把握补虚与泻实的时机、比例、程度之外,还要遵循以下原则,方能使用药与病情更合拍,从而取得较好的疗效。

1.祛邪勿伤正气

在疾病之初,因实致虚,或正虚之体复感外邪,邪实突出,正虚不著,若求胜心切,祛邪之品药力峻猛或使用过久,则祛邪伤正在所难免。故而治疗之时,祛邪之剂应中病即止,不宜多用。若病邪缠绵,旷日持久,谨防伤正,视病机转变规律,适量佐以益气养血、滋阴温阳等扶正之品。

2.治病勿犯胃气

《黄帝内经》云:"人以胃气为本""有胃气则生,无胃气则死。"《伤寒论》亦多处强调"勿犯胃气",至《脾胃论》,进而提出"内伤脾胃,百病由生"。此后调治脾胃成为后世医家遵从的重要治法。"勿犯胃气"首先是在辨证论治的基础上,取舍过偏、易伤脾碍胃之品;次而视脾胃所伤程度分而治之。素体脾弱者,或既往脾胃尚健,但病程日久,服药多、杂而脾胃受伤者,常加砂仁、鸡内金、生山楂等醒脾和胃化滞,防治并行。脾虚气滞者,用厚朴生姜半夏甘草人参汤,加沉香、大腹皮、莱菔子,即消胀理气汤,健脾行气,补泻兼施。脾气虚弱者,用四君子汤加生黄芪、薏苡仁,即芪薏四君子汤,益气健脾。中阳不足,甚而脾虚下陷者,用附子理中汤、补中益气汤,温中健脾,升阳举陷。对于复杂的疑难病例,证型错杂,辨证难明,无以下手,应悟"上下交损,当治其中"之理,唯有"执中央、运四旁",方能执简驭繁,事半功倍。

3.扶正勿忘祛邪

在疾病错综复杂的变化之中,尤其进入以虚损为主阶段,正气虚损既可表现为多种病征,又是疾病发生和发展的内在因素之一,常同时表现为物质基础的不足和功能低下而导致代谢障碍。故而随时判断正气是否受损、受损的程度,重视疾病发展的全过程,从其正虚的本质中发现标实产生的征兆,及时予以治疗,祛邪与扶正并举,甚至加大祛邪力度,选择得力方药阻断病情的恶化。如系统性红斑狼疮病程中气虚则易气滞、生湿、成瘀,故而行气、化湿、活血之品常施方中。阴虚则生内热,热邪伤津,津枯血瘀,故方中常用养阴生津、清热化瘀之品。

4.顺应脏腑升降之性

气机的升降出入体现在各脏腑的功能活动中。各脏腑升降出入运动的协调,机体方能"阴平阳秘"。五脏藏精气而不泻,主升清;六腑传化物而不藏,主降浊。升降与出入也有其相对性。具体而言,肺主呼吸之气,呼为升,吸为降。肺与肾而言,前者主呼气而降,后者主纳气而升。肺与肝而言,肺居上焦,司气降于右;肝居下焦,司气升于左,成为升降之关键。心与肾,心主火,下行为顺,温煦肾阳;肾主水,上济于心,滋养心阴,才能水火既济、心肾相交,方为平衡。脾与胃,脾主运化而升清,胃主受纳而降浊,共为气机升降之枢纽。因此,疾病之生,无论何因,皆致气机不畅、升降失序、脏腑失调、气血不和、阴阳失衡,故有"病因脏腑升降失常而生,治宜从脏腑升降之性"之说。临证时,不宜忘记脏腑升降之性,治法、方药也应顺从其宜升或宜降之性,疏理气机,调适枢纽,不失升降之机。如本流派成药"胆胃通降片"的研制即遵此意而成。

四、对标本虚实的辨证剖析

扶正固本学说是中医治疗学的重要原则,也是中医治病的根本大法之一。要深刻理解扶正固本学说,就需要对标本虚实进行深刻理解并辨证认识,这样才能运用得当。

1. 从物质基础和功能活动来理解本虚

精、气、神为人之三宝。中医生理学观点认为,精为物质基础,气为功能活动,神为生命活动之外象。精和气是人体生命活动的最宝贵物质,也是脏腑功能活动的物质基础,正常的生理活动又在源源不断地产生和补充着精和气等基本物质。所谓正虚,则包括精、气、神三宝的物质基础不足和脏腑生理功能低下的双重含义。

精、气、神的论点,主要是说明人体的阴阳生化关系。而这三者的结合,正体现了物质、功能、现象三者的互相关联和不可分割的统一性。功能和现象的物质基础是精(精实际是一体的,所谓先、后天之分,不过是同一关系下包含着时间概念的对偶概念,反映其互相依存、互相制约的关系罢了)。由此可见,精、气、神三位一体的论点,反映在中医的生理方面,突出体现了对有机体生命活动的根本性认识。三者之中,精是根本,气是动力,而神为主导。古人称精、气、神为人身之三宝,有其深切意义。

另外,以系统论观点来说,人是一个整体,所以其上下、左右、内外都是相对统一的,尤其从以五脏为中心的脏腑学说来看,脏与脏、腑与腑、脏与腑彼此间有着密不可分的关系,身体局部的不协调则会影响整体,相对地使整体的功能低下(本虚)或亢盛(邪盛);而整体的功能紊乱更能加重局部的失调。这种失调则表现为各种疾病,轻则脏气虚衰,重则损伤气血,甚为严重者,耗损阴阳。而脏腑功能的低下以及人体阴、阳、气、血之不足即是本虚的具体内容。

本虚之因,不外先天不足和后天失养。先天不足者,多因精气不充,每致脏气虚衰,呈现出一系列功能不足、虚失所养的外征。后天失养多久病虚弱及病后失养,给养不足及病情消耗,培补不力,造成精气内亏、脏腑功能低下,虚候层出不穷。

此类病况临床非常多见,常以扶正固本治法获效。如冠心病从气血、阴阳的观点来看,当属一个"虚"字为主,应从扶正固本着手,补气加强帅血之力,补血增强润养之功,补阳加速循环功能,补阴达镇静安神作用,故而对冠心病拟定了"扶正气,固根本,开化源,增动力,执中央,运四旁"的 18 字方针,以扶正固本为前提,从开化源、健脾胃着手,目的是增加"动力",从中焦脾胃着手,起到"执中央,运四旁"的作用。此法常可收到意外之功,使无数患者恢复了健康。

2.从代谢障碍来认识标实

从《黄帝内经》"精气夺则虚,邪气盛则实"的论点来看,虚的含义是正气虚,实的含义是邪气实。正虚不管是因先天不足,还是后天疾病所伤,总为本虚。邪实不论实到何种程度,皆为标实。而由功能性代谢障碍所造成的标实,在很大程度上是因为脏腑功能不足之正虚形成的。反过来说,标实(如邪恋日久)同样可以导致正虚(如病久伤正之说),往往的情况是正愈虚,所表现出的是标愈实,可见二者的关系是相互影响,表现出标本虚实的二重性。现就标实之气滞血瘀和痰湿困阻成因为例解析,讨论脏腑功能障碍导致邪实的内在逻辑。

(1)气滞血瘀:气与血在生理上关系密切,相互依存,相互为用,在病理上则很难将气滞和血瘀截然分开。气滞和血瘀虽可分可合,但其内在关系则必须从虚实入手,方能正确解读。

其虚的一面有气虚和血虚,多是由于脏腑功能不足,化源不充,表现为喘汗乏力,气不足为用,进而血脉空虚,运行无力,缓慢郁滞等。其实的一面则表现为气滞和血瘀。气滞的憋、胀、郁、闷等皆因气机阻塞不能通畅之故,而血瘀之锥刺针扎、瘀暗涩滞为瘀血阻络、血行不畅之象。

气滞血瘀临床上常表现为咽喉阻塞感(梅核气),呃逆频作,兼胸闷、胁痛、腹胀等气滞病证;也常见全身各部局限性刺痛暗滞及慢性痛证(久痛入络),甚而肌肤麻木不仁等瘀血病证。如若要深入探讨其病因实质,必须从气血生成运行异常造成的各脏腑功能失常的病理说起。

气为肺之所主,从来源上说,由肾精所化之元气、脾胃营养精微之气与吸入自然之气结合而成。所以气虚者,需追究是肺气虚,还是肾不纳气,或者脾的生化之源不足,不可断然为肺一脏之责。此外,气之输布运行,尚需肝之疏泄、条达密切配合。因肝之疏通畅泄作用可通达气机,肝气之升促使了肺之主降。这种阴阳升降的运动形式遭到破坏,特别是肝气郁结者,气滞的病证则往往多发。

而血在脉中运行,由心所主。但其所以在正常生理情况下不至于散流外溢,乃是由于脾之统摄作用;而调节血量则由"肝藏血"职能所主;按脏腑学说中"肝肾同源"之语,在血生成上也有精血互化之说。可见,血虚之因,则要追心、肝、脾、肾四脏之责。

至于实证瘀血,一定和气滞有关。从"气为血之帅,气行则血行,气滞则血凝"来说,气滞虽不一定有血瘀,血瘀则一定有气滞。也就是说,气滞的进一步发展会形成血瘀。气虚血虚者会继发气滞血瘀的实证,而气滞血瘀的背后亦会有气虚血虚之虚。

(2)痰湿困阻:痰湿是代谢障碍之病理产物。生理功能正常时,肺宣降通调,脾健运散精,肾主膀胱、三焦水道通畅,无所谓痰湿的滋生。但临床上痰湿致病每每多见,如慢性气管炎之痰浊阻肺、肺气肿之痰喘、痰热蒸腐之肺脓疡,还有神经系统之所谓痰蒙心阻窍,以及淋巴结核之痰核流注等。因湿而致病的种类更多,如湿邪中阻、清阳不升之眩晕,浊气不降之呕恶、便秘,湿与热结之肝炎,水湿泛滥之肾炎,湿热下注之膀胱炎,寒湿下注之妇科带下病,湿盛之濡泻、湿滞经脉的痹证等。凡此种种,不胜枚举。

痰湿在病理上虽可责之于肺失宣降、脾失健运、肾不制水、膀胱气化受阻、三焦水道闭塞等原因,但以明代张景岳之"其标在肺,其制在脾,其本在肾"之论点,尤以"其制在脾"(制为制约之意)

最为重要。因脾居中央,为上下之通道、升降之枢纽,况脾有喜燥恶湿的特性,而脾虚最容易生湿,且湿盛也最易困脾,故《素问·至真要大论》病机十九条中总结的湿病病机"诸湿肿满,皆属于脾",至为恰当。治脾可纵横捭阖、左右逢源而化痰湿。上述所举之病证皆因之于痰湿使然,然痰湿之源皆生于脾,故脾便是实质之所在,以恢复脾的健运功能着眼,常可获满意疗效。

因此,临床上确认为实证的患者在治疗上不可皆以攻为主,尚应重视恢复五脏功能,方可标本兼治。例如,上述气滞血瘀和湿痰困阻之标实,虽然有所谓实证以攻为补之说(如"气实宜泄之""血实宜决之"等),但切莫忘记其目的也是为了防止伤正(如张仲景汗、吐、下法之中皆含此意)。

标实所造成之本虚,或本虚所致之标实,不可一概而论。其实证属虚实相间者,则要补泻同用、攻寓于补或补寓于攻。同病异治要看标本,异病同治要看性质,决不能只见现象而忽视本质,同时还应注意治本要稳、治标要准,治本不可操之过急,治标不能贻误病机,应如岳美中老师所说:"治疗急性病要有胆有识,治疗慢性病要有方有守。"

3. 治病勿犯胃气

胃气学说由来已久,自《黄帝内经》"人以胃气为本""纳谷者昌,绝谷者亡",尤其是"有胃气则生,无胃气则死"之观点提出以来,被历代医家高度重视。如东汉张仲景在其所著《伤寒杂病论》中曾多处强调"勿犯胃气",并以中焦脾胃为中心,创立了许多著名的方剂,如补中之建中汤、泻中之承气汤、温中之理中汤和清中之白虎汤等。其两千年前虚实寒热辨证分明,补泻温清,眉目清晰,这种学术实践,后人推崇备至,为脾胃学说奠定了基础。至金元时期创立的补土派,产生李东垣专论脾胃学说的专著《脾胃论》,为治疗内伤杂病开辟了新的门径。后世有"外感崇仲景,内伤尊东垣"之说。李东垣在《黄帝内经》"血气不和,百病乃变化而生"理论的基础上,结合自己的实践经验,进而提出"内伤脾胃,百病由生"的观点,使脾胃学说得到了长足的发展,之后更有"肾为先天之根,脾为后天之本"之说。然而先天和后天孰为重要,医家争论不休。李东垣说:"其治肝心肺肾有余不足,或补或泻,惟益脾胃之药为切。"但亦有不同看法,如明代赵养葵则说:"世谓补肾不如补脾,余谓补脾不如补肾。"其实,赵养葵乃至张仲景的温补主张,不仅未否定脾胃学说,反而推动了脾胃学说的进一步补充和发展。因为先天和后天互相促进、互相补充,脾的运化要靠肾阳的温煦,后世谓肾阳如釜底之薪就是例证。脾胃是生化之源,气血皆赖其养,临证时无论先天不足、后天失养或病后失调等,皆应从脾胃着手。"治病勿犯胃气"成为历代医家的一条戒律,道理也在这里。李东垣认为:"内伤脾胃,乃伤其气,外感风寒,乃伤其形。伤其外者为有余,有余者泻之;伤其内者为不足,不足者补之。"在治内伤证时,以培本为主,并在《黄帝内经》"劳者温之,损者益之"的治疗精神启发下,提出了内伤脾胃则阳气不足,当以升发脾胃之阳气为首要任务,创制了补中益气汤、升阳益胃汤等后世常用的有效方剂。

古人提出的治病必护胃气的原则是扶正固本学说的又一体现,因为"胃气一败,百药难施",丧失了治疗时机。对于只顾治标不注意固本,专以攻为主,而滥用苦寒者,当有所警醒。前贤有"祛邪勿伤正"及"扶正勿留邪"的论断,其目的与勿犯胃气同理,仍然是立意于维护正气。如癌肿病患者大多消耗很快,皆有正不胜邪之证,应在扶正固本的思想指导下,以补气、补血、补阴、补阳为先导,兼以祛邪抗癌,则能增强机体的免疫功能,调动身体的抗邪能力。这种支持疗法在临床实践中获得了比较满意的效果。再如肺气肿,在扶正固本思想指导下,主要以补气、健脾、益肾之法。其气虚痰喘,辨证重点在肺、脾、肾三脏,而从健脾着手,尤为恰当。健脾可以益气,健脾也能补肾。因"脾为生痰之源""肺为贮痰之器",痰喘盛者,也可从健脾着手,以健脾化湿,通过扶正断绝生痰之源,达到既扶正又祛邪的治疗目的。此法在临床上不论是张口抬肩,呼吸困难的气喘,还是痰饮流涎,胸高仰息的痰喘,乃至青少年之支气管哮喘等病,疗效皆令人满意。

4.从辨证论治入手,正确运用扶正固本法

临床实践中,病虽顺逆万千,但牢记"五脏者,藏精气而不泻,故满而不能实也",则情况不明之时,自能顾护五脏之本。在错综变化之中,虽然难以一一理清头绪,但随时判断病者正气是否受损,受损程度如何,斟酌正邪斗争情况,衡量疾病标本虚实性质,则能确定辨证论治的依据。

下面以肝炎为例,说明如何辨清性质来确定论治措施。此病中医病因辨证可概括为湿热二字,如湿邪化热或湿热合邪,甚而热邪化毒等。其实证表现非常突出,在一段时间内,用清热、利湿、解毒这类祛邪治法确有明显效果,但如在祛邪的同时不注意扶正,经慢性过程后,常常会形成所谓邪盛正衰的病理表现。由于其正虚表现有时不够明显,而邪盛表现却非常突出,若此时求胜心切,直追猛打,那么祛邪伤正之问题就在所难免。因此,需记取"太过不及"与"虚虚实实"之戒,对慢性迁延性肝炎,在祛邪治标的同时一定要配合扶正固本;即在前法基础上,缩减过偏药物,而适当增入益气、健脾、养血、疏肝之类,方可达扶正祛邪之效;尤其是病至肝硬化时,由于肝脾肿大,胁下痞积形成,所现刺痛有定位、颜容瘀暗、舌质青黑、脉象涩滞,很明显是瘀血证候无疑,当然要施治于活血化瘀之法。但是,仅仅是立足于活血化瘀法还不够,尤其尽行攻破更为不妥。须知病至肝硬化,就其时间来说,病程日久;仅从湿热而言,湿为阴邪,恋久伤正,损伤阳气;热郁化火,火毒伤正,阴血受损。既成气血受害,必然失其节度,造成气无帅血之力,血失充脉营运之能。气机不畅,经络瘀阻,邪聚痞积由是产生。如只见邪聚痞积之实,而无视病理过程伤正之虚,以此定治法,岂不太偏?所以要正视疾病全过程,尤其要从实的现象下发现虚的本质。其病所以形成标实,一定有邪伤气、血、阴阳之伤正过程。针对瘀血肿胀等证用活血化瘀法时,也应益气为先,增强"帅血之气",动力增强,方能气行顺畅无滞;亦不忘养血药物,才能化瘀生新,比单纯攻破更全面而有效。从益气养血着手,加以活血化瘀,便是扶正固本之思想体现。肝病及至晚期,即为肝硬化腹水形成,腹部明显突出,古人谓"单腹胀""水胀"即是。此时,患者一腔腹水,小便滴沥难下,痛苦异常。医者常"急则治其标,缓则治其本",化湿利尿,以逐水之法在所不忌,欲求水邪急退,以济燃眉之苦,但往往事与愿违,欲速而不达。应知此水湿停留之形成已经过了漫长的过程,正虚邪恋,病情早已复杂化,远非单纯攻逐所能奏效。《黄帝内经》之"至虚有盛候"用来形容肝硬化腹水确很形象。面对腹水膨隆之标实,一定要看到本虚的严重程度。以气血阴阳而论,多有气虚表现,如乏力、困倦、动则气喘等,也有满腔腹水无阳以化之阳虚证候,还有血虚生燥之肌肤甲错和血虚失养之面容黧黑,乃至缺津之舌干及阴虚内热之舌质红赤等。病至此时,治疗确系头绪万千。如从治标说起,先论化湿,必须先以健脾,脾健自能运化水湿;再说利尿,必须予以温肾,肾阳温助膀胱才能化气行水;最后说逐水,则必须疏利三焦(此三焦简言之,自下而上,所谓"其主在肾",说明得肾阳之温煦而脾阳才能运化;所谓"其制在脾",脾气散精才能上归于肺而通调水道,下输膀胱,水精四布,五经并行。其中,通调水道因肺为水之上源,只有肺之正常宣降,才可体会"其标在肺")。若再说固本,则不离气血阴阳之不足,但补气时要行气、补血需疏络、补阴要助阳、补阳要和阴,标本兼治方能有效;且补虚泻实外,还需疏通肝气,通畅气机,促使升降,这样才能增强功能、促进代谢、清除障碍。

综上所述,"治病必求其本",本者,疾病之根本。从虚实来讲,无论是因虚致实还是因实致虚的虚实夹杂证,均以虚为本,故应该采取扶助正气以愈病的原则。但扶正固本绝不是单一应用补益方药,而是应该根据正邪斗争消长情况辨别标本虚实的性质,确定辨证论治的依据。视标本虚实的缓急或虚实并重,攻补兼施;或先攻后补,攻中寓补;或先补后攻,补中寓攻。遵循"祛邪勿伤正气,治病勿犯胃气,扶正勿忘祛邪,顺应脏腑升降之性"的原则,选择相应方药,同时"补气要行气,补血要疏络,补阴要助阳,勿忘清热,补阳要和阴,勿忘利湿",不要偏执补之一途,而应圆机活法,知常识变,以求"谨守病机,各司其属,有者求之,无者求之,盛者责之,虚者责之,必先五脏,疏其血气,令其调达,而致和平"[10]。(李晓阳供稿)

参考文献

[1]孙洽熙.黄元御医学全书[M].北京:中国中医药出版社,1999.

[2]费旭昭.孙洽熙临证精华[M].西安:陕西科学技术出版社,2015.

[3]米烈汉.米伯让全书[M].西安:世界图书出版公司,2019.

[4]李军.国医大师张学文[M].北京:中国医药科技出版社,2015.

[5]李军,缪峰.秉烛静思录[M].西安:西北大学出版社,2020.

[6]张学文.瘀血证治[M].西安:陕西科学技术出版社,1998.

[7]范虹,于小勇,武雪萍.国医名师雷忠义临证菁华[M].北京:中国中医药出版社,2013.

[8]谢华宁,高小龙,范虹,等.国医大师雷忠义从痰瘀毒论治胸痹心痛经验[J].现代中医药,2022,42(4):114-118.

[9]杨震.杨震相火气机学说研习实践录[M].北京:中国医药科技出版社,2019.

[10]姚树锦.姚树锦医学精华[M].西安:陕西科学技术出版社,2014.

第八章

针灸学创新与发展

针灸学是长安医学的重要组成部分，我们的先祖在这块神奇的土地上，通过生活劳动和医疗实践，总结了丰富的临床经验，创建了针灸学理论体系。近代长安医家在传承先贤针灸学说的基础上不断创新发展，针灸大作不断出新，针刺麻醉、电针疗法、头皮针等新疗法应时而生，使长安医学针灸学说更加系统完善，在防治疾病中发挥了重要的作用。再次向文后括号内标注的初稿提供者表示衷心的感谢！

第一节　黄竹斋针灸新论

黄竹斋不仅在研究伤寒方面卓有成效，在针灸学研究方面也造诣精深，多有建树，是我国近现代针灸学的杰出代表。

一、《针灸经穴图考》

1924年，黄竹斋将中国针灸学古今名著之精华进行了收集，并撰著《针灸经穴图考》8卷。本书以二十经为纲，三百六十五穴为目，附奇穴拾遗，并将古代人体平面图以人体正常生理部位点穴划经，此为其独创。

本书1933年于南京在活人体表点穴划经摄影制版印刷。其图穴以人体为标准，诚为针灸之创作，是我国在活人体表点穴划经的首创者。《针灸经穴图考》引证之详、考据之精、折中之当，令人钦佩。中医大家张赞臣、周禹锡、陈逊斋、罗哲初、章太炎等人均予以赞许。谢利恒先生为之序云："吾国针灸治病常著奇效，早为海内外医家所公认，但能举其全说者极少。虽有《针灸大成》等书，未免仍多挂漏。长安黄吉人先生治学夙重实际，不惮艰深，于集注《伤寒杂病论》之余，复取古本针灸学说，上起炎黄，下迄近世，旁征博引，萃于一编，统系分明。为吾国在前未有之作，诚医家之鸿宝也。"中央国医馆编审委员，福建名中医学家陈逊斋为之序云："二十三年双十节黄君二次莅京，携其旧著《针灸经穴图考》见示，予取而读之，知黄君此书确切详明，有条有理。其考证经穴也根据古经，无附会、无杜撰。此与唐、宋以后各有师承，各出花样，积习相沿，莫由知其知识者不同也。其运用针法，删繁就简，悉中肯綮，此与诸家针法混乱无次，方法愈多而治疗愈误者不同也。其书可以医病，可以医医，可以令一切针灸书籍望而却步。"中央国医馆编审委员、桂林名中医学家罗哲初先生为之序云："吾友黄君竹斋，陕之隐君子也。凡天文、地理，河图洛书，经史子集，靡不极深研几，其于医也，则以《内》《难》为体，《甲乙》《太素》《伤寒论》《金匮要略》为用。故其所著《伤寒杂病论集注》《新释》二书，均能脍炙人口。今复著《针灸经穴图考》出而问世。余见其引证之详，考据之精，折中之当，固足令人钦佩！至其图穴之以人体为标准，诚为针灸家之创作。可谓前无古人，其难能可贵为何如也？其嘉惠医林为何如也？其补《内》《难》《甲乙》各经之阙之功又为何如也？"1957年，《针灸经穴图考》由人民卫生出版社出版。该书自问世后，即引起国内外的广泛关注，印度尼西亚等国医界友人曾来函求购。

黄竹斋搜集历代各家针灸学不同之版本，核对订正，取其精华，结合自己的心得体会，撰著

《针灸治疗会通》8卷,可谓发前人之未发,诚为针灸学史上的一大贡献。此外,他还编著有《针灸经穴歌赋读本》《针灸要诀》《袖珍针灸集要》《校订铜人俞穴图经》《灸法辑要》等著作。1957年,人民卫生出版社再版刊行了《针灸经穴图考》《校订铜人俞穴图经》二书。

黄竹斋还受到针灸学家承淡安先生邀请,在无锡针灸学校讲学,并将罗哲初先生所授之白云阁藏本《难经》抄本刊登于该校之《针灸杂志》中,在全国中医界引起了巨大的反响。

二、针药并用,屡起沉疴

黄竹斋不仅是一位医学理论家,更是一位卓越的临床实践家。他重视理论的整理研究,不断地进行学术创新,临证时经方、时方、土方、单方、验方、针灸、导引、内服、外治等有效方法均予采用,内、外、妇、儿、伤科患者均能治之。他认为,只要有益于祖国医学发展、对患者有疗效者,均可学习之。即使是对铃医、樵夫、渔夫、兽医、猎户、僧、道、卖艺者,凡有一技之长者,皆虚心请教。

黄竹斋精于针灸,通晓经方,临证善用经方治疗疑难杂病。中风偏瘫发病率较高,治疗颇为棘手,是最为严重的疾病之一,他调往中国中医研究院工作后,建议在西苑医院设立50张针灸病床,对中风病进行了独创性研究。他认为,中风偏瘫发病原因不外乎外感与内伤两大类,外感是指虚邪贼风等各种致病因素,内伤是指七情、饮食等中于人身之邪气。皆由于正气内虚,内伤五脏真阴,以致肝风内动等内在因素所引起。临床实践证明,以内风引起者多见,所以风、火、痰、气、血在病理条件下相互影响,是中风偏瘫发病的主要原因。内风为决定因素,外风为诱发因素,属本虚标实之证。应根据病邪之浅深轻重和病情的先后缓急灵活施治,既要紧握疾病转机,又要抓紧急性期的合理治疗,关键是对中风脱证、闭证的辨证论治,要对疾病进行细致观察。治疗上,黄竹斋先生探索出了一套针灸与中药并用的有效方法。他认为,《灵枢》《素问》《针灸甲乙经》《金匮要略》《千金方》《外台秘要》以及宋、元、明、清历代医家医书内科杂病门都记载了中风瘫痪的治法,唯清代尤在泾《金匮翼》开关、固脱、泄大邪、转大气、逐痰涎、除热风、通窍隧、灸腧穴八法较为完备,以针药并用,取针刺效捷力专、汤药性缓力久,两者配合,相得益彰,成为他治疗各种中风病的一大特点。因黄竹斋取穴精准、手法灵活、选方严谨、加减有度,故屡治屡验。

1957年,黄竹斋治疗45例半身不遂,其中昏迷7例,言语障碍18例。治疗后痊愈者占20%,接近痊愈者占37.8%,好转者占31.1%,无效者占8.9%,死亡者占2.2%,有效率达88.9%。据西苑医院1959年5月4日"针灸中药治疗中风偏瘫150例总结报告"统计,治疗有效率达91.3%,取得了显著的疗效。许多疑难重危患者经黄竹斋先生治疗后转危为安,如德国友人东布罗斯金的中风不语、半身不遂,经黄竹斋治疗后恢复正常。1958年11月27日,《北京晚报》以"喜讯传到远方去"为题报道了这一事迹。黄竹斋先生以中药配合针灸治愈大使尤金的瘫痪病,尤金回国时宴请黄竹斋先生及医院领导以致谢意,并送猎枪一支作为纪念,1959年9月30日,《光明日报》以"枯木逢春"为题予以报道。中国中医研究院还为黄竹斋先生拍摄了专题科教电影。

1959年6月17日,黄竹斋等人在"针药合用治疗中风瘫痪病55例报告"中指出,根据疾病的阴阳表里、虚实寒热以及闭证、脱证的不同,分别以古今录验续命汤、涤痰汤、小续命汤、三化汤、安宫牛黄丸、苏合香丸、牛黄清心丸、局方至宝丹、风引汤、防风汤、地黄饮子、炙甘草汤、独活汤、三生饮、柴平汤、龙胆泻肝汤、金刚丸、虎潜丸、豨莶丸等进行辨证治疗；主穴有人中、风府、风池、合谷、间使、内关、哑门、廉泉、天突、肩髃、曲池、风市、环跳、阳陵泉、光明、绝骨、颊车、地仓、下关；配穴有百会、承浆、后溪、阳谷、阳池、外关、八邪、迎香、睛明、翳风、阳白、丰隆、三阴交、关元等，采用捻转补泻及呼吸补泻法，以及兴奋法、抑制法，根据病情虚实使用。经观察，治疗55例中风瘫痪患者，痊愈13例，显效15例，好转23例，无效3例，死亡1例，取得了满意的疗效。

在黄竹斋治疗中风病所用方剂中，《金匮要略》记载的古今录验续命方是他治疗中风病的常用方之一。该方由麻黄、桂枝、当归、人参、干姜、炙甘草、杏仁、川芎、生石膏组成；主治中风痱痹，身体不能收持，口不能言，冒昧不知痛处，或拘急不得转侧。黄竹斋先生认为方中麻黄为君，其性上升旁散；当归、川芎通经中之营血，桂枝、人参行络中之卫气；干姜、甘草扶胃阳；杏仁、石膏澄清混浊。故该方是治疗经络荣卫清浊相干、气乱于臂胫及头而厥逆的良剂。苏合香丸是通关开窍之要药，对中风痰厥气闭、神识昏迷等有较好疗效。黄竹斋先生治疗中风偏瘫病证属寒痰内闭者，每用此药温通开窍、行气化浊，卓有效验。

黄竹斋用风引汤治疗痉挛性半身不遂，真武汤治疗脑膜炎后遗症，乌头汤治疗寒痹证，大黄䗪虫丸治疗干血痨瘵、噎膈反胃合并病，皆配合针灸治疗，效果颇佳。

风湿性关节炎是一种久治难愈的疾病，1956年3月—1957年11月，黄竹斋用针灸治疗风湿性关节炎468例，采取病在上取下、病在下取上、病在左取右、病在右取左、病在中央取四肢或取周围等辨证施治的原则取穴，以速刺、刺入捻进和捻转进针法3种不同的方法，分别用捻转补泻、提插补泻、开阖补泻及抑制法（即泻法）4种手法，一般留针15～20分钟，少数病例不留针。所治病例以艾卷施灸者多，少数病例以艾炷施灸。慢性关节炎多以艾卷直接穴位灸或针柄施灸10～20分钟；艾炷灸在穴位上灸3、5、7壮不等，以大热为止。急性者每日或隔日针灸1次，慢性者隔日或3日针灸1次。治疗有效率为88%，证明针灸疗法治疗风湿性关节炎疗效肯定。1956年3月—1957年8月，黄竹斋先生用针灸治疗组织扭伤53例，以患处邻近取穴，适当配以远部穴位，采用中等刺激，有酸、胀、麻等感觉放散至患处，留针20～30分钟；针柄施灸10～15分钟。1～2日针灸1次，重者每日针灸1次，疼痛消失后，隔4～5日针灸1次。有效率可达92.5%。

黄竹斋临证时不仅针药并用，还常常以内治与外治相结合，并善用外治法治疗疾病。礼泉学者王某某，因跌倒不能行走，疼痛难忍，经查X线诊断为穿破性胫骨骨折。后经黄竹斋先生为其配服自制接骨丹，外敷万灵膏，一月治愈，行动如常。黄竹斋先生到中国中医研究院西苑医院工作后，一位患搭背疮的患者经治年余不效，黄竹斋先生为其采来鲜马齿苋，捣烂如泥后敷患处，数日痊愈。1959年9月30日的《光明日报》以"枯木逢春"为题，报道黄竹斋这一事迹。黄竹斋先生临证治法多样，此乃运用单味药治疗顽难杂症之一，屡见奇效，不一一列举[1-4]。（米烈汉供稿）

第二节　针刺麻醉

一、针刺麻醉的发明

针刺麻醉疗法，又称"针刺经络穴位麻醉疗法"，简称"针麻疗法"。它是根据经络理论，按手术要求循经取穴,辨证运用针刺手法的一种麻醉方法,具有手术时患者完全清醒,术中生理扰乱少,术后机体康复快等优点。

针刺麻醉疗法创始于1958年。西安市第四医院的医务人员在西医学习中医的热潮中,提出应用针刺通电穴位代替药物麻醉施行手术的"针刺麻醉"的设想,经过3个多月的临床试用,在484例拔牙、扁桃体摘除、人工流产、阑尾切除,以及四肢、胸、腹部等疾病手术中运用针刺麻醉的方法,获得不同程度的效果。1958年12月23日,卫生部专门为此发来贺信。

同年,上海的有关医疗单位用针刺麻醉进行扁桃体摘除术也取得了满意效果。1959年以后,西安兴起针刺麻醉热潮,陕西省中医研究所、西安市中心医院、西安市结核病院、西安市红会医院、西安市儿童医院等单位都开展了"针刺麻醉"下施行肺叶切除、子宫切除,以及四肢、脊椎、心脏外科等各类手术,累计6900余例,"针刺麻醉"优良率平均在90%以上。

随着针刺麻醉临床工作的深入,理论研究渐趋活跃。人体痛阈的测定、中枢神经系统的电生理研究、针刺"得气"研究、生化指标测定及动物模型的制作,以及针刺麻醉手术时患者的心理变化等,都取得了不同程度的效果,也促进了针刺麻醉临床手术效果的提高。1970年,针刺麻醉技术方法向国外公开,针刺麻醉临床手术广泛应用,同时对电针镇痛的机制研究也掀起了热潮。1972年,美国总统尼克松访华期间,随行记者之一的詹姆斯患阑尾炎,在北京协和医院做阑尾切除术,并应用针刺麻醉。回国后,詹姆斯在《纽约时报》上撰写了有关针刺麻醉的报道,在美国引起轰动,进而引发了一股针灸热。

1973年,西安地区针刺麻醉写作组编写《针刺麻醉》一书,由陕西人民出版社出版。陕西省中医研究所朱龙玉先生的学生赵建础进行了"针刺电针镇痛与中枢神经递质的关系"研究,首先发表《脑5-羟色胺、去甲肾上腺素介质及脑桥蓝斑核结构参与针刺镇痛》,并被后来其他学者的研究工作所证实,该成果获1978年中共中央召开的"全国科学大会"重大科技成果奖。

1980年6月,陕西省卫生厅和西安市卫生局批准在西安市第四医院成立陕西省针刺麻醉研究室,主要结合20多年来针刺麻醉的临床经验,开展生理、生化(包括细胞免疫、放射免疫等)研究,探讨针刺麻醉前、后变化规律,寻找更深、更高层次的研究途径和方法。研究室成立以后,与全国进行针刺麻醉大协作,获卫生部部级成果奖1项。

1991年9月17—20日,由中国针灸学会针刺麻醉研究会和陕西省针灸学会主办的全国第四次针刺麻醉与针刺镇痛学术讨论会,在国家中医药管理局科技司、中国针灸学会及陕西省有关领导部门的关怀和支持下,经过一年时间的筹备,在西安市举行,来自全国19个省、市、自治区的137名代表出席了会议。

2020年6月10日,中国青年报客户端报道:西安交通大学第一附属医院(以下简称"西安交大一附院")成功开展了在针刺复合麻醉条件下的胸腔镜气管恶性肿瘤切除术,这例手术实现了传统医学与现代微创手术的完美结合。2020年6月初,胸闷、气短伴干咳2个多月的女性患者陈某在家人搀扶下,来到了西安交大一附院胸外科就诊。其胸部CT提示"气管壁增厚,管腔狭窄",纤维支气管镜检查见一15mm×16mm新生物,病理活检确诊为"气管下段腺样囊性癌",患者呼吸状况每况愈下。接诊后,医院迅速成立了由胸外科和麻醉手术部为主的多学科协作团队。

团队采用胸腔镜,施行气管袖状切除,术中采用针刺复合麻醉,手术全程患者保持自主呼吸。不仅如此,外科医生在吻合气道时由于没有常规麻醉方式下气管导管的妨碍,只需直接在胸腔镜下完成,大大缩短了手术时间。术后约5分钟,患者即清醒返回病房,避免了术后感染等并发症的发生。

西安交大一附院麻醉科王强、张广健团队首提“围手术期针刺”新理念:“由于针药复合麻醉副作用小,患者不用插管,术中始终处于浅睡眠、自主呼吸的无痛状态,因此全身应激反应较小,机体抵抗力较强。”据多学科协作团队负责人介绍,目前,针刺复合麻醉已在该院胸科手术中广泛应用。此次手术,将针刺复合麻醉手术种类从简单的肺大疱切除术拓展到了胸外科手术难度极高的胸腔镜下气管重建手术。

二、针刺麻醉疗法简介

(一)术前准备

术前首先要了解患者的病情、病历、神经类型和思想情况,以确定针刺麻醉手术方案,然后充分估计术中可能出现的情况,以备采取相应的措施。

针刺麻醉手术时,患者完全处于清醒状态,术前需将针刺麻醉的特点、方法、过程和效果向患者做介绍,以消除其顾虑,取得患者的密切配合。

术前,可在患者身上选穴试针,了解“得气”情况及对针刺的耐受力,以确定手术的刺激方法和刺激量。

(二)选穴

选穴以易得气、无疼痛、不出血、患者体位舒适、术者操作方便为原则。取穴方法有体针、耳针、鼻针、面针等。现重点介绍体针和耳针的选穴方法。

1.体针选穴原则

选用十四经穴为主,采取以下三种选穴法,可单独使用,也可配合使用。

(1)循经选穴:根据经络所过、主治所及理论,选取与切口部位、手术脏器联系密切的经络腧穴。

(2)邻近选穴:选用手术附近部位的腧穴。

(3)按神经学说选穴:一是用节段选穴,二是按神经干分布选穴。

2.耳针选穴原则

选用耳穴,采取以下三种选穴方法,可单独使用,也可配合使用。

(1)按脏象学说选穴:如“肺主皮毛”,切口和缝皮时取肺穴;“肾主骨”,骨科或胸腔手术取肋骨可选肾穴;“肝开窍于目”,眼科手术可取肝穴。

(2)按手术部位选穴:如胃切除术取胃穴,阑尾切除术取阑尾穴,心脏手术取心穴等。

（3）按照耳穴的神经支配和解剖生理学选穴：如腹腔内脏手术选口穴、耳迷根穴，因其受迷走神经支配；选皮质下为常用穴，能提高镇痛效果和减轻内脏反射，这是以生理作用为指导的。

（三）针刺麻醉的操作方法

1.术前

在手术开始前，先对穴位进行一定时间的刺激，称为诱导，一般诱导的时间为20～30分钟。

诱导又可分为普通诱导和重点诱导两种。普通诱导是对所有穴位按顺序进行刺激，时间稍长；重点诱导是对重点穴位进行刺激，在术前5分钟进行。

2.术中

手术过程中一般为轻刺激，对手术部位刺激小的穴位可暂停刺激，予以留针；对手术部位敏感的穴位，可加强针刺感应。

术中针刺方法可采用手法运针，也可采用电针刺激。手法运针时，体针宜提插与捻转相结合；耳针只捻转，不提插。运针频率以每分钟120～200次为宜，捻转幅度为90°～360°，提插幅度在5～10mm。要求始终处于"得气"状态。手法运针要求熟练、均匀、稳定，这是针刺麻醉的基本功。使用电针时，切口部位穴位以高频密波为主，远距离穴位以低频连续波为主，刺激量以患者能耐受的中等强度为宜。

3.辅助用药

针刺麻醉在术前或术中常需应用少量辅助药物以提高针刺麻醉效果，使患者在最安全和最有利的条件下进行手术。常用的有镇静、镇痛和抗胆碱等药物。

（1）术前用药：通常在术前1小时肌内注射苯巴双妥钠0.1g，术前15～30分钟肌内或静脉注射哌替啶50mg。为减少呼吸道和消化道分泌物，可在术前30～60分钟皮下或肌内注射阿托品0.5mg或东莨菪碱0.3g。

（2）术中用药：术中可根据患者反应和手术情况，分别加用镇静药、镇痛药、局麻药或肌肉松弛剂等。例如，在切腹膜、结扎大血管或牵拉内脏之前，估计患者可能出现较强烈反应，可先用1%普鲁卡因做局部浸润麻醉。术中用药要时机适当、剂量适当，以免失去患者的主动配合或发生意外。此外，术中必须严密观察，一旦有意外情况发生，应立即采取有效措施。

（四）针刺麻醉疗法的禁忌证

对某些病灶复杂、粘连较多或需广泛探查的病例，尤其是某些难度较高的腹腔手术，针刺麻醉效果尚不稳定，应慎用。

（五）针刺麻醉疗法的注意事项

（1）针刺操作时，不论手法运针或电针，均以患者能耐受的中强感应为宜，切勿过强，以免影响效果。

（2）针刺麻醉手术时,患者处于清醒状态,要求手术者一刀一剪、一针一结都应做到稳、准、轻、快,避免重复操作。

（3）针刺麻醉对某些病例或某些手术环节尚存在镇痛不全、肌肉紧张、内脏牵拉反应等,故需准备术中辅助用药。用药既要掌握时机,又要控制剂量,防止产生副作用[5-6]。（董汾供稿）

第三节 电针疗法

一、电针疗法的发明和推广

电针疗法源于陕西省中医研究院针灸科朱龙玉先生所创立的电针治疗技术。

朱龙玉,陕西周至人,1951年毕业于西北医学院,先后担任陕西省精神病院副院长、省针灸研究所副所长、省中医药研究院副研究员和中医药实验研究部主任。1953年,研制成功电针治疗机。1956年,发现电针有显著止痛作用,为探讨和发展针刺麻醉做出了贡献。其主要著作有《电针疗法》《颅针疗法》《中国电针学》《神经注射疗法》。

1951年,朱龙玉医师首倡电针疗法,他将医学生理学实验中刺激神经肌肉的"感应圈"(初级线圈输出脉动直流,次级线圈输出感应电流)应用于针上通电的电针治疗中,据此而制作了电针机,命名为"陕卫式电针机"。电针刺激的部位既包括传统的经络穴位,又包括近代解剖学中的神经,在临床治疗中取得了显著的疗效。这是中西医并蓄的成果,社会影响颇大,受到党和政府的关怀和支持,1953年,陕西省卫校成立了包括门诊和实验研究的专门机构——电针疗法研究室。在陕西省党政领导的重视下,1953年8月,成立了电针疗法研究室。1953年9月至1955年12月,朱龙玉先生带领的电针疗法研究室共治疗各类患者1404名,其中痊愈498名,改善671名,无效205名,治愈率为35%。此法对神经症、早期精神病、风湿病等效果颇佳。

1956年,《电针疗法》一文在《中华医学杂志》上发表;1957年,《电针疗法》出版(陕西人民出版社);1983年,《中国电针学》出版,这是对电针疗法应用研究30余年的又一次总结。20世纪50年代,电针疗法在国内进行了推广,同时供应全国"陕卫式电针机"数千部,为电针疗法普及应用打下了基础。1958年,在陕西等地诞生的"针刺麻醉",应用的也是电针刺激。同时代的西德学者福尔,开展和应用金属板电极在皮肤穴位上通电的"电针术",也采用了低频脉冲刺激,称为"弛张疗法",既做治疗,又做诊断,颇有影响。大约到20世纪80年代,出现了导电胶电极和粘贴片电极,金属电极也逐渐被粘贴片电极所取代。

1970年,国家将针刺麻醉技术方法向国外公开,针刺麻醉临床手术广泛应用,同时对电针镇痛的机制研究也掀起了高潮。陕西中医研究院赵建础的"针刺电针镇痛与中枢神经递质的关系"研究课题获1978年中共中央召开的"全国科学大会"重大科技成果奖,赵建础也被大会授予"科技先进工作者"。

1984年,朱龙玉主编《中国电针学》增修版,由陕西科学技术出版社出版。1988年,李金池、段元因等人又研制了半导体 SZ－1A 型多功能针灸治疗仪,进一步对电针疗法的发展做出了贡献。通过努力,电针技术研究室达到了国家级重点专科研究室水平,形成了明显的专科研究室优势,从而带动电针诊疗技术的整体提高,推动了学术和科研进步。

朱龙玉的学生赵建础为探索电针治疗的机制和原理做了大量的电针动物实验研究,获得了充足的电针生理数据,发表了代表性论文七十余篇;刘少明、段元因、谢允文等人也进行了电针的临床随机对照试验,在这些人的不懈努力下,电针机成为中医临床上不可或缺的治疗设备。他们为电针机在全国乃至世界范围内的推广做出了卓越贡献。

朱龙玉的学生苏同生、黄丽萍、张争昌等人,注重电针"得气"及参数的优选,以提高电针疗法的临床疗效。1992—1994 年,苏同生所主持的国家中医药管理局中青年课题"电针戒毒参数(量)之优选"获陕西省中医药科技进步奖二等奖。他们运用电针疗法解除了无数患者病痛,完成了大量的关于电针的学术论文,在临床和科研中不断拓展深化电针学领域,培养了很多电针学方面的优秀人才,使陕西省中医医院针灸科成为西北最大、门诊和住院患者最多的针灸科室,成为陕西省"十一五、十二五"重点学科、重点专科单位;苏同生也荣获陕西省"三秦学者"特聘教授称号,其所在的针灸科也成为陕西省"三秦学者"建设单位。

二、电针疗法的操作规范

(一)电针的器械

1.针

一般通电时,毫针至少需刺两枚,然后分别接电极于针柄,使电流在人体形成通路。倘若只针刺而不通电,针刺数目可视病情而定。

2.电针机

(1)必须注意电源种类(现多为交流电),电压数据与电针机所需者相同,不得误接。在使用交流电源时,应特别注意机壳接通可靠地线。

(2)将调节器置于零位,接上输出导线,然后开动电源开关。机器在工作时,注意切勿使两根输出导线短接,否则会损坏治疗机晶体管。

(3)输出线的两端与夹子和接线柄连接的地方最容易发生折断,为了保证电针治疗的正常进行,输出线必须经常检查。

(4)从临床治疗观点来看,使用脉冲者较多。其中,直流成分多者偏于抑制,反之偏于兴奋。

3.操作

电针疗法包括刺针和通电两个过程,任何一个过程的减弱或失当,都能影响这个疗法的效果。正确诊断,适当选择病例,以及根据电针方法灵活采取刺激部位是电针治疗的基础。

(1)进针手法:进针必须通过皮肤,因为皮肤上分布有许多神经末梢或感受器,所以刺针时,对惧针者除应用语言解释外,若刺针疼痛时,可稍移动针尖至微痛或不痛处而后进针。皮肤单位面积神经末梢的分布也不相同：神经末梢分布多者较敏感，分布少者则较差。若将二者结合起来，的确能对患者解除思想负担产生一定的影响。

另外，还要重视押手问题。一般以右手（刺手）的拇、食、中三指持针柄，以左手（押手）的拇、食二指持消毒棉球，夹持针体刺入组织。若针体较短，可以左手拇指掐压针刺局部近旁，然后以右手缓慢刺入。标幽赋云："左下重而多按，欲令气散；右手轻而徐入，不痛之因。"就是这个意思。所以，刺手与押手，在临症操作上都是同样重要的。

进针以后，可来回捻动针柄，此为行针。行针是为了得到反应或得气，可以增强刺激，避免机体适应现象，从而提高其治疗效果。病有虚实，刺有补泻，虚则补之，实则泻之。一般来说，补宜轻速，泻宜重迟。转针角度小、时间短，容易引起兴奋作用。重刺激，则转针角度大、时间长，容易引起抑制作用。倘患者敏感，可拇指前捻一次，又后捻一次（或食指前捻一次接着又后捻一次），这样同等强度的前后捻转称为平补平泻。

当针体到达一定深度，欲增强刺激，有时将针体提上插下，如雀之啄食，频频上下运动，叫作捣。行针之时，应随时观察患者表情及询问患者感觉，不要不管患者的情况而孤立地捻转或捣动。

有时肌肉紧张，捻针不动，或者感传只限局邻，可用手指在针刺部位上下循按，促使肌肉缓解，感传通畅。当行针至一定程度就置针不动，叫作留针或卧针。留针也是为了持续刺激。

（2）通电：当行针完毕，留针期间，可将电针机导线分别接于针柄，然后打开开关，通电。通电时调节电钮，使电量从无到有、由小到大。

电量之大小因电针机的种类及患者不同而异。通电几分钟后，因发生适应现象，患者便感到电量不足，此时可适当调节旋钮，以增强电量。倘若两极有一极较大、一极较小，较大一极合适时，较小一极则感电力不足。因此，应常变换极向。变换时，先拨转旋钮，使电由大到小地达于零值，再换极向。换好后，再通电，并调节旋钮，使电量合适。

由于电流刺激，常使附近肌肉发生轻微颤动，这种有节奏性的跳动，可使患者感到舒适。通电期间，一般每半小时行针 1 次或 2 次。通电时，患者可感到针刺时沉重发麻的强烈感觉。所以，长时间的通电，患者可以愉快接受；而行针时间较长，则患者难以忍耐。

（三）适应证与禁忌证

1. 适应证

电针的适应证基本上与针灸相同，因而其治疗范围也和针灸一样。

2. 禁忌证

电针的禁忌证主要包括以下几点：①凡重笃垂危的患者，不可轻易给予电针。②部分疾病，如外伤、骨盆狭窄性难产、恶性肿瘤晚期、败血症等，均无须电针。③妊娠 3 个月后，不可电针小腹、腰骶；5 个月后，对全身反应灵敏的部位，如合谷、生殖股神经等，不要轻易给予电针；月经期，一般也不要电针。④凡对电针过于惧怯，虽经解释而无效果的，亦不可给予电针。⑤凡醉酒、饥饿、过饱、恼怒、疲劳等，都不宜电针[7-9]。（苏同生供稿）

第四节　方氏头针

一、方氏头针的发明

1958 年,方云鹏医生为一位感冒患者针刺承灵穴时,意外地治好了患者的腰痛,由此逐渐发现针刺头部腧穴可以治疗全身各种疾病,遂致力于头针的研究。历经十多年的艰辛探索,他终于在 1970 年创立了"头针疗法"。

方云鹏在实践中反复验证、细致观察,逐渐发现头部确实存在一个可以治疗全身疾病的新的穴位分布系统。考虑到本疗法的穴位都位于头颅头发覆盖的头皮部,故将自己的头针体系命名为"头皮针"。1993 年,中国针灸学会采用了"头皮针"这个命名方式,制定了《头皮针穴名国际标准化方案》,向世界各国针灸界推荐。因此,方氏头针是头皮针领域里最早出现,并形成了完备理论体系的一种新型头针疗法。

方云鹏认为,人是一个有机整体,各器官系统的功能不是孤立地进行活动,而是密切配合、彼此协调的。方氏头针理论体系阐述的头颅与躯体、局部与整体的生理、病理联系是中医整体观念的集中体现。当某一脏器发生疾病时,常常会影响到与其有关联的脏器组织功能,这种影响必然会通过信息传递到头部。头皮层不仅存在一个已知的与全身气血运行相关的系统,还存在着一个尚不为人知的全身高级调控系统,能调节全身的脏腑功能。"身之元首,人神之所治,气之精明",针刺头部穴位可以产生"得气"感反应,这种针感现象沿经络传至躯干、四肢,从而"引气直达病所"和"气至而有效",达到治疗疾病的目的。方氏头针理论体系以伏象、伏脏、倒象、倒脏 7 个中枢刺激区和 21 个皮层功能刺激穴为核心。伏象、伏脏、倒象、倒脏理论是对中医脏腑辨证以及形象理论的深入发展,是对总经络中枢与末梢经络中枢理论的完善,是对传统经络理论的补充与发展。21 个皮层功能刺激穴是大脑皮质的功能分区在人体头皮上的投射区,根据相应的大脑皮质功能分区命名。其特有的"飞针直刺法"具有取穴方便、操作简单、安全性高、耐受性好等优点,从而受到广大针灸临床工作者的认可。

方氏头针以传统经络学说为基础,结合西医解剖学、神经生理学、胚胎发育学逐步发展而来。方云鹏将其在头部发现的能治疗全身疾病的特异刺激点加以总结,发现其形状酷似人体缩影。《黄帝内经》有云"在天成象,在地成形",方云鹏遂根据其形象、功能、创造性地命名为"伏象""伏脏""倒象""倒脏"。"伏象"是伏于冠状缝、矢状缝上的人体自身缩影,相当于总运动中枢。"伏脏"是仰卧于额部前发际两侧的人体自身缩影,相当于总感觉中枢。"倒象"和"倒脏"分别是大脑皮质运动中枢和感觉中枢在头皮上的投影。此外,方云鹏通过大量的临床实践和资料比对,确定出 21 个皮质功能刺激穴:思维、说话、嗅味、听觉、信号、书写、记忆、运平、视觉、平衡、呼循。这 21 个穴位与大脑皮质的功能分区在人体头皮上投射区基本吻合。在头针提出后,他又相继提出了手象针、足象针与体环针,揭示了人体存在的一种新的经络传导理论,用于医疗实践,取得了满意疗效。

方氏头针具有以下特色:治疗体系形成最早,穴位、穴区最为完备,具有 7 区 21 穴取穴体系,强调生物全息律与本疗法的天然联系,强调中医理论知识在治疗方案中的重要性,强调中、西医两种医学知识在治疗中的协同作用,操作简便,安全性好,疗效稳定,耐受性好,单次费用较低。

二、方氏头针的穴区、功能与主治

方氏头针疗法的穴区主要由 7 个中枢刺激区(伏象、伏脏、倒象、倒脏)和 21 个皮质功能刺激穴(思维、记忆、说话、书写、运平、信号、听觉、嗅觉、视觉、平衡、呼循)所组成。其中,伏象和思维为单穴区,其余均为双穴区。

1.伏象

伏象又称总运动中枢,为"阳中枢"。该区内分布着许多与全身各部位相应的刺激点。连接这些刺激点,则形成一个俯卧于冠状缝、矢状缝、人字缝的人体缩影,故而命名为"伏象"。

定位:伏象穴区其形状恰如四肢张开之人体缩影,位于冠状缝、矢状缝和人字缝之间。穴区按人体部位命名,分为头颈部、上肢部、躯干部和下肢部 4 个分区。

功能:伏象是人体神经机械能的集中反映区,支配着全身的运动神经。

主治:神经系统、血管系统和运动系统疾病,包括中风偏瘫、脑炎后遗症、小儿麻痹症、风湿性关节炎、截瘫、多发性神经炎、神经性头痛、偏头痛、坐骨神经痛、三叉神经痛、神经衰弱、高血压、冠心病、腰扭伤、腰肌劳损、腰椎间盘突出症、颈椎病、脱肛、痔疾、二便失禁、乳腺炎等。

2.伏脏

伏脏又称总感觉中枢,为"阴中枢"。该区内也分布着许多与全身各个部位相应的特异刺激点。连接这些刺激点,则构成前额发迹左、右侧与人体左右相应的半侧人体内脏、皮肤缩影图,故称之为"伏脏"。

定位:伏脏穴区在前额发迹,具体位置为额正中线至左、右额角间区域。每侧各分上、中、下三焦。

功能:伏脏有四大功能,一是支配全身的自主神经功能;二是支配内脏功能;三是支配皮肤感觉功能;四是调节精神、智能、情绪、记忆、思维等。

主治:主要治疗自主神经功能失调与紊乱而引起的内脏病症及皮肤感觉障碍,前者主要用于治疗冠心病、心脏神经症、肺炎、胆囊炎、胃肠功能紊乱、胃炎、肠炎、胃下垂、胃痉挛、腹泻、痢疾、肠绞痛、肾炎、膀胱炎、痛经、月经不调、子宫脱垂、尿失禁、尿潴留、气管炎、高血压、心律失常、智能低下、神经衰弱、精神异常、性格改变、内分泌紊乱、自汗、心悸等;后者主要用于治疗皮肤之疼痛、麻痒、紧束等不敏感,以及荨麻疹、神经性皮炎、酒渣鼻、牛皮癣、湿疹等皮肤病。

3.倒象

倒象是大脑皮质的运动中枢在头皮的投影区。穴区内所有刺激点基本上按人体倒置排列,如一倒立人形缩影,故称之为"倒象"。

定位:倒象系中央前回在头皮的投影区。例象穴区分上、中、下三部。上部包括咽、舌、下颌、睑、眼、额、颈等;中部包括拇、食、中、次、小指,以及手、腕、肘、臂肩等;下部包括躯干、髋、膝、踝、趾、肛门、膀胱括约肌等。

功能：倒象以管理躯体、四肢运动功能为主。倒象上部管理头部、颈部运动功能，中部管理对侧上肢运动功能，下部管理对侧躯干及下肢运动功能。

主治：与伏象基本相同，主要治疗对侧躯体的运动功能障碍，如偏瘫、脑炎后遗症、运动性失语、癫痫、桡神经麻痹、腓总神经麻痹、小儿麻痹症、脑震荡、面神经麻痹、落枕、韧带扭伤、肩周炎等。

4.倒脏

倒脏是大脑皮质的感觉中枢在头皮的投影区。因其与人体实际部位上下倒置，故称倒脏。

定位：倒脏系中央后回在头皮的投影区。倒脏穴区分上焦、中焦、下焦三部。

功能：倒脏以调节控制躯干、四肢皮肤感觉和内脏功能为主。倒脏上焦管理对侧头面部感觉器官和膈肌以上器官，中焦管理对侧上肢感觉功能及消化系统，下焦管理泌尿系统、生殖系统、腰骶部、臀部、会阴部、下肢等器官和感觉功能。

主治：与伏脏基本相同。倒脏主要用于治疗对侧半身感觉障碍(内脏感觉和皮肤感觉，深感觉和浅感觉)，如触觉识别障碍、痛觉、温度觉、震动觉障碍等，以及冠心病、心律失常、心悸、流涎、瘫性偏麻、偏头痛、后头痛、浮肿、湿疹、荨麻疹、胃痉挛、糖尿病、痢疾、痛经、自汗、皮肤温觉失调、神经性耳聋、多发性神经炎、坐骨神经痛等。

5.思维

思维是思维中枢的体表投影区，位于额叶前端正中处。

定位：思维位于额骨隆突之间，即眉间棘直上 3cm 处。

功能：思维中枢管理精神、执行、思考、意想、语言、注意力、计算力、记忆力等生理活动。

主治：智力减退、痴呆、癔症、大脑发育不全、精神分裂症、神经性头痛、高血压、神志不清、神经衰弱、记忆力减退、失眠等。

6.说话

说话是运动语言中枢的体表投影区，位于额下回的眶部、三角部和中央前回的前下端，正对蝶骨翼部。

定位：说话位于眉中与耳尖连线的中点，右利手取左侧，左利手取右侧。

功能：说话穴区实际上是运动语言中枢的头皮投影区。该中枢损伤或病变可以发生运动性失语，其特点是保留理解语言的能力，但丧失运用语言的技巧，不能以正确的发音来表达其思想。

主治：运动性失语、发音困难、口吃、舌肌麻痹、假性延髓性麻痹、唇肌麻痹、大脑发育迟缓、舌颤等。

7.书写

书写是书写中枢的体表投影区，位于额上回、额中回的后部，以及中央前回的前上部。

定位：以冠矢点为顶点，向左后方和右后方各画一条直线，与矢状缝分别成 45°夹角，这两条直线上距冠矢点 3cm 处。

功能:书写穴区主要管理运动的调节和维持身体的姿势。书写是一种复杂的运用功能,此部位损伤或病变时,会出现失写症,还可出现复杂精巧的高级运动障碍,如绣花、穿针和连续从事一种动作时出现笨拙、不协调,言语与动作矛盾。

主治:书写功能障碍、失写症、手的精细功能减退或丧失、手颤、共济失调、舞蹈症、震颤麻痹(帕金森病)等。

8.记忆

记忆是阅读识字中枢的体表投影区,位于顶下叶的角回。

定位:记忆正对顶骨隆突,以人字缝尖为顶点,向左前下方和右下方分别画一直线,与矢状缝分别成60°夹角,这两条直线上距人字缝尖7cm处。

功能:记忆是阅读中枢和识字中枢的体表投影区,损伤后可发生失读、失写、失认。

主治:失读症、失写症、记忆力减退、大脑发育迟缓、脑炎后遗症、头昏、头痛、头木、头鸣等。

9.信号

信号是听觉语言中枢的体表投影区,位于颞上回的后部1/3处。

功能:分析有声语言,理解无声感受,并同外在表象、物体和概念进行对照,为言语的形成提供资料。该部病损后,主要发生感觉性失语,不能理解别人的言语,也不能察觉自己言语之缺陷。

主治:感觉性失语症、理解能力减退、健忘性失语、大脑发育迟缓、癫痫、失眠、神经性头痛、癔症、精神病等。

10.运平

运平是运用中枢的体表投影区,位于顶下小叶的缘上回。

定位:以人字缝尖为顶点,分别向左前方和右前方画一直线,与人字缝线分别成30°夹角,这两条直线上距人字缝尖5cm处。其位置相当于顶骨隆突上方。

功能:该中枢出现病损时,领会动作困难,不能做出有目的或细致的动作,也会导致肢体的失用。

主治:失用症、末梢神经炎、共济失调、脑血管意外偏瘫、手指认识不能等。

11.视觉

视觉是视觉中枢的体表投影区,位于大脑枕叶的内面、距状裂的上下唇。

定位:视觉位于枕骨粗隆尖上2cm,向左、右各旁开1cm处。

功能:视觉中枢负责将接收到的刺激信号进行识别分析,再现高级分析综合,把视量信息与其他高级中枢信号密切结合起来进行各种生理活动。该区受损或病变,可出现失认、失明等。

主治:视觉障碍、幻视、变视、复视、视野缺损、视网膜炎、角膜斑翳、青光眼、视神经乳头炎、玻璃体混浊、急性结膜炎、白内障、眼睑痉挛、色盲、皮质性盲等。

12.平衡

平衡是平衡中枢的体表投影区,位于小脑后叶的位置。

定位:平衡位于枕骨外粗隆尖下2cm,旁开3.5cm处。

功能:主要负责调节肌张力,维持身体平衡及姿势,协调身体随意运动。当该区发生损伤或病变时,可出现肌张力障碍、共济失调等。

主治:共济失调、肌张力减低、眼球震颤、偏瘫、眩晕、帕金森病、书写过大症、失调性构音障碍等。

13. 呼循

呼循是呼吸中枢和循环中枢在头皮的投影区。该中枢位于延髓,上接脑桥,下连颈髓。其中,循环中枢在枕骨大孔之上,呼吸中枢在枕骨大孔之下。

定位:呼循位于枕骨外粗隆尖下5cm,旁开4cm处,即风池穴的内上方。

功能:呼吸和循环中枢主要调节心、肺功能,如受到损伤或发生病变时,可引起心、肺两脏功能的异常。

主治:心律不齐、风心病、冠心病、高血压、肺气肿、眩晕、咳嗽、哮喘、呼吸困难等。

14. 听觉

听觉是听觉中枢的体表投影区,位于颞横回的前部。

定位:听觉位于耳尖上1.5cm处。

功能:听觉中枢具有接受和区别声音的功能。该区损伤或发生病变时,可出现听觉异常。

主治:神经性耳聋、耳鸣、幻听、眩晕等。

15. 嗅味

嗅味是嗅觉和味觉中枢的体表投影区,位于边缘系统内的海马和齿状回及下托。

定位:嗅味位于耳尖前3cm处。

功能:嗅觉和味觉分别是感受各种化学物质刺激和分辨酸、苦、甘、辛、咸的感受器,当嗅味区受到损伤或发生病变时,可出现嗅觉、味觉迟钝或丧失。

主治:嗅味觉迟钝或丧失症、幻嗅、幻味、鼻炎等。

三、方氏头针的选穴与配穴

针刺配穴的合理与否,直接影响着临床疗效。在针刺取穴中,古人有"主穴"与"应穴"的理论和"君臣佐使"的认识。这种相互呼应以加强疗效的方法在头针中也至关重要,一定要在辨证立法的指导下选定"主穴",合理正确配用"应穴"进行针刺治疗。准确刺激也是提高疗效的关键之一。因为头皮针刺激穴区布局合理、分工精细、配合紧凑、穴位稠密,所以在针刺时务求穴位准确,否则达不到应有的疗效。伏象与伏脏、倒象和倒脏的部位功能不同,左、右半球的功能也不一样,所以取穴原则也各异。一般情况下,伏象、伏脏取患侧,倒象、倒脏与其他中枢取健侧。但在临床实践中发现,某些疾病倒象、倒脏取患侧反而优于健侧。故此,在临床上要根据实际情况,灵活掌握运用。

（一）选穴原则

选穴一定要少而精,能取一个穴治病,就不用两个。对于一般疾病的治疗,通常每次选用

5～6个穴位即可。选取主穴要精,采用配穴要简,针刺穴位越少越好,而不是越多越好,因为穴位之间的相互作用与影响会产生治疗作用上的紊乱,抵消已收到的效果,达不到治疗目的。所以,尽量减少那些能够省去的穴位,达到取穴不多、效果优良的目的。

（二）选穴方法

方氏头针的理论,不但有中、西医的学说,还有生物全息的理论,所以取穴方法较多,基本上可分为 4 种。

1.相应取穴法

相应取穴法就是身体某个部位有病,在伏象、伏脏、倒象、倒脏相应的部位上进行针刺。它相当于体针的阿是穴取法,也是全息疗法的区域对应取穴法。例如,臂痛,针刺伏象的臂部;腿痛,取下肢的对应位置;面部麻木,取倒脏的面部等。一般相应取穴只取单侧,为了加强疗效,也可以针刺双侧。

2.仿体取穴法

方氏头针穴区的伏象和伏脏是整体的缩影,不但是全身经脉在头皮上的高度概括,还具有头微经络和头微脏腑的性质。运用仿体取穴,是根据经络脏象以及阴阳五行取穴方法,在头皮上的精细应用和高度集中施治。如胃部胀痛、呕逆不下,可在伏脏中焦胃部取穴,也可在伏象的背部"中枢"取穴,还可在伏脏的上焦内关、手三里选取穴位。当患者出现痛痹难立时,可以选取伏象髋部的环跳穴和下肢的阳陵泉、悬钟穴。此外,方氏头针还可以模仿体针的阴病取阳、阳病取阴、表证取里、里证取表、病因取穴、随症取穴、交会取穴、流注取穴等多种方法。

3.特定取穴法

根据其他中枢每个穴区所具有的特殊性能,按照某一疾病必须选取某一穴区进行治疗。如言语运动障碍取"说话",感觉言语障碍取"信号",失读失写障碍取"记忆",眼部疾病取"视觉",听觉障碍取"听觉"等。

4.米式取穴法

根据人类的生理特性和胚胎发育的遗传规律,我们发现了人类的左、右肢体对称相应,上、下肢体的重叠对应,左上右下、左下右上肢体的交叉同功,躯体折叠取穴同用的规律,在头皮上也很适用。米式取穴法也是传统针灸缪刺、巨刺和同经异穴在头针上的灵活运用。为了便于理解记忆和运用,我们等于把伏象、伏脏的部位予以倒置,倒置后的图像则与原图像完全相反。我们称原图像为"正伏象""正伏脏",倒置后的图像为"倒伏象""倒伏脏"。倒伏象的头部在人字缝尖以下,是个仰头巨面像,两目在视觉区、鼻在枕骨外粗隆部位,枕骨外粗隆下定名为"鼻点",是治疗鼻衄的主穴,伏象与伏脏,一般为同侧取穴,应用时,要慎重定穴,随症加减。

总之,取穴的方法要根据患者病情。有些疾病在采用正取治疗效果不佳时,采用仿体、米式等法往往收效显著,要因人而异、随症变更,如同传统针灸的速效之功,要交正而识本经,交经缪刺;左有病,而右取;泻络远刺,上病下取。对于方氏头针的取穴要潜心研究,方见幽微,灵活运用,始知要妙。

(三)配穴规律

方氏头针一般采用多种配穴规律,如"伏象"配"伏脏","伏象"配"倒象"(运动方面病变),"伏象"配"倒脏","伏象"配"中枢穴","伏脏"配"倒象","伏脏"配"中枢穴","倒象"配"倒脏"(感觉方面病变),"倒象"配"中枢穴","倒脏"配"中枢穴",头针配合常规针刺。

四、方氏头针的适用范围

(一)中枢神经系统疾病

头针是在头部发际区进行针刺(包括艾灸、梅花针、电针、磁疗等)治疗疾病的方法。其临床适应证以中枢神经系统疾病为主。不论是从大脑皮质功能定位原理,还是从头部经络循行与脑直接相通的原理来解释,头针治疗中枢神经系统疾病疗效较为显著,都是不难理解的。根据大量临床实践,应用头针治疗脑血管疾病有较为明显的临床效果,尤其是中风偏瘫的头针治疗,其显效率可达60%~80%,总有效率为90%左右。头针治疗能使患肢运动功能和感觉功能得到不同程度的改善,显效者甚至可达到生活自理和职业功能康复的水平。此外,头针疗法对中风所致的失语症和假性延髓性麻痹也有一定效果。头针治疗中枢神经系统疾病还包括颅脑外伤后遗症、小儿神经发育不全、脑炎后遗症、脑性瘫痪和癫痫等。对上述疾病的疗效,主要表现在智力、语言、运动功能障碍的康复,同时能不同程度地缓解症状、改善体征、缩短病程,达到临床治疗的目的。

(二)精神科病症

头针疗法有调节大脑皮质功能状态的作用,对各种精神情感障碍有效。可用头针治疗的精神科病症包括癔症、精神分裂症、梦游症等。对于各类精神科病症,如考场综合征、焦虑症、更年期综合征(以精神症为主者)也有较显著的疗效。

值得指出的是,头针治疗还可提高智力水平。目前已有人将头针疗法用于老年性痴呆和小儿先天愚型患者,作为综合性康复治疗措施之一,取得了一些疗效。

(三)疼痛和感觉异常

头针疗法和其他针灸疗法一样,止痛效果显著,临床可用于各种急、慢性疼痛,如头痛、三叉神经痛、颈项痛、肩痛、腰背痛、关节痛,尤其对颈、肩、腰部软组织损伤所致的疼痛常有立竿见影的效果,并能同时改善其运动功能。此外,头针疗法还适于冠心病、心绞痛、胆绞痛、胃痛、痛经等,曾有人应用头针进行胃大部切除手术的麻醉,这些都说明其止痛效果明显。

瘙痒和麻木等感觉异常也是头针疗法的临床适应证,如多发性神经炎的四肢远端麻木、皮肤瘙痒症、荨麻疹、皮炎、湿疹等皮肤病引起的瘙痒症状,应用头针治疗,常能迅速缓解临床症状。

（四）皮质内脏功能失调

皮质内脏功能失调所致的各种疾病,亦属头针疗法的适用范围,包括高血压、冠心病、溃疡病、男子性功能障碍和妇女月经不调(功能性者)以及神经性呕吐、功能性腹泻、斑秃等。此外,在临床中,采用头针治疗的疾病还包括支气管哮喘、尿路感染、甲状腺功能亢进、神经性耳聋、梅尼埃病、乳房小叶增生症、眼肌病、复发性口疮等[10-12]。(安军明供稿)

第五节　点穴疗法

西安市红十字会医院马秀棠医师经过 30 余年针灸临床实践,创造了点穴疗法,疗效显著,并著述了《点穴疗法》一书,由陕西人民出版社于 1958 年出版,截至 1988 年,重印 7 次,印数累计达20 余万册。

一、点穴疗法的创立

马秀棠通过长期的针灸临床工作体会到针灸学的科学性,但他常常遇到有些人神经过敏,过分害怕针刺和灸热,还有些人由于病重体弱,也不耐针灸的刺激,因而针灸疗法对于他们很难收到效果,甚至根本不能施用。他常想,如果能把针灸疗法的原理用毫无痛苦的方法来实践,对患者应该是一件很好的事情。

马秀棠想起我国民间有很多治病的方法。例如,碰撞引起浮肿,可用手揉肿的地方;关节疼痛,可用指端敲打患处;伤风感冒,可用手掐眉间、咽部,或用铜线蘸青油刮肘弯、腿弯。这些方法所刮、掐部位往往与针灸所采用的穴位相吻合,揉的手法也往往可与行针收到同样的疗效。因此,他开始以手指代替针灸治病,在自己身上及亲朋好友中试治,在患者身上取适当的穴位用手揉、指按、指打等方法,开始了点穴疗法的尝试。

1956 年春,马秀棠征得几位轻病患者的同意,在他们身上合谷、足三里等几个穴位上试用手指打按来代针治病,有的有效,有的无效,有的用指打过以后,在施诊部位有微痛微肿现象。经初步研究断定,同时用几个手指点打,不如用一个手指好,于是又一律改用一个手指来进行,根据他们在诊治后病情的变化与反应继续摸索。

经过对五十余患者二百余次的治疗,他在手法的应用上有了一些经验,这便是点穴疗法的四个手法(平揉、压放、点打、循按)的形成时期。使用这四种手法,由治疗一两种疾病到多种疾病,疗效一般很好。此后他又参考按摩、推拿等书,并吸取按摩的临床经验,充实了循按手法,并增加了一些辅助手法,因此使点穴疗法的适应证更为广泛。

点穴对于由感冒引起的气管炎等病的治疗能达到药物所未及的效果,尤以小儿腹泻的疗效更为显著,这就更增强了他研究点穴疗法的信心。

点穴疗法的好处是施用于患者既没有危险,又没有多大痛苦,因此不仅对于畏针怕药的人与儿童是适宜的,就是对一般患者也是受欢迎的。有些人经过点穴之后,即有轻松舒适的感觉,如气管炎患者,一般的在手法之后,都说呼吸舒畅、背部有如释重负之感。

二、点穴疗法的原理

点穴疗法和经穴、经络及五脏密切相关。经络运行营、卫、气、血,经穴则是营、卫、气、血运行的通路,五脏精气也要依赖营、卫、气、血的运行。因而,在人体的体表进行点穴可通过手法对经穴发挥作用,消除经穴及其范围内反映的病理现象。这些病理现象的消除,主要是通过点穴调整经络之间的表里关系、阴经和阳经的寒热变化,以及营、卫、气、血的运行,五脏六腑之间的有余或不足而实现的,从而使脏腑经络之间的生克、制化恢复相对平衡,使之达到正常生理状态,即能消除症状,恢复健康。

点穴疗法之所以能够治病,主要是能够调整营、卫、气、血的运行。点穴疗法的平揉法具有调节人体阴阳的作用,压放法则可调节营卫。所调压放,即压而深达于营、浅至于卫,压、放互相结合,即能调节营卫。点穴疗法就是根据这种原理,运用具体手法补其不足、泻其有余,促进营、卫、气、血的运行,调节脏腑关系,使之发挥正常的生理功能。

三、点穴疗法的具体手法

点穴的手法分为平揉法、压放法、皮肤点打法、经络循按法、五行联用法 5 种基本手法,此外还有头部推运法、背部循压法、四肢摇运法、举捽法等 15 种辅助手法。临床上则根据病情选择手法,一般单用一种手法的时候少,用两种手法以上的时候多。例如,平揉法常与压放法配合使用,还可根据病情需要,同时配合皮肤点打法和其他辅助手法。

1.平揉法

平揉法即"平而揉之"。所谓平,即不许偏斜,保持适当水平,揉是按着摩的动作,是按劲和摩劲两者相互结合的动作。按劲是重手按住肌肉不动,摩劲是轻手摩着皮肤不停,既要按住不动,使之抑制,又要摩着不停,使之兴奋。所以,平揉能使抑制与兴奋互相结合,保持平衡,具有调节阴阳的作用。平揉法的揉转(揉转一圈为 1 次)虽然是在穴位上操作,但由于连续刺激,在穴位组织中就会引起酸麻或酸困等感觉,能使穴位组织发生变化,引起生理上的功能调节,从而起到抵抗疾病的作用。这一手法在整个点穴治疗中是非常重要的。

平揉之向左或向右是以患者的位置来决定的。平揉法本身具有调节阴阳的作用,向左与向右平揉的补泻方法是根据左阳右阴的阴阳概念结合具体操作手法来进行迎随补泻。

平揉能调节阴阳不平衡的病理现象,能补虚泻实,可升可降,能消积除满,具有推陈致新的作用。

平揉法在临床上应用,其手法的轻重标准根据人体解剖结构的层次而定,分为达于皮肤、血脉、肌肉、筋骨;快慢标准根据正常脉搏每分钟 70～80 次(即一呼一吸四或五至)的频率揉转,即为不快不慢的手法。揉转慢于此(即一呼一吸三至)为慢手法,揉转快于此(一呼一吸六至)为快手法。揉圈的大小则根据人体部位、穴位的解剖结构以及病情的兴奋与抑制状态确定。总之,不论是轻重、快慢、揉圈大小,必须结合病势的轻重缓急、患者体质的强弱胖瘦以及男女老少等不同情况灵活掌握。

2.压放法

压放法是在穴位上进行操作的一种手法。压是向下压住,放是向上放开,二者是互相对立而又互相结合的动作。压是把穴位肌肉组织往下压,使它收缩、抑制,趋向于静止状态;放是使穴位肌肉组织在前一次动作的基础上从深部往上放,使它扩张、兴奋,趋向于活动状态。所以,压有静与收缩作用,放有动与扩张作用。压与放,即阴阳对立的统一,压下去稍停再放是以静为主;压下去即放是以动为主。压下去的深浅以放来控制,所以压放结合,以放制压,压深在体内为营分,压浅在体内为卫分。因而压放有调节营、卫、气、血的功能,压具有收敛、止逆、止吐、止汗、止痛之效;放是维持其压后所起的作用,不至于由压而引起不良反应。

压放法的补泻主要是掌握压下的动作,但必须按照十四经的循行规律,以便做到迎和随,达到补和泻的作用。压下去放开,压劲在穴位中微往上或微往下,顺经为补,逆经为泻。压劲保持在穴位中心,就属于平补平泻法。压放法在临床上应用与平揉法一样的重要,在操作上必须结合患者体质的强弱、胖瘦保持适当的轻重手法,并按照病情的轻重及得病时期的远近掌握压与放的速度(一压一放为一次),如果快慢不匀,就会失去压和放的协调性。压的深与浅与病情的轻重以及经穴的部位等有不可分割的关系。

3.皮肤点打法

皮肤点打法即点与打的结合,打就是针对穴位皮肤由一定的高度往下打,点就是控制打的过程中的轻重且必须具有的一种弹性(一上一下为一次),连续性提住劲打可以引起局部皮肤毛细血管的扩张。因而,在穴位的周围发生微红、微热的情况,这种微红、微热的现象持续时间不久就会消失,也就是毛细血管的收缩过程。由于局部皮肤毛细血管经过点打后的扩张转为收缩,很显然给穴位外层组织增加了力量,代偿了循环,对生理功能起到调节作用。点打过的穴位皮肤微红、微热和艾灸后的微红、微热相似,艾灸热为外部供给,点打热则是本身引起的热。点打法有促进机体吸收水分的作用,能止泻、祛风、止痒、强壮,对于虚弱类病症极为有效,热性病少用,便秘者禁用。

4.经络循按法

经络循按法是以中指或拇指在点过的经穴和它的经络线上或揉或压或点,往返地进行循按,另外还包括有经络循推补泻的不同手法,以及循按辅助手法,如搓捻、压按摩擦等法。

循按法由于在经络的范围内操作,同时由于补泻的不同,还可改变气血循环中的来去状况。循按法若为配合使用,则是辅助性质。如单用循按法,则有通经络、活气血、止疼痛、治麻木等效验。循按中有兴奋手法,也有抑制手法,依手法轻重、快慢不同而定。手法操作快而轻,可把抑制性作用变成兴奋性;反之,手法操作慢而重,能把兴奋性的作用变为抑制性。这是因为兴奋的对立面是抑制,兴奋减弱了,就会变为抑制。

循按法在临床上的应用主要是根据经络分布和循行的规律,用于风湿疼痛和麻痹性功能障碍。在操作的次数与部位方面,须根据患者的病位范围、病势的轻重及新久、体质的强弱和胖瘦而定。进行局部性循按或全身性循按,一般以五至八九次或更多一些为适宜。

5.五行联用法

五行联用法以十二经脉每一条经脉中的五个输穴,即四肢的井、荥、输、经、合为联合配穴的基础,以阳经井穴为金,阴经井穴为木,依次排列,选取主穴进行五种手法。五种手法依据五行与五脏在人体所主,以及气血、肌肉、筋骨与五脏生理功能在肢体的一致性而分别选用。

(1)皮肤点打法:属于肺金,主气。点打的操作是与穴位的皮肤接触,一手中指在所选的主穴部位点打,另一手中指切压住本经配穴的金穴不动,有似肺脉之短涩的点打。一般点打100次。

(2)血脉摩推:属于心火,主血脉。摩推的操作是与穴位的血脉接触,一手的手掌或拇指本节的侧面在所选主穴的部位,顺着经脉往返摩推为1次,另一手切压住本经配穴的火穴不动,摩推的范围超过主穴的穴位,有似心脉浮大而散。每穴共摩推100次。

(3)骨压放:属于肾水,主骨。压放的操作是接触到骨的部分,一手中指在主穴部位向下深压,达到骨的部分,然后微微放到筋的部分,一压一放为1次,另一手中指切压住本经配穴的水穴不动。手法慢且重,一般只压放5~7次即可。压放的力量在深部,且动作慢缓,有似肾脉沉而软。

(4)筋振颤:属于肝木,主筋。本手法是与筋的部分接触,一手中指在主穴做振颤,先做摇振9次,然后连续性振动70~90次,都要含有弹动性,有似肝脉之弦长。同时,另一手中指切压住本经配穴的木穴不动。

(5)肌肉左右揉:属于脾土,主肌肉。左右平揉的操作是与肌肉接触,一手的中指在主穴做正揉、倒揉各100次,要不轻不重地揉而且要匀,有似脾脉之和缓。本法对慢性胃肠炎疗效较好,如果治风湿性疾病或神经痛,可做稍轻揉或稍重揉。稍轻揉,即肌肉连血脉(缓揉),这是以阴济阳;稍重揉,即肌肉连筋骨(紧揉),这是以阳济阴。本法能止痛,并能促进功能的恢复。另外一手的中指仍然切住本经配穴的土穴不动。

五行联用法在临床上主要适用于胃肠病、腰腿痛、神经痛、肩周炎等。操作次序根据气血、筋骨、肌肉等不同深浅组成的相互整体关系并结合手、足阴阳经脉循行的方向,按手法先后次序进行操作。手部手法的次序是点打、摩推、压放、振颤、左右平揉;足部手法的次序是压放、振颤、点打、摩推、左右平揉。

6.其他辅助手法

辅助手法是为了辅助以上几种基本手法不足的一种局部手法,分为头部、背部、腰部、四肢、穴位等几个方面。

(1)头部推运法:对于头痛、头晕、胃气上逆、呕吐等症有效。推运所过的部位具体由太阳、风池、头维、攒竹、上星、百会等穴组成。

(2)背部循压法:以足太阳膀胱经的第一侧线(脊柱中线旁开二横指)、第二侧线(旁开四横指)由上而下,先右后左,上轻而下重的循压,有抑制和诱导作用,对于呃逆、呕吐等上冲性症状最为适宜。

(3)振颤法:主要操作于腹部穴位及肩关节、膝关节等部,对风湿性关节痛或神经痛、胃腹疼痛有止痛、活血之效。

（4）四肢摇运法：用于四肢，主要对运动功能障碍症有效。

（5）切穴法：不论是经穴或是奇穴、阿是穴，都可应用。如切十二井穴与人中穴，对于急救及醒脑有良好的作用。

此外，压穴法、抖振法、切摇法、捏穴法、推颈项法、压颈动脉弹人迎法、抚背法、压脊法、按住分绷法、举捽法等分别适用于不同的病症，如高血压、腰椎间盘脱出、气血循环障碍、落枕、扭伤等，有良好的辅助作用。

7.临床注意事项

点穴的部位遍及全身，对于男女老幼、体质好坏、急性病或慢性病、轻病或重病都适用，但在临床上必须谨慎对待，不能草率。对于老者，要有尊敬之意；对于小儿，要有爱护之心；男女有别，术者必须具备应有的道德品质。患者过饥或过饱、惊恐愤怒时，禁忌点穴；饭前、饭后不能用重手法；精神极度紧张，或极度疲劳，或远路而来，应休息半小时，使之缓解紧张、消除疲劳，才有利于点穴的疗效。遇到急救时，可灵活运用。

8.点穴疗法的常用腧穴及配穴方法

补气穴，如膻中、关元、太渊等；活血、止血、补血穴，如心俞、隐白、膈俞等；滋阴、补肾、壮阳、调经、健脾、健胃穴，如肾俞、命门、内关、合谷、三阴交、足三里等。除一般不便于操作的穴位外，都可选择为临床点穴之用。

点穴疗法的临床配穴原则同针灸一样。五脏六腑有病时，就取脏腑之俞穴和募穴。如遇十二经表里病症时，就取原络交会穴，配以络穴，可兼治表里的病症。如肺与大肠相表里，以肺经为主时，就取肺经的原穴太渊，配大肠经的络穴偏历，其他各经以此类推。此外，气、血、筋、髓、脏、腑等病症而取其交会穴。如气病，先取膻中，次取别的穴。血病，则先取膈俞，次取别的穴。其他方面的病症，取穴按此类推[13]。（马建民供稿）

第六节 "中医针灸"申遗成功

2010年11月16日，联合国教科文组织保护非物质文化遗产政府间委员会第五次会议审议并通过将我国申报项目"中医针灸"列入"人类非物质文化遗产代表作名录"。这个项目的成功申报，是对中国传统医学文化的认可，对进一步促进"中医针灸"这一宝贵遗产的传承、保护和发展，提高国际社会对中华民族优秀传统文化的关注和认识，增进中国传统文化与世界其他文化间的对话与交流，保护文化多样性都具有深远的意义。

陕西中医药大学郭诚杰教授作为四位代表性传承人之一，是中医针灸申遗成功的功臣之一。陕西中医药大学培养的陕西籍学子也为申遗成功做出了重要贡献，他们分别是时任中国针灸学会副会长、世界针灸联合会副会长（2016年当选会长）、中国中医科学院副院长刘保延，中国针灸学会秘书长、世界针灸联合会司库杨金生，北京中医药大学针灸推拿学院院长赵百孝，天津中医药大学针灸学教授杜元昊等，都为申遗成功做了大量工作。

一、"中医针灸"申报"人类非物质文化遗产代表作名录"的背景

中医针灸孕育于中国传统文化土壤,是中国传统医学的重要组成部分。它以天人合一的整体观为基础,以经络腧穴理论为指导,运用针具与艾叶等主要工具和材料,通过刺入或熏灼身体特定部位,以调节人体平衡状态,从而达到保健和治疗的目的。延绵数千年传承至今,它不仅是一种保健和治病救人的医疗技术,是人类有关自然界和宇宙的知识和实践最具代表性的文化表现形式之一,也是中华民族优秀文化的代表;凝聚着中华民族的智慧和创造力,已成为我国具有世界影响的文化标志之一;不仅在中国广泛采用,并流传于世界160多个国家。

中国传统文化博大精深,这种文化要能够被人们理解和接受,需要一个合适的载体,而中医针灸正是这样的一个文化载体。作为中国传统文化的杰出代表,不少被中国传统文化深深吸引的外国学子来中国,正是通过中医针灸来触摸和感受中国传统文化,而国外很多民众也借助针灸这个看得见、摸得着的实践形式来了解和认识中国文化。中医针灸,作为中国传统文化的杰出代表,正在成为中国文化走向世界的名片和使者。此外,针灸还是中医中体现技艺和工艺最突出的部分,而且这种经千百年积累、总结出来的传统技艺,至今还难以用现代科技所替代。

国家中医药管理局在2006年成立了中医药申报世界非物质文化遗产委员会、专家组、办公室,组织开展中医药非物质文化遗产保护的研究和申报工作。2006年,针灸被列入第一批国家级非物质文化遗产名录,开展了一系列的传承保护工作。2009年10月,国家中医药管理局正式申报"中医针灸"为人类非物质文化遗产,2010年5月通过联合国教科文非物质文化遗产处附属机构评审;2010年11月16日,联合国教科文组织保护非物质文化遗产政府间委员会第五次会议审议通过,将"中医针灸"正式列入"人类非物质文化遗产代表作名录"。

二、"中医针灸"非物质文化遗产项目代表性传承人

2009年10月,国家中医药管理局中医药申报世界非物质文化遗产委员会申报"中医针灸"为"人类非物质文化遗产代表作名录"时,将程莘农、贺普仁、郭诚杰、张缙4位针灸大家作为传承人代表。

程莘农,中国中医研究院针灸研究所中医针灸专家,历任中国针灸学会副会长、世界针灸联合会副主席等职,全国政协委员。1995年当选为中国工程院首批医药与卫生工程学部院士,2009年被评为首届"国医大师"。程莘农指出,针灸疗疾要在辨证论治的基础上贯彻理、法、方、穴、术的统一性,总结出了一种易学、易教、患者痛苦小的进针法,取名为"三才进针法",取意天、人、地"三才",即是浅、中、深进针法。程莘农主编和撰写的针灸专业著作已经成为国内外针灸教学的主要范本,其中主要有《中国针灸学概要》《中国针灸学》《针灸精义》等。

贺普仁,北京中医医院主任医师、中国科协委员、中国针灸学会高级顾问、北京针灸学会会长、北京针灸三通法研究会会长、中国国际针灸考试中心副主任等职,2009年被评为首届"国医大师",创立了"病多气滞,法用三通"的中医针灸病机学说和独具特色的针灸治疗体系——"贺氏针灸三通法",即微通法、温通法、强通法,特别是在治疗乳腺癌、帕金森综合征、运动神经元损

伤等疑难病方面显示出较好的功效。

郭诚杰,陕西中医学院(现陕西中医药大学)教授、主任医师,从事针灸教学、临床、科研工作60余年。曾任中国针灸学会常务理事、陕西针灸学会副会长、陕西中医学院针灸系主任等职。郭诚杰在临床上辨证准确,针灸技术娴熟,擅长运用针刺或针药结合治疗乳腺增生、周围性面瘫等疾病,开创了针刺治疗乳腺增生的先河,积累了丰富的临床经验,形成了自己独特的学术思想。

张缙,主任医师、教授、博士生导师,2009年被聘为中华中医药学会终身理事,并获中华中医药学会成就奖。担任中国针灸学会顾问、中国针灸学会针法灸法分会创会终身名誉主任、黑龙江省针灸学会名誉会长等职。张缙较早提出了提高循经感传阳性率的激发方法,还提出循经感传具有普遍性、潜在性(隐性)、可激性、可控性等。总结了投针、推针、弹针、按针等4种速刺进针法,对24式单式手法予以定性、定序。

三、"中医针灸"申报"人类非物质文化遗产代表作名录"的重要意义

1.增进中国传统文化与世界其他文化间的对话与交流,促进文化多样性

针灸作为民族文化和创造力的代表形态之一,列入代表作名录,一方面有利于这一遗产发挥与《保护非物质文化遗产公约》缔约国在内的国际社会开展对话、增进互相尊重的媒介作用,增进中国传统文化与世界其他文化间的对话与交流;另一方面也有助于通过举办国际学术会议、培训、合作研究等形式,促进针灸向世界传播;同时能够推进中医针灸在世界上健康发展,是保护文化多样性的一种有效方式,对维护世界文化多样性和人类的可持续发展发挥更为积极的作用。

2.有助于从文化层面更好地总结传承,促进中医针灸发展

将针灸列入代表作名录,有助于促进国家对针灸文化传承和保护研究的投入,从文化层面系统整理传承流派,开展针灸文化的理论研究,做好针灸的文化传承保护,创新医术;同时也有助于推动中医药医疗、教育、科研、产业、文化"六位一体"全面发展,使其更好地为人类健康服务。

3.为针灸的传统理论和技法提供平等存续与发展的环境

针灸是我国古代劳动人民创造的一种独特的医疗方法,有着悠久的历史。针灸是中医药走向世界的先导,虽然中医针灸被越来越多的人使用,但是随着现代科技和医学的普及,中医针灸理论及其文化内涵却被忽略和淡化,某些需长期实践体验才能掌握的特色技法面临失传的危险。

将中医针灸列入"人类非物质文化遗产代表作名录",随着《公约》精神被越来越多的理解、文化多样性的价值被越来越多地认识,针灸在被更大范围内共享的同时,使中医针灸的自然、绿色健康理念与方法在当今医学大环境下将得到更多的了解、理解和尊重,为针灸的传统理论和技法提供平等存续与发展的环境,使这一凝聚着中华传统文化的知识与实践为更多民众的生命健康保障增添一种安全有效的选择。

4.提高中医针灸的共享度,造福更多的民众

由天人合一的整体观为基础的针灸,通过非药物的物理刺激激发人体自我调节功能而实现健康的目的,为人类生命健康做出了重要贡献。中医针灸作为人类有关自然界和宇宙的知识和

实践最具代表性的文化表现形式之一,不仅是中国的文化遗产,也是人类共有的文化遗产。中医针灸列入"人类非物质文化遗产代表作名录"有助于提高中医针灸的共享度,使这种优秀的非物质文化为更多的民众服务。

5.确保中国针灸的主导地位

传统医药蕴藏着巨大的经济利益和社会价值,不断成为被不当侵占的重灾区。发达国家利用其技术优势和规则制定权,屡屡侵占其他国家的传统医药知识。

以针灸为代表的中医,如今影响遍及全球。据统计,目前国外的针灸师至少有 20 万人,服务产值每年达 100 多亿美元。随着中医针灸在世界范围内的传播,一些国家声称自己是针灸的起源国,这对中医的发展是极为不利的。申遗成功,就保住了我国针灸是世界针灸的主导地位[14]。(董汾供稿)

第七节　针灸临床经验荟萃

一、郭命三对针刺补泻手法的阐发

郭命三曾任西安市中医医院针灸科主任,在针灸学科有一定理论造诣和丰富的临床经验。郭命三认为,针刺补泻手法是经典针法的重要组成部分。《灵枢·九针十二原》曰:"虚实之要,九针最妙,补泻之时,以针为之。"到了明代,针刺手法操作益繁,其中有疾徐、提插、捻转、呼吸、迎随、开阖等各种方法,而迎随则是补泻能否成功的关键。正由于古人重视疾病的轻重深浅,因此用针时强调对表里、寒热、虚实的补泻手法。郭命三在钻研《黄帝内经》等经典理论的基础上,综合了提插、疾徐、迎随、开阖、烧山火、透天凉等手法之所长,简化和改进了许多复杂的操作过程,既能使操作方法易于掌握,又不失传统针法之精神,并在理论上进行了深入浅出的阐发。

1.入针贵缓及雀啄进针法

《黄帝内经》曰:"补泻奈何?……徐入徐出,谓之导气。"又曰:"入针贵缓,大急伤气。"古人所强调的"入针贵缓",是为了在入针时按病邪的轻重深浅缓慢进针,对卫气受邪时所出现的证候不会错过,亦不会漏掉测得针感的任何一个机会。因此,他采用雀啄进针法,垂直进针,当针尖接触皮肤后,随皮肤的弹力,一上一下如雀啄状,利用腕力慢慢进针。若针尖触皮肤时发生锐痛,此乃气血凝聚之处,可稍行按揉,或循经上下移开一二米粒远处再试。左手不必压在针处,谨防患者移动体位。

2.经气至与不至及候气、催气

《灵枢》曰:"刺之要,气至而有效","气不至者,无问其数"。又曰:"经气已至,慎守无失。"用雀啄法入针后,患者出现沉、木、胀、酸、困、麻等感觉,医者手下亦有紧、沉、涩等反应,为气至;若针下松虚,无上述表现,为气不至。气至与不至,与针刺有无效果关系极大。气至是经气流行到针下正(神)邪(客)交争之标志,亦是掌握迎随的时机。如有痛、抽、触电感,则不能算是气至,因为轻微的痛是正常的,针入皮下自然消失;抽是大幅度捻转造成的;触电感一现即消失。这些感觉均不持久,且患者难以忍受。亦有些过敏体质,针还没入皮下就有酸麻等感觉,这也不能算是气至。再如,患者经气虚极或吃过镇静药之后,都是气不至的原因。若取穴正确、深浅适当,但气不至或气至不明显,须进一步候气、催气,宜调整浅深、角度,把针慢慢提至皮下,针尖微向左右,再雀啄插入。如仍无气至,可留针片刻,观察变化,这叫候气;或可再提插,反复施行,叫作催气。总以气至为目的。

3. 补者由浅入深,泻者由深而浅

补泻的一个很重要环节就是要掌握针刺的深浅。《黄帝内经》曰:"病有浮沉,刺有深浅,勿过其道。"《难经》曰:"当补之时,从卫取气;当泻之时,从荣置气。"这都说明针刺时须辨明表里虚实、卫气营血。邪气盛时,需用针把它导出,这就叫泻;真气因病耗散而致虚,用针引导它向里集中,这就叫补。简言之,补者用插,泻者用提;大补时用纯插,大泻时用纯提。

经脉中经气的来、盛、去、衰可凭医者针下的感觉得知,没有感觉的叫未至,稍觉沉涩叫来,感觉逐渐明显叫盛,减弱叫衰,消失叫去。这个来、去正是决定迎随补泻的关键时机。正气虚者,针刺得气后,患者感觉轻微,医者觉针下经气来得慢且浮滑,便是正气已衰或方去,应立即用插,因之叫随,谓针由浅入深,导真气入里,使正气充实。邪气实者,针刺得气后,患者即感酸沉,医者觉针感来得快,针下沉涩,如鱼吞钩饵之状,便是邪气刚来或方盛,应立即用提,因之叫迎,谓迎头夺取之意,将邪气导之体外。提时保持针下重坠有物,插时保持针下微有阻力。若提插时顿觉浮滑空虚,便是经气已过,针下已失去扶正祛邪的时机。简言之,插时从浅部,提时由深部开始,而这些均以患者和医者针下感觉为标准,即行针的范围是据医者与患者的感觉由浅入深或由深到浅进行,而不能机械地划分深浅的范围。一般来说,医者的针下感觉应与辨证结果相一致。

提插、疾徐、捻转补泻,均是针刺深浅的问题。提插自不待言,疾徐须在提插的基础上进行;捻转则是轻进轻退,持针时,拇指向左为微进,向右为微退,实质上还是一个浅深问题,其目的均是为了迎随补泻、以引导正气入或邪气出。

4. 针感寒与热是补泻成功的标志

经云:"补者针下热也,气实乃热也;泻者针下寒也,气虚乃寒也。""补者务使热至,泻者必须寒浸",简明地提示了针感寒与热是补泻成功的标志。

大补时,务必使患者周身发热,且有温暖舒适之感;大泻时,必须使患者全身感寒,且有凉爽轻快之感。大补时,患者发热而针下较前沉涩,或针下抵抗力增强,这说明针下已由虚转实,即可出针;大泻时,患者已寒,而针下沉涩有力,此乃邪未退尽,此时不宜出针,仍需再提或稍留针片刻,直至针下和缓,知是邪气外出,方可出针。

综上所述:①进针须缓慢,刚柔相济,时刻掌握气至情况,避免剧痛,勿使患者紧张,甚至晕针。②候气时针下有或轻或重的沉涩感,即所谓得气后方可行针。③掌握好迎随时机,提时不宜提脱,插时不宜插透,务必使实者邪气外出、虚者正气充实。④捻转用于疏通,意欲温清,如稍兼提插,补泻兼施,应注意深浅,初时似乎难以体会,熟练后自能用针自如。

针刺补泻手法是较难掌握的技术,郭命三法于前人,又不拘泥于古人,把深邃抽象的经典针

法理论变为浅显易懂的道理,使操作手法由繁到简、由难到易,为继承和发扬古老的针刺手法做出了重要贡献[15]。(张文军、郑喜梅供稿)

二、郭诚杰诊治乳腺增生的经验

国医大师郭诚杰教授从医70年,临床经验丰富,尤其在乳腺增生的临床诊治及机制研究方面成绩显著,提出的针刺治疗乳腺增生方案被录入全国高等医药院校规划教材,并在全国推广应用。

（一）病证（症）结合，明确诊断

1.望问先行，详察病情

乳腺增生以周期性、反复发作性乳房疼痛、乳房包块为主要表现,并与情绪、月经周期的变化密切相关,属中医"乳癖"范畴,可发生于青春期以后的任何年龄,以25～45岁多见。通过问诊、望诊以下内容明确基本病情:先问其乳房疼痛的性质、程度及发生和持续的时间;次问其发作与月经周期、情绪的关系,经带情况;再问兼夹症状、精神情绪、饮食、睡眠、二便等。

2.触诊为主，辨识病性

乳房触诊是诊断乳房疾病的重要步骤。其方法如下:患者一般取正坐位;医者四指并拢,平放于患者乳房处,用四指指腹轻施压力,以旋转或来回滑动进行触诊;触诊腋窝时,患者需将同侧上臂高举过头;按照内上—外上—外下—内下—乳晕—乳头的顺序依次检查;乳房较大者,需取卧位检查内侧象限。触诊中对于包块应仔细触摸其位置、大小、质地、活动度、乳房皮温及患者对触痛的反应。根据包块特点,可大致区别常见的3类乳腺增生:①肿块呈片状、块状或片块状,边界弥漫,触压痛明显者,多为乳腺小叶增生。②触痛较乳腺小叶增生为轻,肿块多呈条索状、梭状或并见增宽、变硬的迂曲腺管,伴有乳头溢液者,多为乳腺囊性增生。③触痛不甚,肿块较大,多呈条索状硬结,表面、活动度尚可,则为乳腺腺病。另外,乳房包块无痛、大小不一,形状呈圆形或椭圆形,表面光滑,活动度好,包块的消长不随月经周期和情绪变化者,多为纤维瘤;致密乳房则整个乳房腺体或部分腺体变硬,无包块,乳痛的加重多与情绪直接相关;浆液性乳腺炎也有整个乳房腺体或腺体多处变硬,但病情进展迅速,疼痛剧烈,可伴皮温升高,并很快溃破;乳腺癌患者乳房包块的显著特点为质地坚硬,若触及该类包块,即使体积很小,也应高度警惕;伴乳头溢液者,从乳晕向乳头方向适度挤压,观察溢液的色、量、质地,并详作记录。

3.依症为据，辨证分型

乳腺增生患者最大的特点是乳痛、乳房包块,其发生或加重多与月经周期、情绪变化和劳累有关,且兼症较多。本病多由思虑伤脾、郁怒伤肝、肝气郁结、气滞痰凝乳络或冲任不调所致,肝郁气滞是本病发生、发展的关键,因而主张以肝为主论治乳腺病,在总的原则指导下"疏、通、调、补",知常达变。

根据大量乳腺病的普查和多年的临床经验,将本病辨证分为以下4型。

(1)肝郁气滞型:胸闷不舒,食欲不振,咽中梗阻,月经不调,舌质不红,苔白,脉弦。

(2)肝郁化火型:头晕目眩,急躁易怒,胸胁胀痛,口苦咽干,舌红,苔黄,脉弦数。

(3)肝肾阴虚型:目干眼花,耳鸣耳聋,腰膝酸软,五心烦热,舌红,少苔,脉弦细。

(4)气血两虚型:面色不华,少气无力,易睡易醒,稍动汗出,纳差腹胀,舌淡,脉沉。

（二）针药并用，多法互补

1.针刺治疗

(1)主穴:常用的主穴分为两组。甲组取屋翳、乳根、合谷,乙组取肩井、天宗、肝俞,均取双侧。甲组仰卧位取穴,常规消毒,屋翳针尖与皮肤成25°向外刺入25~45mm,以有胀感为宜;乳根向外平刺40mm,要求有胀感;乙组俯卧位取穴,肩井针尖向前平刺25mm,以胀麻感向肩前放散为度;天宗针尖与皮肤成25°向外下方刺入40mm,局部常有胀重感;合谷、肝俞直刺25mm,以得气为宜。每次留针30分钟,其间行针1或2次,或加用电针,两组穴交替使用,每日1次,1组穴/次,8~10次为1个疗程,每疗程结束后休息两三天,一般2或3个疗程即可取得较好疗效。

(2)辨证(症)取穴:肝郁气滞者,配阳陵泉,加用电针;肝火盛者,去合谷,加太冲、侠溪;气血两虚者,去肝俞、合谷,加脾俞、足三里;肝肾阴虚者,去肝俞、合谷,加肾俞、太溪;伴胸闷者,加外关,配合捏脊,着重提捏膈俞部;伴腰膝困痛者,加肾俞、大肠俞,并腰部拔罐;食少纳呆者,加中脘、足三里;夜寐欠佳者,加四神聪、神门等;月经不调者,加三阴交等;就诊不便的患者,可于屋翳、乳根、期门等处埋针,留针3天,以求发挥针刺的持续刺激作用。

(3)据症施针:对于迂曲腺管处伴有轻度增生而表现为局部触、压痛明显者,加刺痛点;对于诊断明确、肿块较硬而直径≤5cm者,可围刺肿块2~4针;乳腺增生伴有乳头瘙痒或刺痛、乳头竖立明显者,系邪郁经脉,乳络不通,给予乳头点刺,放出血液8~10滴。由于针刺缓解乳痛及缩小包块较快,因此治疗首当选用,取穴不宜过多,以3~5穴为佳,宜于两组穴位交替使用。

2.中药治疗

(1)中药内服:肝郁气滞者用柴胡疏肝散加减,肝火上炎者用丹栀逍遥散加减,气血两虚者用圣愈汤或八珍汤加味,肝肾阴虚者用知柏地黄汤加味,均煎汤口服。

兼症用药:乳痛甚者,加延胡索、川楝子;气血明显不足时,加黄芪、党参等,可由常规用量20g加至40g;月经不调,加用仙茅、淫羊藿、菟丝子等,以调理冲任,后期可长期服用当归丸、乌鸡白凤丸等成药以巩固疗效;胸闷者,加瓜蒌、薤白、桔梗、枳实等宽胸理气之品;伴腰膝困痛者,加杜仲、牛膝、桑寄生;食少纳呆,加焦三仙、鸡内金等;口苦口干、心烦易怒者,加栀子、夏枯草;夜寐欠佳者,加夜交藤、茯神、珍珠母等;乳房包块日久韧硬,方用海藻玉壶汤加白芥子、瓜蒌等药;伴有乳汁样、清水样乳头溢液者,宜用生山楂、麦芽、芡实,且用量宜大,一般为60~120g,并多与维生素B₆联用,以达收敛之效;对于伴有乳房发热者,加用蒲公英、连翘、金银花等轻清透热之品。

(2)中药外治:主要针对乳腺增生肿块日久且较大、质韧坚硬者,局部可用三棱、莪术、延胡索等活血散结、止痛之品制成的膏药外敷,或用其制成汤药,通过离子导入仪直接作用于深部乳腺组织,以达软坚散结之功,也可用热毛巾加食醋局部热敷[16]。(张卫华供稿)

三、殷克敬经络别通取穴法

殷克敬教授勤求古训,衷中参西,尤精针术,学验俱丰,在针灸治疗疑难病方面积累了丰富经验,主要针灸治疗方法有"经络别通取穴法""三通一调法"和"空间时相针灸法"。这些方法临床疗效显著,其相关论文均已在国内公开发表。

经络别通是根据三阴、三阳经"开、阖、枢"的关系提出的,三阴、三阳经脉别类相通,脏腑功能互补,信息转换,通过诊察经络选穴,调控经络气血,使紊乱的脏腑功能有序化,应用于临床治疗的方法。它有别于经脉表里经相通及同名经脉相通的联系。在针灸治疗疑难病特别是急症方面,其取穴少而精,疗效卓著,独辟蹊径。

1.经络别通的含义

经络别通以六经"开、阖、枢"为基础。"开、阖、枢"首见于《素问·阴阳离合论》,"是故三阳之离合也,太阳为开,阳明为阖,少阳为枢……,三阴之离合也,太阴为开,厥阴为阖,少阴为枢",论述了三阴、三阳经的生理特点和它们之间的相互关系。《灵枢·根结》篇更是较为详尽地谈及了"开、阖、枢"的病理表现。其后,张仲景、陈修园等历代医家又进一步对其进行了阐发,使"开、阖、枢"理论综合完善,对临床诊疗有一定的指导意义。

"开、阖、枢"是指人体三阴、三阳经脉的生理功能、病理特点及其相互关系的概括,是说明三阴、三阳经脉离合、互根、转化以及脏腑经络升降出入转输的一个规律。"开"是开达、向外;"阖"是指内敛、向里的功能;"枢"指转换、变化的枢纽。其相互的作用更进一步阐明了六经所属脏腑的密切关系。正如明代张景岳《类经》云:"所谓开阖枢者,不过欲明内外而分明其辨治之法也。"把"开、阖、枢"理论运用于阐述人体内外阴阳的配合关系,强调了开阖、动静、出入之间的经气关系,有开必有阖,有出必有入,阴阳气化出入正常,升降调节有序,脏腑阴阳功能才能平衡。

太阳主三阳之表,乃为盛阳之气,气化上行外达,卫气宣发敷布,以抗衡外邪。阳明为三阳之里,内蓄阳气,内行下达,生化万物为气化之源。少阳乃阳气初生,阳气出入表里,其气行于中,使内外协调,表里气血枢转。三阳经脉通过气化作用,太阳上行外达,引动阳明之气内行上升;阳明经气内蓄,才能保证太阳经气外达,又由于少阳之气枢转,促使内外阴阳经气平衡协调。正如《素问·阴阳离合论》云:"三经者,不得相失也,搏而勿浮,合曰一阳。"这就是三阳经脉分而为三,合三为一的道理。

三阴经中,太阴经脉为三阴之表,手太阴肺经宣发输布精微,足太阴脾经为胃敷行津液,运化输转精微。人体气血的运行、津液的布达均为太阴经脉所司。手厥阴心包络代心行令,代心受邪,为神明之守护,又名心主。足厥阴肝经之魂内藏,血液的内涵,皆为厥阴为阴分之里含蓄。少阴为一阴初生之始,手少阴心主血脉输布外达,足少阴肾主水而行津液,且通诸经,少阴水火,交枢互济,共求协调。三阴经脉气化,有太阴经输转布达,厥阴经含蓄内藏,少阴经畅达转输,共同作用才能使三阴经脉气通达,人体气化升降出入协调。正如《素问·阴阳离合论》云:"三经者,不得相失也,搏而勿沉,合曰一阴。"

综上所述,太阳、太阴为开,足太阳膀胱经与手太阴肺经相别通,手太阳小肠经与足太阴脾经相别通。少阳、少阴为枢,足少阳胆经与手少阴心经相别通,手少阳三焦经与足少阴肾经相别通。阳明、厥阴为阖,足阳明胃经与手厥阴心包经相别通,手阳明大肠经与足厥阴肝经相别通。这样就确立了手、足六经的别通关系,为临床应用奠定了基础。

2.经络别通的传变观

(1)太阳、太阴经脉在"开、阖、枢"中的"开"是人体脏腑经络气血运行敷布、转输、效应等功能的总和。一旦"开"的功能失职,必然影响到人体功能气化的升降失常。太阳开机失职,卫外不固,则表证乃见,易罹暴病。如果膀胱气化功能紊乱,司天之令难以下达,气血不能布荣,腠理干枯,肌肉瘦弱,遗溺即见。正如《灵枢·根结》云:"开折则肉节渎而暴病起矣。"太阴为三阴之表,主运化,如开机失职,运化无常,化源不足,仓廪无输,开阖失司。临床则见上不开隔阻,下不开洞泄等。正如《灵枢·根结》曰:"故开折则仓廪无所输,隔洞……故开折者,气不足而生病也。"太阳、太阴二者共同组成人体的开机,一旦失常,互为因果,相互传变。在阳开、阴开中,太阳偏重布气,太阴偏于运化,所以临床如果太阴水湿致病,往往以辅助开太阳发汗治之。

(2)阳明、厥阴为"阖",是指人体气血精微的吸收、贮藏和利用的整个气化过程。"阖"的功能失职,必然影响到人体的化生功能。阳明乃三阳之里,如阖机过度,则卫气不行,郁滞于内,易生变故,正如《灵枢·根结》云:"真气稽留,邪气居之也。"再则,阳明为万物生化之源,阖之不当,气血运行不利,宗筋失养,则生痿病。厥阴为阴之里,主含藏诸阴,唐容川在《医经精义》中曰:"足厥阴肝经主藏下焦之阴气,使血脉潜而精不泄;手厥阴心包络主藏上焦之阴气,使阴血收敛而火不作,故曰厥阴为阖也。"大凡属阴血不藏或神魂不守舍的疾病,皆可责之厥阴失阖,另厥阴心主脉络膻中,膻中乃臣使之官,喜乐出焉,所以厥阴受损也易波及情志而生病。如果厥阴阖机太过,则脏满而神狂,不及会导致"气绝而喜悲"。阳明、厥阴二者组合成人体阖机,一旦一方失常致病,可互为因果,相互传变,因有病理因果关系,临床应用则互相为治。例如,阳明主精微之气化生,厥阴司阴血之涵藏,厥阴阖必赖阳明精气充沛,方可守舍,气血方能内蓄,心包之火不致上扰。

(3)少阳、少阴皆为"枢",枢机是人体的调控功能,负担着阴阳、气血的协调输转。少阳居人体半表半里之间,枢转表里之气,所以凡属表里失和之证,皆责之少阳,另少阳之气又行于筋骨,《灵枢·根结》云"枢折即骨繇而不安于地",说明少阳失职还会致筋弛骨繇,不能安稳立地。少阴居阴分之中,手少阴心主血脉,足少阴肾为元气之根,少阴受损则经脉不继,脉结不通,正如《灵枢·根结》云:"枢折则脉有所结而不通。"临床上如果少阴枢机太过,阴气上冲干扰阳位,少阴枢机不及则少阴内陷,阴不出阳。所以少阳、少阴二者共同组成人体枢机,一旦一方失常,易导致疾病互相传变,因而治疗必须二者互治或共治。

3.经络别通的临床应用

(1)在阳开、阴开中,太阳开重在布气,敷布、转输人体气机;太阴开则重于运化。二者功能均体现在气与津液的输布、转化关系上。足太阳经脉《灵枢·本输》篇称其为"津液之腑",《素问·灵兰秘典论》曰:"膀胱者,州都之官,津液藏焉,气化则能出矣。"手太阴肺主气之宣发,《素问·经脉别论》记载"肺主通调水道",唐容川在《血证论》亦云"肺为水之上源",所以手太阴经脉在宣发肃降、通调水道、维持人体水液代谢的平衡上有着很重要的作用。朱丹溪在《丹溪心法》中云:"肺为上焦,膀胱为下焦,上焦闭则下焦塞。"吴鞠通在《温病条辨》中曰:"启上闸,化肺气,宣上则利下。"临床上我们常以肺虚不能制约膀胱而遗溺,治疗时调补肺气而治之;膀胱蓄泄紊乱,水停迫肺而喘,常以清利膀胱而止喘;膀胱气化失常又以调肺气治之,这正是我们俗称的"提壶揭盖"法。针刺肺经穴位可控制老年遗溺及小儿遗尿,针刺膀胱经的背俞穴可以治咳嗽、气喘,针刺太渊穴可治疗膀胱经背痛等,都是行之有效的方法。足太阴脾主运化,手太阳小肠受纳而转化,二者互为影响。小肠有泌别清浊功能,为脾的运化升清创造了物质基础,病变时二者又互为传变。《素问·脏气法时论》云:"脾病者,虚则腹满肠鸣,食不化。"临床上,小肠寒则温中散寒,肠鸣泄泻则健脾止泻,小肠经原穴腕骨可以泻脾湿。

(2)在阳阖、阴阖中,阳明主气之内蕴,为精气化源之地;厥阴主阴气的涵藏,为阴血含蓄之所。二者共同完成人体气血精微物质的吸收、贮藏和利用过程。肝主疏泄,大肠的传导全赖肝气的疏泄,吴鞠通在《温病条辨》中多次提到肝对二便有协调作用,亦即足厥阴经与手阳明经相通之意。这正符合中医临床中土因木郁,木郁困土,必以疏肝才能解土困之急。针灸临床我们常取手阳明经合穴曲池降血压以抑肝阳上亢,针刺足厥阴经原穴太冲治疗腹满痛泻,都是足厥阴经与手阳明经别通的应用范例。阳明乃中土,以化生气血,气血充足,心包火不上扰,临床上往往胸痹患者胃腑症状多有伴随,阳明实热常常上冲心包络,"心胃同病"即是此意。针刺手厥阴心包络内关穴治疗胃痛、呕吐,针刺足阳明经合穴足三里常治疗胸脘痞闷等,都是手厥阴经与足阳明经别通的应用。

(3)在阳枢、阴枢中,"枢"是指调节、协调作用,凡是人体的调控系统以及气血阴阳脏腑的枢转、表里内外的调节等,均属此范围。中医学认为,少阳偏于枢转气机,少阴则偏于枢转血分。手少阴心主血脉属火,足少阴肾主水,水火相济,则需少阳之气运转才能气行血行、气血通畅、心肾互济。《素问·灵兰秘典》曰:"心者,君主之官,神明出焉,……胆者,中正之官,决断出焉。"心主神明以藏神,主持着人体脏腑组织器官的生理功能,脏腑百骸唯所是命,聪明智慧莫不由之,主宰管理着人的认知、情感、意志等。明代张介宾在《类经·疾病类》中说:"五志唯心所使也。"而胆在意识、思维活动中判断事物、思维筹划、比较鉴别、分析推理,最后抉择,中正不偏,恰到好处。胆中又藏精汁,不直接转化,功能异于六腑,而称"奇恒之腑"。我们常说,"心胆相通""心胆同治"在临床治疗中起到很好的疗效。例如,手少阴心经神门穴可治疗胆虚心怯。三焦是先贤以天、地、人"三才"思维模式说明机体的功能活动。明代李梴在《医学入门》一书中提到:"焦者,元也,一元之气而已矣。"三焦的主要功能为通行元气,运化水液。《难经·三十一难》云:"三焦者,水谷之道路,气之所终始也。"所以三焦总司人体气机、气化的升降出入。肾为水脏,功能藏精、纳气,主水液代谢。人体气化蒸腾过程是通过三焦的通调才能完成的。正如《灵枢·本输》说:"肾合三焦、膀胱。"所以,临床治疗肾病必须顾及三焦,治三焦病必涉及于肾。手少阳三焦中的五输穴关冲、液门、中渚、支沟、天井等,从字意上讲都与水有关,临床上涌泉穴贴敷中药治疗小儿泄泻、遗尿,用姜汁按擦涌泉穴治小儿咳喘,针刺照海、支沟穴治疗便秘等,均为范例。

数十年来,殷克敬遵《黄帝内经》旨意在六经"开、阖、枢"的联系应用中认识到有别于经脉表里经脉和同名经脉相通联系之外,还有一种特殊的经络别通联系,能有效地治疗许多疾病,且取穴少、更安全,与我们以前了解的经络联系一起,展示了一幅全新的经络调控联络图,为临床治疗选方、辨经取穴拓宽了思路,开辟了一条新的内源性途径,促使重新审视和探讨经络对激发人体自身调控功能的研究。在中华经络学说的宝典里,一种蕴含着新的经络联系通路正在实践应用中萌发,且已显示了它的生命力,还有可能推进经络研究的进展[17-18]。(王瑞辉供稿)

四、章逢润针灸临证经验

陕西省中医药研究院附属医院章逢润主任医师擅长中医针灸,在应用针灸、火罐、中药结合治疗各科病证上有许多独到的经验,临床上突出各种疾病的辨证施治,在针法、灸法研究及治疗内科、外科、儿科、妇科疾病等方面取得了令人瞩目的成就。其主要学术思想及临床经验如下。

1.手法量化,补泻有依

针灸临床上针刺手法与疗效的关系十分密切,故针刺手法的正确应用在临床上极为重要,历代针灸家对此均十分重视。由于各人对古籍中所载的针法理解程度和体会有所不同,对针法的使用习惯与所得经验亦不大相同,针法流传至今,给人带来了许多神秘与玄妙的感觉。许多人认为针法是明其理而难施其术,得其法而难解其妙。现代有许多人为了简单明了地述其精妙所在,提出了针刺的补泻,即是临床运针时强弱刺激量的不同,认为"补法就是弱刺激,泻法就是强刺激",此观点在国内曾盛行一时,也有人认为"强刺激为补,弱刺激为泻",章逢润本着学习、研究、商讨的目的,结合几十年的临床经验,将针刺手法与刺激量强弱的关系进行了系统深入的研讨,提出了自己独到的见解。他首先指出,针刺补泻手法的正确应用在临床上极为重要,直接影响着针灸的治疗效果,也是针灸临床辨证论治的重要环节,补虚泻实,益不足、泻有余,方能达到应有的治疗作用。若针灸无补泻手法的应用,则无辨证论治可言。他提出了针刺手法应用是由人体所处的不同功能状态而决定的,针刺手法的起效与人体所处的不同功能状态密切相关,针刺补或泻、强或弱的不同刺激量所起的双向调节作用因机体当时所处的不同状态产生了不同的调节效应,有时强刺激含有泻的成分,起的是疏泄病邪的作用,有时弱刺激有补的成分,起的是补益不足的作用;但有时强刺激在不同患者身上则发挥的是一个为补、一个为泻的作用。如临床上所见的虚极神昏脱证,针刺人中、涌泉穴时,就是用强刺激量为补法,以起到醒脑开窍、回阳救逆的作用;因过怒过郁而产生的失语等实证,也是用强刺激量针廉泉、涌泉穴,起到泻实之作用。人体功能状态千差万别,采用或强或弱的刺激量,以求达到或补或泻的目的,都只不过是一个相对的概念而已,故不可一概而论地将针刺的补泻手法与刺激量强弱牵强地画上等号。也就是说,不可看作"补法=弱刺激,泻法=强刺激",或者相反。

2.针罐结合,相得益彰

章逢润在他三十多年的临床工作中,采用针刺或灸疗治病是因人因病而宜,能针愈则用针道,可灸疗即选灸疗,针、灸各尽所能,各取所长。他认为在针灸临床工作中,切不可拘泥于"针而不灸,灸而不针"的说法,也不可只重针法忽略灸法应用。他提出了针灸并用治病的思想,主编的我国第一部系统的灸疗医学专著《中国灸疗学》,填补了灸疗医学论著上的空白。他重视灸疗的作用,并对灸法防治疾病的原理进行深入研究,阐明了灸法可活跃脏腑功能、促进新陈代谢,对心血管、呼吸、消化、神经、内分泌等系统功能均有明显调节作用,认为灸疗方法是一种少创伤、无副作用且极具前途和希望的防病治病方法,它的应用可有效地调动人体自身的抗病力、自愈力,从而达到防病治病的作用。

面瘫是针灸科的常见病之一。从古至今,面瘫的临床治疗多以针灸为主,或配合中药牵正散治疗,而火罐祛风散寒、通经活络的作用对于因风寒袭络致使的面部经脉阻滞、筋肉失养而引发的面瘫确有良好疗效,但因火罐使用后会在人体皮肤表面出现瘀血紫斑、影响美观而难以让人接受。如何有效而不影响人面部美观地使用火罐治疗面瘫,这是长期困扰着针灸临床工作者的难题。章逢润经过长期临床摸索,在前人拔罐闪火法的基础上,创造性地应用闪罐法配合针灸治疗面瘫,既可有效地使用火罐治疗面瘫,又不会使人面部留下难看的瘀斑。这一闪罐疗法,不但具有原火罐治疗的全部功效,再加上了取罐时对面部瘫萎肌肉的机械牵拉、按摩与穴法刺激作用。这一疗法在针灸临床中广泛应用,不但为针、灸、罐结合治疗面瘫创出了新路、提高了疗效,而且使火罐这一传统的治疗方法增添了新的施术手段。

3.针药配合,殊途同归

章逢润诊病疗疾范围相当广泛,注重针灸,兼通各科。在临床上,他既注重针灸、拔罐结合应用,解沉疴于顷刻,又据病情所需辨证施治,针药结合,以求内外同治。当针则针,当灸则灸,或使用中药施治,因人因病而异,决不千篇一律。如他撰写的《水肿证治》《治疗脾肾阳虚水肿临床体会》等论文,均记述了他在内科病证治疗上中药、针灸应用的独到经验。他在治疗妇科病上总结出的"腹痛经血不调证治""试谈崩漏辨证论治"均结合了大量的临床证治病案提出了自己中医、针灸论治的观点。而对于内科临床久泻不愈的疾患,他总结多年临床施治经验,自拟出"固肾止泻汤"方,对长期慢性腹泻病症极为有效,被称为久泻妙药,在社会上引起了广泛的关注。他认为腹泻迁延不愈,一般多因脾肾阳气之虚衰,故而补益脾肾、温肾助阳是当为先,用药时当投摄补之重剂,方可起沉疴。

针灸疗法与中药疗法均为祖国医学治疗疾病之手段,能有机而紧密地把二者结合应用,将会极为有效地提高治疗效果。章逢润通过审证求因、辨证论治而把二者在临床上灵活地结合应用,提高了疗效,更好地解除了患者的疾苦,除去了因分科而或重针轻药或重药轻针的片面观点,使针药合一,兼施并重。正应了孙思邈《千金方》所言:"若针而不灸,灸而不针,皆非良医也,针灸而不药,药而不针灸,尤非良医也……知针知药,固是良医。"[19](毕玉峰供稿)

五、仝俐功夹脊长针临床经验

仝俐功,河南博爱县人,1934年出生,出身于中医世家,主任医师,陕西省首届名老中医。曾任宝鸡市中医医院针灸科主任、医院学术委员会委员,历任陕西省中医药学会及陕西省针灸学会理事、中华临床医学会副理事长、全国针灸临床研究中心陕西中心副主任。精通中医针灸理论,擅长治疗针灸疑难危急重病症,尤其对中风瘫痪、各种疼痛、脏器下垂、风湿痹痛等治疗具有独到见解和专长。发表医学论文30余篇,获得6项优秀论文奖和6项科研成果,代表著作为《针灸科常见病诊疗规范》。

1. 查经取穴，重视夹脊

腰椎间盘突出症为西医病名，属中医学"腰痛""腰腿痛""痹证""腰脊痛"等范畴，多因肝肾亏虚、筋脉失养、复感寒邪或负重、外力伤害等导致局部经脉阻滞，气血运行不畅，不通则痛。仝俐功认为该病症从病变的部位看来，多数处于督脉和足太阳膀胱经的循行部位。他结合自己对本病病变部位及两条经脉的认识，强调在中医辨病、辨证的基础上进行经络的辨证施治。他认为经络诊查就是在分析临床证候基础上对有关经络(本经、表里经、同名经、相生相克经)和其腧穴通过审、切、循、按、扪等方法进行诊察，以了解经络的功能变化，推知病变的部位、病理性质，寻找经脉异常变动，为诊断、治疗提供依据。

2. 长针深刺，气至病所

仝俐功向来注重针刺的手法，讲究针刺时务必要得气，强调要想获得针刺经脉的良效，就只能循经感传、气至病所。《灵枢·终始》说："久病者邪气入深，刺此病者，深内而久留之。"所以对于腰痛病久迁延者，理应深刺，所谓"疾深针浅，邪气不泄"，如果浅刺，必然导致邪气不泄。由于腰椎间盘突出症病位较深，深刺阿是穴直达病所，针感较强，能在局部形成较大的有效刺激量，促进相应脊神经周围血运，改善水肿，减轻炎性反应。深刺阿是穴可以产生镇痛的内啡肽及胆碱能，以及内源性阿片样物质，从而达到止痛的目的，取椎旁阿是穴及膀胱经阿是穴，采用深刺得气，以"气至病所"，提高疗效。

3. 配合耳针，屡见奇效

仝俐功临证善用耳穴诊治，尤其是各种慢性病，经多种手段治疗效果不佳者，配合耳针能取得明显的治疗效果。《灵枢·口问》曰："耳者，宗脉之所聚也。"人体全身各大脉络都向上汇聚于耳，与五脏六腑、全身组织器官生理功能及病理变化有直接或间接的联系。现代医学研究显示，耳郭上的神经、血管非常丰富，由此可以推论神经是耳郭与内脏联系的主要途径。因此，耳针镇痛机制与分布在耳郭上的神经有着密切的关系，耳针通过刺激耳郭上的神经发挥双向调节作用，纠正机体失衡状态，以达到防病治病的目的。大量实验研究表明：耳穴针刺兴奋了多种感受器，尤其是痛觉感受器，将冲动传达到网状结构，以发挥镇痛效应，故脑干网状结构被认为是耳针发挥镇痛作用的高级部位。

4. 面瘫以治风为主

仝俐功认为，面瘫中西药物治疗效果多不理想，针灸有较好的疗效，但以往取穴多着眼于患病部位的通经活络，而没有注意以治风为本病的重点，虽然效果也好，但疗程较长。他是在原有取穴的基础上，突出重点，主穴取患侧翳风、完骨、风池，配穴取四白、阳白、地仓、颊车、合谷、足三里等。

针刺初病者手法宜轻(得气即留针)，每日1次，留针15～20分钟，连续10次休息5～7日，以后隔日1次。针刺久病者手法宜重(得气后搓针5下)，每周针2次或3次。①对于风寒证宜温法，用以温散寒邪、温通气血，针刺宜温手法(即进针得气后，用力缓缓压针1～2分钟，将针刺入应刺的深度)。②对于风热型面瘫，可采用清热除邪、疏通气血，用"透天凉"手法，使针下凉感沿经别到患部。③透刺法:取穴"两点加一圈"。两点即翳风、合谷二穴,一圈为四白透地仓穴、地仓透颊车穴、颊车透下关穴、下关透四白穴。方法:合谷取健侧,余穴均取患侧,强刺激,用捻转提插泻法,不留针,每日 1 次。此法适用于初病时偏实热证者。

艾灸法适用于风寒证的中期及晚期,与针刺并用,灸的穴位有翳风、完骨、下关、颊车等,采用针加灸法。穴位贴敷用鲜姜泥法,即将鲜姜捣烂成泥,用三棱针点刺穴位出血后,以鲜姜泥敷之,10 分钟左右患者感觉面部发热即可除去。常用穴位有翳风以及局部的压痛点。火针法常用的穴位有阳白、四白、地仓、颊车、翳风、完骨、阿是穴。穴位根据患者抽搐、拘紧及压痛出现的部位进行选择。

放血疗法适用于风寒证及热证,可与针刺并用,每周 2 次,每次取 2 穴或 3 穴。对于口腔内拘急者,可于黏膜上刺出血,或从地仓往颊车、下关方向点刺出血,有明显疗效。

梅花针疗法用梅花针刺太阳、四白、地仓、颊车等穴,以局部微红为度,每日或隔日 1 次,10 次为 1 个疗程,适用于面瘫恢复期及后遗症期。

电针疗法有选穴少,可兼作电反应(通电后肌肉抽动情况)测定之优点。主穴:翳风、牵正穴。配穴:地仓、阳白、合谷等穴(根据病情,可选 1 或 2 个配穴)。通电量以患者感到舒适、面部肌肉微抽动为宜。每日或隔日治疗 1 次,10 次为 1 个疗程。此为目前治疗面瘫常用的方法之一,以患病 1 周后治疗效果为佳。

闪罐疗法选取大小适合的火罐,用闪火法迅速将火罐扣至所选的穴位上,片刻后除去火罐,如此反复操作,直至局部皮肤发红为度,适用于风寒型面瘫。

头为诸阳之会,面为心血之华,外邪最宜乘虚而客之。面瘫为北方寒冷地区的常见病、多发病,而其所客又常因人体经气的盛衰而轻重不一,轻者病在络居浅,治此者,局部刺之而愈;重者病在于经居深,治此者,择经选穴,或温或清而愈。此不可不知也[20-21]。(李金涛、李霞供稿)

六、周志杰阴阳并调针灸法

《灵枢·根结》云:"用针之要,在于知调阴与阳。"《难经·七十二难》云:"调气之方,必在阴阳。"说明针刺治疗疾病重点在于调节疾病的阴阳并使之达到平衡。周志杰指出,疾病的发生多由人体的阴阳失调所致,辨证论治的根本目的在于恢复阴阳动态的相对平衡。损其有余,补其不足是调节阴阳的基本原则。由于阴阳之间存在着对立制约、互根互用、相互转化的关系,因此治疗时应注重整体调治、兼顾双方,不能顾此失彼。《素问·方盛衰论》云:"知左不知右,知右不知左,知上不知下,知先不知后,故治不久。"临证治疗时,须谨察阴阳双方的性质与盛衰,或正治,或反治,或补或泻,或补泻并用,最终达到"以平为期"的目的。

《素问·阴阳应象大论》云:"审其阴阳,以别刚柔,阳病治阴,阴病治阳""善用针者,从阴到阳,从阳到阴。"周志杰受此启发,在临证诊病时常"察色按脉,先别阴阳",治疗时注重从整体出发,阴阳并调。

1.左右并调

十二经脉的循行左右对称,有的还存在左右交叉。生理情况下,人体左右的经脉保持平衡;

病理情况下,一侧的经脉空虚不足,则另一侧就相对实而有余;反之亦然。《素问·方盛衰论》云"阳从左,阴从右",指出阳气从左边上升为顺,阴气从右边下降为顺。《素问·阴阳应象大论》云:"左右者,阴阳之道路也","故善用针者……以右治左,以左治右。"周志杰据此认为,人体左、右亦具有不同的阴阳属性,临床上根据其经脉的虚实不同来判断阴阳属性。如左侧经脉空虚者为阴,右侧则为阳;反之亦然。左右阴阳平衡,机体方得无病。临证时,对于一侧疾患,周老多采用"左右并调"的方法来补虚泻实,以达到左右阴阳平衡。

如治疗中风后出现的半身不遂,一侧麻木、疼痛等,因为急性期患侧处于迟缓性瘫痪,气血运行不畅,针刺局部穴位不利于得神取气,周志杰常取与患肢相对应的健侧经络腧穴,因其气血运行正常,则易于取得针感。本病病变在经,故采用"巨刺"法刺其经来调节阴阳。在恢复期,周志杰采用患侧与健侧交替针刺,疏通经络,调节气血,达到从阴引阳、从阳引阴之效。对于感受风邪引起的面瘫,结合现代医学知识,认为本病急性期患侧特别是下关、翳风穴附近神经水肿比较严重,应少刺、轻刺,因其病变在络,故采用"缪刺"法刺其络来调节阴阳,适当配伍患侧穴位;在恢复早期,则以患侧穴位为主,意在疏通局部脉络气血;在恢复后期,强调要配合健侧迎香、地仓、颧髎等穴,协调左右阴阳失衡,防止过度刺激患侧而引起"倒错"现象。

2.上下并调

《灵枢·阴阳系日月》云"腰以上者为阳,腰以下者为阴",指出双臂自然下垂,以腰为界,上为阳,下为阴。《灵枢·终始》云:"病在上者下取之,病在下者高取之,病在头者取之足,病在腰者取之腘。"说明病患在身体上半部的,可以取下半部的腧穴来进行治疗;在下半部的,可以取上半部的腧穴进行治疗。周志杰对此进行发挥,认为临床不必拘泥于此,相对于病变部位,其上者即为阳、下者即为阴。如相对于头面病证,刺其上肢肘关节以下的穴位亦属上病下取,扩大了取穴范围。"上病下取,下病上取"体现了在整体观念指导下的阴阳并调之法,通过人体脏腑、经络及气机的上下联系来达到阴阳平衡。他在临床中总结出"上下并调"可以应用于包括本经、表里经、同名经等的上下并取。

(1)上病下取:如治疗肝阳上亢引起的厥阴头痛,在选取风池、百会基础上,配合太冲、太溪上下同治,以平肝降逆、滋阴潜阳;治疗急性腰扭伤,周志杰常在局部选取阿是穴的基础上,配合膀胱经下合穴委中,上下并调,以疏通膀胱经经气、缓解疼痛;治疗肩周炎,在选取肩髃、肩髎、肩贞等穴的基础上,常配合条口透承山,以疏通太阳、少阳、阳明经气;治疗落枕,在选取风池、天柱及局部阿是穴的基础上,配合悬钟穴,上下相配,以疏通胆经经气;针对风火牙痛,上取合谷,下配内庭,以疏通阳明经气,散风热,清胃火。

下合穴是六腑之气相合于下肢足三阳经的六个腧穴。《素问·咳论》指出:"治腑者治其合。"故对于六腑之病,常配合相应的下合穴,达到"上下并调"之效。八脉交会穴中两两相配,组成四组简易处方,为"上下并调"的典型代表。临床上常上取内关、下配公孙,治疗胸腹满闷;上取列缺、下配照海,治疗咳嗽、咽痛等;上取后溪、下配申脉,治疗颈肌劳损、脊背酸困;上取外关、下配足临泣,治疗胸胁疼痛。

(2)下病上取:治疗以脊柱正中为主的腰痛,常在局部选取腰阳关、命门的基础上,配合大椎、人中等穴,调节督脉上下之经气,改善腰部正中的气滞血瘀状态,通过"下病上取、上下并调"达到"通则不痛"的治疗作用;治疗脱肛、子宫下垂等,常在选取气海、关元等局部穴位的基础上,配合百会,达到升阳举陷的疗效;治疗癃闭,常在选取中极、水道的基础上,配合手太阴肺经的中府穴,通过恢复位居上焦肺的宣发肃降功能,提壶揭盖,上下同调,以达到治疗目的。

3. 前后并调

腹在前为阴,背在后为阳,故前后配穴即可"阴阳并调"。《十四经发挥》云:"阴经阳络,气相交贯,脏腑腹背,气相呼应。"说明腹背前后相应,阴阳互通,生理状态下维持相对平衡,病理状态下可以前后同取,通过"阳病治阴,阴病治阳"维持机体平衡。前后并调包括调任督、取俞募、按部位三类。

(1)调任督:任为阴脉之海,行于人体前正中线;督为阳脉之海,行于人体后正中线。临证时,同取任、督二脉之穴,阴阳并调。如中风失语,前取廉泉、承浆,后配风府、哑门;脊柱强痛,前取人中、龈交,后配脊中、身柱;肛门脱出,前取气海、关元,后配长强、命门。

(2)取俞募:背俞穴是脏腑经气输注于背部的腧穴,为阳;募穴是脏腑经气汇集在胸腹部的腧穴,为阴。临证时,常将二穴配伍,前后并调,阴阳并治,达到"从阴引阳、从阳引阴"的效果。如六腑有病,为阳病,应先取腹部的募穴,后取背部的俞穴;如果五脏有病,为阴病,应先取背部的俞穴,后取腹部的募穴。周老治疗胃脘痛,先取中脘,后取胃俞;治疗心悸、气短,先取心俞,后取巨阙。

(3)按部位:周志杰临证时按照病变部位,选取其邻近穴位以及与之相对应的穴位。如迎风流泪,前取睛明、承泣,后取风池、翳明;咳嗽、气喘,前取天突、膻中,后取肺俞、魄户;肩部疼痛,前取中府、肩髃,后取肩贞、天宗;原发性痛经,前取关元,后取次髎。

4. 内外并调

肢体的内侧属阴,外侧为阳。如果肢体内、外侧阴阳失调,人体亦会出现异常。调节肢体内外阴阳的方法包括调内外经和调表里经。

(1)调内外经:如中风后出现足内翻,属于阳缓而阴急;脑瘫患儿出现足外翻,属于阴缓而阳急。治疗时,多采取补阳经、泻阴经或补阴经、泻阳经的方法平衡阴阳。阳气盛则失眠,阴气盛则多寐。周老根据阳跷、阴跷主眼睑开阖的作用,分别取内侧的照海和外侧的申脉平衡阴阳,失眠则补阴跷(照海)泻阳跷(申脉),多寐则补阳跷(申脉)泻阴跷(照海),使阴阳平衡。

(2)调表里经:脏腑互为表里,脏为阴,腑为阳,手、足三阴位于肢体内侧,手、足三阳位于肢体外侧。三阴、三阳互为表里经,表里经同取体现了"从阴引阳、从阳引阴"的思想。《灵枢·厥病》云"厥心痛,腹胀胸满,心尤痛甚,胃心痛也,取之大都、太白",《灵枢·无邪》云"邪在肾则病骨痛,取之涌泉、昆仑",均是表里经同调的体现。周志杰遵《黄帝内经》之意,在表里两经先后发病时,取其原穴和络穴来治疗。先发病之经为主,取之原穴;后发病之经为客,取之络穴。原、络两穴分属阴、阳两经,一表一里,一浅一深,二者相配,可以由浅入深、深入浅出,起到调和表里、宣导上下、平衡阴阳的作用。如周老治疗恶寒、发热、咳嗽,系肺经先病,取原穴太渊;后出现腹泻,继取大肠经络穴偏历。其次,采取本经循经取穴和表里经配合的办法进行治疗,如胸痹以内关配外关的方法进行透刺;肝病者,以期门、太冲为主,配合阳陵泉;胃痛,以梁门、足三里为主,配合公孙;遗尿,以膀胱俞、肾俞为主,配合太溪。

周志杰指出,临床上应举一反三,灵活运用,既可遵循传统,选取表里经的原穴和络穴配伍,也可选用表里经的其他穴位进行配伍,同样可以达到阴阳并调的目的。

5.气血并调

气为阳,血为阴。气和血一阴一阳,相互依存,相互资生,相互为用。气为血之帅,血为气之母,气血紊乱多相伴而生。《素问·调经论》云"血气不和,百病乃变化而生",周老治疗气病或血病时,常气血同调、阴阳并治。

气和血在生理上紧密联系、病理上相互影响。气能生血,故生理情况下气旺血亦旺,病理情况下气虚就会导致血虚,出现气血两虚,多采用益气生血之法;气能行血,生理情况下气行则血行,病理情况下气虚或气滞就会导致血瘀,故周老在治疗跌打损伤、癥瘕积聚等疾病时多采用行气活血之法;气能摄血,生理情况下血能正常在脉内循行,病理情况下气不能固摄血液,则出现便血、吐血、衄血等,治疗此类疾病时,常采用益气摄血之法。同样,血能生气,亦能载气,生理情况下血旺则气足,病理情况下血虚则气衰,出现气虚、气陷或亡阳表现,常采用养血益气之法。

例如,治疗脏腑、五官、九窍出血过度,导致气随血脱者,表现为大失血后,突然出现面色苍白、冷汗淋漓、呼吸急促,重则晕厥,舌质淡白,脉细微,取任、督二脉为主,艾灸气海、百会、神阙、关元等,配合针刺血海、三阴交,可以气血双补、回阳固脱;久病患者或年老体衰者,多伴有气虚血瘀,表现为身体乏力、少气懒言、腹部疼痛如刺且固定不移等,舌质紫暗,脉涩,常选取背俞穴和任脉穴位,如脾俞、胃俞、肝俞、三阴交、气海、膻中、足三里等,益气活血化瘀;情志不畅、肝气郁滞或跌打损伤引起气滞血瘀者,表现为性情暴躁、胸胁胀满、疼痛拒按、痛经、乳房胀痛等,舌质暗,脉涩,周老取肝经和背俞穴为主,如阴交、肓俞、肝俞、膈俞、膻中等,行气活血化瘀[22]。(任国强、陆鹤供稿)

参考文献

[1]米伯让.黄竹斋先生传略.陕西省名老中医经验荟萃(第二辑)[M].西安:陕西科学技术出版社,1991.

[2]米烈汉,孙秀珠.黄竹斋先生论治中风偏瘫病经验简介[J].国医论坛,1989,13(1):23-25.

[3]黄竹斋.针灸治疗半身不遂45例疗效报告[J].中医杂志,1958,11:782.

[4]黄竹斋,吕兴斋,宋正廉,等.针药合用治疗中风瘫痪病55例报告[J].中医杂志,1959(6):39-41.

[5]西安市卫生局卫生志编撰委员会.西安市卫生志续篇[M].西安:西安出版社,2004.

[6]陕西省地方志编撰委员会.陕西省志第七十二卷——卫生志[M].西安:陕西人民出版社,1996.

[7]杜旭,刘海燕.朱龙玉对电针的贡献及启示[J].中国中医基础医学杂志,2012,18(12):1379-1380.

[8]朱龙玉.中国电针学[M].西安:陕西科学技术出版社,1983.

[9]朱龙玉.电针疗法[M].西安:陕西人民出版社,1957.

[10]方云鹏.头皮针[M].西安:陕西科学技术出版社,1982.

[11]安军明,黄琳娜.方云鹏临证精华[M].西安:陕西科学技术出版社,2015.

[12]杨鹏程,黄琳娜,安军明,等.长安方氏头针学术流派的形成与传承研究[J].中医学报,2020,35(3):555-558.

[13]马秀棠.点穴疗法[M].西安:陕西人民出版社,1958.

[14]国家中医药管理局网站."中国针灸"申遗成功[N].中国中医药报,2010-11-24.

[15]张文军,郑喜梅,郭命三.陕西省名老中医经验荟萃(第一辑)[M].西安:陕西科学技术出版社,1990.

[16]候咪,张卫华,刘娟,等.郭诚杰教授病证结合诊治乳腺增生病经验介绍[J].中国针灸,2016,12(12):1032-1034.

[17]殷克敬.《黄帝内经》归来——论述经络别通[J].中国中医基础医学杂志,2012,18(12):1295-1297.

[18]殷克敬.针灸时间医学[M].北京:人民卫生出版社,2007.

[19]毕玉峰.章逢润针灸临证经验[J].陕西中医,2000,10(21):461-462.

[20]李金涛,李霞,侯强.全俐功主任医师针灸治疗腰椎间盘突出症经验拾遗[J].内蒙古中医药,2018,37(5):71-72.

[21]全俐功.全俐功针灸医论医案集[M].北京:中医古籍出版社,2004.

[22]任国强,陆鹤,周志杰.周志杰主任芒针分经辨证治疗坐骨神经痛经验[J].湖北中医药大学学报,2015,17(2):114-116.

第 九 章

名老中医内科杂病临床经验荟萃

长安名老中医临床经验是诸位医家学习中医、研究中医和长久临床实践总结出来的心得体会,是他们历尽坎坷,呕心沥血凝聚的辨证论治的要领和秘诀。这是长安医学的重要载体,也是中医药传承发展的宝贵财富。长安名医众多,总结临床经验的著述汗牛充栋,我们将专题研究,系统整理。这里摘录部分国医大师和名老中医的临床经验,供广大中医临床工作者参考,再次向文后括号内标注的初稿提供者表示衷心的感谢!

第一节　疑难病诊治思路

一、张学文疑难病诊治思路

中医学对疑难病的诊治具有一定特长和优势。国医大师张学文擅长诊治疑难怪病,总结经验如下。

1. 疑难病的病因病机特点

(1)病因交错:疑难病从发病学角度讲,属于单一病因者较少,大多是由综合因素作用而成的。如六淫中多邪同侵,痰饮瘀血水湿并见,或兼正虚,或夹情志所伤,或有饮食劳倦因素,或误辨误治,或新病引发宿疾,不一而足。

(2)病情多变:疑难病中的不少疾病由于病因交错,医者辨证不清,用药不当或病程漫长,因此病情多变。寒化为热,热证变寒,先实而后虚,瘀久夹痰,热盛成毒,医者当循蛛丝而细审,方不致误。

(3)病机相反:有的疑难病,虽为同一患者,却表现出相反的病机,如上热下寒、上寒下热、表寒里热、表热里寒、虚实并见、表虚里实、上实下虚、阴阳两虚,等等,给辨证带来困难。

(4)数病相合:有些老年患者,一身同患多种病,如高血压与冠心病同患,糖尿病与风湿病相兼,肝炎、胆囊炎、胆石症并存,若再加之素体阴阳气血痰湿瘀血偏盛偏衰及相互并见,不仅在错综复杂的病因病机中难以理出头绪,而且治疗时易造成顾此失彼,或过于想兼顾全面而处方杂乱无章,面面俱到,反而影响疗效。

如上所述,疑难病由于其病情复杂错综,诊断不易,治疗更难。故要提高对疑难病的整体诊疗水平,除要有扎实、深厚的中医基础理论知识外,辨证思路与方法的正确与否将对诸多治疗环节产生重要的影响。

2. 疑难病的辨治思路

关于疑难病的辨治思路与方法,几千年来,前人已经积累了丰富的经验,近人也发表了一些颇有见地的新颖观点。诸如树立整体观念,反对孤立、片面、静止地看待疾病,确立内因是变化的根据,外因是变化的条件,外因通过内因而起作用的观点以及贯彻三因制宜的治疗思想等。有的学者提出疑难病的证治要抓六点,即寻病因、定病位、核病情、审主次、察趋势、明缓急。

以上这些宝贵经验值得我们认真吸取并付诸实践。

国医大师张学文教授根据六十年的临床实践体会,认为疑难病的辨证思路、治疗方法是否正确,与提高疑难病诊治水平有很大关系。临床一些失误或无效病例,不少属于方法范畴的问题。在疑难病辨证思路与治疗方面,应注意以下几方面的问题。

(1)前车之鉴,认真总结:疑难病证乍得者固有,久病者尤多。很多患者由于久病乏效,曾辗转求医于各大医院,或遍求名医,广搜良方,其中不乏具有真才实学及真知灼见的良医高手,或辨证精确、用药精当的疗法方药,然而终以疗效不佳而告终。其病虽未愈,而前车之鉴却很宝贵。前医走过的道路,所用辨证思路和治则方药,值得我们认真借鉴和参考。当接诊一名疑难病患者后,首先应认真了解前医辨证思想、治法方药、治疗反应和结果,努力从中寻找失败原因或疗效不佳的教训,力求有所发现,以免重蹈覆辙。若有一丝一点可用之理、可效之法、可用之药,均当吸取其合理部分,这对于提高辨治疑难病证的疗效是非常重要的。因此我们认为,建立疑难病患者的病历对于医者及后学者均非常重要。患者应当妥善保存,医者要认真细致地参考,以便在前人的基础上有所发现、有所醒悟,避免再碰南墙。

(2)辨证求精,求深求细:疑难病之难不外两个方面,一是辨证难,许多疑难病证病因错综,证情复杂,使医者不易理出头绪或抓不住主要矛盾,思想犹豫徘徊,终难取效;二是治疗难,医者搜寻方药,竟无一对症者,临时拼凑,心中无数,终无显效。当此之时,不必贪多图快,要认真辨析患者的每一个症状,运用中医理论,努力探求其产生原因,准确判断其病位,抓住主要矛盾,分析各种症状的内在联系,务求找出症结所在,百思而力求其解,尽量使辨证精细入微、准确无误,避免一丝一毫差错,则有些疑难病的疗效是可以提高的。不少疑难病治疗乏效,可能是由辨证粗疏草率导致的。

(3)筛方选药,知药善任:在疑难病的治疗中,以选方不当、用药不准或组方不严、剂量失调等原因引起疗效不佳者不在少数。因中药和方剂太多,医者虽然毕生勤奋,然对某些方药仍然认识不够深刻,或仅停于书本知识,或限于个人体会,在疑难病的选药组方上,往往所选的并非最佳方剂、最对症药物或最佳剂量,因而疗效不理想。这不是一曝十寒之功,而必须坚持毕生不断学习钻研,才能达到较熟练的程度。张学文认为,治疗疑难病,首先要练好基本功,对常用的方剂和药物的性能作用、药力强弱要有纯熟、深刻的认识,做到知药如知子、用药如用兵。在选方用药上,应提倡优选法,一药多用,比如补气之高丽参、西洋参、党参、太子参、黄芪等,它们的药力、性质,谁更契合病情,用多少剂量为最佳,用何种煎法、服法最好,这些都是需要认真下一番功夫研究摸索的,其间奥妙尤需深究。

(4)创立新论,另辟蹊径:对有些疑难病,当现阶段已被实践证明确无良法,或用固有理论指导治疗实难取效时,则应广开思路、大胆创新,另辟蹊径方有出路。金元四大家的滋阴、攻邪、理脾、泻火等新理论产生后,使许多疑难病为之消解;叶天士、吴鞠通等人所倡导的温病学理论的建立,又使许多温病难证迎刃而解。现代仍有许多难治病苦无良法,如艾滋病、各种肿瘤等,即使辨证准确、用药精良,疗效仍然不佳,当此之时,更应创立新法,组新方、找新药,才能有所作为。近年来,在清热解毒、通里攻下、活血化瘀、祛痰补脾、滋阴补肾等理论治法方面都不断有新理论、新学说产生,不同程度地推动了中医的进步,也使疑难病证的防治出现了新的曙光。

(5)觅寻秘方,出奇制胜:有的疑难病,至今仍无理想方药,然而民间流传的一些秘方、单方、偏方,有时却可取得意想不到的效果。俗话说,"单方一味,气死名医",并不是没有道理。劳动人民是历史的创造者,也是医药的创造者,他们在长期的劳动实践和与疾病斗争中所创造积累的医药经验来自实践,其实可究,具有力专效宏的特点,值得我们认真地发掘和研究。有些病用传统理论方药疗效不佳,而往往一个简单的秘方却可药到病除。近年来出版了不少《秘方大全》之类的书,收载秘方、验方颇丰,其中不乏疗效特佳之方和出奇制胜之法,关键在于我们去实践和推广。当临床上遇到一些疑难病,用尽常法无取胜之望时,可以在秘方、单方、验方中去寻觅一线之光,对此绝不可忽视。

(6)广开思路,中西汇参:对疑难病的辨治,突出中医药优势和特色固然重要,但对于有些疑难病,在一定条件下则应兼取中西医之长,才可解决疑难。在科学技术已相当发达的今天,对有些疑难病患者,可借助现代科学仪器进行检查,一般可以得到正确的诊断,而这些检查、化验和诊断对提高中医辨证论治的精确度和水平具有很好的参考价值。因此,我们认为,凡是一切对中医辨证论治有一定参考价值的现代科学检查或诊断,均不必排斥,且应尽量为我所用。诸如B超、CT、磁共振以及各种化验检查等,都应该为我所用。当然,疑难病中也有难于检出阳性体征者或虽经多方检查仍然诊断不清者,这种情况下就当突出中医辨证论治的优势了,大胆辨治往往收效亦佳。值得注意的是,临床辨证用药虽可参考西医检查结果,但切勿受其束缚,应掌握"以我为主、为我所用"的原则,突出中医特色,方不致误。不少医者一旦经检查证实患有病毒感染者,动辄大剂量找寻应用中药具有抗病毒作用的药物(如大青叶、板蓝根、贯众、蚤休等),以求达到速效以及有效浓度,实践证明,这种失于辨证的方法不完全可取。

另外,中西医汇参还体现在对中药、方剂的现代研究成果的充分利用上。如人参、黄芪可提高机体免疫力,川芎嗪可扩张心脑血管,六味地黄丸具有护肝、降血脂、防癌功效,丹参及其制剂可降低心肌耗氧量、降血脂等,在疑难病的治疗中,在辨证论治前提下,若能合理地利用这些现代研究结果,可望提高辨证论治水平和临床疗效。

(7)汇集众长,协同作战:疑难病往往病机复杂,互相交错,加之治疗过程中的某些偏差和失误,使病情黏滞难解。在临床中,许多医家多偏重于用传统丸剂为主加减化裁,以一法一方治疗复杂病证,有时不免力不从心。张学文认为,治疗疑难病应取各种中医疗法之长,协同作战,如内治外治结合,针灸药物并举,气功按摩皆可为病者所用,只要能互相配合、发挥协同作用者,均可一试。当然,各种疗法应有主有从,而不是盲目应用,一切皆视病情之需要而定,似这样从各个角度去分解病邪,往往可使疑难病证之治疗获得意想不到的疗效。

(8)持久战略,守方徐图:疑难病中,有相当部分疾病的病程很长,其病有一个缓慢的发生、发展过程,如冠心病、高血压、脑血管疾病等。这类疾病病情一般变化不大、诊断不难,但收效不易。对这些久治不愈的疾病,只要辨证准确、用药无误,在治疗方法上要有打持久战的思想准备,坚持守方徐图,切不可动辄改弦易辙,或大方重剂以图良效。即使在治疗过程中又有新病,只要病机无大的变化,仍然要守法守方,坚持治疗。俗话说:"治病如抽丝剥茧,去了一层,还有一层。"对于那些慢性难治病证,守方徐图的确是经验之谈。

总之,疑难病的辨证与治疗,实际上是中医多学科多种理法方药的综合应用,是一项系统工程,某一个环节考虑不周,都会给整个治疗带来不利的影响。医者由于受理论基础扎实与否、临床阅历丰富与否、辨证思维方法正确与否、处方用药及剂量得当与否等多因素的影响,可能会使一些本可以治愈的疾病延误或加重。这其中有的属于学术造诣问题,有的属于思想方法问题,有的属于临床经验不足的问题。因此,对疑难病证的辨证与治疗,常能显示出一个医者中医水平的高低和临床功力的浅深。以上所述的八点,是从理论上论述治疗疑难病应遵循的一些原则,至于具体到每一个病证、每一种治法,又当具体病证具体分析[1]。(李军供稿)

二、杜雨茂辨治奇难病证的思路

在杜雨茂教授《奇难病临证指南》一书中,有很多独到的临床经验,现就其辨治奇难病证的思路总结如下。

1.熟读经典尊经旨

杜雨茂认为,习医之道,首备根基,即《黄帝内经》《难经》《伤寒论》《金匮要略》《神农本草经》之类是也。根基既建,再阅诸子,博采众长,由博返约。只有知识渊博、基础雄厚、医术精湛,临证方无望洋之苦。例如,杜雨茂尊《黄帝内经》之旨诊治"食亦"病,依张仲景理法诊治"喜唾"案。王某,女,50岁。1987年9月2日初诊:多食易饥2年余,一昼夜进主食量由原来的0.5kg增至2kg,大便干燥,渐次消瘦,曾在数家医院门诊及住院治疗,经多种检验排除了糖尿病与甲状腺功能亢进症,西医未能确诊,中医治疗近1年效亦不著,遂失去治疗信心。近因病情有加重趋势,日进食2kg多仍感饥饿,四肢乏力,故来求治。察患者体瘦,面色略黯,尿黄,大便干结如栗,舌淡红,苔灰白,脉细弦。思《素问·气厥论》"大肠移热于胃,善食而瘦人,谓之食亦。胃热移于胆,亦称食亦"之论,正与此病相合。此患者胃热则消谷善饥,大肠有热则便结,但因脾气虚弱,虽纳谷较多而不能很好地消化吸收其精微,故肌肉失养而形体反瘦。治宜清胃润肠,佐以健脾。方用白虎汤合四君子汤化裁:知母10g,生石膏25g,炙甘草3g,薏苡仁25g,升麻9g,火麻仁25g,党参15g,白术12g,茯苓12g。12剂。水煎服,每日1剂。9月30日二诊:服上药期间饥饿感减轻,夜间不需加餐,大便转润,但停药后诸症复如前。继用上方加减再服42剂病愈。

该书所载治喜唾两验案,主症同而证有别,杜雨茂各依张仲景所论而治愈。

其一:王某,男,45岁。唾液增多2个月,唾液如涌,诉说病情时唾涎涟涟不绝,色清且冷,夹有白痰,咽喉干燥,四肢乏困,食欲不振,大便稀溏,小便色白不利,舌质淡嫩,苔薄白滑润,脉沉细无力。据《伤寒论》第395条云:"大病差后,喜唾,久不了了,胸上有寒,当以丸药温之,宜理中丸。"是例虽非起于大病之后,但以喜唾久不了了为主症,结合其脉症,属脾阳亏虚不能摄涎液所致。治以理中汤加味,服10余剂而愈,随访半年未见复发。

其二:刘某,女,42岁。频吐涎沫40余天,伴恶心呕吐、不欲饮食、脘腹疼痛,头昏微痛,卧床不起,声低懒言,二便尚利,舌淡红无苔而润,脉沉细。据张仲景"干呕,吐涎沫,头痛者,吴茱萸汤主之"的论述,辨为肝胃寒凝、脾虚失运证,方用吴茱萸汤加味,服17剂病愈出院。

2.师古不泥贵变通

杜雨茂强调,习古人之经验治今时之病,贵在灵活变通,有与病相宜者直用之,若与病不全相宜者,当明其理、化其意、师其法,而不泥其方,通常达变,乃为至善。其如治痿证、黄汗、转胞案例。

痿证是指肢体筋脉弛缓、软弱无力,日久因不能随意运动而致肌肉萎缩的一种病证。《黄帝内经》论痿颇详,指出其主要因于"肺热叶焦"及"湿热不攘",提出了"治痿独取阳明"与"各补其荥而通其俞,调其虚实,和其顺逆"的针刺治痿大法。从此以降,医家多宗其说,每注重阳明,依健脾益胃之法,或佐以清化湿热。杜雨茂指出:此"对病程较短、证情较轻者,每有良效。但据临床观察,部分患者证情顽固,经久不愈,单从阳明论治取效欠佳,甚或无效。究其机因,乃久病及肾,肢体痿弱之故。肾为先天之本,内寓真阴真阳,主骨生髓,肾虚则阴阳失调,骨软髓空,况《黄帝内经》有'肾者作强之官,技巧出焉',其主司机体动作灵活协调,肾虚技巧不出,甚或痿软不用,故对重证、顽证每从肾入手,平调阴阳,填精益气。对于脾胃虚弱者,则肾与阳明兼取,常获良效。"例如书中所载孙某与张某2例"重症肌无力"案,张某"萎缩性肌强直"案。

黄汗病首载于《金匮要略》,气虚湿盛阳郁证用桂枝加黄芪汤,属卫郁营热表虚湿遏证,用芪芍桂酒汤治之。杜雨茂指出:"然临床所见,用上方非能尽全,当依证变法,不可过于拘泥。"如其治谢某黄汗案。该患者为男性,29岁。1979年5月15日初诊:胁痛9年伴黄汗2年。其胁痛于稍劳即发,并逐渐加重,伴口苦纳差。2年来又见汗出色黄如柏汁,尤以两腋为著,夏重而冬轻,多次检查肝功能正常,经他医用芪芍桂酒汤,效不著。诊其脉细弦,舌尖红、苔薄黄。综合分析,此属肝胆湿热夹瘀之证,治以清化湿热、疏肝活血为法,以柴胡、黄芩、知母、金钱草、郁金清热利湿、疏利肝胆;以丹参、延胡索、白芍养血柔肝、和血通络,瘀化经通,气机畅达,湿热自消;以藿香、厚朴、枳壳宽中下行,配以炙甘草和中运脾,脾机运转,湿邪得化;以吴茱萸引药入肝经,疏肝降浊。药进6剂,胁痛大减,吴茱萸、藿香毕竟为辛温之品,用之不利于湿热清除,故去之,加清利肝胆湿热之圣药茵陈,增和血祛风之川芎,以增强上药之力,守方继服而顽疾得除。

张仲景论转胞仅述其肾气虚证,后世又有气血不足、痰饮壅滞之论,杜雨茂指出"临证时应详辨之而不可过分拘泥"。案如:周某,女,28岁,于妊娠6个月时患转胞而觉少腹坠胀难忍,小便不通,心烦不宁。辨为脾虚气陷,胎失升举之证;用丹溪参术饮化裁,服1剂小便即通,3剂后诸症消失。

3.紧扣病机重辨证

辨证论治是中医学的基本特点之一。张仲景将理法方药一线贯连,创立病证结合、辨证论治方法模式,开临床治疗学之先河,为后学树立了典范。杜雨茂强调,临证务必详细诊察,认真分析病情变化,鉴别疑似,去伪存真,分清标本先后缓急,抓住主证,紧扣病机,注重辨证,才能正确施治而获良效,否则会贻误病机而致变证蜂起。案如:梁某,男,18岁,学生,唐山市人。1976年9月4日初诊:寒热往来,体温升高月余。1976年7月28日因地震房屋倒塌伤及腰部,双侧下肢不能动,又经淋雨后引起高热,经检查诊断为第一腰椎压缩性骨折合并截瘫、泌尿系感染、褥疮。经用数种抗生素多日,热势不减。杜老师据其寒热往来、左耳内痛、口干喜饮、自汗、大便干结、右下腹痛等,辨为少阳阳明并病,以大柴胡汤加减和解少阳、通腑泻热。处方:党参 15g,柴胡 21g,知母 12g,枳壳 12g,赤芍 12g,黄芩 9g,黄连 4.5g,大黄 9g,甘草 6g,生石膏 30g,蒲公英 15g,金银花 24g,金钱草 30g,生地黄 15g,生地榆 24g。水煎,每日 1 剂半,分 3 次服。服 4 剂后,热退身凉。以此方加减继服 3 剂后症状渐消,仅余下肢瘫。

再案:王某,男,61 岁。翕翕低热已历 5 月,曾频繁转住数家医院,中、西药并进,未见效验。其有身困乏力、语声低微,颇似气虚,热以午后及晚间为著,又似阴虚,但其恶寒、脉浮、头痛、自汗,说明病虽历 5 月,表邪仍在太阳;有口苦、默默不欲饮食之症,则为邪已入少阳,属太阳少阳并病,以柴胡桂枝汤化裁而愈。

又案:王某,女,40 岁。胃脘疼痛 30 余年,经多方治疗时轻时重。1 年来胃脘痛突然加剧,发作时如刀割锥刺,痛不欲生。经检查诊为“先天性肝总管左肝管扩张”,行“胆囊切除术及胆肠吻合术”后其痛更甚,呈持续性疼痛、阵发性加剧,发作时翻滚呼号,如历酷刑。迭经更医,竟无效,患者遂有弃生之念。其痛势剧烈,且有口苦、大便干燥、胃脘胀闷,颇似热结胃脘、腑气不通之阳明燥结所致。但杜雨茂仔细推敲,其剧痛而不伴有热感,且冬季易发,舌淡红而暗,苔白不黄,脉沉细无力,辨为寒瘀内凝之胃脘痛,治用乌头桂枝汤化裁,以温中散寒、化瘀止痛。服 3 剂后痛减,继以该方化裁服 30 多剂而痛消。此证若误寒为热,投苦寒通降之品,无异于雪上加霜。

4.思维定式须破除

人非圣贤,孰能无过。医者临证,诚然正治而得者多,但由于受病情隐匿、医者思维定式、诊疗水平等诸多主、客观原因的影响,误治而失者亦绝非鲜见。人命关天,为医者当慎之又慎。再者,还必须提高警惕,冷静思考,善于从自己或他医的失误中分析原因,汲取教训,及时矫枉纠偏,以免重蹈覆辙。杜雨茂从救误案例实践中,教诲后学不能囿于常规或某些条条框框去生搬硬套,必须破除思维定式,开拓思路,认真分析病情,准确辨证施治。如对有的医者一见肠梗阻、肠痈(急、慢性阑尾炎,阑尾周围脓肿),不论病程久暂,不辨病性寒热虚实,动辄便用苦寒通泻之承气汤类或大黄牡丹汤,以及一见中风后遗症,甚至缺血性脑血管病急性期,不加辨证,便用清热解毒之剂等提出批评。

兹列举杜雨茂救治他医误治案例 2 则。案 1:吴某,男,27 岁。1982 年 8 月 20 日初诊:以上腹部阵发性绞痛伴腹胀、呕吐 6 天入院,诊断为粘连性不全性高位肠梗阻,即予禁食、胃肠减压、针刺足三里、按摩,并先后给中药粘连缓解汤(以苦寒泻下及行气通瘀药为主)、甘遂大黄散、旋覆代赭汤等上注下灌,同时输液。连续治疗 6 天无效果,决定行手术治疗。患者于 1966 年因患阑尾炎穿孔并发弥漫性腹膜炎行阑尾切除术,术后曾多次发生粘连性肠梗阻,腹部已做过 3 次手术,故不愿再接受手术。查患者脘腹胀满,脐上及脐旁可见圆形、长条形包块突起,按之柔软,中、下腹部时而疼痛难忍,恶心呕吐,不欲食,口不渴,恶寒,大便稀(与服泻下剂有关),唇红,舌嫩红、苔薄白而中心无苔,脉虚弦。辨证属寒疝腹痛重证,因寒邪内凝、气机郁阻所致。后因治未得法,迁延时日,郁久生热,兼夹轻度郁热。治以温阳散寒,兼疏解郁热,用《金匮要略》乌头桂枝汤化裁。连进 6 剂,腹胀痛大减,继服 7 剂后,病愈出院。随访至 1985 年初,未见复发。

案 2:左某,男,35 岁。1988 年 1 月 5 日初诊:阴缩腹中伴频繁遗精、心悸、气短 4 月余。患者于半年前因发热、咽痛，某医诊为"温热病"，用石膏、栀子、黄芩、黄连等一派苦寒药，辄以斤计，继用达2月之久，患者即见"阴缩腹中"。该医仍未醒悟，反断为"热极筋绵"，继投寒凉药40余剂，以致患者体力不支，诸症迭起。杜老师认为此病之关键在于病轻药重，寒凉太过戕伤肾脾之阳所致，遂投温肾壮阳、益气健脾之剂，稍事出入加减，连服半年，终获治愈。

5. 坚持治疗求效验

杜雨茂认为，"奇难病证，其病机复杂，证情缠绵，往往难以在短时内显效，其疗效每有一个积累的过程，需长时间治疗，故而医者要对患者耐心解释，增强患者信心，争取患者配合，坚持药物持续应用，不可半途而废，前功尽弃。医者在治疗上亦需有信心和耐心，不少奇难病证非是无效，而是治不得法，尤其是不能坚持长期治疗之故。"案如：治车某患"关格"（慢性肾衰竭），在辨治用中药34剂获效后，原方稍事加减再服90余剂，之后更方调理巩固，间断继续服用近2年而停药，病情稳定，生活自理，可操持一般家务。再如，治于某患慢性肾衰竭案，用药240多剂后病情稳定，仍以原方稍作加减，嘱其间日服用调理巩固，以防复发。又如，治杨某患乙肝案，辨证用药近5个月治愈，嘱停药，注意调养[2]。（赵天才、董正华供稿）

三、姚树锦治疗疑难病症用药经验

姚树锦继承家学经验并结合个人长期临证实践，擅长应用扶正固本法诊治疑难病症，积累了丰富经验。

姚树锦的扶正固本观点直接受家传之学用药特点的影响，即"男子注重益气补肾，女子注重养血疏肝，小儿注重消导健脾，老人注重平补阴阳"。根据长期治疗肿瘤经验，提出"手术伤正，放疗伤阴，化疗伤阳"观点，以扶正固本为原则，标本兼治，减轻西医治疗后的副作用，提倡"带瘤生存"，延长患者的生存期，提高患者的生存质量，达到治病救人的目的，在治疗肿瘤时收到较好的疗效。

五脏亏虚、气血阴阳失调、病理产物蓄积是疑难病症产生和发展的病因病机，因"正胜则邪却"，祛除邪气为祛病之路，"邪去则正安"，故治疗上当以扶正固本为原则。由于"五脏藏精气而不泻""六腑传化物而不藏"，为达到扶正祛邪的治疗目的，不仅要培补先、后天之本，而且要祛除病邪，故提出"补脏通腑"治疗大法，在处方用药上独具特色。

以五脏为纲构建处方框架，《黄帝内经》提出"正气存内，邪不可干"，"邪之所凑，其气必虚"，"百病皆生于气"，故疑难病症的产生必有五脏虚损的内因，补益脏器虚损为扶正关键。姚树锦根据五脏虚损特点，提出了以五脏为纲的治则："益气养阴补心气"，生脉饮为首选；"益气固表补肺气"，以玉屏风散为益气固表第一方；"健脾祛湿益中气"，芪苡四君子汤为必用之剂；"滋肾固精补肾气"，家传固腰四味、缩尿四味、消白四味、六味地黄汤为常用方剂；"养阴柔肝调肝气"，常用丹栀逍遥散清虚热，养肝血，益肝阴。

姚树锦诊治疾病时，常以经方、验方、时方为基础，形成特色组合，如益气固表的玉屏风散（黄芪、白术、防风），健脾利湿的芪苡四君子汤（黄芪、薏苡仁、人参、茯苓、白术、甘草），益肾强腰的固腰四味（杜仲、川续断、骨碎补、木蝴蝶），益肾固精的消白四味（芡实、金樱子、锁阳、莲须），益肾固涩的缩尿四味(益智仁、桑螵蛸、山萸肉、五味子),补益心气的生脉饮(人参、麦冬、五味子),益气生血的黄芪当归汤(黄芪、当归),养阴清热的养阴六味(秦艽、龟甲、鳖甲、地骨皮、银柴胡、生地黄),温阳散寒、通利经脉的参茸通脉四逆汤(人参、鹿茸、桂枝、白芍、细辛、通草、甘草、大枣),化痰软坚散结的软坚散结五味(浙贝母、玄参、龟甲、鳖甲、牡蛎),治疗肿瘤的平化饮(山慈菇、重楼、半边莲、半枝莲、白花蛇舌草),健脾行气的消胀理气汤(人参、厚朴、大腹皮、莱菔子、苏子、半夏、甘草),疏肝理气的沉苏四逆散(沉香、苏子、枳实、柴胡、白芍、甘草),活血化瘀的化瘀三味(丹参、地龙、川芎),消食化积的消导三味(生山楂、砂仁、鸡内金),祛湿清热止痒的止痒四味(苦参、蛇床子、胡麻仁、地肤子),祛风化痰定眩的定眩饮(僵蚕、蝉蜕、片姜黄、天麻、半夏、白术、茯苓、晚蚕沙、寒水石、陈皮、甘草、枳实、吴茱萸、焦栀子、龙胆),化瘀通络止痛的镇痛饮(乳香、没药、细辛、土鳖虫、血竭)等。

姚树锦认为,疑难病症常有多脏器亏虚,表现为本虚标实、虚实错杂,处方若按常规君、臣、佐、使进行排兵布阵,则力度不够,故以组合方为单元,根据病情需要,按君、臣、佐、使遣方。如肿瘤手术化疗后,既有脾肾气虚的本证,又有痰浊瘀血瘤毒蕴滞的标证,他常以芪苈四君子汤健脾利湿为君,软坚散结五味化痰软坚为臣,以平化饮散结消瘤为佐,以消导三味消食开胃,保护胃气为使。诸方合用,既健脾益气以扶正固本,又化痰软坚,消散肿瘤,并且做到了辨证与辨病相结合。处方中以君臣佐使为框架,以方剂组合单元,层层递进,构建扶正固本、补脏通腑方剂体系,可收到标本兼治的效果。

姚树锦诊治疾病遵《黄帝内经》"正气存内,邪不可干""邪之所凑,其气必虚"之旨,提出扶正首当顾护正气,补气则必用参芪。因气具有推动、温煦、防御、固摄、气化作用,只要因推动功能减退而出现的纳差、乏力,温煦失职而出现的形寒怕冷、四肢不温,卫外防御功能减退出现的体虚容易外感,固摄失职出现的遗尿、尿频、滑精、早泄,气化功能减退出现的精亏血少之贫血、不孕不育等,均使用参类补气。用参之时,辨证虚实是关键,不见虚证不用参。肺脾肾气虚时,轻者表现为卫外不固,容易外感,形寒怕冷,乏力,纳食不化;重者表现为动则气短难续,咳喘反复发作,身困乏力,周身浮肿,腰酸困,小便不利或清长,夜尿频数,大便稀溏等[3]。(李晓阳供稿)

四、高上林以和法治疗疑难病经验

高上林以"人体失和,百病由生,乃中医发病之机"和"一法之中八法备焉,八法之中百法备焉,八法皆归于和"为核心的和法思想,集中反映中医学阴阳以平为期、五行生克制化有度、少阳为枢调和为顺、五脏以和为用、营卫气血以和为贵等治疗法则;其所使用的药物,作用大多较和缓,善用平调阴阳之品。

他认为,半夏能引阳入阴,通阴阳,和表里;其"燥""润"之性,全在乎用。如半夏与麦冬配伍,麦冬滋养肺阴,半夏化痰且制约麦冬之滋腻,又可助行药力,布散津液;与干姜、黄芩、黄连配伍,辛开苦降、寒热平调、使升降调、寒温平,阴阳和而痞满消。每以山药伍之,山药液浓滋润,既能润半夏之燥,又能补脾肾以敛冲。二药相伍,既协同增效以降逆,又相互制约,不燥不腻,以成佳对。

他灵活应用白芍,配伍严谨,出神入化。同是一味芍药,与解表、温里、攻下、补益、清热、行气等药物配伍,并通过剂量的变化更显其妙,如白芍配伍桑白皮,清肺止咳喘;白芍配伍天花粉,养阴清热止渴;白芍配伍柴胡,宣泄郁热;白芍配伍川芎,活血补血;白芍与桂枝配合,调卫和营;白芍配五味子,敛肺补阴;白芍伍以炙甘草,酸甘化阴、缓急止痛。白芍乃方中之转枢,佐补益药能益阴扶正,佐养阴清热药能敛阴清热,佐补阳药可使阳气外达舒畅,用于和法可达到阴阳相调、寒热相和、上下相通。

高上林用药总体是一个"平"字,力求补泻温凉之用,无所不及,务在调平元气,不失中和之为贵。扶正药物如党参、北沙参、大枣、山药、当归、白芍亦皆是草木之物,平补平调之品,较少用人参、附子、龟甲、鹿茸等贵重药品,祛邪药中既无麻黄、瓜蒂等大汗、大吐之药,亦无大黄、巴豆、甘遂等峻下、大利之品;用药平和,不用大寒大热、纯阴纯阳之品,亦不用大攻大补、大汗峻下之剂。用药强调避免过于寒凉、过于滋腻,并常少佐健脾和胃之品,如凡用芩、连等苦寒之剂,多佐砂仁、干姜;用熟地黄,必少佐砂仁;用玄参、麦冬常配以半夏,以助津液布散。其所常用的系列方剂中,如小柴胡汤、逍遥散、四逆散、泻心汤等,皆重视阴阳平衡、寒热并用、攻补兼施、升降结合、散中有收、表里同治等,目的是利用五味之偏性,以调整脏腑、阴阳、气血之偏颇,达到阴平阳秘的和谐状态。其方性质平和,作用和缓,兼顾全面。

高上林指出,从小柴胡汤的性味、功效可以看出,组方中的7味药物集寒热补泻于一方,且药性和缓,既各奏其功,又相辅相成,构成一个有机整体,从而达到寒温并用、攻补兼施、通利三焦、调达上下、宣通内外、和畅气机的目的。从它的适应证来看,既有表证,也有里证,也有半表半里证;不仅适用于和解表里,凡人体阴阳不和、营卫不和、气血不和、脏腑不和等,根据适应证对其进行加减化裁,形成了一系列以柴胡、半夏配伍为核心,具有平衡阴阳、调和脏腑及气血、表里双解、寒热并用、攻补兼施作用的方剂,用于诸多内伤杂病及外感病。如配以板蓝根、金银花、连翘,为风热表证之良剂;配以北沙参、桑白皮、厚朴、苦杏仁等,治疗外感风热或阴虚燥咳;配以北沙参、麦冬、竹茹,治疗外感后余热未尽;配以北沙参、厚朴、枳壳、麦冬、竹茹,治疗胃阴不足之胃脘痛;配以北沙参、天花粉、牡蛎,治疗肺胃热盛之消渴;配以北沙参、麦冬、五味子,治疗胸闷心悸;配以北沙参、牡丹皮、地骨皮,治疗阴虚火旺诸证;配以郁金、金钱草,治疗慢性胆囊炎、胆结石等[4]。(白小林、裴瑞霞供稿)

五、贾堃治疗癌瘤病证经验

陕西省中医医院肿瘤科主任医师贾堃行医50余年,对癌瘤病证潜心30余年的防治研究,有丰富的临床经验。

贾堃在癌瘤的治疗中注重辨病与辨证相结合,除辨明疾病所表现的主要症状及诊察到的体征变化外,对患者的体质、精神情绪及环境等因素亦进行全面分析,抓住病机,有无求之,盛虚责之,拟定最合宜的治法及处方。治疗癌瘤强调以消为贵,消中寓补,补中有消,本着治病求本、本于阴阳、以平为期的原则。研制的抗癌药平消片,其组成有郁金、仙鹤草、枳壳、干漆、五灵脂、净火硝、白矾、制马钱子,源于古方硝石矾石散,具有化瘀除湿、软坚散结的作用,其药味平平,意在于消,经实验证明,具有抑制癌瘤生长、缩小瘤体、提高机体免疫力的功能。其近年研制的新平滴片、平消散,就是在此基础上的改进与发展,对不同癌瘤均可选用。

肺癌:多由寒痰蕴结,脾肾亏虚所致。治法:化痰散结,健脾补肾。处方以自拟经验方蒜艾汤加减:大蒜20瓣,生艾叶20g,百部12g,山慈姑30g,陈皮、山豆根、蜂房各10g,蜈蚣2条,补骨脂30g,白术15g,姜石60g。咳嗽甚者,加杏仁、土贝母各15g;胸痛者,加瓜蒌30g、丝瓜络10g;咯血者,加仙鹤草60g、阿胶30g;胁痛者,加郁金15g、降香10g;有胸水者,加猪苓、茯苓各60g,半边莲30g;湿瘀化热者,加重楼15g、鱼腥草30g;气虚者,加黄芪60g、红参15g;肾虚者,加何首乌30g、女贞子15g;心血不足者,加酸枣仁30g、当归15g、大枣5枚。

食管癌:多因气痰结聚,胃失和降所致。治法:理气化痰,和胃降逆。处方以旋覆代赭石汤加减:旋覆花12g,代赭石、瓦楞子各30g,清半夏、郁金、娑罗子各15g,蜂房、全蝎、生姜各10g,姜石60g,生甘草3g。便秘者,加大黄6g、郁李仁30g;胸背痛者,加三七6g、佛手15g;噎膈较甚、吐黏涎者,加制南星、急性子各10g;汤水难下者,采用灌汤给药法;气虚者,加黄芪60g;血虚者,加当归15g;脾虚者,加白术15g;肾虚者,加补骨脂30g。

胃癌:多由肝郁气滞,瘀痰结聚所致;晚期多兼有气血不足,脾肾亏败。治法:理气散瘀,化痰和胃,或培补脾肾。处方用枳朴六君子汤加减:党参、瓦楞子各30g,白术、茯苓、郁金、半夏、娑罗子各15g,蜂房、全蝎、生姜各10g,甘草3g。培补脾肾,加白扁豆、红参各15g,补骨脂、炒山药、何首乌各30g;血虚者,加枸杞子、桑椹各30g,大枣10枚;呕血、便血者,加仙鹤草60g,白及15g,地榆、阿胶各30g。

贾堃认为,据证立法、审证求因、确立祛邪和扶正药物剂量与配伍至关重要,这直接会影响到治疗效果,"祛邪勿伤正",不可草率孟浪,"扶正不恋邪",亦不可滥补无法,必须做到有的放矢、处方精炼、力专而衡,注意药物归经,以达病所。用药剂量大小应根据临床经验,类比而达到适宜的剂量。曾治沈某,男,71岁,患直肠癌半年,大便脓血,肛门灼痛,每日10余次,下坠,学生诊为湿热蕴结、脾肾亏虚,处方以白头翁汤加减,苦参用10g,服后未效,贾老依此方,苦参加至60g,黄芪60g。患者服后,症状顿减,继加养胃之药,治疗1年余,症状消除,肿块明显缩小[5]。(王慧川供稿)

六、谢远明治疗肿瘤经验

谢远明主任医师为陕西省著名的中医内科肿瘤专家,始终坚持业精在勤,穷究病源,博采众家,不断创新,已逐步形成了自己完整而独特的肿瘤治疗经验。

1.抓主证,细辨析

临证诊断首先要抓住主症,围绕主症详细辨析。例如高热患者,一要运用六经或卫气营血的辨证方法,辨明在阳明、在厥阴、在气、在营、在血,定邪热所在部位;二要辨热之属性,是阳盛,是阴虚;三要辨邪正相争局势,以明虚实。综合判断,确定诊断,同时主张做必要的理化检查,尽可能得到客观指标。

2.体征与舌、脉相参

疾病多方面的发病原因决定了其症状与体征的复杂性。如何从复杂的症状与体征中探寻出最主要的症候群,进行归纳分类尤为重要。谢远明提出,症状与体征中的舌、脉有密切的联系,症状中的特点和疾病性质在舌、脉上有相应的表现,故辨证时主张两者相参,以求得辨证更加准确。如胃癌出现进食不畅,或呕吐物有多量痰液,纳呆,口淡无味,胃脘胀闷或隐痛等病症,舌、脉表现为舌质淡,苔白腻,脉弦滑。分析得知此为脾胃虚弱,痰气凝结证型;胃脘刺痛灼热,痛有定处,心下痞块拒按,口渴思饮,五心烦热,便干色黑,其舌质紫暗,或见瘀点,苔少色黄,脉细涩而数。辨之可定热毒内阻,气滞血瘀。晚期每每出现小便不利、面浮足肿者,为脾肾阳虚,余病类推。

3. 立法与方药互应

立法必依其理,拟方必依其法,用药必依其方,强调理、法、方、药严格的一致性和辨证施治的规律。如消化道癌瘤,辨其证为痰气凝结,可施理气化痰、软坚散结之剂,方用海藻玉壶汤或五膈宽中汤加味;瘀毒内阻型可用清热解毒、凉血祛瘀之法,方选仙方活命饮或普济消毒饮加减;脾胃虚寒型,应以健脾益气、温中散寒之法,方择枳朴六君子汤、香砂六君子汤、补中益气汤、黄芪建中汤化裁;脾肾阳虚型,应在健脾益气的基础上加杜仲、狗脊、仙灵脾等,或合用金匮肾气丸以资肾阳、扶正培本;临证中往往多表现为交错复杂的证型,立法选方应当灵活,用药应随证化裁,但总体上要求立法与方药互应,要有严格的一致性。

4. 辨证与辨病结合

肿瘤虽属脏腑病之一,但他认为不能以一般的脏腑疾病论治。例如胃癌,其症状表现除纳化升降失常外,还有其特定的癌肿病灶,用常法肯定疗效差,故在辨证论治的基础上加用乌梢蛇、蜈蚣、土鳖虫、全蝎等,以化瘀通经、散结止痛;坚持辨证与辨病相结合,体现了扶正与祛邪的特点。另外,从诊断和判断疗效上讲,辨证与辨病结合更有其客观性和实用价值。

5. 消化道肿瘤用药特点

(1)健脾主以白术、茯苓,益气重用人参、黄芪:消化道肿瘤属脾气虚弱者占大多数,法当补益脾气,可遣党参、白术、茯苓、黄芪、生薏苡仁、苍术、白扁豆、山药、甘草等;重用党参或太子参(至少30g),黄芪30～90g,甘草10g,以补脾气;茯苓、生薏苡仁各30g,以利湿健脾;白术10～15g,苍术15～30g,以燥湿健脾;山药、白扁豆各30g,以益胃健脾。

(2)理气喜用枳实、厚朴,疏肝善用柴胡、白芍:脾虚湿滞,阻碍气机,常用枳壳、厚朴各10g,柴胡、白芍各15g,香附、郁金各12g,木香10g,以疏理气机、调理肝脾。

(3)制酸乌贼骨、贝母相参,温中木香、砂仁、小茴香、生姜并用:若见患者呕吐酸水,加入乌贝散,即乌贼骨15～30g,浙贝母15g,以敛酸制酸;脾胃虚寒明显者,加入木香、砂仁、小茴香、生姜各10g,桂枝15g,炒麦芽30g(代饴糖);呕吐属寒痰壅盛者,选用半夏18g,生姜30g;呕吐属热者,加竹沥、姜竹茹各15g。

(4)化瘀"三虫"、当归、赤芍,消癥鳖甲、牡蛎:针对消化道肿瘤气滞血瘀、癥积成块的特点,一般常用乌梢蛇、蜈蚣、土鳖虫(简称"三虫")。乌梢蛇、蜈蚣、土鳖虫各10g,当归10～15g,桃仁、红花各10g,赤芍、川芎各15g,以活血化瘀;或用三棱、莪术各15g。土鳖虫、水蛭各10g,可破血逐瘀;用鳖甲、龟甲、螃蟹、生牡蛎各30g,以软坚散结、化瘀消癥。疼痛明显者,加三七、佛手各10g,延胡索、娑罗子各30g,以活血止痛;有呕血者,酌用三七或云南白药等,随证灵活运用。

谢远明诊治肿瘤突出了中医辨证施治的规律,理法方药非常严谨,随证化裁用药,方法灵活,不拘一格。临证中只要认证准确,善于守方,用药力猛,效专力宏。擅长活血化瘀,尤其是对虫类药物的应用,一般超出前人用量,其胆识和丰富的临床经验实属可贵[6]。(曹利平供稿)

七、孙洽熙运用麻瑞亭下气汤的经验

麻瑞亭崇尚清代名医黄元御之学,业医五十余年,善用黄氏所创之下气汤,化裁治疗多数内伤杂病及疑难重证,均获得显著疗效。

下气汤载于黄氏撰著之《四圣心源·卷四》,为气滞而设,功能健脾和胃、清肺理气、降逆止咳,治气滞在胸膈右胁者。麻瑞亭减去下气汤内敛肺止咳之贝母、五味子,以顺气化痰之橘红易橘皮,加疏肝和血之牡丹皮、何首乌;化裁为云茯苓、粉丹皮、广橘红、炒杏仁、法半夏各9g,炒杭芍12g,何首乌15g,粉甘草6g。功能健脾疏肝,和胃利胆,理气和血,升清降浊。

原方"治气滞在胸膈右胁者",变为既能右降肺胃,又能左升肝脾的升清降浊之剂。以之作为主方,随证灵活加减,可治绝大部分内伤杂病。麻氏处方理论源于黄元御提出的"左升右降,中气斡旋,一气周流"的理论模型,简称"一气周流"理论。该理论认为,人体"左路木火升发,右路金水敛降,中焦土气斡旋",并认为"一气周流"学说切中人体生理的本质,可有效指导临床辨证立法。

麻瑞亭下气汤药物组成虽看似平淡无奇,然握中央而驭四旁,复升降而交水火,所以用治内伤杂病,切病机而疗效可观。所以然者,内伤杂病,多系多脏腑功能之失调,脾胃功能失调尤著者;病机为中气不健、肝胆郁滞、肺胃上逆、脾肾下陷而导致的脾胃不和、肝胆不调。

上显标之虚热,下显本之湿寒。此方和中调郁,渗脾湿而不伤肝阴,滋肝阴而不助脾湿,降浊阴而去其上壅,升清阳而理其下陷,自可收脾升而肝肾随之亦升、胃降而心肺随之亦降之功,使紊乱之脏腑气机复其左升右降之常,胃善纳而脾善磨,肝不郁而肺不滞,气血渐旺,诸症自可向愈也。药性功用:甘草和中,治在脾胃,助其升降;半夏和胃降逆,治在胃而助其降;云茯苓健脾渗湿,治在脾而助其升。三味和合而调理后天脾胃,助其气血生化之源,以扶正抑邪。橘红、杏仁入气分,清肺理气,化痰降逆;杭芍药、牡丹皮、何首乌入血分,疏肝升陷,兼以平胆。八味和合,共奏健脾疏肝、清降肺胃、调和上下之功,则胃降而善纳,脾升而善磨,肝升而血不郁,肺降而气不滞,心肾因之交泰(水火相济),诸脏腑紊乱之气机因而复升降之常,病可向愈也。

据统计,麻瑞亭运用下气汤有二百余种加减,可治百余种内科、妇科疾患及部分儿科疾患,而其用药之理法多宗黄氏之术及诸先贤之精蕴,实为继承发扬黄氏学术颇有造诣者。

孙洽熙为麻瑞亭之爱徒,临床遵从麻瑞亭运用下气汤的经验,并结合自己应用下气汤的心得,将其化裁为12首下气汤系列方剂。

1.加减下气汤

组成:云茯苓、炒白术、炒白芍、粉丹皮、制何首乌、广陈皮、全瓜蒌、法半夏、炒杜仲、生龙骨、柏子仁、北沙参、白蔻仁、炒山药、川郁金、川续断、金毛狗脊、桉树叶、炒酸枣仁、车前草。

功效:健脾和胃,疏肝化瘀,清肺温肾。

适应证:脏腑不调,气机紊乱,纳差运迟,上热下寒,眠差腰困,全身不适。

2.调中下气汤

组成:云茯苓、炒白术、炒白芍、粉丹皮、上肉桂、广陈皮、炒杏仁、法半夏、炒杜仲、生龙骨、柏子仁、炒小茴香、白蔻仁、炒山药、鸡内金、川郁金、石菖蒲、川续断、金毛狗脊、桉树叶、延胡索、车前草、半枝莲。

功效:健脾和胃,清肺疏肝,温中止痛。

适应证:萎缩性胃炎及慢性胃炎,胃脘不舒,纳差隐痛,或大便偏稀,或消瘦乏困,或面色无华。

3.平胆下气汤

组成:云茯苓、炒白术、炒白芍、粉丹皮、制何首乌、炒枳壳、全瓜蒌、法半夏、川郁金、生龙骨、柏子仁、北沙参、白蔻仁、广木香、川楝子、延胡索、桉树叶、半枝莲、厚朴、白花蛇舌草。

功效:健脾疏肝,和胃平胆,顺气通便,化瘀止痛。

适应证:胆囊炎及胆结石,胆胃气滞,右胁下痛连肩背,胃脘隐痛不舒,纳差心烦,大便不利或干结。

4.黄芩下气汤

组成:云茯苓、炒白术、炒白芍、黄芩炭、制何首乌、广陈皮、全瓜蒌、法半夏、炒杜仲、生龙骨、柏子仁、北沙参、白蔻仁、炒山药、川续断、金毛狗脊、桉树叶、双钩藤、茺蔚子、天麻。

功效:健脾和胃,疏肝平胆,蛰火潜阳。

适应证:血压高或偏高,眩晕头痛,眠差腰困,咽干口燥,心烦易怒。

5.生地黄下气汤

组成:云茯苓、炒白术、炒白芍、生地黄炭、上肉桂、广陈皮、全瓜蒌、法半夏、炒杜仲、生龙骨、柏子仁、炒小茴香、白蔻仁、炒山药、川郁金、川续断、金毛狗脊、桉树叶、炒酸枣仁、车前草、赤丹参。

功效:健脾和胃,疏肝清肺,温肾宁心。

适应证:心血管疾病,心慌气短,胸闷怔忡,腰腿乏困,眠差汗出。

6.清肺下气汤

组成:云茯苓、生甘草、炒白芍、生地黄炭、制何首乌、广橘红、全瓜蒌、法半夏、前胡、生龙骨、柏子仁、北沙参、白蔻仁、炙紫菀、炒苏子、桉树叶、车前草、炙款冬花、炙枇杷叶、浙贝母。

功效:健脾疏肝,清肺降胃,化痰止咳。

适应证:气管炎及支气管炎,咳嗽气喘,痰多不利,胸闷气短,甚则不能平卧。

7.温肾下气汤

组成:云茯苓、建泽泻、炒白芍、全当归、上肉桂、广陈皮、炒杏仁、法半夏、炒杜仲、生龙骨、柏子仁、炒小茴香、白蔻仁、炒山药、鸡内金、川郁金、川续断、金毛狗脊、桉树叶、炒酸枣仁、车前草、白茅根、冬葵子、炒芡实、蒲黄炭。

功效:健脾利湿,疏肝和胃,温中暖下,清肺利尿。

适应证:急、慢性肾炎及肾病综合征,腰痛困乏,纳呆眠差,面色青灰不泽,或腿肿睑胀。

8.通利下气汤

组成:土茯苓、建泽泻、炒白芍、粉丹皮、制何首乌、炒枳壳、郁李仁、法半夏、炒杜仲、生龙骨、柏子仁、北沙参、白蔻仁、桉树叶、半枝莲、金银花、焦栀子、车前草、白花蛇舌草。

功效:健脾利湿,疏肝和胃,清热解毒,润肠通便。

适应证:泌尿系感染,前列腺炎及前列腺增生,带状疱疹,尿黄尿痛,尿急尿浑、艰涩不利、分叉滴沥,腰痛腿困,大便秘结,缠腰火丹之疼痛难忍。

9.补肾下气汤

组成:云茯苓、炒白术、炒白芍、全当归、上肉桂、广陈皮、炒杏仁、法半夏、炒杜仲、生龙骨、柏子仁、炒小茴香、白蔻仁、炒山药、川续断、金毛狗脊、桉树叶、炒酸枣仁、车前草、骨碎补、炒芡实、山茱萸。

功效:健脾和胃,温肾疏肝,敛精藏神。

适应证:腰腿酸软,阳痿早泄,疲乏无力,动则汗出,神疲眠差,四末湿凉。

10.生血下气汤

组成:云茯苓、炒白术、炒赤芍、当归身、上肉桂、红人参、寸麦冬、法半夏、炒杜仲、生龙骨、柏子仁、炒小茴香、白蔻仁、炒山药、川续断、金毛狗脊、肉豆蔻、炒酸枣仁、车前草、骨碎补、鹿角胶、山茱萸、炒芡实、鹿角霜、鸡内金、仙茅。

功效:健脾温肾,疏肝和胃,补气生血。

适应证:再生障碍性贫血及诸般贫血,面色㿠白无华,心慌气短,自汗眠差,纳呆便溏,四末发凉,甚则恍惚神迷。

11.土苓下气汤

组成:土茯苓、建泽泻、炒白芍、全当归、上肉桂、广陈皮、全瓜蒌、法半夏、炒杜仲、生龙骨、柏子仁、炒小茴香、白蔻仁、炒山药、川郁金、川续断、金毛狗脊、桉树叶、车前草、赤丹参、鸡血藤、路路通。

功效:健脾祛湿,疏肝和胃,温肾活血,化瘀止痛。

适应证:风湿及类风湿,腰腿疼痛,畏寒肢冷、变天加重,关节不利或肿大,甚则步履困难。

12.调经下气汤

组成:云茯苓、炒白术、炒白芍、当归身、上肉桂、广陈皮、炒杏仁、法半夏、炒杜仲、生龙骨、柏子仁、炒小茴香、白蔻仁、炒山药、川郁金、川续断、金毛狗脊、桉树叶、延胡索、棕榈炭、焦蒲黄、炒芡实。

功效:健脾和胃,温肾疏肝,调经止痛。

适应证:月经不调,少腹冷痛,腰痛腿困,白带偏多[7-8]。(孙洽熙、费旭昭供稿)

第二节　心系疾病临床经验

一、雷忠义辨治冠心病心绞痛经验

雷忠义主要致力于心血管疾病的中西医结合临床研究,尤其对冠心病心绞痛的临床诊治有独到的见解和经验。

1.重视中医理论,善用辨证论治

临床辨证治疗要注意以下4点:①注意病、证、舌、脉、方药的差异性。②注意调整和谐平衡的机体状态。"谨察阴阳所在而调之,以平为期"。③选方用药与辨证要注意定性、定位、定量。④注意同病异治和异病同治,辨病与辨证相结合。专为急性心肌梗死而制的养心活血汤,临床加减变化广泛用于冠心病心绞痛、心律失常、心力衰竭、高血压、心肌炎,体现了异病同治的思想。

2.遵循整体观念,注重五脏相关

雷忠义强调辨证论治,但绝不能片面地、机械地运用,应结合自然环境、气候变化、个人体质(阴虚、阳虚、痰湿体质)因人、因时、因地制宜。心与肺气血相依,心与脾母子相生,心与肝气血调节和情志相依,心与肾阴阳相交、水火既济,生理上相关,病理上必然相互影响。临床辨证治疗时应注意补肺、健脾、温肾、调理气血、平衡阴阳、标本兼治。雷忠义在临证辨治胸痹心痛时,常见因精神情志因素而诱发加重者,所谓肝疏泄功能失常影响心血运行而见胸闷疼痛,影响心神而致心烦、失眠、抑郁,临床可用柴胡疏肝散、四逆散、逍遥散加减化裁,每获良效。另有脾胃功能失调而诱发者,脾失健运而生痰湿,胃失和降而气逆于上,影响气血运行,而致痰瘀互结。脾胃湿热者,用黄连温胆汤加佛手、郁金、枳壳、香附;脾胃虚寒者,可用四君子汤加荜茇、细辛、高良姜。冠心病心绞痛患者多为中老年人,肾精不足,肾阳亏虚,雷忠义早年对羊红膻的研究在一定程度上验证了《黄帝内经》关于心本于肾的理论,打开了从肾治心的新思路,肾阳虚者,加用淫羊藿、巴戟天、附子、肉桂、鹿角霜、鹿茸等;肾阴虚者,加用生地黄、龟甲、山萸肉、黄柏、知母等。

3.衷中参西,辨病与辨证相结合

雷忠义是中西医结合心血管病专家,有深厚的中西医理论基础和扎实的临床诊治水平,冠心病急性冠脉综合征发病多急、危、重,故临床主张中西医结合,辨病与辨证相结合。根据病情轻重,选择中医、中西医结合治疗方案,临床用药既根据中医辨证,也不排斥西医现代检查手段及临床药理研究结果,如合并高黏血症者,可加用赤芍、水蛭、地龙等活血化瘀通络之药;合并糖尿病者,可加用鬼箭羽、地骨皮、黄连、葛根、天花粉等药;合并高血脂者,可加用蒲黄、山楂、决明子、绞股蓝等;肥胖患者,可加用泽泻、黄连、陈皮、苍术祛除痰湿;合并心律失常者,可加用黄芩、茵陈、黄连、甘松等药。根据动脉粥样硬化是炎症免疫学说,提出痰瘀毒互结新论,在原有痰瘀互结辨证基础上加用清热凉血解毒、调节免疫之药,如牡丹皮、黄连、金银花、大黄、虎杖、人参、黄芪等,临床常获得更加理想的疗效。

4.注重经方研究，善用活用经方

经方是古代医家反复临床实践的经验总结，是历经临床验证行之有效的方剂。雷忠义临床潜心精研《黄帝内经》《伤寒杂病论》等经典著作，结合个人临证加以灵活应用。《金匮要略·胸痹心痛短气病脉证并治》："胸痛不得卧，心痛彻背者，栝楼薤白半夏汤主之。"他根据胸痹心痛病因病机结合临床研究发现，此类患者常闷、痛并见，伴有憋气、脘闷纳呆、肢沉体胖、舌紫暗苔腻、脉滑或涩等痰瘀互结症候群，创立加味瓜蒌薤白汤治疗冠心病心绞痛，效果良好。

5.详审病因病机，临床灵活施治

雷忠义根据历代医家论述及临床经验，结合自己临床所见，首倡把胸痹心痛的痰浊说与瘀血说融为一体的痰瘀互结说，认为从痰瘀立论是治疗胸痹的基础。痰浊和瘀血常相兼为病，两者既是病理产物，又是致病因素，相互交结，在冠心病发生、发展中起着非常重要的作用。近年来，随着中医理论的发展与临床实践，雷忠义发现部分患者临床表现有胸闷痛、灼烧感、心烦、易怒、头晕、少寐、五心烦热、大便干结、舌红苔腻等，多为久病不愈者，认为此为痰瘀互结日久，生热化毒，郁热毒邪内伏致营卫不和、气血亏虚、脏腑衰败，形成痰瘀互结与热毒互为因果的恶性循环，促进了冠心病的恶化，因而提出了痰瘀毒互结的理论，与现代医学认为冠状动脉粥样硬化与炎症相关基本吻合。

基于以上学术观点，雷忠义对冠心病心绞痛的辨证论治分型如下。

（1）气虚血瘀证：治以益气活血通脉法。方用养心活血汤（自拟方）：太子参、麦冬、五味子、陈皮、丹参、三七粉。胸闷痛明显者，加瓜蒌皮、葛根、赤芍加强活血通络；心悸明显者，加龙骨、牡蛎、珍珠母、百合养心定悸。

（2）心血瘀阻证：治以活血通络法。方用血府逐瘀汤加减。肝郁气滞者，加佛手、白芍、香附疏肝理气；感寒诱发者，加薤白、桂枝、细辛、荜茇、高良姜。

（3）痰瘀互结证：治以化痰宣痹、活血化瘀法。方用加味瓜蒌薤白汤（自拟方）：瓜蒌皮、丹参、黄芪、葛根、薤白、泽泻、川芎、郁金、骨碎补、赤芍。兼气阳不足者，加人参、附子、肉桂、鹿角胶、淫羊藿。

（4）痰瘀毒互结证：治以活血化痰、清热解毒法。方用丹曲饮（自拟方）：赤芍、牡丹皮、丹参、黄芪、瓜蒌皮、红曲、水蛭、葛根、银杏叶、黄连。

临床辨治切记顾阳护阴，不忘本虚。另外，根据"久病入络"，临床常合用虫类药物，如水蛭、地龙、蜈蚣、全蝎等药，取得了很好的疗效[9]。（刘超峰、范虹、雷鹏供稿）

二、王朝宏治疗心脏病经验

王朝宏教授在对心血管疾病的辨治方面总结了丰富的治疗经验。对于冠心病心绞痛，他认为尽管气滞、血瘀、痰阻等多种因素均可导致胸痹，但根本原因为正气虚衰。其病位在心，但与寒邪外袭及肝、脾、肾功能失调等关系密切。冠心病心绞痛是正虚基础上寒邪内侵、饮食不当、情志失调等各种因素导致痰瘀互结、内阻心脉、不通则痛，因此主要病机是心脾肾亏虚为本、痰浊瘀血阻滞心脉为标的本虚标实证。治疗应遵循缓则治其本、急则治其标的法则，扶正祛邪，标本兼顾，

治疗侧重于一个"通"字,活血通脉止痛,以心复宁Ⅰ号为代表方。心复宁Ⅰ号主要由丹参15g,瓜蒌15g,川芎12g,鹿衔草20g,姜黄6g,红花3g等组成;方中丹参为君,活血祛瘀通脉,同时补养心血;瓜蒌宣通胸痹,清化痰热;鹿衔草益肾通脉,其他药物有活血通络之效。全方标本兼顾,共达扶正祛邪、祛痰化瘀之效。王朝宏强调,临床具体应用时不应固守成方。首先当分清虚实主次,临床上血瘀每与气滞相兼,因而行气活血法为多数医家所重视,但心痛患者大多年事较高、心气不足、肾气已衰,遇此虚候,应补不补,反行气破气、耗伤正气,则会加重心痛诸症;其次当辨寒热,《重订通俗伤寒论·六经舌苔》云"因热而瘀者,舌必深紫而赤,或干或焦;因寒而瘀者,色多淡紫带青或滑或暗",血属阴,遇寒则凝,得温则行,然痰热内盛,塞结不通,亦可致血脉运行不利。临床上,许多患者平素性情急躁,嗜酒及饮食无度,伤阴耗液,故常兼见阴虚内热或痰热内蕴症候,此时当佐滋阴或清化痰热之品。另外,亦应区分轻重缓急,从而对药物剂量和配伍关系做适当调整。

王朝宏认为,心肌病的基本病因病机是心肾阳气亏虚,不能化气行水,水饮内生,上凌心肺,发为气喘、不能平卧;外溢肌肤,出现头面、四肢水肿;推动无力,血脉失养,则见头晕气短、乏力、心悸、胸痛、脉结代等;血脉瘀滞,则见发绀、癥积等,系标本俱病,主要以心肾阳气亏虚为本,血瘀水泛、上凌心肺、外溢肌肤为标。故治则应为扶正祛邪,标本兼顾;治法则宜益气温阳,活血化瘀,泻肺平喘,利水消肿。对不同的证型,王朝宏教授总结了相应的治法:对心气阴虚证,治以益气养阴,方用生脉散加减;针对阳虚水泛证,治以温阳利水,方用真武汤加减;针对气虚血瘀证,治以益气活血,方用保元汤加膈下逐瘀汤加减;若突发中风、半身不遂者,方用补阳还五汤加减;对心阳衰竭证,治以急救回阳、大补元气,方用四逆加人参汤加味;出现晕厥时,可辨证使用芳香开窍之剂。

对于病毒性心肌炎,王朝宏认为其病因多因禀赋不足,正气亏虚,抗邪无力,复感外邪。《诸病源候论》曰"恶毒之气,人体虚者受之",温热、疫毒之邪侵袭,或由口鼻而入,或由皮毛而犯,滞留不去,内传殃及脏腑,干肺舍心,即所谓"温邪上受,首先犯肺,逆传心包"。"热盛则阴虚""壮火食气",温热之邪进一步又可耗气伤阴,更使心之气阴受伤。概言之,本病属本虚标实之证,邪毒外受为标,多首先犯肺;正气不足为本,以心为主,气阴不足;同时与脾肾有关,脾失健运,气血生化乏源,及先天禀赋不足,肾气亏虚亦常作为起病的内在因素。早期多以标实为主,后期则以本虚为主,故临床治疗急以清热解毒、益气养阴为大法,祛邪不忘扶正,补虚而不恋邪,扶正祛邪,邪去正安。即使在疾病早期,亦不可忽视扶正,正如叶天士所云"务在先安未受邪之地"。临床代表方为康尔心(麦冬、金银花、虎杖、黄芪等)。方中金银花、虎杖清热解毒以祛邪,黄芪、麦冬益气养阴以扶正。临证据邪正盛衰及兼夹症进行加减,收效颇佳。

对于心律失常,王朝宏将辨治经验总结如下:一则当辨证施治,治病求本。早在《难经》中便有"迟则为寒,数则为热"的论述,但王朝宏教授认为,决不能拘泥"数脉独主热"之说,如《景岳全书》就有"凡患阳虚而数者,脉必数而无力,……又有阴虚而数者,脉必数而弦滑。"王朝宏教授参照《实用中医内科学》对惊悸、怔忡证候的分型辨证,重四诊合参、正确识脉。同时,王朝宏教授强调辨证是治疗心律失常治病求本之意所在,但应同时重视针对引起心律失常的原发病去治疗。

王朝宏教授遇有冠心病心律失常者每加入有扩张冠状动脉血管作用的丹参、鹿衔草、瓜蒌等,对心肌炎急性期有心律失常者,亦可加入金银花、板蓝根以对抗病毒,力图治本。二则当专方专药,灵活运用。针对心律失常所共同存在的异位起搏点自律性异常及传导阻滞、折返运动的问题,王朝宏教授结合现代药理学研究,治疗快速心律失常时多配用苦参、桑寄生、鹿衔草,取其对心肌的直接抑制作用;治疗缓慢型心律失常时常加入附子、人参、桂枝,取其对窦房结及心肌受体的兴奋作用。此种专病专药的思想在张仲景确立的辨证施治体系中亦有体现,如治热痢方中均用黄连,治寒药方中均用蜀漆,就是有力的佐证。三则当祛除诱因,护养心神,故于方中酌情配伍养心安神之炒酸枣仁、柏子仁,或镇定安神之琥珀、龙骨、牡蛎、磁石等品。四则巩固疗效,防止复发。王朝宏教授提倡中药用至心律失常纠正一个月后,先隔日服一剂,再三日服一剂,如此达到缓慢停药而防止复发的目的[10]。(李联社、曹贵民供稿)

三、苏亚秦运用母子方治疗冠心病经验

苏亚秦系陕西省中医医院心病科主任医师,陕西省首批名老中医,从事中西医结合防治心血管疾病临床与科教工作50余年,学验俱丰,屡获佳评。临证主张处方宜"药简价廉效优",反对大处方,尤其反对同类药不加分析地叠加使用,要求熟知类方类药的共性与特性,还要结合现代药理学研究,中西并重,方多获效。

1. 痰瘀互结为基础,九味冠心灵三管齐下

冠心病的证型从心血瘀阻、痰浊痹阻或以气滞血瘀为主,逐渐转化为以痰瘀互结证为多见。在冠心病的诊治过程中,以痰瘀互结为立足点,从病因、病位病机及症状三方面着手组方,通过数十年的临床实践斟酌药味剂量,最终创立了九味冠心灵作为母方,旨在宽胸理气、活血化瘀,既可单方应用,又可因兼症与子方合用。具体组成:瓜蒌30g,黄芪30g,葛根20g,丹参30g,川芎15g,赤芍12g,羌活15g,降香12g,三七粉3~5g(冲)。其中,瓜蒌、黄芪、葛根针对痰瘀的病因而设,丹参、川芎、赤芍针对心脉痹阻,气机不畅的病位病机而设,羌活、降香、三七粉专为胸闷、胸痛的症状而设。

苏亚秦指出,在实际临床应用中,母方用药可根据病情的轻重、体质的强弱以及服药季节的不同随时调整,不可拘泥成方不变。如针对病因,可依次调用黄芪、太子参、西洋参、党参、红参、高丽参等;针对病位病机的活血之品,可逐次调用川芎、赤芍、桃仁、红花、三棱、莪术、水蛭、虻虫等;对症状而设镇痛药物,可调用乳香、没药、延胡索、白芷等。此外,睡眠、情绪亦直接影响着病情的发展和疗效,每诊必须通过语言的宽慰来稳定患者情绪,使其增强治病信心,情绪佳一般睡眠可获改善,必要时方中可酌加朱茯神、菖蒲、远志、合欢皮等解郁安神。失眠重症可选用酸枣仁、夜交藤、珍珠母、龙骨、牡蛎等养心安神、潜镇共施。他指出,二便通调有助于疾病向愈,取通下以疏利气机、排浊化湿之意。若遇便干难解或数日一便者,常予枳实、厚朴、大黄急下;若缓者,可取火麻仁、瓜蒌仁、番泻叶等;小便不利,可选加萆薢、车前子、白茅根等。

2. 缓解合并症表现,母子方灵活配伍

苏亚秦所用子方主要针对患者合并疾病的症状而设,如伴见高血压、高脂血症、糖尿病、脑血

管疾病、便秘等,常兼见头晕目眩、记忆力减退、寐差、咳喘、水肿、便秘、腰膝酸痛等症,或痰瘀气血的偏重缓急需强化药效。子方据此而设,四味一方,短小精悍,重在缓解患者的痛苦症状。常用子方如下。

(1)降压煎:适用于合并有高血压者。

组成:天麻 20g,钩藤 30g(后下),龙胆 20g,地龙 10g。

功效:平肝降压,通经活络。

方中以龙胆之苦寒达降逆之功,《景岳全书》谓其"味大苦,大寒,阴也,沉也";佐以地龙平肝通络。

(2)定眩汤:适用于风痰眩晕兼有热象者。

组成:天麻 20g,泽泻 30g,生槐角 15g,白术 20g。

功效:平肝潜阳,除眩定志。

方中泽泻淡渗祛湿;生槐角入肝经,清热凉血润肝;白术健脾燥湿,治生痰之本。

(3)降脂汤:适用于合并高脂血症者。

组成:何首乌 20g,山楂 30g,姜黄 20g,红曲 30g。

功效:降脂清浊,强身健体。

方中何首乌润肠通便而泄浊解毒,山楂消食健胃兼行气散瘀,姜黄理血中之气,红曲消食活血。药理研究证实,上四味药均可调节脂质代谢,在降低胆固醇、甘油三酯、低密度脂蛋白的同时又有一定升高高密度脂蛋白的作用。

(4)二双汤:适用于兼见阴虚烦渴、消瘦尿多的糖尿病患者。

组成:山茱萸 30g,山药 30g,天冬 20g,麦冬 20g。

功效:养阴生津,止渴除烦。

方中山茱萸、山药补益肝、肾、脾、肺,以健津液生化之源,辅以天冬、麦冬养阴生津,共达标本兼治之效。

(5)四黄汤:适用于气阴两虚的体弱便秘者。

组成:黄芪 30g,黄精 20g,姜黄 20g,大黄 10g(后下)。

功效:益气养阴,降脂通便。

《本草备要》曰黄精可"平补而润……补中益气,安五脏,益脾胃,润心肺,填精髓",疗五劳七伤,为气阴双补之平药,无虚不受补之虑。

(6)四红汤:适用于血瘀甚者兼高脂血症者。

组成:桃仁 10g,红花 10g,红曲 30g,三七粉 3g(冲服)。

功效:活血化瘀调脂。

此四味药均有活血之效,重用红曲 30g 意在降脂泄浊。

(7)补气饮:适用于气虚甚者。

组成:人参 10g(另煎,兑服),冬虫夏草 6g,麦冬 30g,五味子 10g。

功效:益气生津补虚。

此方为生脉散酌加冬虫夏草而成,一取冬虫夏草补益肺肾之效,《本草纲目》曰其"滋气脉,通营卫,行津液";二有阴中求阳,阴阳互补,津能生气,津能载气之意。

(8)滋阴汤:适用于阴虚火旺、烦热体弱者。

组成:玄参30g,熟地黄20g,黄精20g,麦冬20g。

功效:滋阴生津,补虚健体。

本方为增液汤变生地黄为熟地黄,《景岳全书》谓熟地黄"味厚气薄,沉也……至若熟则性平,秉至阴之德,气味纯静……阴虚而火升者,非熟地黄之重不足以降之;阴虚而躁动者,非熟地黄之静不足以镇之"。

(9)利水煎:适用于各种水肿患者。

组成:猪苓20g,泽泻30g,云苓40g,防己15g。

功效:健脾利湿,行水消肿。

本方为五苓散合防己茯苓汤加减而成。《医方集解》释义:"二苓甘淡,入肺而通膀胱为君;甘咸,入肾、膀胱,同利水道为臣";防己大辛苦寒,利水消肿,《本草备药》曰其"能行十二经,通腠理,利九窍"。四药合用,可治各种水肿见症。

3.重视转归预后,温阳利水治心衰

慢性心力衰竭(CHF)是大多数心血管疾病的最终归宿及最主要的死亡原因。苏师以"温阳益气治其本、利水消肿治其标、活血化瘀贯始终"作为组方原则,以心为主,并调它脏,于20世纪90年代即通过临床实践摸索创制了温阳利水煎作为治疗心衰的基础方,疗效显著。具体组成:黄芪30～50g,茯苓20～50g,丹参15～30g,防己15～20g,葶苈子30g,车前子30g,制附片10～12g(先煎),桂枝10～12g。方中以黄芪、附子佐桂枝,主在益气温阳;重用茯苓、防己、葶苈子、车前子以健脾行水;取功同四物的丹参以活血化瘀。全方共奏温阳利水、益气强心之效。

实际应用中,若遇气虚甚者,酌选人参10g(另煎,兑服)、红参10g、太子参20g等;血瘀甚者,酌选五灵脂15g、桃仁10g、红花10g等;水肿甚者,酌选猪苓20g、泽泻30g、冬瓜皮30g等;腹胀纳呆者,酌选枳壳15g、莱菔子20g、山楂15g等;心悸者,酌选琥珀8g、珍珠母20g(先煎)、柏子仁20g等;痰多者,酌选桔梗12g、杏仁12g、百部6g等;便秘者,酌选大黄10g(后下)等。

综上,苏亚秦辨治冠心病的特点为:针对痰瘀互结的病因,心脉痹阻、气机不畅的病位病机,胸闷胸痛的症状,三管齐下,标本兼治,其中治疗的关键在于行气以破解瘀血、痰凝、气滞胶结之态,创制了以九味冠心灵为代表的母方,并根据合并疾病的症状或痰瘀气血的偏重缓急灵活调用四味子方。冠心病发展至后期的心衰,辨证以阳虚水泛为标,配合应用温阳利水煎,同时注重固护阴液,善用鸡子黄以滋阴液、安心肾,从而获得了良好的近、远期疗效[11]。(艾颖娜、张军茹、高安供稿)

四、张素清治疗心病经验

张素清擅长治疗心血管病、老年病、糖尿病等内科疑难病,研制出冠心香丹片、枣仁宁心胶囊、心肌舒康、心素泰胶囊、红桂心力康颗粒冲剂、决明天藤胶囊、消糖片、冠通贴(外用)等11种纯中药制剂,用于临床疗效显著。

1.补通结合,治疗胸痹

冠心病心绞痛属于中医学"胸痹、心痛"范畴,"不通则痛,通则不痛"为其病机,但对通法不能狭义地理解,凡能使气血平和调达之法,均可称通法。调气以和血,调血以和气,通也;下逆者使之上行,中结者使之旁达,亦通也;虚者助之使通,寒者温之使通,皆通法也。人体是一个有机的整体,脏腑之间互相联系、互相影响。治疗胸痹不能只局限于心。肾为五脏阴阳之本,且心、肾同属少阴,两者相互依存又相互制约;心、肺分主气、血,且同居上焦,张素清在冠心病治疗中尤其重视心肾、心肺功能,在本虚时,常心肾同治;在标实时,即表现以气滞、血瘀、痰浊为主时,常心肺同治。而对每因情绪或饱餐诱发胸闷、胸痛者,往往心肝、心胃同治。如治疗冠心病心绞痛的经验方"心痛胶囊"(西安市中医医院制剂室生产,由延胡索、佛手、柴胡、柏子仁、苏木、制何首乌、红花等十几味药物组成),以柏子仁、制何首乌扶正益气滋阴、养心补肾,延胡索、柴胡理气散结止痛,佛手、苏木、红花行气活血、调畅气机。全方补通结合,心肾兼顾,调畅中焦气机,升清降浊,疗效满意。

2.虚实兼顾,调治心悸

冠心病心律失常属中医学"心悸"范畴,可见数(促)、迟(结代)脉以及各种心电图表现。数脉多见于阴虚火旺者,治以养阴清心、安神宁心为主;迟脉多见于阳虚寒凝气滞者,治以温阳散寒行气为主。张素清认为,迟脉证其病位在心,涉及脾、肾。因心肾气虚,心阳不振,推动气血运行无力,心脏搏动失其常度,久病累及脾,痰浊阻遏,经脉不畅,瘀血内阻,心失所养,搏动无力。阳虚、痰阻、血瘀三者互为因果,缠绵反复。她的经验方"参鹿胶囊"由红参、鹿角胶、天竹黄等组成。红参益气健脾强心,鹿角胶温肾助阳、养血复脉,天竹黄化痰散结;配以活血化瘀之品,标本兼治,相得益彰。对期前收缩、逸搏的治疗,要辨证施治,审气血阴阳之虚,以及痰、火、饮、瘀之实。张素清认为,房性期前收缩为正邪相争对峙期,因各人禀赋强弱不同,故虚实表现不一,宜虚实分治;室性期前收缩为正虚邪进期,邪气内扰,阴阳失衡,可表现为阳虚或阴虚,故室性期前收缩以阴阳辨证为要;逸搏为邪进正衰期,邪入血脉,邪伤气血,可表现为气虚或血虚,所以逸搏以气血虚辨证为要。脏腑阴阳失衡,气血流通不畅是心律失常发病的根本,阴阳失衡主要是心肾不能上下交通,心火不能潜降以温肾,肾水不能上升以滋心阴,而致阴虚阳亢,或心阳无肾阳之温补而成无根之阳,火有余或不足,均能导致心律失常。而凡脉结代,必有气血流通不畅,故强调补肾、活血在治疗心律失常中的作用,将补肾、活血法贯穿于治疗的始终,因切中病机,故每获良效。

3.标本兼顾,治疗心衰

心力衰竭属于中医学"心悸、喘证、水肿、痰饮"等范畴,见于各种病证阴阳气血衰败的晚期,或心脏虚损所致,或他脏病久累及于心。临床可见喘促肿满、阴阳离绝等危候,其病机如《黄帝内经》所云:"诸湿肿满,皆属于脾。诸气膹郁,皆属于肺。"浮肿之由,脾虚不运,肺郁不通,肾气开阖不利,以致水渍三焦,其本在肾,其标在肺,其制在脾。张素清认为,心力衰竭以阴阳气血亏虚为本,水湿瘀血为标,虚实错杂,互为因果;治疗应以温阳益气,活血利水为本。根据其经验方制成的复方无糖制剂"红桂心力康"冲剂,在组方中用红参、鹿寿草为君药,以温阳益气、补肾养心;桂枝、桑寄生、红花、葶苈子、猪苓为臣药,活血通脉、利水祛湿;佐以莪术、郁金消癥化积,行气解瘀。全方补益正气不留邪,祛瘀化痰不伤正,相互配合,标本兼治[12]。（刘文江、赵琨、梁君昭供稿）

五、杨颙临床经验

杨颙,主任医师,陕西省名老中医学术继承人导师,一直从事中医临床、教学、科研工作,致力于中医现代化的探索和研究;研制的"冠心活血片""冠心降脂片""舒脉通络口服液"用于临床,取得了满意疗效。

1.善用经方

杨颙在经方的运用上常能灵活化裁,现对其运用最多的几点在临床心脑血管疾病方面的经验介绍如下。

(1)运用四逆散经验:四逆散出自张仲景的《伤寒论》,"少阴病,四逆,其人或咳,或悸,或小便不利,或腹中痛,或泄利下重者,四逆散主之。"胸痹多为寒凝、气滞、血瘀、痰阻,痹遏胸阳,阻滞心脉,故采用疏肝理气、活血化瘀的四逆散加减。血瘀重,加蒲黄、五灵脂、川芎;痰湿重,加全瓜蒌、薤白、法半夏;气滞重,加青皮、郁金、香橼、佛手;气虚,加黄芪、党参;寒凝,加桂枝、附子;肝经有热,加焦栀子、牡丹皮、夏枯草;水肿,加茯苓、车前子、泽泻。

(2)用麻黄附子细辛汤治疗心动过缓:心动过缓是心血管疾病中的常见病、多发病,以老年人多见,现代医学的药物治疗尚无理想的效果。根据其临床表现,心动过缓属于中医学的"迟脉""心悸""眩晕"等范畴。《濒湖脉学》云:"迟来一息三至,惟三阳不胜阴气血寒。"指出心动过缓属阴盛阳衰;运用麻黄附子细辛汤旨在振奋心肾阳气,温经散寒通脉。

麻黄附子细辛汤出自《伤寒论》少阴病证治,而心动过缓的患者大多表现为胸闷、畏寒肢冷、脉沉迟,属心阳虚极、阴寒凝滞。方中附子、细辛、麻黄温阳散寒,使心阳复振,阳气得以敷布,血脉方能流畅。

(3)用瓜蒌薤白半夏汤或小陷胸汤治疗冠心病:杨颙据前贤经验,认为痰浊痹阻胸阳、心脉失其煦养亦是导致冠心病的重要因素之一,临床上多见于体质肥胖、心阳虚而心络瘀滞的患者。因胸阳不振,浊阴凝滞于胸中,致血行不畅,心血痹阻而致心下冷痛、心慌气短、食欲不振、舌苔厚腻等,治用瓜蒌薤白半夏汤宣痹通阳、散寒化浊。若有化热之象,如伴口苦口干、舌苔黄腻,可合用小陷胸汤以清热涤痰。

瓜蒌薤白半夏汤出自《金匮要略》之胸痹心痛短气病证治。小陷胸汤则来自于《伤寒论》之太阳病证治,瓜蒌、薤白通阳化浊,半夏逐饮降逆,加黄连以清中、上焦之湿热,故可使痰浊自降,胸阳得以振奋,心脉畅达。瓜蒌薤白半夏汤属温性,体现了对胸痹心痛的温阳宣痹治法。

(4)用苓桂术甘汤治疗心力衰竭:充血性心力衰竭是临床常见的危重症,是多种心脏病的末期表现,属中医学"心悸""怔忡""咳喘""痰饮""水肿"等病范畴。《伤寒明理论·悸》篇说:"其停饮者,由水停心下,心主火而恶水,水即内停,心自不安则为悸也。"杨颙强调,脾肾阳虚,心阳不足,阳不化水,水饮内停,上犯于心而发生本病,看来阳虚水泛是导致心衰的重要因素。其属本虚标实证,本虚为心脾肾阳虚,标实为痰饮、水湿为患,使三焦气化不利,水液代谢失常。杨颙运用苓桂术甘汤意在温通心阳、化气行水、通调三焦,使心衰得以纠正。

2.用药特点

(1)久病入络,必用虫药:杨颙指出,久病入络,其深而重者,病理本质或为络瘀久滞,或为痰瘀交阻,已不是草木类药物攻涤可以获效的;无论是治疗缺血性脑卒中或出血性脑卒中,尤善用地龙组方配方治疗,每次用量6～15g,并配伍祛风、化瘀活血、通络等药,均取得一定疗效。其学术观点具体如下。①化瘀作用:地龙活血而不破血,化瘀而不生瘀,对中风有化瘀通络的作用。②通腑作用:地龙有致腹泻的副作用,此副作用又是治疗卒中的一种方法。因许多中风患者有大便秘结、神志恍惚、舌苔厚、口气臭等,重用地龙,大便得以泻下,腑气畅通,则神志转清,通腑抽薪而不伤正。③清热作用:地龙性寒,寒以清热,中风患者多有肝阳上亢、热极生风等,故能清热除之。④化痰作用:地龙有化痰功能,对中风之喉中痰鸣、痰蒙清窍有效。⑤息风作用:地龙入肝经,善于平肝息风,对肝风内动、痰热腑实之中风有平肝息风作用。⑥通络作用:地龙能通经活络,行窜而不燥热,通经络而不峻猛,不会引起脑部渗血。⑦降压作用:现代药理学研究证实,地龙有显著的降压作用,且降压平稳,疗效持续时间长,对中风、高血压疗效更确切。⑧利尿作用:脑卒中多伴有脑水肿,地龙的利尿作用可有效地降低颅内压、减轻脑水肿。蜈蚣、全蝎、僵蚕同为平肝息风之药。三者均有祛风通络、凉血解毒的功能,但性能有异,各具专功,需辨证运用。僵蚕在祛风通络方面最著;用于搜风逐风,以蜈蚣、全蝎为先;全蝎单用也有搜风逐风之功,用以治疗中风的口眼㖞斜及周身麻痹,均可收到较为明显的效果。

(2)久病多虚,重视扶正:心脑血管疾病大多迁延日久,年事已高或用克伐之药(如活血化瘀、祛湿化痰等)太过,渐伤正气,损伤脏腑而致虚证,多数表现为本虚标实。气血阴阳亏虚是其病理基础,血脉瘀滞为其中心病理环节,瘀血、痰浊、水饮乃其标实之候。由于部分瘀血、痰浊、水饮等邪实每在脏腑亏虚的基础上产生,可见这些病证的标实乃因本虚所致,因此治疗上强调扶正固本,不可标本倒置,一味攻逐,徒伤正气。如临床应用的心血管扶正之法,主要分为两大类:即益气养阴和温补心阳。前者多用生脉散加减,后者多用麻黄附子细辛汤加减。脑血管的扶正之法主要为:滋补肝肾用天麻钩藤饮,添精补髓用六味地黄汤,益气养阴用保元汤、补中益气汤或归脾汤。他强调,在扶正的基础上,兼瘀血者,加丹参、益母草、赤芍;兼痰浊者,加青皮、半夏、茯苓、白术等;兼水饮者,加泽泻、防己、葶苈子、车前子等。杨颙强调,选祛邪药物时应特别注意驱邪而不伤正的原则,慎用耗气破气之品。

(3)芳香化湿,砂蔻有别:砂仁、白豆蔻均为芳香化湿药,均能化湿行气、温中止呕,但二药有别。杨颙强调,"砂仁偏于肠,用于脾胃虚寒的腹痛、泄泻更适用;而白豆蔻偏于胃,用于寒湿中阻的腹胀、呕吐更佳",经临床验之,效果显著。白豆蔻的功能正如《开宝本草》中记载的,"主冷气,止呕逆反胃,消谷下气";《用药法像》曰其"散肺中滞气,宽膈进食"。关于砂仁,《药性论》是这样论述的:"主冷气,腹痛止休息气痢,劳损消化水谷,温暖脾胃。"经典著作的阐述,对二药的功效均做了精辟的论证。而两药性味均为辛、温,治疗上有其共同点,均主冷气、化湿行气、温中健脾,而砂仁有止泻(偏于肠)、安胎作用,白豆蔻更适宜温中止呕(偏于胃)。

(4)寒热并用,异类相使:杨颙在临床上诊治用药过程中善于寒热并用、异类相使。例如:治疗湿热胃痛时,若舌苔滑腻,在用黄连、黄芩等清热祛湿的同时,可加入干姜 2～8g(如半夏泻心汤),以振奋阳气,辛散湿邪,可加快湿邪的清除。他喜用左金丸,用少量辛热的吴茱萸通散肝郁,并靠其引使,使君药黄连不仅能清泻胃热,并能入肝而苦泻肝火,如此寒热相使、辛开苦降,有良好的抑肝和胃之效。李时珍说:"相使者,我之佐使也。"寒性药与热性药虽为异类,但在寒热并用的方剂中,当并用寒性药或热性药在方剂中一为君一为佐或一为君一为使时,或主用其寒热之性的平调寒热,或主用其味以苦泻辛通、苦坚辛润,或性用相借以托化病邪,寒热药之间常可互为佐使,有良好的异类相使作用。

(5)苦参、黄连治疗结代脉(即心律失常):有其独特的治疗效果。例如:王某,女,51 岁,阵发性心慌 3 年,发病时查心电图提示频发室性期前收缩,曾先后在西医各大医院诊治,服用"谷维素""辅酶 Q_{10}""心律平"等药物效果不显,经辨证后,拟生脉散合四逆散加苦参 15g、黄连 8g,服 6 剂后,患者自觉症状减轻,仍以生脉散加苦参 15g、黄连 5～9g,服用 20 余剂,患者症状明显减轻,期前收缩消失,心电图复查大致正常[13]。(杨颙供稿)

六、杨培君运用补肾法治疗冠心病经验

杨培君教授从事中医药临床研究 50 余年,擅长运用中医理法方药诊治冠心病、心肌炎、心肌病、高血压、难治性心衰、血栓闭塞性脉管炎等心脏血管疑难病症,在中医药诊疗心血管病方面学验俱丰。

1.病机关键是肾虚

冠心病多发于老年前期及老年期,绝经后妇女随着年龄增长,发病率也呈逐年增加趋势,表明该病发病与衰老关系密切。而中医学认为人体的衰老究其本质是肾精亏虚的结果,因此认为肾虚是冠心病心绞痛发病的始动病机,其内在机制为肾精亏损日久,可致心血不充、心脉失养,不荣则痛,则发为胸痹心痛。肾阳虚衰可进一步导致心阳不足,行血无力,导致它脏功能亦虚,共同作用于机体,形成痰浊、血瘀、寒凝、气滞等病理产物和病理过程,最终导致心脉不通,不通则痛,亦发为胸痹心痛。临证遣方用药时,杨培君特别注重在化痰、活血、行气等祛邪治标的基础上配伍补肾固本之品。

2.审证关键是舌诊

心绞痛患者就诊时临床证候表现多无特异性,大部分患者对胸痛的表述也并不十分确切,所以仅仅依靠症状辨证有时很难准确把握疾病的关键病机所在;而舌象的变化则能客观、真实地反映正气的盛衰、病邪的性质及病位的深浅,并可以判断疾病的转归和预后、指导临床处方遣药。因此,临床在详尽问诊收集病史的同时,非常重视舌象的诊断。杨培君对于舌质、舌苔及舌下络脉有着敏锐而独特的诊断思路,认为舌质淡、苔薄为气血亏虚,舌红、有裂纹为阴虚火旺,舌质暗红为内有蕴热,舌质紫、有瘀斑多为血瘀,舌质淡、舌体胖大多为阳虚,舌质紫暗多为寒凝,舌苔厚腻多为痰湿,舌苔黄厚少津多为痰热,舌下络脉迂曲粗大多为血瘀热蕴。临证诊治时,要有效地将问诊和舌诊进行有机的结合,有助于探求疾病本质,指导临床辨证施治,以达到治病求本的目的。

3.立法组方巧通补

心绞痛的治疗不能单纯地从西医对本病的认识出发而盲目地将活血化瘀类中药进行堆砌。本病的病机关键是本虚标实,以心之阳气不足为本,肾之阴阳亏虚为根,以气滞、寒凝、痰浊、血瘀为标,且临床证候多虚实夹杂,故而在审证求因、辨证论治的基础上应通补兼施、标本兼治。杨培君根据多年临床诊疗心绞痛经验,结合临床观察研究结果,自拟舒心汤化裁治疗心绞痛,临床疗效显著。处方:仙灵脾15g,龟甲20g(先煎),怀牛膝10g,当归15g,麦冬12g,丹参15g,川芎15g,三七粉6g(冲),黄芪30g,全瓜蒌10g,薤白10g。方中仙灵脾温补肾阳为君;龟甲滋肾潜阳、益肾健骨、养血补心,怀牛膝补肾填精固涩,共为臣;当归、丹参补血活血养心,麦冬养阴生津清心,三七粉、川芎活血行气化瘀,黄芪补气扶正,全瓜蒌、薤白化痰理气,共为佐使。全方温而不燥烈,补而不滋腻。若夜休欠佳者,加炒酸枣仁30g、远志10g;合并水肿者,加炒葶苈子30g(包煎)、鲜生姜10g;合并眩晕者,加钩藤15g、天麻15g;伴阴虚者,加天花粉15g;伴胃脘不适者,加砂仁6g、白术15g。

杨培君认为,通法是该病的基本治法,关键在于把握通与补二者之间的关系,须据病情的标本虚实、轻重缓急,掌握好以通为主,抑或以补为主,还是通补兼施,须恰当运用通与补,从而达到祛邪通脉不伤正、扶正补虚不碍邪的目的[14]。(杨磊供稿)

第三节 肝系疾病临床经验

一、杨震分型辨治慢性肝病、肝纤维化经验

杨震从事内科疾病及肝病诊治60余载,博采众方,学验颇丰。他认为,肝纤维化和痹病都可以引起全身性改变,均可波及脏腑,其病理发展过程也类似,故肝纤维化似应属于中医学"肝痹"范畴。

本病病因多为感受湿热疫毒之邪与正气不足,病机为湿、热、毒、瘀、虚的病理进展过程,病位在肝,波及脾肾。基本病机特点为肝络瘀阻,病性为虚实夹杂。临床采用辨病与辨证相结合进行治疗,治疗原则以通络为大法,辨证分为五型,辨病则在经验方基础上选用具有导向性中药,以提高疗效。

1.肝郁脾虚型

临床表现:胁肋胀满疼痛,胸闷善太息,精神抑郁或性情急躁,纳食减少,脘腹痞闷,神疲乏力,面色萎黄,大便不实或溏泻,舌质淡,有齿痕,苔白,脉沉弦或细弦。

治法及方药:治以疏肝健脾,理气通络;方用和肝通络汤;药用柴胡10g,白芍10g,枳实10g,甘草6g,鸡内金10g,茯苓10g,白蔻仁10g,砂仁6g(后下),炒薏苡仁15g,茜草12g,炙鳖甲12g(先煎),桃仁12g,大枣3枚。

此方由张仲景四逆散为主导疏肝解郁,配以自拟"金砂散"健脾醒胃,加上化瘀通络之品而

成,用于肝脾不和者。提前用化瘀通络之品是为了"气郁必有血瘀",防患于未然。

2.肝胆湿热型

临床表现:口干苦或口臭,胁胀或痛,纳呆,胃脘胀闷,倦怠乏力,身目尿黄,大便黏滞秽臭或干结,舌质红,苔黄腻,脉弦数或弦滑数。

治法及方药:治以清热化湿,活血通络;方用桃红化浊汤;药用桃仁10g,红花5g,香薷10g,藿香10g,佩兰叶15g,茵陈15g,白茅根15g,板蓝根15g,炒薏苡仁15g,青皮12g,郁金12g,茯苓15g,鸡内金12g,金钱草15g,炙鳖甲12g(先煎)。

此方为治疗肝胆湿热型肝病的经验方,主要是借用温病学家治湿热的理论,用以指导治疗湿热伤肝的病证。其病因为"太阴内伤,湿饮内聚,客邪再至,内外相引",病机为"热得湿而愈炽,湿热两合,其病重而速。"湿热缠绵,如油入面,胶结难分,治疗较难。朱丹溪曰:"湿热相火,为病甚多,人罕有知其秘者。"亦即此意。杨老师认为,肝炎肝纤维化中的湿热相火不宜采用苦寒泻火法,而采用利湿不伤阴、清热不助湿之芳香化浊、辛开苦降之法。

3.气滞血瘀型

临床表现:胁下疼痛明显,时作时止,胁下或可触及癥积,面色黯滞,情绪烦躁,手掌殷红,面部或胸颈部有红缕赤痕,舌质淡或紫滞,苔薄白,脉细涩或弦涩。

治法及方药:治以疏肝理气,活血通络;方用疏肝化瘀汤;药用柴胡10g,白芍10g,枳实10g,甘草6g,青皮10g,郁金12g,丹参12g,香橼10g,炙鳖甲12g(先煎),鸡内金12g,茜草15g,海螵蛸12g,大枣3枚。

此方为针对肝炎肝纤维化自拟的经验方,仿《医林改错》法,用四逆散加青金丹香饮理气活血,并合《黄帝内经》中"四乌鲗骨一芦茹丸"等化瘀通络之品而成,用于胁痛、肝脾肿大患者。

4.气阴两虚型

临床表现:右胁隐痛,精神疲惫,手足心热,或潮热,形体羸瘦,面部红缕如丝,手掌红,舌质淡红或舌体瘦红,苔少,脉沉细。

治法及方药:治以益气养阴,扶正通络;方用三才化纤汤;药用天冬12g,生地黄12g,党参12g,桃仁10g,茜草15g,地龙12g,炙鳖甲12g(先煎),海螵蛸12g,鸡内金15g,桑椹15g,黄芪15g,大枣3枚。

"三才汤"是《温病条辨》治疗暑邪入里,阴液、元气两伤者,用该方益气养阴。而本证是毒邪入里,耗伤正气,既有气阴两伤,亦有肝血瘀滞,所以杨老师用"三才汤"加益气活血、化瘀通络之品,用以益气养阴、扶正通络。本证为气滞血瘀证的进一步发展,病久体弱,肝伤较重,少数患者也可见早期硬化表现。

5.肝肾阴虚型

临床表现:胁肋隐痛,遇劳加重,腰膝酸软,口燥咽干,心中烦热,头晕目眩,失眠多梦,两目干涩,或鼻衄、齿衄,或腹大青筋,少尿,舌质暗红,或有青紫斑,舌苔少津,脉弦细数,或尺弱、涩、革。

治法及方药:治以柔肝滋肾,软坚利水通络;方用甲苓饮;药用生地黄15g,白芍12g,麦冬

12g,阿胶 12g(烊化),火麻仁 12g,生牡蛎 15g(先煎),龟甲 12g(先煎),炙鳖甲 12g(先煎),茯苓 15g,猪苓 15g,泽泻 15g,茜草 15g,海螵蛸 12g,甘草 6g。

肝病日久,致肝、脾、肾三脏功能失调,水气不利,且肝病日久可自伤肝阴,亦可下伤肾阴,肝肾阴亏,加之瘀血阻络,极易虚风内动。杨老师治疗采用《温病条辨》三甲复脉汤滋阴软坚、凉血息风,又用张仲景治疗阴虚有热、水气不利的猪苓汤组成"甲苓饮",治疗早期肝硬化或少量腹水形成的患者。

总之,治疗本病要掌握肝体阴用阳的生理特点,注意养血生津以滋其体(阴),调畅气机以助其用(阳);要注意气和血的"帅、母"关系。要想保证气的生血、行血、摄血功能,就必须首先保证气的载体——血的充沛,否则气失去依附,必浮散无根而无以固;要掌握肝病中血瘀证治疗大法和尺度,化瘀要防止出血,止血要防止血瘀,由于瘀血的形成有多种原因,如寒凝、热结、气虚、气滞、阴虚、脉损等均可引起,因此治疗时应详审病因、病位,辨识病机,随证治之[15]。(郝建梅、陈香妮、孙玉英供稿)

二、支军宏肝病辨证及方药

肝的病理表现主要为肝风、肝火、肝气三个方面,应结合八纲进行辨证,在临床上分为实证、热证、虚证、寒证,以实证、热证比较多见,寒证、虚证少见;以肝气上逆或横逆较为多见,肝阳不足或肝气下陷则很少见;以肝阴不足,肝阳偏亢最为多见。

(一)肝病的辨证

1.肝实证

肝实证主要是由于七情所伤,忧虑太过,引起情志抑郁,临床上多表现为肝气郁结、肝气上逆、肝气横逆及肝阳妄动四种情况。

(1)肝气郁结:表现为头痛、头晕、目眩、呕逆、腹痛、两胁胀痛、泄泻、月经不调、胁下痞积,时觉刺痛;治宜疏肝理气,破积化瘀;方用柴胡疏肝散或隔下逐瘀汤。

(2)肝气上逆:表现为头晕目眩、咳嗽气短、胸满胀痛;治宜平肝降逆;方用旋覆代赭汤加味。

(3)肝气横逆:表现为胸脘满闷时痛,两胁窜痛,食入不化,嗳气吐酸,腹胀肠鸣。

(4)肝阳妄动:表现为昏厥、痉挛、麻木、眩晕、头痛等症状。其昏厥表现为卒然晕仆、不省人事;痉挛表现为四肢痉挛、不能屈伸、角弓反张、项强;麻木表现为手、足、面、唇等部如蚁行感;眩晕头痛表现为头晕眼花、行走飘浮、头部抽掣作痛。此外,在昏厥之后,出现口眼㖞斜、言语謇涩、半身不遂等症;治宜平肝息风;方用羚角钩藤汤之类。

2.肝虚证

主证:头痛眩晕,耳鸣耳聋,肢体麻木、震颤,雀盲,舌质红干少津,苔少或无苔,脉细弦而数。头痛眩晕多表现为目昏欲倒、不欲视人、昏而胀痛、绵绵不停;耳鸣耳聋逐渐而起,鸣声低微,经常不已,按之可减;麻木为肢体有不仁之感,抚之觉快;震颤为肢体瞤动,或发抖动摇;雀盲为两目干涩,夜不能视。此外,尚可见面部烘热、午后颧红、口燥咽干、少寐多梦等。

治疗法则:柔肝滋肾,育阴潜阳;方用杞菊地黄汤、大补阴丸、一贯煎之类。

3.肝寒证

主证:少腹胀痛,睾丸胀坠,阴囊收缩,或见体形虚怯蜷缩,舌质润滑,苔白,脉沉迟或沉弦。少腹胀痛表现为牵引睾丸偏坠剧痛,受寒则甚,得热则缓。

治疗法则:温经暖肝,舒筋散寒;方用暖肝煎之类。

4.肝热证

主证:眩晕胁痛,耳鸣耳聋,吐酸狂怒,面红目赤,甚则角弓反张、抽搐痉挛、夜寐不安,舌边尖红,苔黄或白干,脉弦数。眩晕头痛多表现为眩晕不支,自觉筋脉跳动,额热而痛,痛如刀劈,或为胀痛;耳鸣耳聋多为暴作,鸣声如潮,阵作阵息,按之不减;胁痛为灼痛而烦;吐衄暴作,血涌量多,冲口而出;角弓反张、抽搐痉挛为突然发作,夜寐不安为躁狂欲动。

治疗法则:清肝泻火;方用龙胆泻肝汤之类化裁。

(二)肝病的用药规律

(1)肝为风木之脏,其性易动易升,当出现风的症状时,为内风而非外风。内风动为肝木有余,正治当泻;泻只能是摄纳潜藏,即平肝潜阳、息风镇摄之法,令其平静;选用白芍、天麻、钩藤、龙骨、牡蛎、朱砂、磁石、代赭石、石决明之类,断不可妄投荆芥、防风、升麻、柴胡之类。肝阳亢,多为阴不足,故在潜阳息风之内配伍柔肝养阴之药,其效更良,如用枸杞子、柏子仁、女贞子等。

(2)实则泻其子,虚则补其母:肝之子为心,故泻心火之药亦能泻肝胆实火,如黄连、栀子、大青叶、羚羊角等。肾为肝之用,故补肾水亦为补肝阴,如熟地黄、山萸肉、阿胶之类。

(3)肝主筋,故筋挛拘急、痹痛诸症多从肝治;厥阴之经布两胁,经少腹,绕阴器,故而出现少腹痛、疝痛、阴囊痛等症,可用疏肝理气、活血通络之药,如桃仁、红花、丝瓜络、橘络、香附子、小茴香、乌药、川楝子、延胡索、娑罗子、九香虫等。

(4)肝性喜条达,肝气郁则气有余,气有余便是火,因此在泻肝时加入理气之药为妙;若妄投苦寒直折之品,有时反有遏郁闭塞,致肝木横逆,一般用薄荷、木香、郁金之类。

(5)肝藏血,开窍于目,所以在止血药中加入平肝药,则收效良好,如菊花、石决明等;目受血能视,因此治疗目疾时当先补肝,如当归、何首乌、熟地黄等,这样收效较快。

(6)肝为刚脏,其罹病易克其所胜,脾胃受伐,同时治肝多以疏散为主,但疏之过久,则耗散气血,故在治疗过程中培补脾土,往往可以治肝,如党参、白术、山药等。

(7)肝火旺盛时可以反侮肺金,因此在治疗肺络出血时可以加入平肝泻火之品,如龙胆、黄连、栀子等。

根据以上用药规律,一般常用的治肝药物可归纳为以下几类。

养阴补血药:女贞子、柏子仁、何首乌、阿胶、当归、地黄、酸枣仁、枸杞子、桑椹、功劳叶、绿豆衣、水獭肝。

敛肝药:白芍、乌梅、五味子、山萸肉。

泻肝热药:龙胆、夏枯草、黄连、栀子、青黛、芦荟、羚羊角、青葙子、菊花。

平肝潜阳药:菊花、龙骨、牡蛎、龟甲、鳖甲、磁石、朱砂、琥珀、石决明、代赭石、珍珠母、马宝、珍珠。

息风止痉药:天麻、钩藤、僵蚕、蝉蜕、蜈蚣、全蝎、玳瑁、羚羊角、朱砂、琥珀。

疏肝理气药:柴胡、川芎、延胡索、香附子、乌药、木香、郁金、茵陈、薄荷、橘络、丝瓜络、橘核、川楝子、丹参、牡丹皮。

伐肝药:青皮、乳香、没药、三棱、莪术、水蛭、五灵脂。

(三)肝病经验方

1.复方苦菜汤(片)

处方组成:败酱草30g,茵陈30g,栀子10g,金钱草30g,夏枯草5g,白扁豆20g,女贞子15g,生甘草10g,丹参10g,叶下珠10g。

功效:清热化湿,利胆退黄。

主治:慢性乙型肝炎转氨酶升高,或有黄疸,证属湿热未尽型;临床具有胁肋胀痛,口苦口黏,胃胀纳呆,身困乏力,或见黄疸,舌苔黄厚腻者。

2.复方山茱萸汤

处方组成:山茱萸15g,枸杞子10g,何首乌10g,党参15g,女贞子10g,白芍10g,当归10g,炒白术10g,炙甘草5g,炒麦芽10g,炒山药30g。

功效:补益肝肾。

主治:慢性乙型肝炎,肝硬化腹水,腹水消退后,证属肝肾亏虚型。

临床表现为两胁不舒,头晕目眩,腰膝酸软,脉虚无力;或见转氨酶升高者。

3.加味柴平汤

处方组成:柴胡10g,枳壳10g,金钱草15～30g,白扁豆15～30g,生薏苡仁15～30g,蒲公英15～30g,败酱草15～30g,黄芩10g,清半夏10g,陈皮10g,炒麦芽15g,生甘草10g。

功效:疏肝和胃,清热化湿。

主治:肝胃不和、湿热中阻证;临床表现为胁肋胀痛,口苦口黏,胃胀纳差,时有嗳气,舌红苔黄腻,脉弦;或慢性乙型肝炎、慢性胃炎见上证者。

临床应用:舌苔黄厚者,蒲公英、生薏苡仁、白扁豆、败酱草一般用30g;舌黄不厚者,一般用15g;口苦、舌红,加黄连6g;大便干燥者,蒲公英一般用30g,必要时加生大黄6g;舌苔以根部厚者,加黄柏10g;舌苔白厚,加苍术10g;嗳气、呃逆甚者,加柿蒂10g、代赭石30g;胁痛明显者,加茜草30g;胃脘胀痛者,加威灵仙30g。舌苔一旦变薄,舌质一旦变淡红,必须减少清热之力,"衰其大半而止",久用则损脾胃。

4.加味半夏泻心汤

处方组成:制半夏10g,黄连3～10g,黄芩5～10g,党参15g,沉香曲10g,厚朴10g,佛手10g,干姜5g,大枣3枚,炙甘草10g,炒麦芽30g。

功效:消痞除满,调和胃肠。

主治:脾失健运、胃失和降之痞满证;临床表现为胃脘痞满,或嗳气呃逆,或干呕,或大便不调,舌苔薄腻者,以及慢性肝病、慢性胃炎、胃溃疡、肠易激综合征、多发性口腔溃疡等见此症者。

临床应用:半夏泻心汤为辛开苦降的代表方,只要为痞满,排除湿热、胃阴虚者,灵活加减,无不有效,特别是在慢性肝病(包括慢性肝炎、肝硬化)出现的脾胃升降失常,以及其他胃肠疾病出现上述表现者,尽可应用。口干口苦者,用黄连 10g、黄芩 10g;无明显此症,用黄连 3g、黄芩 5g 即可;反酸或烧心者,加乌贼骨 30g、瓦楞子 30g;胃脘疼痛者,加威灵仙 30g、娑罗子 10g;泛吐清水者,用黄连 3g、黄芩 5g、干姜 10g,另加生姜 30g;大便干燥者,加牵牛子 5g(后下);便溏者,加生姜30g。

5.加味苓桂术甘汤（一）

处方组成:生黄芪 60g,生白术 30g,桂枝 15g,茯苓 60g,莱菔子 15g,炒麦芽 10g,炙甘草 5g。

功效:益气健脾,温阳利水。

主治:肝硬化腹水属于脾阳不足者,或肾阳虚型腹水消退后的巩固治疗。

临床应用:本方可用于肝硬化腹水脾阳不足或脾肾阳虚的恢复期,腹水消退后的巩固治疗,以达到健脾益气、温阳利水之目的。临床应用证明,本方可明显增强体力,提高血清白蛋白,减少利尿剂用量,达到腹水不复发、少复发的目的。对于有腹水者,应用生白术;腹泻或大便稀者,应用炒白术,加炒山药 30g;食后腹胀者,白术减为 10g,加大腹皮 15g;便溏者忌用。

6.加味苓桂术甘汤（二）

处方组成:炒白术 15g,生麻黄 10～20g,桂枝 10g,白芍 10g,茯苓 15g,苏子 3g,炙甘草 5g。

功效:温阳、宣肺、利水。

主治:肝性胸水属于阳虚证者。

临床应用:肝性胸水属于中医饮证范畴,饮停胸胁,有虚、实之分,本方主要用于虚证,以阳虚为主者。有过新近消化道出血或属阴虚者忌用;心率超过 90 次/分,需加用心得安,以控制心率;服后可以微微汗出,汗出较多者,白芍加量,或减去麻黄用量,或适当加浮小麦以止汗。

此方除治疗肝性胸水、腹水外,也可用于治疗充血性心力衰竭、肾炎水肿、结核性胸水、特发性水肿等。

7.加味茵陈蒿汤

处方组成:茵陈 30g,栀子 10g,生大黄 5～10g,赤芍 10～20g,红花 5g,炒麦芽 30g,白茅根15g,生甘草 5g。

功效:清热利湿,退黄。

主治:湿热型黄疸。症见身目黄染,黄色鲜明,口干口苦,腹胀尿黄,舌苔黄腻,脉滑数或沉实有力。

临床应用:茵陈蒿汤为治疗湿热黄疸的代表方,虽为热重于湿之阳黄证,但配伍得当,可统治一切阳黄。一般恶心、呕吐者,加清半夏 10g、竹茹 3g、陈皮 10g;脘腹胀满者,加厚朴 10g、莱菔子15g;口干、口苦明显者,加黄芩 10g;热象明显、舌苔黄燥者,加败酱草 30g、蒲公英 30g;纳差者,加炒谷芽 30g;湿邪偏盛,加藿香 10g,生薏苡仁 30g、茯苓 30g;大便溏者,生大黄用 5g,加生姜 30g;黄疸以直接胆红素为主者,赤芍最少为 60g,最大为 200g,服后大便溏、次数增多者,生姜 30g。支军宏除加味治疗中医一切黄疸(包括了现代医学的病毒性肝炎、药物性肝炎、脂肪肝等引起的黄疸),也用于胆系疾病符合阳黄者。

8.加味茵陈术附汤

处方组成:茵陈 30g,制附子 5～10g,干姜 10g,炒白术 15g,砂仁 10g,白蔻仁 10g,陈皮 10g,赤芍 10～200g,红花 5g,炒麦芽 30g,炙甘草 5g。

功效:温中健脾,化湿退黄。

主治:阴黄证。症见身目黄染,黄色晦暗,神疲乏力,腹胀纳呆,或畏寒怕冷、大便不实,舌淡苔白,脉沉弱或沉缓。

临床应用:茵陈术附汤是治疗阴黄寒湿困脾的代表方。腹胀、纳呆甚者,可去白术,加苍术 10g、厚朴 10g、莱菔子 15g;大便溏稀者,加炒山药 15g、炒薏苡仁 15g;纳差、口苦甜腻者,加苍术 10g、炒谷芽 30g;皮肤瘙痒者,加土茯苓 30g、地肤子 10g;双下肢水肿或有腹水者,去干姜,加桂枝 15g、茯苓 30g;黄疸以直接胆红素为主者,将赤芍改为 60～200g,加生姜 30g、葛根 15g。

9.胁痛方

处方组成:茜草 30g,香附 15g,白芍 15g,生甘草 10g。

功效:理气活血,柔肝止痛。

主治:久治不愈,胁痛隐隐,与情绪有关。

应用上方治疗胁痛、肝病理检查轻微、症状严重者甚佳;睡眠差者,加丹参 10g、远志 10g,以凉血安神。

10.肝病男性乳房肿痛方

处方组成:荔枝核 30g,仙灵脾 15g,生牡蛎 30g。

功效:散结止痛。

主治:肝病男性乳房发育,或应用螺内酯的副作用引起的男性乳房发育、肿痛,或结节。支军宏认为,男性乳房发育属于肾阳不足的表现,故方中以仙灵脾温补肾阳,仙灵脾温而不燥,宜于久服,配合荔枝核、生牡蛎软坚散结。

11.降酶方(三子降酶汤)

处方组成:菟丝子、沙苑子、五味子各等分,研末冲服,每服 9g,每日 3 次。

功效:益气养阴。

主治:气阴两虚伴见谷丙转氨酶升高者。症见身困乏力,口燥口干,饮水不多,舌质稍红,苔薄白,脉虚。

临床应用:慢性乙型肝炎单纯谷丙转氨酶升高、无明显湿热证、乙肝肝硬化谷丙转氨酶升高属于气阴两虚证者、药物性肝损伤谷丙转氨酶升高见此证者。

12.加味逍遥散

处方组成:柴胡 5g,当归 10g,白芍 15g,炒白术 10g,茯苓 10g,党参 15g,茜草 10g,佛手 10g,

薄荷 3g,炒麦芽 10g,生甘草 5g。

功效:疏肝健脾。

主治:慢性肝炎见两胁不舒,隐隐作痛,情绪抑郁,神疲乏力,食少纳差,舌淡红,脉弦或弦细;或慢性肝炎见转氨酶升高者。

临床应用:本方辨证要点以情绪抑郁、两胁隐痛为主,适用于肝郁疏泄不及,而对于烦躁易怒者不宜用之。此方除治疗肝病外,多应用于抑郁症等情绪异常方面的调节。又如功能性低热,支军宏认为其与情志相关,肝郁化热。其他如神经症、神经性头痛、焦虑症、心脏神经症、痛经、乳腺增生、更年期综合征等,也可应用本方。

13.加味实脾饮

处方组成:制附子 6g,干姜 10g,茯苓 30g,厚朴 10g,大腹皮 10g,槟榔 10g,生黄芪 30g,桂枝 10g,炒白术 10g,白芍 10g,炙甘草 5g。

功效:温阳利水。

主治:肝硬化腹水。症见腹大如鼓,按之如囊裹水,食少纳呆,畏寒怕冷,或双下肢水肿,按之凹陷不起,大便不实,舌淡,苔薄白,脉沉弱。

临床应用:肝硬化腹水无明显阳虚证,畏寒怕冷,但阳虚已复,则改用苓桂术甘汤加味。此方不宜长期应用,有过出血者慎用。大便溏薄者,去大腹皮、槟榔,加芡实 15g、炒山药 15g、薏苡仁30g;纳差者,加炒谷芽 30g、鸡内金 10g、砂仁 10g。

14.加味真武汤

处方组成:制附子 18g,茯苓 18g,白芍 18g,生姜 18g,生白术 12g,桂枝 18g。

功效:温补肾阳,利水消肿。

主治:肾阳虚衰之肝硬化腹水。症见畏寒肢冷,下利清谷,下肢水肿,脉沉弱[16]。(支军宏供稿)

三、黄保中治疗病毒性肝炎经验

黄保中治学严谨,医术精湛,在学术上力倡辨病与辨证相结合,突出辨证论治,立足整体观念,强调中医综合;重视气机升降,推崇和肝理脾;擅治肝胆疾患及热性病证,尤其对慢性肝炎、肝硬化的治疗疗效显著。

黄保中认为,病毒性肝病是以肝脏为核心的流行性传染病,符合《黄帝内经》"五疫之至,皆相染易,无问大小,病状相似"之特点,结合吴又可对瘟疫传染性、流行性、特异性的认识,如"盖当其时,适有某气专入某脏腑经络,专发为某病,故众人之病相同,非关脏腑经络或为之征也",提出"肝瘟"的病名。湿热疫毒之邪是病毒性肝病的主要致病因素。一方面,几乎大多数肝病均不同程度地具有湿、热之邪致病的基本特征。湿性重浊黏腻,壅遏气机,易困脾阳;热性炎上、燔灼、躁动,升温冲逆,伤阴耗气,入血动血,扰乱神明,传变迅速。本病主要临床表现属湿热蕴结。另一方面,本病具有较强的传染性、流行性、季节性和特异性,符合疫毒致病的特点。湿热疫毒由饮食经口而入或经血液感染肝脏,祸及全家,甚至一村一方皆得之,尤以深秋初冬之时易发生流行,均见周身面目发黄。

肝炎的病毒类型不同,病机有异。经肠道传播的甲、戊型肝炎多属气分病变,可由气入血;经肠道外传播的乙、丙、丁、庚型肝炎属血分病变,可由血出气或入里瘀结。但纵观肝瘟,其临床表现较为复杂,虽属肝病,而病位涉及肝、脾、肾诸脏,病机涉及阳气功能、阴血实质,病性涉及寒、热、虚、实。其证候演变规律一般为因实致虚(致损)、因虚致实、虚实相夹,其实不外热、湿、郁、瘀、风,其虚不离各脏腑气血阴阳。本病早期病在气分,多为实证,恒以湿热多见且为始动因素,尚有湿重、热重、湿热并重之分及化燥化火之急,又有肝胆湿热、脾胃湿热之别。湿热困脾,脾失健运,久郁伤气,生化无源;湿热伤肝,疏泄失常,郁久化火,耗血伤阴,久则致郁;郁久不化,气阴虚损,痰瘀痹阻,终成瘀血阻滞,邪留血分,致本病后期虚中夹实之证。但以脾虚不运为关键,以肝血瘀滞为中心。

病毒性肝病尤其是慢性肝病,病机复杂,用简单的分型很难说明疾病的本质。黄保中在辨病的基础上进行辨证施治,以辨别不同阶段的病因病机,比固定证型更切合该病辨证的临床实际。临证把本病分为肝潜、肝瘟、肝痹、肝积、臌胀、肝癌六期,既能体现中医治病的辨证特点,又能保持相对的特异性、针对性。

对于乙、丙型肝炎病毒携带者,黄保中认为其属于肝潜期,多由正气不足、湿热疫毒之邪乘虚内伏肝脏而成;病机为湿热内伏,肝经郁热;治宜和肝理脾,凉血活血,清热解毒;方用和肝理脾丸,寓"甘以缓之,酸以敛之,辛以散之"之意,临证可作为肝病慢性期的基础治疗和急性期的辅助治疗。

对于急性病毒性肝炎,他认为其属于肝瘟期,多由湿热疫毒之邪侵及中焦,郁蒸肝胆,肝失疏泄,脾失健运而成;强调辨证当首辨湿热之轻重。依感受湿与热邪的程度不同、机体反应的差异,有湿重、热重及湿热并重之分,同时湿热郁久可以化毒,故应在清热利湿的基础上加用解毒之品,否则湿热难以化散,黄疸不易消退;其次再辨湿热之病位,以确定清热利湿退黄的主要途径。脾湿胃热、肝胆失于疏泄是发黄之本,故其病位不外脾胃、肝胆,且由脾胃而及肝胆,故有脾胃湿热与肝胆湿热之不同;治宜清热利湿,解毒退黄;方用肝瘟汤。同时指出,本期治疗多以苦寒清利、清热解毒为常法,但临证有些患者不但无效,反而会加重病情。究其因,是只知火热为患的一面,恣用苦寒清利,而忽视了脏腑气机的升降出入、阴阳平衡。苦寒之品可清利湿热,但用之过度会抑遏肝气,戕脾败胃而出现升降乖戾、气机逆乱之候。

对于慢性肝炎(轻度)患者,他认为其属于肝痹期,多由急性肝炎迁延不愈而成。湿热内蕴,肝郁气滞,横逆犯脾,脾失健运,则致肝郁脾滞;病机特点为邪气留滞,气血不畅,病机重点不在脾虚,而在木滞土壅、肝郁脾滞。黄保中强调,湿热乃慢性肝炎发生和发展的重要环节,应针对湿热交滞痼结不解、淹黏难化的病理特点,辨证立法施药;治宜清热利湿解毒,调和肝脾;方用肝痹汤(由四逆散加升麻、土茯苓而成),解毒、透邪并重,又宗四逆调和肝脾之意,使邪去郁解、气血调畅。

对于慢性肝炎(中、重度)和代偿期肝硬化患者,黄保中认为其属于肝积期,病机特点为正虚邪恋,正虚乃脏腑气血虚,邪恋乃湿热毒邪留恋,"肝郁脾肾气血虚,湿热余邪未残尽"这一根本病机始终贯穿于整个病程,是本病慢性化且缠绵难愈的原因所在。黄保中在辨治过程中主张肝病治脾,并重视活血化瘀;治宜和肝理脾,软坚活血,清热利湿;方用肝积汤,使痰滞得通、瘀热得清,黄疸必然易于退散,即"治黄必治痰,痰去黄易散"。

对于失代偿性肝硬化并腹水,黄保中认为其属于臌胀期,多由肝积迁延不愈而来。病机重点为肝、脾、肾三脏功能失调,气滞、血瘀、水饮互结于腹中,其特点为本虚标实。初、中期为肝郁脾虚,累及于肾,气、血、水互结;晚期水湿之邪郁久化热,内扰心神,引动肝风,卒生神昏、痉厥、出血等危象。辨治过程中,黄保中强调应攻补兼施为要、化瘀行气并重;治宜活血化瘀,软坚散结,健脾利水;方用臌胀汤(由肝积汤合五苓散加减而成),攻补兼施,肝阴不伤,脾运得健,腹水不再起,则以健脾补肝肾,稍加活血之品,可望带病延年,少数或可治愈。

黄保中认为,原发性肝癌属于肝癌期,多由肝积及臌胀迁延不愈,湿热疫毒入侵,邪凝毒结,脏腑气血虚亏,脾虚湿聚,痰凝血瘀致虚痰瘀毒互结而成。病机特点为本虚标实,虚实夹杂。本虚乃脏腑气血亏虚,标实乃痰瘀毒互结;故治宜攻补兼施,扶正祛邪;方用肝积汤或臌胀汤合十全大补汤加减,以达疏肝健脾、软坚散结、化瘀利水、温补气血之功,旨在祛邪不伤正,扶正以达邪,缓缓图之,最大限度地延长患者的生存期,减少痛苦,提高生存率[17]。(李晓燕、吕文哲、黄小林供稿)

四、张瑞霞治疗积聚病经验

积聚是指各种原因引起的腹部结块,如慢性肝炎并肝脾肿大、肝纤维化、肝硬化、肝恶性肿瘤等而无明显腹水、出血、昏迷等症者,皆属于积聚范畴。张瑞霞认为,针对积聚病肝体失养、肝用不足、脉络不通的主要病理病机,治疗当从补肝体、强肝用、通肝络三方面入手,从而达到恢复肝脏生理功能、缩小或软化积块的目的。

1.补肝体

肝体即肝脏的形体,包括肝之气血阴阳。肝体依赖于肾精、肾阴的充实、滋涵,血液之濡养,中宫脾土之气的培育,脾阳、肾阳的温煦,才得以保持其柔和条达畅茂之性。

(1)以水涵之:若面色黧黑或晦暗,或有腰膝酸软,或耳鸣如蝉、夜间口干,或五心烦热,或盗汗,舌红少苔或无苔,或有裂纹,脉细弦或细数,尺脉微或尺脉大者;治当滋肾阴以补肝阴,常用滋肾清肝饮、一贯煎化裁,常加女贞子、金樱子、褚实子益肾补肝。

(2)以血濡之:若面色无华,目眦、爪甲色淡,或有头晕、心慌等,舌质淡,脉细;治当养血以补肝血,方用补肝汤、八珍汤、归脾汤化裁。

(3)以土培之:若面色萎黄,乏力,纳差,大便稀,脉濡缓,舌淡胖,苔白腻;治当培土以补肝气,方用六君子汤、补中益气汤等化裁,可加山药、扁豆健脾益气,且可兼补脾阴。

(4)以火煦之:若面色㿠白,畏寒,大便稀,舌质淡,苔水滑,脉沉细弦,或沉迟,或细弱;治当温肾阳以补肝阳,方选金匮肾气丸或附子理中汤,可随证加淫羊藿、杜仲等补肾助阳。

2.强肝用

肝用即肝的功用,肝主疏泄、主藏血的功能正常发挥有赖于肝气、肝阳的升发条畅,亦赖于肝阴、肝血提供物质基础。若肝气、肝阳为邪气所扰乱、抑制,则肝阳不振、肝气郁滞不伸,而肝用不得。

(1)补肝体,强肝用:肝之气血、阴阳充盛,则肝用得健。上述补肝体法均可助肝用发挥。气为阴血之帅,阴血得气助才能行之,故在补肝阴、肝血之法中,常合用四君子汤健脾补气,或佐以大量黄芪(30~60g)以补肝气,或加桂枝以温肝阳,使肝用发挥。

(2)理气机,强肝用:肝主斡旋一身之气机,若气机得调,可强肝用。若胸胁疼痛或胀、脉弦,用四逆散,痛甚可合金铃子散;肝郁甚者,用柴胡疏肝散;胃脘疼痛,可合丹参饮。即使肝郁症状不显,亦常加香附、郁金以疏调气血。

(3)祛邪气,强肝用:邪气蕴结不解,阻遏肝气,造成肝用不达。邪气得祛,肝气亦得条达。湿热盛者,常用茵陈、金钱草、蒲公英清热利湿;热毒甚者,常用野菊花、败酱草、黄芩、板蓝根清热解毒;湿盛者,常用藿香、佩兰、薏苡仁,或用平胃散;痰盛者,用二陈汤;有饮邪者,可用五苓散、苓桂术甘汤;血分郁热,常用牡丹皮、栀子,或紫草、连翘;湿热疫毒之邪,常用忍冬藤、白花蛇舌草;阳明热毒,可用大黄;合有肝癖,常用茵陈、红曲、泽泻、山楂、葛根。

3.通肝络

积聚属于络病范畴,病机为毒损肝络、痰瘀交结,治疗以化瘀通络为主。积聚病瘀血症状不显者,常用荔枝核、丹参、鸡血藤以通肝络;肝脾大者,常用鳖甲、猪蹄甲、牡蛎以软坚通络;肝脾触之坚硬或有癌变者,常用全蝎、僵蚕、水蛭、乌梢蛇,以散结通络;舌质暗或有瘀斑、舌下脉络迂曲、腹壁青筋显露、脉细涩或弦涩者,可用桃红四物汤、血府逐瘀汤、膈下逐瘀汤等化裁。现代研究也表明,荔枝核、鳖甲、全蝎等药物具有抗肝纤维化、抗肿瘤作用。

4.三法并用

治疗积聚病,常常补肝体、强肝用、通肝络三者结合,根据症状及舌、脉调其比例。如邪气为甚,或以肝气不畅为主,表现为胁痛明显、口干口苦、恶心呕吐、身目黄染、苔厚腻、脉弦滑等,治以理气机、祛邪气为主,稍佐以补肝体。如邪气不甚,虚象明显,表现为乏力、精神差、脉细弱或脉虚大者,治以补肝体为主,佐以强肝用、通肝络。如肝脾肿大、舌暗、脉涩,而虚象不甚,可适当重用通肝络之品[18]。(杨卯勤、薛敬东供稿)

五、韩增治疗慢性肝病经验

1.慢性肝病首当辨虚实

由于慢性肝病病程较长,病机也较为复杂,因此辨证时首先要明辨虚实。

慢性肝病的患者,在肝病早期,虽然部分患者无自觉不适,遵《黄帝内经》"正气存内,邪不可干,邪之所凑,其气必虚。"正气虚才会感受外邪,加之慢性肝病患者多病程长,久病伤正,正气虚弱,因此,对于慢性肝病,辨证当首要明了是虚证还是实证,以便于指导正确临床治疗。例如肝病引起泄泻,有中焦湿热,壅滞中焦,胃肠湿热留恋不去,大便泄泻,表现为大便排出不畅,或者大便带有黏液。尚有脾虚,失于健运,湿邪不化,从大便排出,而大便溏泻,伴完谷不化,二者治法截然不同。湿热泻当"通因通用",清热利湿止泻;寒湿泻当健脾益气止泻。

对于慢性肝炎的施治,因慢性肝炎病程长,大多数已经进行中西医治疗,肝功能反复波动不能恢复,临床表现多种多样,有的以实证为主,有的表现为虚证,有的是虚中夹实,病情不同的阶段,患者不同的体质,病情的轻重不同,会有不同的表现,临证当详辨虚实,针对疾病本质来治疗,以免犯"虚虚实实"之戒。例如,黄疸病患者,有阳黄,多实证;而阴黄者,多虚中夹实;对于急黄者,以实证为主,详问病史,结合患者症状体、体征以及舌象、脉象表现,辨其虚实,随证治之。

2.辨病和辨证相结合

在慢性肝病治疗中,要重视辨病与辨证相结合。临床中对于有些慢性肝病,症状无明显改变,西医辅助检查有问题,其理化检查可以作为诊断和治疗的依据。慢性肝炎发作急性期,虽然患者自觉症状不明显,如果出现转氨酶升高、黄疸指数升高、病毒定量升高,中医多辨证属湿热内阻,可以配合清热利湿解毒治疗;对于有些患者无腹胀等症状,但是做彩超检查发现脾大,结合临床体征(肋下可触及脾大),对于此类脾大患者,可以结合中医"癥瘕""积聚"辨证用药,治疗中当配合活血化瘀的药物,以及软坚散结之品,如活血化瘀,可以加桃仁、红花、三棱、莪术等;软坚散结,加牡蛎、炙鳖甲之类。对于慢性肝硬化早期,患者虽然无症状,但是彩色 B 超做腹部检查显示有少量腹水者,可以酌加健脾渗湿、利水之类药物。

3.重视季节与肝病发病的关系

春季是人体阳气生发之时、肝气条畅之际,应顺养生之气。因此对于慢性肝病,多数在春季会出现病情变化,临床应该结合"天人相应"观点,在春季对慢性肝病进行调理,可以起到很好的疗效。对无症状病毒携带者,建议每年春季肝气升发之季结合患者体质和生活习惯等,可配合中药调理。作为乙肝小三阳、肝功能正常、病毒定量正常或者升高不是很明显的患者,西医的治疗原则是定期观察,暂时不予以治疗。患者有症状或无症状,但是理化检查有问题,提示体内有病变,病位在肝,宜顺应春季肝气舒畅条达之性,进行调理,具体可以根据患者体质及一般状态辨证用药。若肝气郁滞,配以疏肝柔肝之品;对脾虚者,宜健脾助疏肝;对于肝肾阴虚者,宜滋养肝肾;对于肝火上炎者,给予清肝、凉肝等治疗。

4.善用清泄法

不论急、慢性黄疸型或无黄疸型肝炎,临床出现中焦湿热壅滞证,对症状改善不明显、出现大便溏臭或干结者,均可使用清泄法。本病常见肝大、肝区隐痛,心烦难寐,口干、口苦,舌红少苔,大便稀溏、臭秽,尿黄等,都在不同程度上反映出火、热、毒等病理变化,有时常选一二味清热解毒药配伍方中,同时随证加入一些清泻肝胆、胃肠的药物,使积热一除,全身不适症状随之好转,疗效很好。使用清泄法的关键在于尿黄、大小便不爽、苔白腻或黄腻,或舌根部黄腻难消,特别是由于大小便不爽而引起的其他症状,如腹胀、厌食、胸胁胀闷、肝区隐痛、口干口苦、肢体困乏、尿黄、舌根部黄腻、大便时干时稀或呈糊状、臭秽,在久治无效时,更应配以清泄法荡涤积热。清泄法除可清化湿热外,还可以排除毒素、活跃脏腑功能,腑气一通,其他症状亦随之减轻。

清泄法既可用于实证,亦可用于某些虚证。如慢性肝炎长期用养阴补虚法无效时,配以小剂量清泄药反佐其中,往往可达事半功倍之效。应用清泄药用量不宜过大,便爽即止,不使久泄伤阴。慢性肝炎如有湿热未清、毒邪郁滞者,但需结合病情选择生大黄或酒制大黄。临床有一乙肝后肝硬化腹水患者,调治两年,前后共服大黄 1000 多克,经观察在治疗中单用养阴药不配化湿药和大黄,患者就感觉不舒服。张锡纯曰:"大黄能入血分,破一切瘀血。因其气香,故兼入气分,少用之能调气,治气郁作痛。"又说:"大黄力虽猛,然有病则病挡之,恒有多用之无碍者。"在临床中,针对胃肠积热,较重者选用大黄,较轻者选用虎杖。虎杖性苦寒,功能清热利湿、泻下解毒、活血化瘀。虎杖清热利湿作用次于栀子,泻下解毒作用次于大黄,活血化瘀作用次于桃仁、红花。对湿热蕴滞、大便干燥或不爽者,用之是很对症的,用量一般为15～30g,多则可用50～100g,其通便作用缓慢且无腹痛等副作用。

5.注重利湿法

治疗慢性肝炎除注重滋养肝肾外,很注重利湿法。湿邪和慢性肝炎有着密切关系,慢性肝炎之所以反复发作、迁延不愈,其原因无非两个方面,一为正不复,一为邪不去。二者必居其一,且常兼而有之,正不复是指体虚,虚者不外乎气血、阴阳。对于慢性肝炎来说,肝肾阴虚或气阴两虚者居多。邪不去,邪多指寒湿或湿热(或瘀血)。湿的来路有两条,一为湿邪未尽去,即湿邪留恋;其二为再度感湿。湿邪留恋的原因,结合临床治疗实际有以下四个方面:一是过食甜食;二是进行了不适当的油腻滋补;三是过用苦寒药物阻碍脾之运化,旧湿未去,内湿又生;四是盲目柔润填塞,误治助湿。(焦若冰、王旨洲供稿)

第四节　脾胃病临床经验

一、王正宇治疗胃脘痛经验

王正宇教授临证近50年,主治内科杂病,尤擅长治疗脾胃病,兹录载其子王焕生整理王正宇治疗胃脘痛的几个案例,以示其貌。

1.肝气犯胃型

临床表现为胃脘痛,胀满,心下支结,脘痛连胁,嗳气频繁,每因情志波动而诱发或加重。

案例:杨某,男,48岁,驾驶员。1963年9月14日初诊:患者由于长期劳作、饥饱失常而患胃脘痛之疾,每年在秋、冬季易于发作;表现为胃脘痛,心下有支撑感,纳差,口苦,劳累、生气后易发作,且平时易积食、易感冒,伴有困倦乏力、不耐劳作、夜寐不安、大便溏薄,舌质淡,苔薄白,脉缓无力。证属肝气犯胃,营卫不和。治则:疏肝和胃,调和营卫。方药:柴胡、白芍、党参各12g,黄芩、半夏、桂枝各10g,甘草6g,生姜3片,大枣3枚。5剂,水煎服。二诊(9月20日):患者服药后胃痛大减,纳谷增进,口苦已无,原方加香附15g,继进6剂,诸证痊愈。追访年余未再发作,食积、感冒亦很少出现。

按:柴胡桂枝汤出自《伤寒论》146条:"伤寒六七日,发热,微恶寒,支节烦疼,微呕,心下支结,外证未去者,柴胡桂枝汤主之。"医者认为心下即胃脘部,支结即支撑,心下支结应理解为胃脘部有胀满支撑感。《素问·至真要大论》云"木郁之发,民病胃脘当心而痛",即为此意。故方中用小柴胡汤疏肝解郁,使肝气畅达,兼可清热;以桂枝汤调理脾胃,燮理阴阳,兼可止痛。总观全方,切合病机,故取效甚捷。若胃痛泛酸,合左金丸;若胃脘胀满明显者,合加味导气汤(小茴香、川楝子、木香、吴茱萸、木瓜、槟榔)加减。

2.脾胃虚弱型

临床表现:患者常表现为胃脘疼痛,同时伴有纳呆,困倦乏力,神疲嗜卧,四肢欠温,大便溏,脉缓无力或弱。

案例:冯某,女,48岁,农民。1980年3月21日求诊。患者胃痛5年余,加剧1周,伴脘腹坠胀、纳差,西医诊为"慢性浅表性胃炎,胃下垂8cm"。详问病由,乃因孩子大学辍学,日久生气而引起。患病5年余,曾四处求医,疗效不佳。观所用之方,皆柴胡疏肝散、逍遥丸、木香顺气丸、保和丸之类。而患者伴有神疲困倦,懒言嗜卧,四肢乏力,不耐操劳,动则汗出,腹部坠胀,观其面色苍白无华,舌淡苔白,脉洪而无力。证属中气不足,脾胃虚弱,中气下陷。治则:升阳益气,健脾和胃。方药:黄芪30g,白术、党参、香附、蒲公英各15g,陈皮、枳壳各10g,升麻、柴胡各6g,当归12g。5剂,水煎服。患者服药后,纳谷增进,精神好转,已不自汗,又自取5剂,服后精神旺盛,诸症大减,已能下地劳作;继用上方10剂制成丸药,以巩固疗效而获愈。

按:本例患者病因明确,医者屡进疏肝解郁、理气消导之品,致使脾胃气耗,阴亦受损。疏泄太过,反使肝气乘脾,脾气更损,胃纳减少,中焦虚弱而失养致胃脘疼痛。叶天士主张治疗胃病"忌刚用柔",所以虽然理气止痛为临证常用治法,但必须详细辨证,细心调理,应知常达变、灵活变通,决不能仅着眼于"通则不痛"的治则,对胃脘痛的治疗,应区别其各个发展阶段的不同表现而对待。本例虽为生气所致,诸医进疏肝理气而不效者,皆因偏执气滞而忽视其虚所致。方中尤妙之处是加入蒲公英一味,在补中益气汤中加苦寒之蒲公英,既可防该方温补而生热,又可清解郁热而消痈疮。《本草衍义补遗》载蒲公英:"解食毒,散滞气,化热毒,消恶肿核疔肿。"这种配伍与此不谋而合也。

3.肝火犯胃型

临床表现为胃脘灼痛,痛势急剧,烦躁易怒,泛酸嘈杂,口干口苦,舌红苔黄,脉弦。

案例:姜某,女,24岁,农民。1973年5月16日初诊:胃脘剧痛,持续难忍,自觉食道灼热,胃痛拒按,不能进食,舌红无苔,脉弦有力,尤以右关为甚。证属肝火犯胃。治则:辛开苦降,泻热和胃。方药:焦栀子、川楝子各12g,白芍、郁金各10g,干姜3g。3剂,水煎服。二诊(5月19日):胃痛消失,食欲大增,食道偶有灼热感,舌红无苔,脉弦,拟益胃汤以善后。

按:本例患者为肝火犯胃急性发作,方用楝栀芍郁散而治其急,后因阴液耗损明显,以益胃汤善后。楝栀芍郁散为王正宇自拟治疗肝火犯胃之方剂,药仅五味,寒热并用,辛开苦降,达泻热和胃之目的。此方川楝子清热疏肝解郁、理气止痛,白芍柔肝敛阴、缓急止痛;二药合用,对肝郁化火犯胃之胃脘灼痛甚有疗效,加之焦栀子清热,干姜反佐以散郁滞,郁金增强疏肝理气之力,故组方严谨,药简力宏,临床反复应用,疗效甚佳。

4.寒热错杂型

此型表现比较复杂,既有寒象,又有热象;既有实象,又有虚象;但疼痛时间均相对较长,寒热虚实表现只要细心分辨,不难辨别,但有侧重点。

案例:周某,男,47岁,职工。1975年9月5日初诊。患者以"胃痛5年,加剧3天"为主诉。胃脘疼痛,痞满胀闷,前日胃痛呕吐,先夹有未消化之食物,后带胆汁。此后即每餐饭后必呃逆,去某院查胃镜,确诊为胆汁反流性胃炎,服药3天(药名不详),诸症未减;伴有困倦乏力,畏寒怕冷,纳呆口苦,大便溏薄,小便尚可,察面色萎黄,舌红,苔薄白,边有齿痕,脉弦细数。证属脾虚胃热,胆胃不和。治宜健脾和胃,疏肝利胆。方药:半夏、陈皮、柴胡、延胡索各10g,黄芩9g,党参20g,干姜、炙甘草、黄连各6g,蒲公英15g,炒香附12g,姜、枣为引。5剂,水煎服。再诊(9月11日):服上药后,呕吐再未发作,纳谷增进,但仍有口苦,肩背作痛,胃脘隐痛,痞满,困倦乏力,偶有呃逆,舌淡,苔薄白,脉细略数。药中病所,仍以上方加减,继进6剂。三诊(9月22日):服完6剂,除困倦、便溏外,诸症消失,要求调方以巩固疗效。观其舌淡,苔薄白,脉缓无力,拟柴芍六君子汤调理善后。

按:此例患者寒热虚实错杂,面色萎黄,倦怠无力,舌有齿痕,大便溏薄,是脾气虚弱;舌红脉数,口苦呃逆,是热留于中;胃脘胀满,脉弦属实;畏寒怕冷属寒。半夏泻心汤药虽七味,但配伍合理,方中黄芩、黄连、干姜、半夏寒热并用、辛开苦降;党参、甘草补气和中。诸药合用,使邪去正复,升降协调,诸症悉除。本方重在调理肠胃,治胃痛每获良效。王正宇治胃脘痛,凡临床具备痞、吐、利,即可应用此方。

5.瘀血阻滞型

临床表现为胃脘刺痛,或如刀割,固定拒按,舌质紫暗或舌体有瘀斑、瘀点,脉弦细或涩。此类患者均胃痛时间较长,疼痛多在夜间发作。

案例:白某,男,52岁,职工。1981年3月1日初诊:胃痛10年,加剧1个月,夜间尤甚,痛时固定不移,犹如刀割针刺,温按不减,饮食减退,明显消瘦,大便干结,数日一行,夜间失眠,口干。患者及家属疑为肿瘤,思想负担沉重,先后多处求医无效,故求治于中医。观其面色灰暗,精神萎顿,舌质暗而有瘀点,脉弦涩。证属瘀血阻滞,脉络不通。治则:活血化瘀、理气止痛,佐以滋阴润燥。方药:生白芍、丹参各30g,檀香5g,延胡索10g,生百合20g,枳实12g,蒲公英、香附、麦芽各15g,砂仁、甘草各6g。5剂,水煎服。二诊(3月6日):患者胃痛发作次数减少,疼痛时间缩短,大便已不燥结,睡眠及饮食均有改善,舌质仍暗,有瘀点,脉涩。处方:丹参30g,檀香5g,白芍20g,生百合、白术、党参、麦芽、蒲公英、香附各15g,枳壳、桃仁各10g,砂仁、甘草各6g。7剂,水煎服。三诊(3月21日):患者服完7剂,又自取10剂,诸症大减,现胃脘隐痛,舌淡红,苔薄白,脉缓。处方:党参、白术、蒲公英、麦芽各15g,云苓、香附各12g,砂仁、木香各6g,丹参20g。6剂,以善其后,追访2年,未再发作。

按:本例患者属瘀血阻滞而致胃痛,方用陈修园丹参饮合芍药乌药散化裁而获效,后以香砂六君子汤善后,故治疗胃痛应善于辨证,决不能拘泥于"六腑以通为用";必须根据望、闻、问、切所获取的资料,认真分析病因病机、病变性质和病位,坚持辨证施治,合理配伍用药,才能获得满意的疗效。

王正宇治疗胃脘痛详于辨证,临床用药多以成方为主,药味少而疗效显著。只要西医诊为炎症,必香附、蒲公英同用。他认为,蒲公英归肝、胃二经,药物性味不过用苦寒,药性平和,有"解食

第九章 名老中医内科杂病临床经验荟萃

毒,散滞气"之功,用于治疗胃炎甚为合拍;香附辛平,归肝、胃经,有理气止痛作用,《本草纲目》称其能"利三焦,解六郁,消饮食积聚,痰饮痞满腹胀",且"得参、术则补气,得归、地则补血,得木香则疏滞和中,得檀香则理气醒脾"。因此,用于治疗脘腹痞闷、呕吐吞酸、胃脘疼痛,亦为合拍。蒲公英与香附同用,辛开苦降,药性平和,能起到于平淡中取胜之疗效[19]。(王焕生供稿)

二、孙喜才治疗脾胃病十一法

孙喜才教授是陕西省名老中医,脾胃病专家,从事中医医疗教学科研40多年,辨证细致,组方严谨,用药巧妙,特别是对脾胃病的研究有较深的造诣,用药巧妙。

1. 补脾益气法

本法适用于脾胃气虚受纳和运化失职之证。症见胃脘隐痛,痞满,纳差,食后胀甚,大便溏薄,肢体困倦,舌淡苔白,脉沉无力。方用柴芍四君子汤(柴胡、白芍、党参、炒白术、茯苓、炙甘草)。

方中四君子汤能健脾益气。孙喜才特别强调五脏的生克关系,出现的痞满、食后发胀,均为肝木乘土之故,用柴胡配白芍,以疏肝敛肝、克脾滞,防脾虚肝木乘脾之弊,疏通气机;调肝木,利于脾虚证的恢复,可提高疗效。

2. 健脾升举法

本法适用于脾气虚兼有中气下陷之证。症见除有脾气虚证外,并有食后腹痛即便,肛门重坠或久泻不止,舌淡苔白,脉细。方用健脾升举汤(炙黄芪、党参、白术、茯苓、柴胡、升麻、陈皮、煨肉豆蔻、炙甘草)。

本方由补中益气汤化裁而来,可补中益气、升阳举陷。柴胡配白芍,疏肝柔肝,以防肝乘脾土;煨肉豆蔻温中健脾、涩肠止泻。诸药共伍,起健脾升举之功。

3. 温补脾阳法

本法适用于脾胃阳虚之证。症见脘腹绵绵疼痛,喜温喜按,食后脘腹痞满,口淡不渴,大便稀溏,四肢不温或进食生冷即泻,舌苔白滑,脉沉迟。方用香砂六君汤加减(党参、白术、茯苓、陈皮、半夏、砂仁、炮姜、炙甘草)。

方中党参、白术健脾益气;茯苓健脾利湿,能增加党参、白术健脾益气之功;炮姜温中散寒,健运脾阳;砂仁行气化湿温中;半夏和胃消痞;甘草调和诸药,共奏温补脾阳之功。

4. 温燥化湿法

本法适用于寒湿内蕴、中阳受困之证。症见受凉受湿后出现脘腹痞满疼痛,纳差恶心,呕吐清水,口黏腻,舌苔白腻,脉细沉。方用温燥醒脾汤(苍术、桂枝、茯苓、猪苓、砂仁、藿香梗、陈皮、清半夏、生姜)。

方中苍术燥湿健脾,芳香化湿;桂枝辛温,通阳化气;茯苓、猪苓利湿;砂仁辛温散寒,化湿醒脾;藿香梗芳香化湿理气;陈皮、半夏、生姜理气和胃止呕。诸药合用,可起散寒祛湿之功。

5. 清热化湿法

本法适用于湿热蕴脾之证。症见脘腹胀满,恶心,纳差,口黏腻或口甜,大便不畅,舌赤,苔黄腻,脉沉或濡。方用清热化湿汤(黄连、苍术、茯苓、猪苓、佩兰、滑石、淡竹叶)。

方中黄连苦寒清热燥湿,热轻者用3g,热重者用6g;苍术燥湿,其气芳香,又能醒脾化湿;佩兰苦、平,芳香化湿;半夏和胃止呕;滑石、淡竹叶清热利湿。湿热除,则病自愈。

6. 清泻胃火法

本法适用于胃火亢盛之证。症见胃脘疼痛、拒按,口渴欲冷饮,口臭或口舌生疮,齿龈肿胀而痛,大便秘结,舌赤,苔黄燥,脉数。方用加减清胃散(黄连、生地黄、麦冬、牡丹皮、生石膏、天花粉、玉竹、太子参、淡竹叶)。

方中黄连、生石膏清热泻火;生地黄、麦冬、玉竹滋阴生津,可助黄连、生石膏清热泻火之功,又可疗火热伤津之症;牡丹皮清热凉血,可治疗火热伤津致瘀之症;太子参甘、苦、平,补气生津,以固胃气;淡竹叶清热除烦。诸药配伍,既可清胃火,又可防苦寒伤脾之弊。

7. 养阴滋胃法

本法适用于脾胃阴虚证,或胃失濡养而虚热证不甚明显者。症见胃脘痞满隐痛、灼热或嘈杂,饥而不欲食,大便干燥,舌红少津,无苔或薄黄苔,脉细。方用加味益胃汤(北沙参、麦冬、生地黄、玉竹、太子参、枳壳、鸡内金、大枣)。

方中北沙参、麦冬、生地黄、玉竹益胃生津;太子参补气生津,以助气化,加强生津之效;枳壳宽中除满,又能消食;鸡内金健胃消食;大枣补脾益气。

8. 补脾柔肝法

本法适用肝胃不和之证。症见胁痛胀满,腹胀纳呆,情志不畅,舌苔白,脉弦。方用加味痛泻要方(柴胡、白芍、当归、党参、白术、陈皮、防风、川楝子、小茴香、炙甘草)。

本证的发生,多因情志不遂、郁怒伤肝、肝失条达而乘脾土,也可因脾失健运而反侮于肝,肝失疏泻而成。方中柴胡、白芍、当归疏肝养肝柔肝,收敛肝木横逆之气;党参、白术、炙甘草健脾益气而抑木;陈皮醒脾和脾;防风、川楝子、小茴香行气疏肝止痛。

9. 疏肝和胃法

本法适用于肝气郁结、肝胃气滞之证。症见纳差,脘腹胀痛,其痛常及两胁,时轻时重,嗳气频作,嗳气后胀痛减轻,吞酸嘈杂,胃部灼热,情志抑郁或烦躁易怒,善太息,舌苔薄白或黄,脉弦或沉。方用匀气汤(柴胡、白芍、枳壳、陈皮、煅瓦楞子、清半夏、吴茱萸、川黄连、炙甘草)。

本方为柴胡疏肝散加减而来,方用柴胡、白芍疏肝解郁,条达肝气;枳壳行气除痞,宽中除胀;陈皮理气健脾;煅瓦楞子制酸化瘀;清半夏和胃止呕,消痞散结;吴茱萸、川黄连相伍,辛开苦降,清肝火,降胃逆;炙甘草益脾和中,调和诸药。

临床应用时,强调体质的强弱。在药物的配伍上非常巧妙,体质强(舌苔黄、脉弦数)者,黄连6g,吴茱萸3g;体质弱(舌苔白、脉沉)者,黄连1.5g,吴茱萸3g。这些都体现了孙喜才辨证细腻,丝丝入扣,组方严谨,选药谨慎的学术思想。

10. 温肾补中法

本法适用于脾胃虚弱日久或脾阳虚之证。症见食少纳呆,胃脘胀满,口淡无味,腰膝酸软,或腹泻完谷不化,或五更泄泻,舌胖苔白,脉沉无力或沉迟。方用加味保元汤(炙黄芪、党参、肉桂、白术、砂仁、半夏、杜仲、炒薏苡仁、鸡内金、煨肉豆蔻、陈皮、炙甘草)。

方中炙黄芪、党参、白术、炙甘草健脾益气;砂仁温中健脾和胃;肉桂、杜仲温补肾阳、暖下元;炒薏苡仁健脾利湿;鸡内金消食健脾;煨肉豆蔻温中暖脾、涩肠止泻;陈皮理气健脾,以防补之太过所致气滞。

11. 固卫护中法

本法适用于卫气虚弱,若遇风寒则引起胃脘疼痛、腹泻之证。本证的产生,由于卫气不足、中焦虚弱,在平和的环境中尚能维持其正常功能,无不适表现,若遇气候突变、受风受寒,则出现鼻塞、喷嚏、腹胀、腹痛、胃脘不适、身冷等症。方用玉屏护中汤(炙黄芪、党参、白术、防风、高良姜、炙甘草)。

方中炙黄芪益气固表,党参、白术健脾益气,防风祛风散寒,高良姜温中散寒止痛,白芍、炙甘草缓急止痛[20]。(肖志供稿)

三、于淑芬治疗脾胃病经验

于淑芬主任医师在萎缩性胃炎、消化性溃疡、胆囊炎、功能性消化不良、结肠炎等脾胃病的诊疗方面具有自己的特色。

1. 脾气虚是发病的内在因素,适时应用益气健脾法

消化系统疾病症候表现多样,病情虚实夹杂,本虚标实,脾虚是疾病的最根本因素。临证首先要权衡标本缓急轻重,或先祛邪而后补虚,或补泻兼施。脾虚多兼气滞、痰浊、湿阻、食积,如不细查舌苔,急于图本,过用滋腻之品,误用补法,则滋湿恋热,壅气生火,邪不祛除,病反加重。其次,补而不滞,补中有通,方中酌情配伍行气、除湿、消导之品,如陈皮、苏梗、藿香、薏苡仁、苍术、枳实等,使补而不腻,补中有通,动中有静,以健脾运中,顺脾胃升降之性。临床常用六君子汤。若脾虚中气下陷,用补中益气汤;若脾胃阳虚,用黄芪建中汤。健脾益气方药能增强和调节消化系统功能、促进机体的能量代谢、增强体质和应激能力,对免疫功能有促进作用,对消化系统疾病的治疗至关重要。

2. 七情内伤是发病的重要因素,重视理气疏肝、养血和血

消化系统疾病多数为心身疾病,很多患者的发病与情绪有关,或急躁易怒,或抑郁内向,致脏腑气血失调。临证常用四逆散、柴胡疏肝散、逍遥丸。在药物配伍方面,针对肝胃、肝脾不和,配伍白芍、甘草;肝胃不和,胃气不降,用白芍配沉香;气郁化火,加牡丹皮、栀子、黄芩及左金丸;肝郁症状重,加合欢花、佛手;肝郁脾虚,配黄芪及四君子汤;对疼痛明显者,配伍香附、延胡索、金铃子,其中香附为气病之总司,能通十二经之气分,治诸种气痛,延胡索能显著提高痛阈,使肌肉松弛而有解痉作用。对于柴胡,因其有上升之性,故对肝胃不和、气机上逆者不适用。肝脏体阴用阳,不可一味攻伐,在疏肝行气的同时,养血柔肝不可偏废,常用当归、白芍,其中当归芳香可行气、味甘可缓急,更是肝郁血虚的要药。

3.重视活血化瘀

久病多瘀,并且脾气虚为内在因素,气虚推动无力,致气虚血瘀;七情内伤,致气滞血瘀。患者表现为固定部位的刺痛,口唇及面色晦暗,舌暗有瘀斑,舌下脉络迂曲,脉涩或弦,血液流变学指标多有异常。治疗时,可在辨证论治的基础上加入活血化瘀药,则近期及远期疗效均满意。临证根据瘀血程度的轻重,选用不同的药物配伍。对于轻型,可用当归、丹参、赤芍,在化瘀药中最为平和;对于顽固、严重的瘀血胃痛,可用失笑散、乳香、没药,甚或虫类药。现代医学认为,活血化瘀治疗可改善病变黏膜的血液循环,阻断导致各种病变的瘀血病理环节,从而改善病变局部缺血、缺氧、营养和新陈代谢障碍,使病变组织的神经体液调节、胃肠激素分泌、免疫功能和新陈代谢恢复正常,增强胃黏膜屏障,促进炎症吸收、溃疡愈合、萎缩及增生等病变恢复正常。

4.重视寒热并用、辛开苦降

慢性胃病多为寒热错杂,虚实并见。临证应苦辛并行、寒热并用、泄中有开、散而能降,使气机畅通,恢复中焦升降功能。常用药对如下:黄连配干姜,见于汉代张仲景《伤寒论》的半夏泻心汤,针对脾胃虚弱,客邪乘虚而入,寒热错杂,升降失调,清浊混淆而致的肠胃不和、脘腹胀痛、呕吐泄泻,用黄连苦寒降泄除其热,干姜辛温开结散寒。黄连配吴茱萸,见于《丹溪心法》的左金丸,主治肝火犯胃引起的胁肋胀痛、嘈杂反酸、呕吐口苦、脘胀嗳气,重用黄连,苦寒泻火为主,少佐吴茱萸(黄连、吴茱萸用量比为6∶1)辛热,从热药反佐,以制黄连之寒;且吴茱萸能入肝降逆,使肝胃调和;若见中焦寒象,可加大吴茱萸用量至1∶1。黄连配厚朴,见于《霍乱论》的连朴饮,针对湿阻中焦、郁蒸湿热、湿热俱重之证,症见身热、心烦、胸脘痞闷、口渴、呕恶、便溏、舌苔黄腻,厚朴行气化湿,黄连清热燥湿,可使气行湿化、湿去热消。黄连配木香,见于《太平惠民和剂局方》香连丸,针对湿热痢疾之胸膈痞闷、赤白下痢、腹痛里急,黄连清热泻火燥湿,木香芳香辛散温通,擅长调中宣滞、行气止痛。黄连配半夏,可治疗胃热呕吐;两药相配,清热泻火,降逆开结。

5.重视通降胃气,同时不忘提升脾气

六腑以降为顺,以通为用。在藏象学说中,以脾胃升降来概括机体整个消化系统的生理功能。胃的通降是降浊,降浊是受纳的前提条件。临证时,要重视通降胃气,并根据病因分别采用不同的通降之法。理气通降法主要用于肝气郁结,横逆犯胃,胃失和降;方用柴胡疏肝散加减。辛开苦降法适用于寒热互结中焦,气机升降失和;方选用半夏泻心汤。泻热通腑法适用于胃中积热,痞满燥实;方以承气汤化裁,黄连、黄芩、酒大黄三药为苦寒之代表。降胃导滞法适用于胃失和降,腐熟失司,食积阻滞;方用保和丸合枳实消痞丸加减。凉润通降法用于胃阴不足,胃失濡润;治宜甘平或甘凉濡润,以养胃阴,津液来复,使之通降;方用沙参麦冬汤加减。

通降的同时不忘提升。对于清阳不升、清气在下的脏器脱垂,或伴便溏、脘腹下坠等,要重视益气升提,随方酌情加入柴胡、黄芪、升麻[21-22]。(孙洁供稿)

四、李成刚辨治慢性萎缩性胃炎用药经验

慢性萎缩性胃炎的病机关键是中焦气机阻滞,升降失职。因为中焦脾气不升,则胃失温养,故胃黏膜萎缩;中焦胃气不降,则水谷之物滞留,使湿热之邪丛生;中焦气机不利,血行不畅,则发

为血瘀；中焦气机失和，则肝失疏泄而发为肝郁。因此，在施治中，根据"胃为水谷之海"、以通为用、以降为顺的特点，将调畅中焦气机贯穿在慢性萎缩性胃炎各型的治疗中，因本病证型各异，但病机均为气机不畅，故均须调畅中焦气机、顾护胃黏膜、扶助胃动力。临床上，若见肝气郁结、横逆犯胃之证，治疗重在疏肝调气，佐以健脾养胃之品。

在临床治疗慢性萎缩性胃炎时，要在辨证的基础上精选主方，同时根据检测结果，在辨病的基础上加用相应药物，既重视辨证，又结合辨病进行诊治。因为临床上不少患者所表现的症状轻重与胃黏膜损害程度和病理变化并不同步，所以无法推测胃黏膜损害程度和病理变化的轻重。此外，还有一些患者在一定时期内缺乏特异性的症状，这时就要在辨证的基础上结合胃镜及病理切片进行辨病，以弥补辨证的不足，就可提高诊治效果。

临床治疗慢性萎缩性胃炎兼有消化性溃疡时，常在辨治的组方中加制酸护胃药。制酸选乌贼骨、瓦楞子、浙贝母、甘松；保护胃黏膜加白及、三七；如胃黏膜萎缩严重，必加理气活血化瘀的当归、川芎、赤芍、丹参、莪术等，可增加胃黏膜血流量、改善微循环，使胃黏膜缺血、缺氧得到改善，有利于炎症消除、腺体复生及增生性病变消退，从而阻断其向胃癌发展。

应区分不同病因，选择针对性强且有较好疗效的药物。如以胃脘痛为主，止痛药可用徐长卿，既可止痛，又可祛风解毒；若胀痛，必有气滞瘀阻，行气用川楝子、枳壳，川楝子既可行气止痛，又可疏肝和胃；枳壳既能行气宽中除胀，又能使胃肠运动收缩节律增强，对于幽门关闭不全的胆汁反流性胃炎较为适合。化瘀者，可选丹参、莪术、五灵脂。丹参既能活血化瘀，又能凉血消痈，重症兼糜烂性胃炎用之切合病情；莪术可行气止痛，又可化内损之恶血；对胃黏膜肠上皮化生、非典型增生的萎缩性胃炎虚寒证，用五灵脂散瘀解痉止痛。若隐痛，须辨舌、脉，舌胖苔薄、脉细缓，属虚寒，用白术补阳和中；苔白腻、脉沉弦，属中寒，用吴茱萸温中散寒。若灼痛，多属肝胃郁热，可加小剂量黄连、大黄，黄连清热解毒，大黄泻热导滞。黄连无大黄则热不下，大黄无黄连则泻热不力，二者可起到相辅相成的作用。值得一提的是，止痛的徐长卿，行气的枳壳，化瘀的丹参、莪术，健脾的白术，散中寒的吴茱萸，清胃热的黄连、大黄，均有杀灭或抑制幽门螺杆菌的作用。

临床治疗本病，无论辨证施治或辨病施药，均难以速愈者，这时就要从改善患者体质入手，温其阳、补其阴、益其气、养其血，可渐趋痊愈。凡久治不愈的慢性萎缩性胃炎，包括浅表性胃炎，多数患者均经过长期用药，往往是中西药并用，其原因是患者对药物产生依赖性，但很大程度上是药物多用、滥用所造成的后果。多因病已去或未全去，而脾胃已受损伤，此时用药应当少苦寒之品，增用益气、养血、补阴之味，不宜过多应用苦温或苦寒之味，过温伤胃津，过寒伤胃气。如行气用陈皮，化瘀用三七，消食用麦芽、谷芽，疏肝用玫瑰花或绿萼梅，祛寒用生姜或煨姜，益气用山药、扁豆，养血用桑椹、龙眼肉，补阳用肉苁蓉或山茱萸，补阴用百合、北沙参，泛酸、吞酸、烧心用乌贼骨、瓦楞子，胃酸少而阴虚用乌梅。

临床处方常要加几味活血药，原因在于药理实验证明理气活血化瘀药（如当归、丹参、川芎、莪术、红花等）能增加胃黏膜血流量、改善微循环，使胃黏膜缺氧得到改善，有利于炎症的吸收、萎缩腺体的复生及增生病变的消退。同时，对幽门螺杆菌阳性患者加用清热解毒药，如蒲公英、半枝莲、焦栀子及清热燥湿的炒黄连、炒黄芩等以抑杀幽门螺杆菌；对伴有糜烂者，除加生肌药外，还应加郁金、佛手、白及、乌贼骨,能改善病灶的血液循环,修复胃黏膜。伴有上皮化生者,可加白花舌蛇草、生薏苡仁、浙贝母、生蒲黄,以清热化湿。有不典型增生者,加黄药子、三棱、莪术、半边莲、刺猬皮、露蜂房、猪蹄甲、山慈菇、仙鹤草,活血与软坚散结联合使用,可防止胃部癌前病变。吾师在本病治疗中观察到多数患者经过两个月连续治疗,胃镜复查胃黏膜病理改变逆转,腺体萎缩、不典型增生都随之减轻[23]。(田亚婷、谢青供稿)

第五节　肺系疾病临床经验

一、高上林辨治咳嗽经验

高上林认为,外感咳嗽属于邪实,为外邪犯肺,肺气壅遏不畅所致;若不能及时驱邪外出,可进一步演变转化,表现风寒化热、风热化燥,或肺热蒸液成痰、痰热蕴肺等情况。内伤咳嗽多属邪实与正虚并见。肺失宣降、肺气上逆是咳嗽的基本病机,病位主要在肺,与肝、心、脾、肾密切相关。治疗时,应辨清邪正虚实。外感咳嗽多实证,以祛邪利肺为治疗原则,选用散寒、清热、祛风、润燥之法。内伤咳嗽,多属邪实正虚,以祛邪扶正、标本兼顾为治疗原则,分别采用益气养阴、化痰清火之法。此外,还应关注肝、脾、肾的兼顾治疗。

1. 早利咽喉

外邪袭肺,发为咳嗽,高上林认为其侵入途径不外乎有二:其一从皮毛侵入,因肺合皮毛,外邪从所合到肺;其二从口鼻通过咽喉犯肺,肺之门户为咽喉,症见咽痒、咽干或咽痛、呛咳为主,治疗以解表利咽止咳为法。若为脏腑失调,久咳老嗽,迁延伤及正气,致阴虚肺燥;津液被灼,肺失滋润,致肃降无权,肺气上逆发为咳嗽者,症见咽喉干涩、频频清嗓作咳、干咳无痰为特征,治疗以润肺利咽止咳为法。随证及早加入利咽之品,止咳疗效显著。

2. 宣肃有度

宣法适用于外感犯肺所致咳嗽,高上林认为此时邪气轻浅,应以疏散外邪、宣通肺气为法,因势利导,予邪出路,开门逐寇,邪去则肺复清虚,咳嗽止;常在方中加入桔梗等轻宣肺气之品,不可宣肺太过,避免伤及正气,此时忌敛肺止咳,若过早选用收涩镇咳之品,势必引邪入里、闭门留寇,反使咳嗽经久不愈。宣法同样可用于内伤咳嗽,即咳嗽日久,由实转虚者,可加入少量宣肺之品,顺势以助肺之力,达到较好疗效。若表证已解,咳嗽不止,甚则肺胀胸满、咳喘痰多、气逆上涌、呛咳频作,脉多见弦滑,多由脏腑失调,影响肺气肃降所致,此时当用肃肺降气之法,使上逆之肺气得以下降。高老认为,宣肃之法需相辅相成,主次有序,同时根据辨证,联合使用清肺、润肺、化痰、祛痰血之品。

3. 不忘健脾

脾胃与肺具有土金相生母子关系,人体气的生成主要依赖于肺的呼吸功能和脾的运化功能,这说明脾运化功能的强弱决定肺气的盛衰,肺气不足多与脾气虚弱有关。所谓肺不伤不咳,脾不伤不久咳。如陈士铎《石室秘录》中所载"治肺之法,正治甚难,当转治以脾,脾气健运,则土自生金"。肺与脾在病理上相互影响,主要表现在气的生成不足与津液的代谢失常。其一,脾胃为人体气机升降之枢,脾胃升降与肺主宣发肃降功能相互影响。其二,土能生金,当脾受病时,脾土不能生养肺金,则可导致肺气不足、皮毛不固,易感受外邪而引起咳嗽等。其三,在津液输布和代谢方面,脾失健运,津液代谢障碍,水湿停滞,则聚而生痰成饮,多影响肺的宣发和肃降,可出现咳痰喘等临床表现,故前人云:"脾为生痰之源,肺为贮痰之器。"赵献可在《医贯》中说:"咳嗽治之之法,不在于肺而在于脾。"痰由脾生,脾病及肺;咳嗽日久亦可损伤脾胃,致正气亏虚。故临证既注重痰浊阻肺、肺失宣肃之标,更需兼顾脾虚痰湿内生之本,选用健脾渗湿之品以振脾运,脾旺则湿气不留,痰无从以生;脾旺则正气充足,方能驱邪外出。临床常用四君子汤合二陈汤化裁,常用药物有北沙参、党参、茯苓、白术、姜半夏、陈皮、薏苡仁等,体现"治病必求于本"的观点。

4.巧从肝治

肺居上焦,主降,其气清肃;肝居下焦,主升、主疏泄,其气升发。二者一降一升,相互协调,共同维持气机升降,使气息匀和。如情志不遂,肝气郁结,枢机不利,可诱发或加重肺主肃降功能失调,肝肺失调,可导致咳嗽不止。肝火上炎,木火刑金,肺失清肃,发为咳嗽。根据辨证,适时选用疏肝、清肝、养肝、平肝、柔肝之品,从肝论治,拓展思路,巧用肝肺之间联系,重视肝病及肺的病机特点加以治疗该病,临床收效甚佳。

5.止咳固本

肺主气,脾为气之源,肾为气之根,故脏腑传变而言,主要是肺、脾、肾三脏之间的相移。《景岳全书·咳嗽》中提及"五脏皆有精气而又惟肾为元精之本,肺为元气之主,故五脏之气分受伤,则病必自上而下,由肺由脾以极于肾"。故此可推知,由肺及脾至肾的传变是病情由轻转重的过程。高老治疗外感或内伤咳嗽均以扶正固本为基本大法,喜在方中加用山药,以平补肺、脾、肾三脏之气,脾肾旺盛,正气充足,可驱邪外出。

6.久咳宜化

咳嗽日久不愈,导致络脉瘀阻,原因有二:其一,久咳脏腑失调,痰浊内生,痰浊痹阻,气机壅遏,血行瘀滞;其二,久咳由肺及肾,耗气伤阴,气不煦、血不濡、阴不足、血不畅,应"怪病亦当责之于郁"之理,对此久咳顽疾者,仍用常法,效果欠佳。高上林在临证中,酌情加用郁金、牡丹皮、川芎、当归等活血化瘀之品,使气血畅通,脉络宣达,痰浊随之而化,达通瘀止咳之效,临床疗效显著[24]。(裴瑞霞供稿)

二、米烈汉治疗肺纤维化经验

米烈汉传承长安米氏内科流派"会中西、通古今"的治学之法,遵行流派"会通治学、躬行实践"传统,在流派先师黄竹斋"伤寒金匮合一炉而治""六经钤治百病"及流派祖师米伯让"关医结合""寒温统一""临症优选法"的思想基础上,潜心经方,勇于创新,在《黄帝内经》宗气、张仲景营卫概念基础上,抓住多种致命性疾病终末期均缺氧的共性,结合大气污染导致疾病谱变化的现实,在流派治疗出血热气陷证启发下,逐步形成了"宗气为本"的诊疗思想和"顾护宗气"的防治、养生特点。提出宗气亏损或郁阻可导致多种肺系、心系、脾胃疾病的新致病观,立"补气、清气、敛气、肃浊、升清"治宗气五法,临证以补法治宗气虚、清法治热伤宗气、敛法治宗气耗散甚或亡脱、肃法治宗气受阻、升法治宗气下陷。

米烈汉在治疗慢性疾病的过程中首重补法,阐发《黄帝内经》"邪之所凑,其气必虚""正气存内,邪不可干"之大义,认为疾病的发生皆因正气不足所致,可因虚致病,亦可因病致虚,故正虚是疾病发生之本,临证多缓中补虚,加减有度,使人体气血平和,经络通畅,脏腑协调,阴阳平衡。他认为,肺纤维化(PF)属于本虚标实之证,是因素体虚弱,宗气不足,水饮、痰浊、瘀血等邪气影响肺、脾、肾三脏之功能,导致脏腑阴阳失衡,形成痰、瘀、毒邪伏藏于机体膜原之位,而成"夙根",每遇外感四时不正之气,从而导致肺纤维化。本病日久缠绵,总体以宗气亏虚为病机关键。结合本病发病过程,认为其多属祖国医学"肺痹""肺痿"范畴。根据该病发病后的进展情况,将其分为早期、中期及晚期三个时期,各个时期症状变化常相互夹杂,往往既有肺脾肾亏虚,又有邪毒羁留、痰瘀互结的表现,治疗时需详加辨证,将辨病与辨证、宏观与微观相结合,以"宗气为本"思想为指导,贯彻"顾宗保元为根本,祛邪通络贯始终"的基本治疗大法。"顾宗保元",即协调肺、脾、肾三脏,保守三脏正气;"祛邪通络",指祛除邪气、通达血络,为宗气运行创造良好的内环境。融补肾纳气、健脾益肺、清气化痰、逐瘀排毒等多种治法于一炉,获得了显著的临床疗效。

1. 早期宜"清宣排毒保肺气"

肺纤维化早期多由外界环境及自身免疫异常导致。米烈汉认为,肺为娇脏,易受外界温热毒、环境毒及药物等毒邪侵袭,毒邪痹肺,肺气失宣,气不布津,水液代谢失调,聚而成痰,痰热阻于肺,临床以发热、胸闷、咳嗽咳痰、咽干、舌质红、苔黄腻、脉细数为特征。治疗时以"清宣排毒保肺气"为法,常以自拟五子汤、抗纤汤宣通肺气,并随症加入桔梗、紫菀、生地黄、牡丹皮、三棱、莪术等(清肺化痰)以及黄芪、冬虫夏草等(保肺气)。

2. 中期宜"固本培元调气机"

人体一身之气与肺、脾、肾三脏密切相关,本期以肺肾亏虚为主要表现。外邪袭肺,肺络受损,痰瘀乃生;肾藏精,精生髓,髓生血,阴精亏虚,精血不足,运行无力,则生瘀血,瘀血形成又可影响气机的宣畅,阴津、阳气难以布达,肺失濡润,使肺痿进一步加重,可见咳逆上气、咳嗽气喘;随着本期的不断发展,临床表现为久咳不愈、动则加重、干咳少痰、口干咽燥、时有低热、舌红少津、苔少或薄白、脉细数等。米烈汉认为,五脏安和是治疗疾病之根基,故在本期以"固本培元调气机"进行治疗,常用自拟抗纤汤、益肺化痰汤等生津液、润肺燥、填补肾水、实下元,使气机条畅。

3. 晚期宜"扶正祛邪通肺络"

肺纤维化晚期肺组织持续受到破坏,导致肺脾之气虚衰,血行无力,不能布津,痰浊瘀血内生阻于肺络,肺络瘀阻,进一步加重肺气虚损,临床多表现为咳喘胸闷、气短无力、口干咽燥、五心烦热、面色晦暗、咳吐涎沫、口唇及指甲发绀、周身水肿、嗜睡或神昏、舌质紫暗、苔少、脉弦细弱或脉微欲绝。治疗时宜"扶正祛邪通肺络",常用自拟抗纤汤、五子二陈汤等补益肺脾肾三脏,化痰祛邪,活血通络。

纵观米烈汉治疗肺纤维化早期、中期及晚期所用方药,皆灵活运用了自拟抗纤汤。该方是米烈汉在多年的临床实践中不断总结经验后自拟的方剂,由红参、黄芪、沙参、苏子、百合、冬虫夏草、鸡血藤、当归、丹参、川芎、鸡内金、砂仁、甘草组成。方中红参与黄芪为君,二者皆为甘温之品,入脾、肺二经,脾胃为气血生化之源、元气之本,元气盛、气血充,则精神足,肺主皮毛而卫外。红参大补元气以治虚,黄芪益肺气、固表实卫,正所谓"邪之所凑,其气必虚",以此二药相伍,能增强人体正气以抗御外邪,体现了米烈汉治疗本病重视祛邪扶正、固本培元的思想。沙参微苦、微寒,入肺、胃经,《本草纲目》言沙参"甘淡而寒,其体轻虚,专补肺气,因而益脾与肾,故金能受火克者宜之"。久咳易伤肺阴,沙参能清肺养阴、润肺化痰;苏子入肺经,能降肺气,肺气宜降,气降则痰化;百合入心、肺经,在补肺阴、清肺热、润肺燥的同时又能止咳;冬虫夏草入肺、肾经,补肺益肾、化痰止咳,尤宜于久咳虚损之证。沙参、苏子、百合、冬虫夏草四味共为臣药,攻补兼施,祛邪排毒的同时,兼以调护肺、脾、肾三脏之气,使邪去而不伤正。因冬虫夏草较为贵重,故米烈汉常以至灵胶囊代替。鸡血藤、当归、丹参、川芎、鸡内金、砂仁皆为佐药,其中鸡血藤入肝经,补血活血通络;丹参、当归、川芎入心、肝二经,心主血脉,肝主藏血,上四味药皆能入血,养血的同时,化瘀祛痰通肺络,使邪有出路,可助君、臣扶正祛邪。张锡纯在《医学衷中参西录》中言鸡内金为"鸡之脾胃也……又凡虚劳之证,其经络多瘀滞,加鸡内金于滋补药中,以化其经络之瘀滞,而病始可愈。"鸡内金、砂仁入脾、胃经,能健脾消积、理气和中,祛瘀兼化积,可通一身之气,故可恢复肺的正常宣降功能。生甘草甘、平,归脾、心、肺经,《药品化义》载"甘草,生用凉而泻火,主散表邪,消痈肿,利咽痛,解百药毒",在调和诸药的同时,可补气祛痰,发挥解毒之力。本方组成针对本虚标实之证,重用补气药补虚以排毒,扶正祛邪,补而不留邪;补肺益气药与养血活血药同用,补血兼行气,活血兼理气,可补气行气,活血化瘀;理气药与化痰药同用,理气降气以消痰;化瘀消积药与祛痰药联用,能够通肺络,给邪以出路,以助全方扶正祛邪之力。全方配伍,共达虚补、瘀散、毒消之目的,临证用于邪阻于肺,络脉不通,肺失宣降,气虚血瘀所致的肺痿/肺痹,疗效显著。以此方治疗肺纤维化,可有效改善患者的临床症状,显著提高患者的生活质量及生存率。抗纤汤曾作为名医验方刊登于《中国中医药报》,现已被研制成院内自产制剂"抗纤丸"用于临床[25-26]。(杭程、王怡供稿)

三、刘华为辨治咳嗽经验

1.痒咳

咳嗽时以咽痒、喉痒或咽喉俱痒为最主要的特点,其致病之因以外风为主,"风主动""痒为风症",因此对于本类病证,其治之机则在于祛风为要务,用药以轻巧灵动为则,可仿止嗽散治疗,药味中以"叶、花、茎"之类宣散透达为主,选药如枇杷叶、桑叶、苏叶、苇茎、白前、前胡、防风、荆芥等。正如《医学心悟》所说:"本方温润和平,不寒不热,既无攻击过当之虞,大有启门祛贼之势。是以客邪易散,肺气安宁。"故对于新久咳嗽,咳痰不爽者,加减运用得宜,均可获效。

2.燥咳

咳嗽时以干咳无痰、气急、口干鼻干、大便干为主。该类患者总体以津液亏耗的表现为主,属肺热叶焦、阴津亏虚、肺不布津、宣散失常所致,治宜以养阴润肺为主,方宜选桑杏汤、养阴清肺汤,或以沙参麦冬汤化裁为宜,用药以润肺生津但不滋腻为原则,如可选玉竹、天花粉、石斛、生地黄、五味子、麦冬、天冬之属,而不宜选用熟地黄、山茱萸、阿胶等滋腻之品,方为上策。

3.痰咳

咳嗽之时兼见咳痰量多,色或白或黄,或稀或稠,或利或不利,或兼见气喘、身重乏力,舌淡,苔白或黄腻,脉濡滑等表现,此皆为痰浊、痰饮或痰热内壅之证,其中有寒、热之别,总体属痰饮致病,治宜以温化为主,因"脾为生痰之源",故在治疗中宜注意健脾、促其运化复常,则咳嗽易除,选方宜以葶苈汤、二陈汤、三子养亲汤、温胆汤、清金化痰汤、苓甘五味姜辛汤为主,兼加四君子汤。痰从寒化者,注意兼加干姜、姜半夏、细辛、桂枝等温药以和之;痰从热化、燥化者,宜加胆南星、浙贝母、川贝母、黄芩、竹沥等清化之品,以使痰热得除,邪去正安,咳嗽自止。

4.久咳

咳嗽经久不愈,历年累月,以夜间为重,常伴乏力,时有气短,咳则遗尿或尿频,舌淡,苔白腻,脉沉细。此多为脾肾阳虚、肺失敛降所致,治宜以温补脾肾、收敛肺气为宜,方选四君子汤、补中益气汤合金匮肾气丸、真武汤等均可,可酌加炙五味子、五倍子、桑螵蛸、苏子、沉香曲等敛降肺气之品。总之需符合"治肺不远温"之旨,疗效较优。

5.其他少见咳嗽

如临床上出现个别患者月经期咳嗽、阴痒咳嗽、性急咳嗽等怪异之症,就应辨证论治。《素问·咳论》曰"五脏六腑皆令人咳,非独肺也",实际上就是提示我们在治疗咳嗽时应注意辨证论治。以上诸咳均需考虑木火刑金、肝气侮肺之证,治疗上宜从疏肝、柔肝、清肝、健脾以补土生金之思路辨治,方宜选柴胡疏肝散、丹栀逍遥散、黛蛤散等,以辛散配酸降、酸敛、润肺止咳之品为主,如多选用柴胡、佛手、郁金、五味子、酸枣仁、杏仁、石榴皮、炙百合、胡桃肉等。总之,刘华为教授认为咳嗽虽为内科临床上最为常见的疾病之一,但如果只循书本上外感、内伤两端去辨证,则显肤浅,具体实践中还应不断摸索,善于总结,总体应遵"治上焦如羽,非轻莫举""病痰饮者,当以温药和之""治肺不远温""此皆聚于胃,关于肺"的原则,才能有的放矢、药到病除。

6.千金苇茎汤的临床应用

苇茎汤出自《古今录验方》,孙思邈《备急千金要方》载有此方,但无方名。宋代林亿等校定《金匮要略方论》时,将此方收入"肺痿肺痈咳逆上气"篇作为附方,冠名"千金苇茎汤"。此篇云:"咳有微热、烦满、胸中甲错,是为肺痈。"又云:"咳而胸满,振寒脉数,咽干不渴,时出浊唾脓血,久久吐脓如米粥者为肺痈。"

苇茎汤由苇茎、薏苡仁、桃仁、冬瓜仁组成,具有清肺化痰、逐瘀排脓之效,主治因痰热瘀血壅结于肺所致肺痈;症见咳嗽,身有微热,甚则咳吐腥臭浊痰或伴脓血,胸中隐隐作痛,肌肤甲错,舌红,苔黄腻,脉滑数。该方中重用苇茎,其性甘寒轻浮、清肺泻热,为君药;冬瓜仁涤痰排脓、清热利湿,为臣药;桃仁活血行滞、散瘀消痈,又能引痰热从大便出,薏苡仁清化痰热、利湿排脓,共为佐使。诸药相伍,共奏清化、逐瘀、排脓之功,使痰瘀两化,脓排热清,痈可渐消。脓未成者服之,可使消散;脓已成者服之,可使脓排瘀去。

临床观察,运用本方不仅可治疗肺痈,通过灵活化裁,还可广泛用于治疗各种肺系疾病,如急(慢)性支气管炎、肺炎、慢性阻塞性肺病、肺结节病、肺癌、肺间质性疾病、慢性咳嗽等。凡辨证属痰热瘀结者,使用本方均获得了满意的疗效。

肺居上焦,乃水之上源。肺的气化功能主要体现在主气、司呼吸和参与机体水液代谢方面。肺的气机运动同时具有升(宣发)和降(肃降)两种特性,若感受外邪,内伤七情,或五行气化失司影响到肺的气机升降运行,产生痰、饮、水、湿、瘀等代谢产物而发病。慢性肺系疾病多由气化失司、痰瘀互结所致,可通过调节相关脏腑的气机、气化,消除痰、饮、水、湿、瘀、热等病理产物,调畅气机,恢复气化。

千金苇茎汤所治的肺系疾病,临床主要有咳嗽,咳痰质黏、色白或黄,胸闷气喘,舌质偏红,舌下脉络迂曲增粗,脉象弦滑等痰瘀互结的表现。但还要根据虚实、寒热辨证,灵活化裁。如兼有乏力、纳呆、腹胀、便溏等中气虚弱的表现者,可合用补中益气汤;水肿、四肢沉困、胸满(或有胸水)等水瘀互结者,可合五苓散或葶苈大枣泻肺汤。肺癌患者突然原有症状加重,脉象滑数有力,说明痰瘀化毒,癌瘤有迅速扩散加重的迹象,如果体质尚可,可在原方基础上加半枝莲、白花蛇舌草等药物,以解毒散结、遏制肿瘤的发展。肺间质性疾病即中医所谓的"肺痿",主要病机为肺热叶焦、痰瘀互结,千金苇茎汤具有很好的化痰祛瘀功效,临床治疗本病疗效显著[27]。(马战平、李猛供稿)

四、曹利平治疗肺系疾病经验

曹利平擅长治疗肺系疾病及肿瘤疾病。该类患者多为治疗史、用药史较长,病情错综复杂。她不仅掌握了中医药各家主要的治疗特点,还掌握现代诊疗方法,针对患者复杂的中西医治疗史,特别是针对西医放疗、化疗、靶向药物等产生的毒、副作用,坚持辨病与辨证、辨期相结合,准确诊断辨证,疗效显著。擅用枳桔六君子汤、加味清金化痰汤(健脾清肺汤)、柴苓温胆汤、参芪地黄汤、玉屏风散、生脉散等方,并异病同治,随证化裁。

1.肺病病机

曹利平认为,肺系疾病的发病机制是"肺伤必咳,脾伤痰生,肾伤喘甚";肿瘤的病机为"气滞已久,成积成块";肺癌的病机为"邪留于肺,肺气壅滞,积之成者,正气不足,而后病邪踞之"。肿瘤患者素体多属正虚,在不同的发展阶段,会出现"郁、结、块"三种病理状态。根据发病机制,她将经典理论与临床实践融会贯通,异病同治;遣方用药注重顾护脾胃、清肺化浊,确立了"健脾清肺,肺脾同治"的治疗思路。

2.治法方药

(1)健脾胃、清肺热治疗肺系疾病。曹利平治疗肺系疾病擅用健脾胃、清肺热之法,治疗肿瘤疾病则以扶助正气、化浊散结为主。她认为,"脾为生痰之源",健运脾胃可以消除痰浊之源;"肺为贮痰之器",清肺热是"盛则泻之"的具体运用。擅用枳桔六君子汤和加味清金化痰汤健脾胃,清肺热,化痰浊。她将防风、苏叶作为一对祛风药,外感病配伍可以温散表邪,内伤病用之可以给在里的邪气以出路,和清肺化痰的中药相配伍,也有化湿和胃的功效,可以顾护胃气,体现了"健脾清肺,肺脾同治"的学术思想。

在肺系疾病治疗中,外感病重视风寒化热证。在治疗呼吸道急性外感病时,强调外感风寒之邪侵袭人体,皮肤毛孔闭塞,风寒郁而化热,形成风寒化热证,患者多有流涕、喷嚏、四肢酸困、鼻咽干燥。临床上重视解表清里。呼吸道慢性疾病急性加重期常常表现为表里同病。她认为,慢性阻塞性肺病、支气管哮喘、支气管扩张等呼吸道慢性疾病急性加重时,多伴有外感因素,一般属于表里同病,治疗应解表清里。呼吸道慢性疾病稳定期多表现为气虚痰浊。在慢性阻塞性肺病稳定期,患者常常气短、痰多,这是虚实夹杂的证候,她强调,这类情况属于气虚痰浊,需要化痰浊、扶正气。化痰浊可以选用炒冬瓜仁、金荞麦、浙贝母、橘红、法半夏、莱菔子等;扶正气可以选择太子参、黄芪、党参等;另外,常常配伍防风、苏叶等祛风解表药,给在里的邪气以出路。

(2)扶助正气,化浊散结治疗肿瘤疾病。曹利平认为,肿瘤发病的中医病机为"气滞日久,成积成块",因此,肿瘤患者在不同的阶段,在正虚的基础上,会出现"郁、结、块"三种病理状态。她提倡要早发现、早诊断、早治疗,特别是非小细胞肺癌早、中期患者要早手术。中医药要针对现代医学的不同治疗方法,早介入。曹利平认为,中医药在术后恢复、减毒增效和预防复发方面具有优势和特色。根据肿瘤患者的发病阶段和不同治疗方法,确立了中医药全程参与的思路。如接受放疗的患者,全程以益气护肺、滋阴清热为治疗原则,以生脉散、沙参麦冬汤为主方化裁施治。接受化疗的患者,在两次化疗间期,以健脾护胃、以补助攻为治疗原则,治以枳桔六君子汤加夏枯草、忍冬藤、乌贼骨、浙贝母等清肺化浊散结之品。出现骨髓抑制,则脾肾同治,治以参芪地黄汤加地骨皮、生地黄等。肿瘤晚期患者,先重视有病的人,再治患者的病,以人为本,扶正为先,以治疗基础病为原则。接受靶向治疗后出现皮疹、腹泻的患者,属本虚标实、内毒外泻,以健脾清肺祛风为治疗原则,治以枳桔六君子汤加地肤子、生槐花、忍冬藤、郁金、芡实、炒山药等。病情稳定期间,注重扶正祛邪,治以参芪地黄汤、六君子汤加忍冬藤、夏枯草等,以清热解毒。针对肿瘤患者的肝郁气滞,应身心同治,常加郁金疏肝理气。

曹利平的学术继承人曾对她诊治过的 376 例肺癌患者进行了回顾性研究,结果显示,患者放、化疗后的乏力、纳差等症状经中药治疗后,改善率达 90%。2012 年,在陕西省中医医院及陕西省肿瘤医院,观察 Ⅲ 期、Ⅳ 期非小细胞肺癌脾虚肺热证 69 例患者,研究结果显示:健脾清肺汤可明显减轻患者的咳嗽、咳痰、气短等症状,患者日常活动、情绪、活动能力等均得到了改善,生活质量提高,生存时间延长,且未发现明显毒、副反应[28]。(曹利平供稿)

第六节　肾系疾病临床经验

一、杜雨茂治疗慢性肾炎经验

杜雨茂研究《伤寒论》《金匮要略》数十年,造诣深厚,运用经方治疗慢性肾炎疗效显著,积累了丰富的经验。

（一）慢性肾炎治疗八法

1.通阳化湿法

慢性肾炎多因三焦决渎不利,膀胱气化不行,水湿内停,外溢肌肤而成;临床表现主要为全身高度水肿,按之如泥,胸闷脘痞,口不渴或渴不多饮,小便不利,尿不灼热,脉多沉弦,舌质胖有齿痕,苔多腻。此证的关键是阳气不化,水湿内停,故应通阳化湿。阳气一通,三焦、膀胱气化恢复,水道通利,湿乃去,肿自消。故此法所用有三:一则通阳化气,桂枝、生姜皮之类是也;二则渗利水湿,茯苓、猪苓、泽泻等选之;三则宣畅气机、通调水道,可选大腹皮、陈皮、桔梗、杏仁之属。三者相辅相成,殊途同归。

2.通阳利水法

慢性肾炎,或因素体阳虚,或为久病及肾,损伤肾阳,肾阳虚弱,气化失常,关门不利,水湿内留,走窜内外,故临床常见水肿下半身较甚,按之如泥,恶寒,倦怠,甚或心悸等。此证关键为肾阳不足,无力气化,致水液内停,故治疗之务,应以温阳利水为主。该法之意有二:一为温阳复化,可选附片、荜澄茄、生姜、干姜之类,温补所以化气,气化而水可分消;一为治标利水,因此证以本虚为主,故不可攻伐,否则更伤其阳,虽暂愈而后更甚,故应以渗淡利湿为用,水去而正不伤,多选茯苓、白术、大腹皮、车前子、冬瓜皮等,标本同治。

3.益气健脾法

脾居中州,职司运化。慢性肾炎,或素体脾虚,或久病伤脾,致脾气亏虚,不能转输,渐成水湿停聚之证。该证临床每见面目浮肿,肢体肿胀,下肢较著,压之凹陷,头晕,气短,肢软乏力,小便不利,色清或微黄,皮肤多粗糙,口唇色淡,舌淡苔白,面白少华,脉多缓弱等。此证虽表现为水肿,但依辨证,实由脾气不足、运化失职所致,故治疗不在于利水,而在于健脾促运,脾机一转,水津四布,水肿自消。故健脾法其意有二:一则补气以充脾,药用党参、白术、云苓、黄芪等;二则理气以转脾,脾居中焦,为气机升降之枢,脾之功能重在于运,故应加入转脾之品,药选陈皮、苍术、山楂等。

4.滋阴利水法

肾中真阴为人身阴津之源。慢性肾炎,或素体阴亏火旺,或久病伤及真阴,或过服温热之药,伤阴动火,以致阴虚火旺,水热互结,浸渍肌肤,临床常见面肢浮肿、按之凹陷,兼见头晕、腰酸腿软、手足心热,或夜间潮热盗汗,舌红苔少或苔薄黄,脉细数或细弦等。此时利水,每易伤及真阴,单纯滋阴去火,又易滋生水湿,故应针对病机,以滋阴泻火与利水祛湿并施,方仿《伤寒论》猪苓汤加减。

5.滋阴固精法

肾为先天之本,内藏真阴真阳,肾之功能赖此以发挥。若阴阳双方各自亏虚,皆可导致肾之功能障碍。肾阳虚可致水肿,选方用药多主以辛温香燥;阴虚精亏亦可致肿,若误用温阳,愈治肿愈甚。慢性肾炎,或失治误治,日久及肾,损伤肾阴,以致肾不化气,常见头晕耳鸣、心烦少寐、手足心热、腰膝酸软、晨起眼睑微浮、小便不利、脉多细数或弱等,水肿不明显,但小便理化检验多不正常。此时应大胆滋阴固精,不必顾虑,待肾阴一充,功能自复。滋阴当首选六味地黄丸,固精当用金樱子、女贞子等。固精犹立坝堵水,以防真阴外泄,滋阴如库中入水。如此,则肾精充实,功能自复,水肿可消。

6.阴阳双补法

慢性肾炎常缠绵难愈,病程较长,或阴病及阳,或阳病及阴,常致阴阳双亏,多表现为面浮肢肿,下肢较著,足胫欠温,按之如泥,少腹胀而有凉感,小便不利或夜尿频,头晕耳鸣,齿衄或鼻衄,腰膝酸软,舌淡红,苔白,脉细弦尺弱。肾为水火之脏,阴阳互根,若单纯壮阳,则阴益损,单纯补阴,则阳愈虚,是故应阴阳双补,滋阴用六味地黄丸,温补肾阳用肉桂、附子,两相配合,可补火中之阴,壮阴中之火,阴得阳助而泉源不竭,阳得阴助则生化无穷。虽未直接利水,但得肾气旺盛,水气自散。

7.益气补血法

脾为后天之本,气血生化之源。慢性肾炎,日久伤脾,致脾运不良,精微失于布施,常引起气血双亏。气虚则不能布津,血亏则无以濡养,各脏不能得以发挥生理功能,则水液停留。临床每见面白或萎黄无华,头昏气短,四肢困乏,食欲不振,腹胀便溏,小便尚利,眼睑及下肢轻微肿,舌淡,苔薄白,脉缓弱等。此证应气血双补,用参苓白术散健脾化湿,实化源以展气机,恢复气化;用当归补血汤益气养血,润各脏以促流畅,铲除邪水。二者相得益彰,病可自除。

8.参考检验结果选药

杜雨茂认为,对于理化检验结果,一般可作为诊断及判定疗效的参考依据,在辨证施治时不必受其约束。但对一些顽固性病例,在其他体征不明显时,可以根据检验结果,参考现代药理研究及自己的临床经验加选药物。例如:

(1)蛋白尿:可酌加党参、黄芪、茵陈、金樱子、芡实、苍术、山萸肉、益母草等。

(2)血尿:可酌加大蓟、小蓟、当归身、炒蒲黄、槐花、三七、阿胶、白茅根、生地黄、牡丹皮等。

(3)脓尿:可酌加扁蓄、金钱草、蒲公英、紫花地丁、鱼腥草、黄柏、连翘、金银花等。

(4)血压偏高:可酌加钩藤、桑寄生、怀牛膝、杜仲、草决明、龙胆、泽泻等。

(5)肾功能不全:原则上应重视辨证施治,在全身情况改善后,肾功能亦往往随之好转。但出现尿毒症者,可配合用大黄、附片、牡蛎或土大黄等灌肠,或进行结肠透析。

（二）肾病综合征辨治经验

肾病综合征多病程缠绵,病情复杂,治疗较为棘手,杜雨茂以经方加减变通,辨证治之,取效甚佳。

杜雨茂认为,本病之病机以脾肾(阴阳)两虚为本;以精微不固,水湿泛滥,肝阳升动为标;治时应分清标本,恰当辨治。

1.脾肾阳虚型

此型除肾病综合征的一般表现外,尚有畏寒、面色㿠白、舌体胖大、边有齿痕、脉沉细无力等;

治宜益肾温阳,补气健脾,活血利水,重在体现扶正以治本,勿忘祛邪以安正;方以真武汤合理中汤化裁(肾病Ⅰ号):附片 9g,党参 12g,黄芪 15g,白术 12g,芡实 10g,丹参 18g,红花 10g,益母草 20g,猪苓 15g,小叶石韦 15g,扁蓄 15g,鱼腥草 20g,知母 9g,鹿衔草 10g。

方中制附子、鹿衔草益肾温阳,补火煨土;党参、白术、黄芪、芡实补气健脾,升清固精,为治本之图;丹参、红花、益母草活血兼以利水;猪苓、石韦、扁蓄清利湿热,以治其标。正气内虚,易招致外邪,故以鱼腥草清热解毒,兼利水泄浊;湿郁日久,精微漏泄,虑其化热伤阴,故以知母滋阴清热,且防附子之温燥太过。

2.阴虚水停型

此型以兼有五心烦热、腰酸腿软、舌红、苔薄黄、脉细数等肾阴不足之表现为指征;治当以健脾补肾,益气活血,滋阴利水为宜;方用猪苓汤合六味地黄汤化裁(肾病Ⅱ号):生地黄 16g,女贞子 12g,山萸肉 9g,牡丹皮 9g,红花 9g,益母草 30g,扁蓄 30g,知母 10g,小叶石韦 15g,鱼腥草 30g,黄芪 30g,猪苓 15g,泽泻 12g,丹参 15g。

方中生地黄益肾养阴生津,且凉血散瘀;山萸肉既补肝肾之阴,又温肾中之阳,使阴得阳生且阳得阴助;女贞子补肝肾而益真阴;知母归肾经,滋补真阴且能润肾燥;黄芪补益中焦,益气升阳,利水退肿;丹参活血祛瘀,养血润燥;牡丹皮祛瘀行血而又寓泻虚热之功;红花、益母草活血行瘀,益母草又有利水解毒之功,黄芪与此四药相伍,又寓益气活血之义;猪苓利水渗湿,擅治阴虚水肿、小便不利;泽泻渗湿而泻肾热,利水而不伤阴;石韦、扁蓄通淋利水、导湿下行;鱼腥草清热解毒,既除水蓄之蕴毒,又御外邪之入侵。笔者每以之清肃肺脏,从而有益于水之上源,全方坚持服用,良效每彰[29]。(张喜奎供稿)

二、杨宗善治疗原发肾病综合征经验

名老中医杨宗善系陕西省名老中医,主任医师,从医 60 余载,擅长治疗肾病,学验俱丰。

(一)辨标本虚实

肾病综合征是以大量蛋白尿、低蛋白血症、水肿、高胆固醇血症为特点的一组临床综合征。杨宗善认为,本病属于中医学"水肿""肿胀"范畴,若水肿消退后,患者身觉疲乏无力、腰膝酸软,化验显示低蛋白血症而且恢复较慢,此阶段属于"虚损证"范畴。关于治疗原则,水肿期多宗《素问·汤液醪醴论》提出的"开鬼门""洁净府""去菀陈莝",即发汗、利尿、活血祛瘀,所谓的"治水三法"。虚损证期应遵《素问·阴阳应象大论》提出的"因其衰而彰之"的治疗原则。肾病综合征的核心是大量蛋白尿。蛋白是维持人体生命活动的重要物质,属中医学精微物质范畴,宜藏而不宜泻。蛋白尿的产生与肾、脾两脏密切相关,肾为先天之本,藏真阴而寓元阳,脾为后天之本,气血生化之源,主统摄而升清,若因各种原因作用于脾、肾,致使肾封藏失司,固摄无权,精微下泄;脾虚不能升清降浊,清气不升反而下注,就会形成蛋白尿。

在水液代谢方面,除肾为主水之脏外,肺为华盖,主行水,为水之上源,肺气宣发肃降而行水的功能有赖于肾气的促进,故肺肾功能失调可导致水液代谢障碍而出现水肿。正如《景岳全书·

肿胀》曰:"凡水肿之证,乃肺、脾、肾三脏相干之病,盖水为至阴,故其本在肾,水化于气,故其标在肺,水唯畏土,故其制在脾,肺虚则气不化精而化水,脾虚则土不治水而反克,肾虚则水无所主而妄行。"因而外感风邪,肺失宣肃,或脾虚生湿,湿邪内侵,或瘀血内停,肾开阖失司,三焦气化不利,水湿内停而致水肿。精微不固,病迁日久,正气愈虚。正气亏虚,水湿内停,可致气机不利,郁而化热,热化伤阴,再则湿热之邪又可使脾肾更虚。水湿停积,一则脏腑阳气受损,血失温运而停滞;二则久病入络,血流不畅,可致瘀毒自生,血行不利,血不利则为水,而又加重水肿。故本病的病理特点是本虚标实,虚实夹杂。因此,临证中应注意辨标本虚实,是谓"知标本者,万举万当"。

(二)水肿证分型论治

中医治疗肾病水肿,首先要遵朱丹溪提出的应辨清是属阳水还是属阴水,然后再施以不同的治法。一般来说,阳水的病程较短、病势较急,浮肿多从头面部肿起,肿势以腰以上为重,皮肤颜色光亮而薄,按之凹陷易恢复,多因感受风寒、风热、水湿、湿热、疮毒等邪气所致,病变脏腑多在肺、脾两脏,以表证、热证、实证多见;而阴水病程较长,常由阳水失治、误治转化而来,浮肿多从下肢开始,肿势以腰以下为甚,皮肤颜色萎黄或晦暗无泽,按之凹陷不易恢复,多因饮食劳倦、房事过度、久病正虚、元气亏损所致,病变脏腑多在脾、肾,以里证、寒证、虚证多见。就肾病综合征而言,以阳水为多、阴水为少。

1.阳水

(1)风寒水肿:症见水肿,恶寒,无汗,鼻塞流涕,头痛,舌苔白,脉浮紧;治宜疏风散热,解表利水;方用麻桂五苓五皮饮加减(麻黄、桂枝、杏仁、紫苏梗、茯苓、白术、猪苓、泽泻、大腹皮、桑白皮、陈皮、生姜皮等)。

(2)风热水肿:症见水肿,发热,咽喉肿痛,口干,尿少色黄,舌红苔黄,脉浮数;治宜疏风清热利水;方用银翘散合五皮饮加减(金银花、连翘、牛蒡子、桔梗、玄参、茯苓皮、猪苓、泽泻、大腹皮、桑白皮、陈皮、生姜皮等)。

(3)水湿浸渍:症见全身浮肿,甚者有胸、腹水,皮肤明亮绷紧,身重转侧受限,尿少,脉沉滑或细滑,舌体胖,有齿痕,苔白润;治宜祛湿利尿行水;方用疏凿饮子(商陆、茯苓皮、大腹皮、槟榔、椒目、赤小豆、秦艽、羌活、泽泻、木通)加减。

2.阴水

阴水一般为患者素体阳虚,病程日久,或过服寒凉峻泻剂转变而来。

(1)阳虚水肿:症见水肿尿少,面色㿠白,形寒肢冷,乏力纳差,腹胀便溏,甚至倦怠嗜睡,口淡不渴,舌质淡白,胖大有齿痕,苔白滑润,脉象沉细或沉弱;治宜温阳利水;方用真武汤。若夹有表证,合麻黄附子细辛汤;若以脾阳虚突出者,用实脾饮加减。

(2)阴虚水肿:症见水肿,面色萎黄,头昏头晕,全身乏力,口干唇燥,气短心悸,腰膝酸困,尿少色黄,大便干燥,舌红少苔少津,脉象沉细或沉数无力;治宜滋阴利水;方用猪苓汤、六味地黄汤加白茅根、益母草、车前子、冬瓜皮、地骨皮、桑枝等。

杨宗善认为,肾病综合征患者若以中药为主治疗,未用激素,水肿消退后出现虚损证,表现单纯者治疗易于收效;若用过激素治疗,尤其是激素抵抗者,多夹有湿热内蕴、瘀血,如肥胖身重、心烦燥热、失眠多梦、易惊易醒、面赤痤疮、毛发增多、舌苔白黄浊腻、脉滑数等阴虚内热、湿瘀互结之虚实夹杂征象,病情常缠绵,治疗不易快速取效,应滋阴、降火、祛湿、活血,常酌加生地黄、山茱萸、女贞子、旱莲草、知母、黄柏、地骨皮、玄参、泽兰、益母草、川芎等[30]。(林为民、杨莉红、石鹏供稿)

三、刘锐治疗肾病方药经验

刘锐从医50余年,学贯中西,临床经验丰富,精于望诊,辨证精细,善治内科疑难杂病,尤以肾病见长。

(一)治肾八法

刘锐治疗慢性肾炎突出五脏气化,兼及利湿、活血、解毒。他认为,慢性肾炎的基本病机以五脏气化失司为本、风寒湿热郁结为标。基于此病机认识,刘锐在治疗慢性肾炎时,从五脏气化失司、气机失调立法,意在调整失调的五脏气机;同时通过直接驱除各种毒邪,如利湿、活血、解毒等,使机体之气、血、阴、阳逐渐恢复正常,从而达到治疗肾炎水肿、蛋白尿、血尿的目的。五脏气化包括宣化、运化、温化、疏化和滋化。

1.宣化

宣化指通过宣达肺气、开泻肺郁、清泻肺火而治疗肺气化异常所致之肾炎的方法。此法古称"提壶揭盖法",即开启水道之上源,为治水肿之重要环节。宣肺利水,方选麻黄汤、越婢汤、葶苈大枣泻肺汤等,药用麻黄、杏仁、桔梗、桑白皮、葶苈子、苏叶等;清肺泻火,方选黄芩清肺汤等。药用生地黄、竹叶、甘草梢、黄芩、栀子、生石膏等。二法均可配伍五皮饮、五苓散等,以增利水之功。

2.运化

运化指通过健运脾阳来治疗脾虚失运所致之肾炎的方法。脾胃为三焦水道之枢纽,水道通畅,浮肿不起。苦温理脾,方选平胃散、达原饮、实脾饮等,药用苍术、白术、陈皮、木香、大腹皮、草果、厚朴、槟榔等;芳香醒脾,方选藿香正气散、藿朴夏苓汤等,药用藿香、佩兰、木香、砂仁等。二法均可配伍五皮饮、五苓散等,以增疗效。

3.温化

温化指通过温化肾阳而治疗肾阳不足所致之肾炎的方法。肾失温化,可发水肿,方选真武汤、济生肾气汤合五皮饮、五苓散,药用附子、肉桂、熟地黄、山药、山萸肉、牛膝、车前子、茯苓、猪苓、泽泻等。

4.疏化

疏化指通过疏达肝气治疗因肝郁所致之肾炎的方法。方选柴胡疏肝散、逍遥散合五苓散、五皮饮,药用柴胡、白芍、枳壳、陈皮、川楝子、香附、茯苓、泽泻、车前子等;平肝潜阳,方选镇肝熄风汤合五苓散,药用龙骨、牡蛎、天麻、钩藤、夏枯草、茯苓、猪苓、泽泻、车前子等;清肝泻火,方选龙胆泻肝汤合五苓散,药用龙胆、夏枯草、菊花、石决明、赤芍、泽泻、车前子、大黄等。

5.滋化

滋化指通过滋养肝肾之阴、清泻膀胱之火而达到治疗肾炎的方法。《金匮要略》云:"阴虚小便难。"方选猪苓汤、六味地黄丸、一贯煎合五皮饮、五苓散,药用沙参、麦冬、天冬、生地黄、熟地黄、阿胶、茯苓、猪苓、泽泻、车前子等;清泻膀胱之火,方选八正散、知柏地黄丸合五苓散,药用瞿麦、萹蓄、知母、黄柏、泽泻等。

6.利湿

利湿指通过二便直接排泄水液湿邪,从而达到治疗肾炎目的的方法,包括淡渗利湿和攻逐水饮两种方法。淡渗利湿,方选五苓散、八正散等方剂,药用茯苓、泽泻、猪苓、薏苡仁、草薢、滑石、车前子、瞿麦、萹蓄等,适用于所有类型之肾炎,为肾炎之基本治法之一;攻逐水饮,适用于水肿弥漫三焦,见胸水、腹水时,方选十枣汤、己椒苈黄丸等,药用牵牛子、商陆、甘遂等,以使水饮之邪从二便排泄。

7.活血

活血指通过活化瘀血来治疗因瘀血内阻所致之肾炎的方法。方选血府逐瘀汤合五苓散、五皮饮,药用当归、川芎、赤芍、益母草、丹参、泽兰、茯苓、猪苓、泽泻、车前子等。

8.解毒

解毒指通过清热解毒而治疗肾炎之方法。方选银翘解毒汤、五味消毒饮合五苓散、五皮饮。药用金银花、连翘、牛蒡子、白花蛇舌草、蒲公英、茯苓、猪苓、泽泻、牛膝、车前子等。

刘锐认为,肾脏疾病用药,攻不宜克伐,如淡竹叶、益母草;补不宜壅滞,如白术、淮山药;清不宜过凉,如连翘、知母;温不宜过热,如补骨脂、杜仲。

在辨治慢性肾衰竭方面,刘锐认为慢性肾衰竭存在本虚标实、虚实错杂的基本病机特点,其中本虚以脾、肾二脏之虚损为主,标实则由痰、湿、瘀、毒等共同导致。这一基本病机特点贯穿于慢性肾衰竭的始终,不因证候变化而改变。慢性肾衰竭的基本病机在于脾肾虚损,气化失司。刘锐指出,气机调畅与否关键在脾,而关乎余脏;气化强健与否关键在肾,亦与余脏相关。若脾肾虚损,脾虚则三焦气机失畅,故患者常有恶心呕吐、腹胀纳差、二便短少或不通、水肿、肌肤甲错等尿毒潴留征象;肾虚则气化不利,气血生化失常,导致精、气、血、津液匮乏,故患者多见面色无华、头目眩晕、神疲乏力、腰虚酸软等虚损征象。基于以上认识,刘锐认为,慢性肾衰竭的治疗当以调气为先,宣畅气机,气化得复,则五脏安和,疾病向愈。对于气机失调者,当抓住中焦脾枢之关键,以运脾枢、开胃关、降逆浊立法。运脾枢则以芳香之味醒脾化湿,开胃关则以辛开之品开胃化浊,降逆浊则以苦降之品降浊排毒。宣畅三焦气机,使潴留之湿、毒、痰、瘀得祛,达到从标治疗慢性肾衰竭的目的。对于气化失司者,当温脾肾之阳以促气化,佐滋阴之品,使肾气充、肾精足。

(二)用药经验

1.黄芪

临证时,黄芪主要用于治疗肾病、水肿等病证。水肿主要在风水、皮水时使用黄芪。实证时不宜使用,如误用,在有反佐药时可并用,一般无副作用。

常用配伍经验:生黄芪 30g,配五苓散,名黄芪五苓散,加连翘 15g,治疗急性肾炎;生黄芪 30g,配车前子 20g,治疗慢性肾炎之水肿、血尿;生黄芪 30g,配冬虫夏草 5g,治疗慢性肾功能衰竭。黄芪生用可益气固表、利水消肿,于急性肾炎使用可利水消肿;于慢性肾炎使用可消除蛋白尿、血尿。

2. 益母草

刘锐喜用益母草,主要用于治疗水肿,尤其在水肿而小便不利时必用;虚证时慎用。

常用配伍经验:益母草 10～30g,配蒲黄 10～15g,治疗慢性肾炎之水肿。

3. 大黄

大黄主要用于治疗水肿、癃闭等病证。

常用配伍经验:大黄 10～20g,配附子 10～15g,治疗肾衰竭,泻腑而不寒;大黄 6～20g,配芒硝 10～20g,使大黄泻下快,利而不滞;大黄 10g,配益母草 12～30g,活血利水,用于治疗水肿诸症。大黄的常用剂量为 6～20g。对于虚实夹杂证,大黄须注意配伍补气、养血或温阳之品,且应中病即止。

4. 蒲公英

蒲公英主要用于尿路感染、水肿,淋证时必用。

常用配伍经验:蒲公英 12～30g,配黄芩 10～12g,治疗尿路感染;蒲公英 12～30g,配益母草,可治疗肾炎水肿。该药味苦、甘,性寒,作用和缓,可大剂量使用。

5. 狗脊

狗脊主要用于治疗肾病、虚劳、痹病、痿证,且在上证见腰膝酸软无力时使用。

常用配伍经验:狗脊 15～30g,配五苓散,治疗肾炎见腰痛、腰困、腰重着者;狗脊 15～30g,配归脾汤,治疗虚劳诸症。常用剂量为 15～30g。临床心得体会:狗脊补而不滞,于肾病以及痿、痹诸证夹湿时使用最宜,于阴虚之劳损使用时应注意配伍,未见副反应。

（三）用方经验

1. 六味地黄汤

六味地黄汤常用剂量为熟地黄 12～24g,山萸肉 12～24g,山药 12～30g,泽泻 10～20g,牡丹皮 10～15g,茯苓 10～20g。本方可在肾病、肾盂肾炎、糖尿病、水肿、阳痿、早泄时使用,肝肾阴不足或阴虚火旺(舌红,苔少,脉细数)及肾阴虚时必用。脾肾阳虚时不宜使用;误用后可致腹泻、身凉发冷(虽暑天亦有)。

常用配伍及临床心得体会:治肾病见气阴两虚时,配人参、黄芪;治阳痿见肝郁时,配柴胡、黄芩、香附、川楝子;治早泄见心肾不交时,配龙骨、牡蛎、黄连、肉桂。

2. 归脾益肾汤

刘锐自拟归脾益肾汤,其组方及剂量为黄芪 15～30g,党参 15～20g,白术 15～20g,茯神

15～20g,龙眼肉 10～15g,酸枣仁 15～30g,当归 10g,远志 10g,木香 10g,川续断 15～30g,狗脊 15～30g,生姜 5 片,大枣 5 枚,炙甘草 6g。本方用于治疗肾病心悸怔忡,健忘失眠,多梦易惊,体倦食少,腰困腰酸,舌淡,脉细弱,属心脾两虚、腰膝酸软者疗效肯定,但阴虚火旺时不宜使用,误用可致鼻出血。

常用配伍及临床心得体会:肾炎长期不愈,蛋白等精微物质丢失,出现神疲、腰困等脾肾虚损表现,用本方最宜。

3.六君子汤

六君子汤的常用剂量为党参 15～30g,白术 15～30g,茯苓 10～15g,陈皮 10g,半夏 10～12g,炙甘草 6g。本方主要用于肾炎水肿等病证。临床使用指征为脾胃气虚,运化无力,表现为面色萎白或萎黄、四肢无力、不思饮食、腹胀、腹泻、舌淡苔白、脉虚无力等,而四肢无力、腹胀、纳少时用之必效。湿热之肾炎误用时,蛋白尿长期不除;实邪之腹泻,误用时不效,反见烦热、腹胀不适。

治肾炎见乏力、身困重、下肢微肿时,加羌活、独活等升阳除湿,有良效;治营养性贫血,加当归、白芍、枸杞子、何首乌,以增升血之功;治慢性腹泻,加乌梅、五味子、枳壳、白芍,以增平肝酸收之功。

4.附子大黄汤

附子大黄汤由黄芪 30g、生大黄 15～30g、芒硝 10～20g(冲)、制附子 15g、益母草 30g 组成,每日 1 剂口服,或每晚 1 次灌肠。本方临床使用指征为恶心、呕吐、水肿、小便少、大便干,或癃闭不通,舌淡红,苔腻,脉沉;二便不通时用之必效。晚期尿毒症应慎用,误用或多用可致病情加重。使用本方时要注意全身耐受情况及大便次数,视大便次数之多少增减生大黄和芒硝用量,一般大便以每天 2 次或 3 次为宜,多者可停用芒硝,并减生大黄用量;或采取"用 3 停 2",即用 3 天,停 2 天,再重复,同时注意整体状况,以不出现过度乏力为宜。本方的特点是通腑泄浊,可速显效,为治标之法,不能久用。

5.益肾降脂胶囊

益肾降脂胶囊由黄芪 10g、冬虫夏草 3g、绞股蓝总皂苷 200mg、葛根 15g 等组成,每片 0.3g,每次 8 片,每日 2 次或 3 次。慢性肾衰竭代偿期及氮质血症期,患者无明显关格、癃闭之急症,而多见神疲乏力、腰膝酸软、食少腹胀,有或无浮肿等症。此期病情进展缓慢,其治疗不能峻猛给药,重在轻剂守方缓图,以促脾肾功能逐渐恢复。为此,创制益肾降脂胶囊,以方便长期服用。

本方主要应用于慢性肾衰竭代偿期和氮质血症期,应用时须注意:如是脾肾阳虚患者,可放心服用;如是肝肾阴虚患者,则适当配伍一贯煎或六味地黄丸等药,以减轻温燥之性。本方的特点是以益气补肾为主,轻剂缓图,是治本之法,可以长期使用。

6.佩兰化浊汤

佩兰化浊汤组成:菊花 10g,连翘 10g,苏叶 10g,黄连 10g,藿香 15g,佩兰 15～30g,半夏 12g,茯苓 15～30g,竹茹 10g,枳实 10g,泽泻 15g,生大黄 10g。

本方适用于慢性肾衰竭各期,可单独应用,亦可和上二方配伍应用。本方的特点以疏理气机

为主,气机调畅,元气能通行于三焦,脏腑(尤其是脾肾)气化得行,可以较久服用[31]。(孙万森、吴喜利、刘一志供稿)

四、乔成林"治水必先温通"

乔成林主任医师根据经典论述及临证实践,于30余年前提出了"治水必先温通"的学术观点,亦即"治水必先化气,化气必先温通"。这句话的含义是"温阳化气"以治水,通过阳气的蒸腾气化作用,使水液化为水气排出体外而愈。"治水必先温通"的"水",不单单是病理产物和病理状态的总称(狭义的"水"),也应该包括除水肿、积液、痰湿等以外的肾脏疾病,即广义的"水"。因肾为先天之本,为全身元气之宗所,主生殖之精,在五行中,肾为水脏,肾气亏虚、肾阳不足,不能化气行水,形成水肿等肾脏疾病。这里所说的肾脏疾病,包括现代医学的水肿、积液、痰湿、肾小球疾病、肾囊肿、泌尿道疾病以及生殖疾病等范畴。乔成林将"治水必先温通"的学术观点应用于治疗慢性肾脏疾病(包括肾囊肿)、慢性阻塞性肺病、慢性心力衰竭等疾病,均取得了满意的疗效。

慢性肾脏疾病的发病机制多为本虚标实,本虚主要责之于肺、脾、肾,与脾肾阳虚的关系最为密切。而脾肾阳虚证多为先天之本(肾)和后天之本(脾)不能温煦和充养,肾不温煦脾,造成脾阳虚,脾不充养肾,引起肾阳虚。临床上,肾阳先虚之后造成脾阳虚,或脾阳先虚造成肾阳虚,久病造成脾肾之阳皆虚,往往是脾肾之阳虚常见;如病情严重,进一步发展,可逐渐导致脾肾阳衰。阳气不足,气不化水,而致水液停聚体内;脾虚不摄,肾虚不固,则精微物质(如蛋白等)自小便而出,最终导致慢性肾脏疾病的发生。中医中药则以辨证论治为核心,研究表明,中医药在改善肾病临床症状、控制蛋白尿、保护肾功能、减轻西药的副作用方面具有较大的优势。

本病表现为本虚标实,阳虚是本,浊邪潴留是标。阳虚以肾阳虚为主,兼以脾阳虚;浊邪指的是寒浊、湿浊、水浊、瘀(血)浊。脾肾阳虚,阳气不足,气不化水,而致寒、湿、瘀(血)、水停聚体内。因此,我们从虚、寒、湿、水、瘀(血)五个方面辨识慢性肾脏疾病的病因病机。①虚寒浊邪致病:虚寒可表现为阳气虚损,以阳虚为本,而以寒为临床表现,阳虚又以脾肾为要,脾失运化,肾失温煦,精气下流,摄纳固密失常,导致蛋白等精微物质持续流失,更致气血亏虚,血行无力,日久水、湿、瘀(血)渐甚。②水湿浊邪致病:该病常平素脾肾阳虚,脾虚不能运化水液,肾虚不能主水,则水湿泛溢肌肤,故见肢体浮肿;脾肾亏虚,精微失摄,故见大量蛋白尿;湿邪阻于中焦,脾失健运,气机阻滞,水液停聚,以致脘腹胀满、腹水、恶心呕吐、痰液清稀、大便泄泻。③瘀血浊邪致病:慢性肾脏病病程日久,水病及血,气虚无力,血行不畅,日久而成为瘀(血)浊。

乔成林根据"治水必先温通"的学术思想,提出治疗上采用标本兼治,以温肾健脾为主,以固精化浊为辅的治则,以及辨证施治方案。

(1)水湿浸渍(浸淫)型:浮肿,小便短少不利,胸闷,腹胀,身重困倦,泄泻,渴不思饮,苔白腻,脉浮或浮数。此为水湿内侵,脾气受困,脾阳不振,土不制水所致。方选自拟之温阳化气、健脾利水的黄芪五苓散方(黄芪、茯苓、泽泻、猪苓、白术、桂枝、益母草、金樱子、芡实)进行加减施治。

(2)阳虚水泛型:面浮身肿,腰以下为甚,小便不利,腰酸冷痛,四肢厥冷沉重,畏寒神疲,面色微黄,舌淡体胖大,有齿痕,苔白,脉沉细。此系脾阳虚则湿难运化,肾阳虚,不足化水而致。方选温阳利水之真武汤(黑附片、茯苓、白术、白芍、生姜)加金樱子、芡实、生黄芪随症施治。

值得注意的是,若浮肿日久,水不化气,湿阻中焦,郁而化热,症见食纳呆滞、腰膝冷痛、舌苔黄腻、脉弦滑者(阳虚为本,湿热标实),乔老多主张标本兼治,用黄芪五苓散＋真武汤＋三仁汤,以宣畅三焦气机、温阳利水,取"气行则水行"之意,标本同治。

(3)脾肾虚衰型:小便不利,腰膝酸软,浮肿或不肿,伴或不伴腰以下肿甚,舌质淡,苔薄白或薄黄,脉沉细弱。水肿反复消长不已,日久脾肾虚衰,水不化气,而致水寒内聚;治以温补脾肾,化气利水;方选济生肾气汤(熟地黄、山萸肉、炒山药、牡丹皮、茯苓、泽泻、黑附片、桂枝、车前子、川牛膝)"益火之源,以消阴翳",选加生黄芪、金樱子、芡实等随症施治。

(4)湿浊内阻型:面色萎黄,乏力浮肿,伴或不伴腰以下肿甚,小便不利,腰膝酸软,舌质淡或绛,苔薄白或薄黄,脉沉细弱或弦滑。此系湿浊内停日久,浊困脾肾之阳而致;治以温肾健脾,固精化浊;方选自拟方温阳化浊方(黑附片、生大黄、生黄芪、泽兰、川芎、山萸肉、金樱子、芡实、桂枝、茯苓、车前子)加减施治。

由于慢性肾脏疾病具有反复发作、病程迁延日久、虚实夹杂、累及多脏、缠绵难愈的特点,祖国医学认为"久病入络""久病必瘀",同时"血不利则为水";加之现代医学研究证实,该类患者普遍存在血液的高黏、高凝状态,故在临证中,将活血通络之法和降尿蛋白贯穿治疗始终,活血通络药物多选僵蚕、蝉蜕、地龙、水蛭等;降尿蛋白药物多选金樱子、芡实、桑寄生、莲须等。总之,在临床中,应结合慢性肾脏疾病的特点和患者的具体情况,采用辨病与辨证相结合的方法进行辨证施治。对于病程迁延、虚实错杂者,在治疗时一定要详察病情,标本同治,在温肾健脾、固精化浊的同时,重视活血通络、清热利湿等药物的应用。(吴喜利、董盛供稿)

五、阎晓萍治疗肾病经验

阎晓萍在临床治疗各类肾病中重视补肾健脾法的运用,结合中医理论"肾为先天之本,脾胃为后天之本、气血生化之源"理论,她认为肾病的蛋白尿除肾气虚以外,都与脾胃有关,因脾虚不能固摄,精微外漏;同时她还重视运用利湿化浊法,并将活血化瘀法贯穿肾病治疗的始终。阎晓萍在经方的基础上,结合自己的实践经验,总结、自拟出许多实用方剂,如清肾汤、肾复康Ⅰ～Ⅵ号方、益肾活血汤、理肾汤、益肾排石汤、消敏汤、健脾益肾汤等;她还将临床常用的有效方剂制成了便于患者服用的胶囊,如"泌尿清胶囊""肾复康Ⅰ号胶囊""肾复康Ⅱ号胶囊""糖尿康胶囊""尿毒宝胶囊"等,制成院内自产制剂,在医院使用多年,经过实践证明,均有着显著疗效。

1.用活血化瘀法治疗各种肾病

阎晓萍在数十年的临床实践中,治疗由肾脏与内分泌疾病导致的水肿、关格、癃闭、虚劳、尿血、淋证、消渴等,特别重视血与水的关系,认为人体的水液代谢无不与血气相关,如水肿,血能病水,水能病血,气滞则血瘀,血瘀不通,三焦气化通络受阻;水湿聚集,则发为水肿,所以湿热及瘀血均为肾病的主要病理基础。《血证论》云:"血与水本不相离""瘀血者未尝不病水,病水者未尝不病血"。《素问·调经论》云:"孙络水溢,则经有留血。"《金匮要略》云:"血不利则为水。"这些均形象地阐述了水湿内停,气血受阻,气机不畅则血液难以正常运行,水瘀互阻的病机。瘀血、水湿既是肾脏疾病的病理产物,又是肾脏疾病相互影响、形成恶性循环的病理基础。她通过多年临床实践认为,瘀血是导致肾脏疾病发生、发展不忽视的因素,瘀血形成后可影响整个病程的转归,导致疾病迁延不愈。瘀血形成的原因不外乎虚、实两方面,往往是因虚致实,因瘀而正愈虚;因实致虚,因瘀而邪更恋,所以常常表现为虚实相兼之证。

在临床中,阎晓萍常将活血化瘀法与扶正固本及兼治其他标证(如湿热等)结合起来进行辨证论治,认为肾脏疾病多见脾肾气虚夹瘀、气阴两虚夹瘀、阴虚热瘀、湿热血瘀、肾虚风热夹瘀、肾阳虚夹瘀等证型,故自拟了肾复康Ⅰ～Ⅵ号方,分别适用于不同的临床证型;同时拟定了益肾活血汤(泽兰、丹参、益母草、红花、当归、赤芍、石苇、紫草、白术、黄芪、薏苡仁、茜草等)、理肾汤(牡丹皮、泽兰、益母草、红花、当归、赤芍、石苇、党参、白术、薏苡仁、茜草等)分别适用于服用激素类药物后致肾气阴两虚、热瘀内阻和脾虚湿滞、瘀血内阻之证,并随病情的发展变化随证加减。治疗肾病应重视消除瘀血,但也应合理应用活血化瘀之品。在治疗中要注意"见血休止血""见蛋白休固涩",对尿检有血尿及红细胞时,不纯用止血药,以免专事止血而留瘀;有蛋白时,不专用固涩药,因蛋白是血液的一种成分,尿蛋白是"血不循常道"的一种表现,也可致瘀。在长期医疗实践中,总结出瘀血是导致肾脏疾病发生、发展不可忽视的因素,瘀血内阻可影响整个病程的转归,使病程迁延不愈。活血化瘀之药,据现代药理研究证实,多具有抗血小板聚集、改善血黏度的作用,有的还具有改善肾血流量、修复内皮损伤的作用,故在辨证论治的基础上,可加用活血化瘀之药,能收到明显的临床疗效。

2.灵活运用清热利湿法治疗肾病

湿热之邪是肾病的主要病理之一,由于肾脏病的原因比较复杂,一般认为是湿热侵袭、脏腑功能失调以及脏气亏虚是肾脏病的主要原因,这些原因影响了脏腑的气化功能,致使肺气不能通调水道,脾气不能转输精液,肾气不能蒸腾水液,三焦决渎不行,膀胱气化不利,使人体的水液输布与排泄发生障碍,导致水湿停聚而发生各种病证。水湿作为肾脏病过程中最主要的病证表现,如果治疗不及时或调治失当,势必酿成新的病理变化。肾脏病湿热形成的主要原因既有外感所致,又有湿热内生,还有内外合邪及药物饮食等,皆可产生湿热证。有的肾脏病患者(如慢性肾炎)在发生咽喉肿痛或皮肤疮疡等症后表现为湿热证者,多是先由脾虚不运,再感受外邪所致,也是肾病反复发作和缠绵难愈的主要原因。另外,药源性的损害也是肾脏病湿热形成的主要原因,如有的患者在长期大量应用类固醇药物以后出现阳热亢盛之证,更是典型的湿热表现,因此在肾脏病的某一阶段或整个过程中都会存在湿热证。阎晓萍在治疗肾病的过程中,突破传统的肾阴虚、肾阳虚、肾阴阳两虚的辨证治疗方法,比较多地运用清热化湿之品,自拟清肾汤(连翘、薏苡仁、苍术、黄柏、当归、赤芍、石苇、焦栀子、鱼腥草、白花蛇舌草等)治疗肾病以湿热为主的患者,并随证加减,收到了显著疗效[13]。(阎晓萍供稿)

参考文献

[1]张学文.疑难病证治[M].北京:人民卫生出版社,1996.

[2]杜雨茂.杜雨茂奇难病临证指南[M].西安:陕西科学技术出版社,1993.

[3]范彩文,乔黎焱,王维英.姚树锦老中医治疗疑难病症用药经验浅析[J].陕西中医,2015,36(7):898-900.

[4]白小林,裴瑞霞.高上林主任医师和法思想初探[J].西部中医药,2013,6(26):24-26.

[5]王慧川.贾堃主任医师治疗癌瘤病证经验简介[J].陕西中医,1990,10(11):423-424.

[6]杨承祖,曹利平.谢远明主任医师临证学术思想简介[J].陕西中医,2002,23(11):1006-1008.

[7]费旭昭.孙洽熙临证精华[M].西安:陕西科学技术出版社,2015.

[8]孙洽熙,徐淑凤,肖芳琴.麻瑞亭老中医运用下气汤的经验[J].陕西中医,1987,8(6):242-244.

[9]刘超峰,范虹,雷鹏.名老中医雷忠义治疗冠心病心绞痛痰瘀互结证的经验[J].陕西中医,2003(8):722-723.

[10]曹贵民,李新毅.王朝宏学术思想及临床经验简介[J].中医药研究,1993(2):3-5.

[11]艾颖娜,张军茹,高安.苏亚秦运用母子方治疗冠心病之经验探讨[J].江苏中医药,2019,51(5):14-17.

[12]刘文江,赵琨,梁君昭.张素清教授治疗疑难杂症经验简析[J].中医药学刊,2003,21(10):1626,1684.

[13]陕西省中医管理局,陕西省中医药学会,陕西省中医药研究院.陕西省名老中医经验荟萃(第6辑)[M].西安:陕西科学技术出版社,2005.

[14]杨培君.实用中医心血管疾病诊疗学[M].北京:中国中医药出版社,2008.

[15]杨震.杨震相火气机学说研习实践录[M].北京:中国医药科技出版社,2019.

[16]支军宏,寇应超.肝病的辨证及其用药规律[J].陕西新医药,2013,6(26):24-26.

[17]李晓燕,吕文哲,黄小林,等.黄保中辨治病毒性肝病经验[J].中医杂志,2011,52(16):1360-1363.

[18]杨卯勤,薛敬东.张瑞霞运用"补肝体强肝用通肝络"治疗积聚病经验[J].中华中医药杂志,2021,36(3):1461-1463.

[19]王焕生,曹超.王正宇治疗胃脘痛的经验[J].陕西中医,1998(3):122-123.

[20]肖志.孙喜才教授治疗脾胃病十一法临床应用述略[J].实用中医内科杂志,2005,19(1):17-18.

[21]孙洁.于淑芬教授论治肠易激综合征的经验[J].陕西中医,2010,31(11):1506-1507.

[22]孙洁.于淑芬主任医师治疗慢性便秘经验[J].陕西中医,2011,32(11):1522.

[23]田亚婷,谢青,李成刚.李成刚辨治慢性萎缩性胃炎经验探析[J].山西中医,2014,5(30):5-7.

[24]季艳丹,裴瑞霞,张家林,等.高上林辨治咳嗽经验[J].陕西中医,2015,36(2):213-215.

[25]杭程,肖洋,王高雷,等.米烈汉教授基于宗气为本防治肺纤维化经验浅析[J].陕西中医,2021,42(9):1282-1284.

[26]杨华,米烈汉.抗纤汤治疗肺纤维化疗效观察[J].陕西中医,2009,30(4):387-389.

[27]马战平,李猛.刘华为运用"气化"理论及其治疗肺系疾病的经验[J].陕西中医,2013,34(2):208-211.

[28]苗文红,谢燕华,李耀辉,等.曹利平应用加味清金化痰汤治疗肺癌经验[J].陕西中医,2014,35(2):212-213.

[29]张喜奎.杜雨茂教授治疗慢性肾炎八法[J].江苏中医,1989(12):1-3.

[30]林为民,杨莉红,石鹏.名老中医杨宗善治疗原发肾病综合征经验[J].环球中医药,2015,8(9):1099-1101.

[31]刘一志.刘锐教授治疗肾脏病的经验简介[J].陕西中医,1989(9):385-386.

長安
醫學

第十章

名老中医外、妇、儿科临床经验荟萃

中医药除了内科外,在外科、骨伤科、皮肤科、妇科、儿科、五官科的许多疾病治疗上也具有一定的优势和特色。这里收载部分长安著名医家在专科方面的临床经验,其中包含着他们终生临床经验的精华,蕴含着珍贵的临床秘籍。再次向文后括号内标注的初稿提供者表示衷心的感谢!

第一节　中医外科（含皮肤科）疾病临床经验

一、姜树荆治疗中医外科疾病经验

姜树荆之父姜润芝擅长中医外科,姜树荆自幼随习,颇得家传。姜树荆曾任西安市中医医院副院长兼皮肤疮疡科主任,从事中医外科工作 30 余年,造诣颇深,能将前贤经验与家学融为一体,对骨关节结核、血栓闭塞性脉管炎等疾病积累了丰富的经验。

（一）治骨关节结核重在固本培元

骨关节结核合并寒性脓疡或窦道是一种慢性消耗性疾病,比较难治。

1.病机与治则

姜树荆认为,骨关节结核属中医附骨疽、流痰、龟背等范畴,就全身及局部表现而言,属阴寒虚损所致的病症。由于肾主骨,因此肾元虚损、骨髓空虚为病之本,而痰浊凝聚、风寒侵袭或有所损伤为病之标。骨蚀发生先有肾元虚损,肾元虚损日久,必导致全身气血不足。局部症候先为阴寒凝滞、经络阻隔,阴寒郁久化热,热盛则肉腐为脓,溃而成漏(窦道)。因此本病的治则应着眼于固本培元。局部治疗着眼于温经、通络、解毒。临证时,如局部表现为阴寒凝滞,则治以固本培元、温经通络,应用加味骨痨内消丸(六味地黄丸加龟甲胶、鹿角胶、海马、桂圆、人参、枸杞子等)为主;如局部表现为阳热证,则治以补养气血、解毒消肿,局部一般外用止痛膏、铁箍散、脱管散或红升丹等。

2.托里消毒饮的应用

对阴疽的治疗,尊《外科全生集》"红为阳,白为阴",但治疗上不主张使用阳和汤,而常用托里消毒饮加生姜三片,长期服用,效果显著。因为阴疽多为慢性病,病程日久,必然消耗体质,影响食欲,出现阴虚或气血两虚的现象。滋阴药大都滋腻,久服影响食欲;若用大补之剂,可因虚不受补,徒劳无功。故对这种气血两虚又有阴毒存在的病例,宜用托里消毒饮。该方由甘温的八珍汤去熟地黄,加皂角刺、金银花、白芷、桔梗等组成,可达气血双补、佐以消毒的功效,屡用屡验。1950 年,某医院有一髋关节结核合并寒性脓疡患者畏惧手术,邀姜老诊治,内服托里消毒饮,外用止痛膏、铁箍散,随访多年未见复发。此后,先后以此法治疗数十例,均获良效。

（二）采用温（清）、通、补法治疗四肢血管病

四肢血管病是以四肢血管受累为特征的一类疾患,其中以血栓闭塞性脉管炎、动脉硬化性闭

塞症、血栓性静脉炎等多见。姜树荆在诊治本类疾病特别是血栓闭塞性脉管炎方面积累了丰富的经验。早在1943年前,他随父学医时,曾遇一人力车夫右脚拇趾发黑,溃烂久不愈合,疼痛不已,就医于兰州教会"福音医院",美国医生断言非截肢不能治愈。为求生计,车夫慕名求医姜氏诊所,经用止痛膏、铁箍散外敷,兼内服药治疗,约半年创口愈合。"福音医院"的美国医生大为惊异,曾托人找姜润芝老先生,愿以重金收买止痛膏、铁箍散药方带回美国研究,被断然拒绝。这是姜树荆亲自参与治疗的第一例血栓闭塞性脉管炎患者。

在上例的启发下,自1958年后姜树荆大量收治这类患者。经过长期实践,他认为本病是脏腑蕴热于内,寒湿侵袭于外,热与寒湿相互胶结,脉络痹阻或筋脉瘀结,致使冲脉失养、阳气不能下达、气血瘀滞而成。概言之,病机为热与寒湿相互作用,产生局部筋脉瘀阻和全身气血虚弱,故治则为温经散寒或清热解毒、通络化瘀、补益气血,简称温(清)、通、补。基于以上认识,他临证时重视全身,着眼局部,根据寒、热的消长变化将本病分为寒、热、火、燥、虚、瘀六型。然后依据局部表现,参考全身症状,按证型选方用药,使全身症状和局部表现有机地结合起来,突出了中医外科的辨证论治特点。由于该病"寒"与"热"在一定的条件下可互相转化,寒热过盛可化火,火毒过盛则能化燥,久病可致气血双虚。因此,上述六型既有区别,又相互联系,据此形成了一整套易于临床应用的治疗方案。

(三)家传外治良方

1.铁箍散软膏

组成:大青叶60g,芙蓉叶30g,川黄柏30g,生大黄30g,川黄连30g,白矾30g,五倍子30g,胆矾30g,广丹30g,铜绿30g,乳香30g,没药30g。

配制:上药十二味,共为细粉。以药粉300g、香油1斤、黄蜡(冬100g,夏150g)、花椒少许配制,先将花椒放在香油内炸枯,去渣,趁油热将黄蜡纳入,稍冷加入药粉为膏(若无香油,可用凡士林代之)。

功效:止痛消肿,清热解毒。

适应证:痈、疖、有头疽等一切化脓性感染,已溃、未溃均可。

2.止痛消炎膏

组成:浙贝母125g,白芷75g,生大黄750g,樟脑250g,梅片250g,麝香30g,广木香120g,薄荷冰120g。

配制:上药八味,除麝香、梅片、樟脑、薄荷冰外,其余轧成细粉,与前药粉混合。每用药粉27g,加入凡士林90g成膏。

功效:止痛消肿,清热解毒。

适应证:化脓性感染、痈、疖、有头疽等。

3.具体用法

将铁箍散软膏摊入纱布上约1mm厚,其上敷一薄层止痛膏(0.3mm),敷于创面上。若肿疡坚硬,仅用此膏即可;肿疡坚硬、顶有红点或黑点、口小排脓不畅,可掺追毒散于此膏上外敷;溃疡已有腐肉者,可掺红升丹于此膏上外敷;腐肉减少,新肉始生者,可掺化腐生肌散于此膏上外敷。止痛消炎膏亦可单独使用。

以上二方由苦寒辛涩诸药组成,寒温并施,行中有敛,能疏达经络之滞、清解火毒之壅,可使散漫之毒箍之于内、消之于中。本方外治痈、疽、疔、疖等阳热之证疗效卓著[1]。(张秉正供稿)

二、张笃庆治疗阑尾炎经验

张笃庆(1922—1996),陕西华阴人,幼承家传,随祖父张馥斋及父亲张恺如习医,尽得其术,而后多出新,24 岁即悬壶乡里;1956 年调华阴县(今华阴市)卫生院,任中医科医师;1958 年考入北京中医学院全国师资班学习;1960 年毕业后分配至陕西中医学院从事临床和教学工作,直至退休。张笃庆临床经验丰富,治法灵活多样,精于医理,勤于临床,治疗疾病数十年,积累了丰富的经验,在许多疾病的治疗上有独到的见解,思路深细,用法精当,常治愈奇症。早在 20 世纪 50 年代,他就用中医药治疗阑尾炎,临床疗效显著,特别是他独创的不开刀而用中药加针灸即可治愈急、慢性阑尾炎,1957 年获卫生部银质奖章。

张笃庆认为,阑尾炎的形成,总因肠中气血瘀结不散而为肿为痛。气滞者,痛多走窜;血瘀者,痛有定处,因右下腹为阑门所在,是肠痈的发生部位,故疼痛在此不移;气血瘀阻,营卫失调,故发热、汗出、恶寒等;胃肠气机不利,胃失和降,则恶心欲吐、不欲饮食;大肠传导失职,则大便秘结不通;小便自利,提示肾与膀胱未病。

他根据"六腑以通为用"的原则,结合自己多年的治疗经验,确立的治法为泻热破瘀、散结消肿通下。处方以大黄牡丹皮汤合薏苡附子败酱散为主,加减化裁为如下基本方:冬瓜子 60g,牡丹皮 9g,桃仁 9g,大黄 9g,败酱草 20g,延胡索 9g,荔枝核 9g,木香 6g,川楝子 9g,红藤 15g,制附片 3g。此方在阑尾炎各期均可运用,在未成脓时就用原方;在成脓时,可于原方中加入蒲公英、鳖甲等;在溃脓期,可于原方中加入黄芪 30～50g,以托里排脓。

张笃庆指出,此基本方去掉大黄牡丹皮汤中的芒硝,使其泻下而不急迫,以利于药物充分吸收,发挥作用;去掉薏苡附子败酱散的薏苡仁,防止利小便而使大便干结不下。张笃庆临床应用本方数十年,体会到方中不宜加入苦寒之清热解毒的黄连、连翘、金银花等,特别是黄连,本想加入以加强清热解毒的功效,而往往有凉遏郁热不解的失败教训。张笃庆体会到黄连清热解毒首选,但守而不走,于本病不适用;而临床上于清热之药中佐用辛温有毒的附子,反而攻下逐瘀之效既快又稳。附子辛温大热,不仅能回阳救逆、温中止痛,且性彪悍走窜、通行十二经,无所不到。在气郁血瘀证中,将其加于清热解毒、破瘀攻坚的寒凉方剂中配合使用,以避免遏伏郁热不解、瘀血不化之弊,可见张仲景组方遣药之妙,只是临床在治疗热瘀证时用量不可过大[2]。(张旭晨供稿)

三、徐廷素治疗乳腺病经验

徐廷素(1931—1987),四川江北人,主任医师,硕士研究生导师,1962 年,到陕西中医学院外科教研室工作。曾任全国中医外科学会委员,陕西省中医学会理事、中医外科分会副主任委员。临床擅长诊治中医外科疑难病症,尤擅长乳房疾病的治疗。

（一）重内治，溯源求本

徐廷素认为，乳腺病的病位虽在体表，但与经络脏腑、肝脾肾胃和冲、任二脉关系密切。足厥阴肝经上膈，布胸胁，绕乳头而行；足太阴脾经经胃上布于胸中；足少阴肾经上贯胸膈而与乳房相连；足阳明胃经行贯乳中；冲、任二脉起于胞中，任脉循腹里、上关元至胸中，冲脉夹脐上行，至胸中而散，冲、任二脉又属于肝肾，故有"乳头为肝所主，女子乳房为胃所司，男子乳房为肾所辖"之说。她认为女子属阴，禀赋柔弱，容易激动，又好生闷气，致使情志抑郁内伤，肝气郁结，肝失条达。若胃有积热，郁于乳络，合则壅滞；若脾失健运，水湿停聚，痰浊内生，郁于乳络，合则生癖；若肝肾不足，冲任失调，痰瘀凝结乳络，合则成核。因此，肝郁气滞则为乳疾之主要成因，病变属肝，病因在郁，故治应着眼于肝气，注重疏肝理气、行瘀通络。徐老在临床运用上将疏肝调肝、理气调气、活血通络之法贯穿于治疗过程之始终，更在用药上强调选药用方当平和、理气而不伤阴，忌投苦寒燥热敛涩呆滞之品，更不可横加克伐，并当注意调摄，解除患者思想顾虑，使能怡情自乐、宽怀调养，果真服药难效者，结合外治和手术治疗。她集前贤和自己多年临证经验，潜心深究，而又不囿古说，开拓思路，大胆化裁古方，内外并治，创制治疗乳疾的各种新方新药，临床运用得心应手。

1. 治乳痈

(1)乳痈早期：乳房胀痛而乳汁排出不畅，她认为贵在消散，以疏络通乳为要，方选乳痈Ⅰ号方(瓜蒌、牛蒡子、青皮、陈皮、柴胡、丝瓜络、王不留行、路路通、漏芦、生甘草)。若偏于热重者，加蒲公英、金银花、连翘以清热解毒；若偏于肝郁气滞者，加枳壳、合欢皮、川楝子、木香以理气解郁；若偏于胃热者，加生石膏、知母以泻胃火；若兼便秘，加麻仁，重用瓜蒌；若因乳腺管堵塞不通者，可采用钝针头疏通导管，再按摩积乳、肿块则已；若伴有乳头皲裂，外涂皲裂油；皲裂糜烂者，加用硼酸粉30g湿热敷。

(2)乳痈中期：肿块形成，红肿热痛明显，治宜清热解毒消肿，方选乳痈Ⅱ号方(五味消毒饮加生石膏、知母、青皮、陈皮、黄芩、柴胡、牡丹皮)，每4～6小时煎服一次。

(3)乳痈后期：脓肿形成，则应及时切开引流，并服乳痈Ⅲ号方(金银花、蒲公英、连翘、皂角刺、猪蹄甲、天花粉、赤芍、生甘草)。若气血虚者，加生黄芪、党参、白术、当归以扶正托毒，祛腐生肌。

(4)乳痈"僵块"，此由余毒未尽、气血凝滞、毒瘀痰凝而成，正如《外科真论》谓："乳痈好后，内结一核，如桃如李，累月不消。"徐廷素每遇此症，以温经通络、活血散瘀，兼清余毒立法，选乳痈Ⅳ号方(熟附片、当归、赤芍、何首乌、青皮、陈皮、皂角刺、忍冬藤、山楂、贝母、生甘草、丝瓜络)，外敷冲和膏或阳和解凝膏，以助阳通络、解毒散瘀，使凝滞之络得以畅行，其瘀可散，宿痰可除也。

2. 治乳癖

徐廷素结合自己多年诊治乳癖经验，将该病分为两大类型。

(1)气郁痰凝型：乳房内有结块，质中等硬度或稍软，有韧性，活动，不粘连，有压痛，边界清或欠清，多伴性情急躁、心烦易怒、经前疼痛，症状随喜怒而消长。证属肝郁痰凝、乳络阻滞，立疏肝解郁、化痰散结通络为治则,拟消结汤Ⅰ号(由青皮、陈皮、柴胡、制香附、半夏、昆布、海藻、丹参、延胡索、川楝子、丝瓜络、合欢皮、肉苁蓉等组成)。若有痛经,加失笑散;胸膈满闷,加厚朴、枳壳;纳差倦怠、苔腻者,加焦三仙;心烦易怒、口苦者,加牡丹皮、栀子。

(2)痰瘀凝结型:乳房内有结块,质硬或稍硬,皮核不相亲,压痛或压痛轻微,往往伴月经不调或绝经闭经、心烦易怒,乳房胀痛或不适,或疼痛无定时。证属肝肾不足、冲任失调、痰瘀凝结,立调摄冲任、行瘀化痰,兼以开郁散结为法,拟消结汤Ⅱ号(方由消结汤Ⅰ号加仙茅、仙灵脾、鹿角霜、三棱、莪术等药组成)。若患者口渴、便秘(阴虚者),加麦冬、生地黄;腰膝酸冷、舌胖、苔白滑者,加干姜、肉桂;经期少腹痛、腰痛、有血块者,加益母草、红花、刘寄奴等。

徐廷素认为,乳癖一证,病因多由肝郁气滞、肝肾不足、冲任失调所致,其病理为气郁痰瘀凝结乳络而胶着难化,实属一种慢性病,她又拟止痛消结膏外贴病灶处,以温经通络、活血化瘀、软坚散结,以达内外并治。

3.治乳疬

乳疬是发生于男、女儿童或中老年男性的乳晕中央出现的一扁圆形肿块,质地微硬,皮色如常,稍可活动,摩擦触碰时则痛。徐廷素认为这是由于冲任失调,肾气不充,肝失所养,气滞痰凝于乳络而成;主张以调摄冲任、滋养肝肾,佐以解郁化痰治之,内服右归丸合消结汤Ⅰ号加减,外贴止痛消结膏。若为少年女子乳疬,肿块疼痛或触痛明显者,用芒硝30g局部湿热敷,或用止痛消结膏内掺阴毒内消散外贴。

4.治乳衄

自乳头溢出少量血性液体,为乳衄。徐廷素认为本病为情志不畅,肝郁不舒,郁而化火,迫血妄行所致。她诊治本病从肝脾着手,以疏肝解郁、清热凉血、活血止血为治则,方用丹栀逍遥散加减。以肝热为主证者,见乳头溢血鲜红或暗红,量多,加龙胆、生地黄、茜草、侧柏叶;以气滞血瘀为主证者,乳房内有结块胀痛,乳头溢血,量少色暗,或挤压而出者,加桃红四物汤,酌加丹参、延胡索、丝瓜络;素体瘦弱,食少神疲,溢血自流或遇劳则重,色淡,质稀,舌淡苔薄,脉细无力,治以清肝解郁、益气固摄,重用黄芪、党参,酌加芡实、陈皮,每能收到满意效果。

5.治乳痛证

徐老认为乳痛证病因为肝气不疏,气机阻滞,冲任不调所致;临床以乳痛为主症,乳房内无结块,每遇经前生气则加重;治宜疏肝理气止痛,佐以调理冲任;处方以逍遥散合金铃子散加减(当归、柴胡、青皮、陈皮、香附、枳壳、金铃子、延胡索、白芍、肉苁蓉)。徐廷素治疗此证强调一个"气"字,尤以疏肝理气一招,施方必用,每奏投石见波之效。

6.治乳痒证

此证未曾见有文献报道,而临床常遇到,自感乳房内有蚁行、发痒或乳头竖起胀硬、触碰时则感痒痛。徐廷素认为本证由肝肾不足,肝失疏泄,冲任空虚,乳内气血运行不畅所致。若使肾气充达,肝血充盈,疏泄正常,冲任调和,乳内气畅血和则已。她自拟加味和乳汤(柴胡、肉苁蓉、当归、枸杞子、菟丝子、白芍、枳壳、佛手、丝瓜络、生甘草)进行治疗。若兼乳头竖起、肿硬疼痛者,加青皮、陈皮。

（二）善外治，精于外用药的运用

《外科理例》谓："外治之理，即内治之理，外治之药，即内治之药，所异者法尔。"徐廷素推崇此说，认为治疗乳疾应内外并治，异曲同工，相辅相成，并强调有时外治比内治更为重要。如乳癖一证，病程较长，目前大多医家治疗此疾皆以内服药物为主，患者往往难以坚持服用，且易引起胃肠道不良反应。她创制止痛消结膏外贴治疗乳癖，临床收到了良好效果。

她尤精于外用药的运用。以阴阳为纲辨证，将乳癖、乳疬归属于阴证，将乳痈归属于阳证。临床运用，随证变化。她常用的外用药有金黄膏、消痈膏、止痛消结膏、冲和膏、阳和解凝膏、阳毒内消散、阴毒内消散、桂麝散等。其中，止痛消结膏有温经通阳、理气止痛、活血化瘀、温化痰湿、软坚散结之功，临床治乳癖、乳疬疼痛明显之阴证，可掺阴毒内消散或桂麝散；治疗阳证乳痈早期，外敷消痈膏，中期外敷金黄膏，内掺阳毒内消散，常获明显效果[3]。（王郁金供稿）

四、成振江团队治疗皮肤病经验

陕西省中医医院皮肤科在成振江等四代主任带领下，在皮肤病方面积累了丰富的经验，该科现已成为国家中医药管理局临床重点专科。四位主任分别是：成振江(1916—1984)，1939年拜外科名医王海天为师，1959年结业后调入陕西省中医研究所（今陕西省中医研究院），先后从事中医外科及皮肤科临床工作。擅治外科疮疡和皮肤疥癣顽疾，疗效显著。董永丰(1931—2017)，1963年毕业于青海医学院医疗系本科，1970年脱产学习中医1年，1978年调至陕西省中医药研究院皮肤科，在治疗皮肤疑难顽症方面积累了丰富的经验，并逐渐形成了一套独特的诊疗体系。韩世荣，1952年4月出生，1979毕业于陕西中医学院医疗系，师承董永丰，陕西省中医医院皮肤科名誉主任，主任医师。闫小宁，医学博士，主任医师，陕西省中医医院皮肤病院常务副院长、陕西省中医药研究院皮肤病研究所常务副所长。

（一）银屑病

银屑病是一种免疫介导的慢性复发性炎症性皮肤病，可累及皮肤、毛发、指(趾)甲等部位，典型皮损表现为鳞屑性红斑或斑块，刮去鳞屑，露出发亮的薄膜，刮去薄膜，可见点状出血现象，局限或广泛分布。中医古籍称本病为"疕风""松皮癣""蛇虱""干癣""白壳疮"等，现相当于"白疕"。中医学认为，本病多因血热内蕴，营血亏耗，瘀血阻滞，化燥生风，肌肤失养而成。

白疕的证型较多，但基本证型为血热证、血瘀证、血燥证、热毒炽盛证、湿热蕴结证、风湿痹阻证；特殊证型如阳虚证、肝郁证。各证型之间可互相转化、演变、兼夹。

1.血热兼风证

证候：皮损以躯干以上比较严重，尤其是头皮屑多如雪花，瘙痒剧烈，发热，烦躁不安，口渴欲饮，大便秘结，小便黄少，舌质红，苔薄白或黄，脉浮滑。

治法：清热祛风，凉血解毒，止痒。

处方:半枝莲方(荆芥10g,防风10g,半枝莲10～15g,白鲜皮10～15g,蛇床子10～15g,萆薢12g,地肤子10～15g,紫草10～20g,野菊花10～20g,蝉蜕10g)。

加减:血热内盛,皮损鲜红,呈点滴状或片状,新出皮疹不断增多或迅速扩大,伴口干舌燥、咽喉肿痛、心烦易怒、大便干燥、小便赤黄,舌质红,脉弦滑或数;选择凉血四物汤(生地黄10～20g,赤芍10g,当归10g,川芎10g,牡丹皮10～15g,陈皮10g,红花10g,黄芩10g,甘草6g)。血热兼湿,选择萆薢渗湿汤(萆薢10g,泽泻10g,薏苡仁10～30g,黄柏10g,牡丹皮10g,茯苓10～20g,滑石10～15g,通草6g,土茯苓20～30g,鱼腥草10～30g);咽喉肿痛,加板蓝根、牛蒡子、玄参;由感冒诱发,加金银花、连翘;大便秘结,加生大黄、栀子;亦可配合口服银屑平片(医院制剂)、消银胶囊。

2.血瘀证

证候:皮损暗红,呈钱币状或地图状,浸润肥厚,或鳞屑厚重、不易脱落,肌肤甲错,面色黧黑或唇甲青紫,女性月经色暗,或夹有血块,舌质紫暗或有瘀点、瘀斑,苔薄白,脉弦涩或细缓。

治法:活血化瘀,解毒通络。

处方:克银汤(水牛角10～15g,生槐米10g,生地黄10～20g,牡丹皮10g,白芍20g,土茯苓10～30g,三棱6～10g,莪术6～10g)。

加减:皮损反复不愈,加白花蛇舌草、蜈蚣;月经色暗、经前加重,加益母草、泽兰;兼血虚者,加当归、丹参、鸡血藤、川芎;亦可配合口服愈银片(医院制剂)。

3.血燥证

证候:皮损淡红,皮肤干燥脱屑,瘙痒明显,口干咽燥,舌质淡,苔少或薄白,脉细或细数。血燥兼气虚证,皮损色淡,多呈斑片状,鳞屑减少,自觉瘙痒,伴气短懒言、倦怠乏力、食少便溏,舌质淡或边有齿痕,苔薄白,脉弦或细弱。

治法:养血润燥,解毒祛风。

处方:当归饮子(生地黄20g,白芍20g,当归10g,川芎10g,生黄芪20g,制何首乌10g,白蒺藜20g,荆芥10g,防风10g,甘草6g)。

加减:肝郁者,加郁金、柴胡、焦栀子、牡丹皮;脾虚者,加炒白术、山药、茯苓;风盛瘙痒明显者,加白鲜皮、乌梢蛇;亦可配合口服银屑平片、消银胶囊。

4.热毒炽盛证

证候:全身皮肤潮红肿胀、灼热、大量脱屑,或泛发密集小脓疱,常伴高热、畏寒、头痛、口干、便干、溲赤,舌红绛,苔黄腻或苔少,脉弦滑。

治法:清热泻火,凉血解毒。

处方:犀角地黄汤合黄连解毒汤(水牛角30g,生地黄20g,赤芍10g,牡丹皮10g,黄连10g,黄芩10g,黄柏10g,栀子10g)。

加减:寒战高热者,加生玳瑁;大量脱皮、口干唇燥者,加玄参、天花粉、石斛;大便秘结者,加生大黄。

5.湿热蕴结证

证候:好发于掌跖或腋窝、腹股沟等皱褶部位,皮损表现为红斑、糜烂、浸渍,自觉瘙痒,或掌跖红斑、脓疱、脱皮,可伴有胸闷纳呆、神疲乏力,舌质红或暗红,苔黄腻,脉滑数。

治法:清利湿热,解毒通络。

处方:除湿胃苓汤加味(萆薢 10g,泽泻 10g,薏苡仁 10～30g,黄柏 10g,牡丹皮 10g,茯苓 10～20g,滑石 10～15g,通草 6g,土茯苓 20～30g,鱼腥草 10～30g)。

加减:脓疱泛发者,加蒲公英、紫花地丁、半枝莲;关节肿痛明显者,加羌活、独活、秦艽、忍冬藤;瘙痒剧烈者,加白鲜皮、地肤子。

6.风湿痹阻证

证候:皮疹红斑不鲜、鳞屑色白而厚、抓之易脱,关节肿痛、活动受限,甚至僵硬畸形,伴形寒肢冷,舌质淡,苔白腻,脉濡滑;兼阳虚证者,面色萎黄或淡白,畏寒肢冷,喜热饮,唇色淡,小便清长,脉沉或弱。

治法:祛风化湿,活血通络。

处方:独活寄生汤(独活 10g,羌活 10g,防风 10g,川芎 10g,秦艽 10g,当归 10g,杜仲 6～10g,寄生 10g,党参 10g,茯苓 10～20g,生地黄 10～20g,白芍 20g,桂枝 6g)。

加减:阳虚者,加黄芪、附子。

7.阳虚证

证候:皮损色淡,常伴有气短懒言、畏寒肢冷、喜热饮、小便清长、大便溏,舌质淡,苔薄白,脉沉弱。

治法:温阳散寒。

处方:黄芪桂枝五物汤(黄芪 10～30g,附子 6～15g,桂枝 10g,白芍 10～15g,大枣 10～15g,生姜 6g)。

加减:可配合口服附子理中丸、金匮肾气丸。

8.肝郁证

证候:病情复发或加重常与情绪波动或工作紧张有关,伴胸胁苦满、喜太息、心烦失眠、口干舌燥、潮热盗汗,舌质淡,苔薄白,脉弦或虚;女性患者可伴有月经不调、乳房胀痛,疾病复发与加重常与月经、孕产密切相关。

治法:疏肝解郁。

处方:丹栀逍遥散(牡丹皮 10g,栀子 10g,当归 10g,白芍 10～20g,柴胡 10g,茯苓 10～20g,白术 10g,甘草 6g)。

(二)湿疹

湿疹是一种过敏性炎症性皮肤病,临床上以皮损对称分布、多形损害、剧烈瘙痒、倾向湿润、反复发作、易成慢性为特点。湿疹根据病程进展可分为急性湿疹、亚急性湿疹和慢性湿疹。中医古籍称本病为"湿疮"。本病具有多形性,根据不同的皮损特征,名称各不相同。

湿疹急性期多为外感风湿热邪,发于肌腠致病,常表现为湿热浸淫之象,须清热与祛湿并用;在亚急性期,多以中焦脾胃虚弱、水湿泛溢为主,在祛邪基础上,更要注重扶正、顾护脾胃、标本兼治;慢性期多以皮损粗糙干燥、瘙痒剧烈为特点,乃肌肤失养之征,重在疏肝理脾、养血润肤。本病病位在肌肤,与心、肝、脾密切相关。

急性期以清热利湿、疏散风热为主,亚急性期以健脾化湿为主,慢性期以养血祛风、疏肝健脾为主,合理应用外治法,巧用虫类药及引经药,配合适当的抗过敏及抗炎药物、中西医结合治疗湿疹,可显著提高治愈率和缓解率,降低复发率,延迟复发时间,比单纯西药或单纯中药治疗有明显的优越性。

1.湿热浸淫型

证候:发病急,皮损面积大,色红灼热,丘疱疹密集,瘙痒剧烈,抓破脂水淋漓,浸淫成片,伴胸闷纳呆、身热不扬、腹胀便溏、小便黄,舌红,苔黄腻,脉滑数;热重于湿证,皮损色红灼热、渗出较少;湿重于热证,皮损渗出较多、浸淫成片。

辨证:湿热搏结,浸淫肌腠。

治法:清热利湿,解毒止痒。

处方:分为两型。

(1)热重于湿证:龙胆6～10g,栀子10g,黄芩10g,柴胡10g,生地黄20g,泽泻10g,车前子10g,当归10g,通草6g,甘草6g。

(2)湿重于热证:萆薢10g,泽泻10g,薏苡仁30g,黄柏10g,牡丹皮10g,茯苓15～20g,滑石15g,通草6g。

加减:瘙痒剧烈,加地肤子、白鲜皮、海桐皮、蝉蜕等;脘腹胀满,加砂仁、白豆蔻、枳壳等;若基底潮红肿痛、结痂肥厚、渗液色黄者,加忍冬藤、连翘、地肤子、苦参等;肝经湿热下注,皮损以二阴为主者,加蛇床子;皮损肿胀明显,加冬瓜皮、大腹皮、茯苓皮等;渗液混浊,兼有脓液者,加鱼腥草、金银花、败酱草。

2.风热蕴肤型

证候:起病较急,发病以头面为著,也可延及周身,皮损基底潮红,覆有细薄干燥鳞屑,常无水疱及渗液或渗出较少,可伴见瘙痒夜甚、夜卧难安、心烦急躁、唇红口干、便干溺赤,舌红,苔少或薄黄,脉浮数。

辨证:风热犯表,发于肌肤。

治法:疏风清热,透疹止痒。

处方:金银花20g,连翘20g,生地黄20g,赤芍10g,羌活10g,独活6g,白芷10g,荆芥10g,防风10g,甘草6g。

加减:瘙痒重者,加地肤子、白鲜皮、蝉蜕、浮萍等;口干口渴、喜冷饮者,可加天花粉、沙参、石斛等;大便干结,加胡麻仁、大黄等;皮损偏于下半身者,去羌活,加川牛膝、萆薢;皮损偏于上半身者,去独活,加菊花、蒲公英、白茅根。

3.脾虚湿蕴型

证候:发病较缓,病程较长,皮损基底色淡红,丘疹,渗液较多或渗出淋漓不断,常伴厚层结痂,可伴面色㿠白无华、身困乏力、不欲饮食、腹胀便溏等,舌淡胖,苔白腻,脉濡弱。

辨证:脾胃虚弱,运化失司,湿邪内生,蕴结肌肤。

治法:健脾和胃,除湿止痒。

处方:茯苓15g,猪苓10g,桂枝6～10g,防风10g,车前子10g,泽泻10g,苍术10g,厚朴10g,陈皮10g,白术10～15g,栀子10g,滑石20g,甘草6g。

加减:瘙痒甚者,加蝉蜕、僵蚕、荆芥、防风等;渗出多者,可配六一散、猪苓等;皮损以下肢为著者,加木瓜、牛膝等;纳呆腹胀,加鸡内金、焦三仙等。

4.肝郁脾虚型

证候:病情诱发及加重常与情绪因素密切相关,皮损干燥粗糙、基底部暗红或淡黯,一般无渗液,皮纹增粗、呈苔藓样改变,瘙痒剧烈、入夜尤甚,常伴心烦易怒、胸胁胀痛,女性患者可伴有月经不调、乳房胀痛,疾病复发与加重常与月经、孕产密切相关,舌红,苔白或黄腻,脉弦或弦濡。

辨证:肝郁脾虚,肌肤失养。

治法:疏肝健脾,祛风止痒。

处方:牡丹皮10g,栀子10g,柴胡10g,白术10g,茯苓15～20g,当归10g,白芍20g,羌活10g,白蒺藜15～20g,荆芥10g,防风10g,地肤子15g,白鲜皮15g。

加减:心烦失眠、难以夜寐,加夜交藤、龙骨、合欢皮、合欢花等;病久难愈、皮损肥厚粗糙者,为顽湿蕴结,加用活血通络之品,如威灵仙、泽兰,甚者可加用全蝎、蜈蚣、乌梢蛇等;皮损以手、足为著者,常加桑枝、木瓜等;胸胁胀痛者,加香附、郁金等;女性患者乳房胀痛、月经不调者,加桃仁、红花、益母草等;胸胁胀痛,加陈皮、厚朴、香附;伴有便秘者,加瓜蒌、熟大黄;尿黄者,加茵陈、六一散;恶心呕吐者,加竹茹、乌梅。

此外,肝郁脾虚型患者还可配合服乌鸡白凤丸、八珍益母丸等。

5.血虚风燥型

证候:病程久,反复发作,皮损色淡或色素沉着、粗糙肥厚、剧痒难忍、遇热或肥皂水后瘙痒加重,皮肤干燥脱屑、常有皲裂,可伴有神疲倦怠、头晕健忘、口唇干燥、食纳差,舌淡苔白,脉细弱。

辨证:心脾血虚,生风化燥。

治法:养血润燥,祛风止痒。

处方:当归10g,生地黄20g,白芍20g,川芎10g,黄芪10g,何首乌20～30g,白蒺藜20～30g,荆芥10g,防风10g,炙甘草6g。

加减:瘙痒较甚,加蝉蜕、地肤子、白鲜皮等;夜寐不安者,加龙骨、牡蛎、夜交藤、酸枣仁等;面色㿠白少华、舌淡红、少苔、脉细弱者,加党参、黄精;头晕健忘者,加远志、龙眼肉;大便干结者,加火麻仁、郁李仁、柏子仁。

（三）神经性皮炎

神经性皮炎是一种慢性瘙痒性疾病,是一种神经功能障碍引起的阵发性剧烈瘙痒和皮肤苔癣样变的皮肤病。神经性皮炎类似于中医学的"牛皮癣""摄领疮""纽扣风""顽癣"等。

1．风湿蕴肤证

证候：皮损成片、粗糙肥厚、阵发剧痒，并伴有部分皮损潮红、糜烂、湿润，可见抓痕及血痂，舌红，苔薄黄或黄腻，脉濡细。

治法：疏风清热利湿。

处方：牡丹皮、栀子、柴胡、当归、白术各 10g，白芍 20g，茯苓 20g，羌活 10g，白蒺藜 30g，甘草 6g。

加减：瘙痒剧烈者，加蝉蜕、荆芥、防风、乌梢蛇。乌梢蛇、蝉蜕乃血肉有情之品，善于搜风止痒。

2．肝郁脾虚证

证候：皮损呈暗褐色、粗糙肥厚，部分可呈红色斑片，瘙痒难耐，常伴善叹息、闷闷不乐、夜休差、心烦多梦，舌质红，苔薄黄，脉弦细。

治法：养血健脾，疏肝清热。

处方：当归、芍药、茯苓、白术(炒)、柴胡、牡丹皮、炒栀子、炙甘草、薄荷各 8g。

加减：失眠多梦者，加合欢皮，以皮达皮，安神止痒、祛风；瘙痒夜甚、夜卧不安者，加珍珠母、龙骨、牡蛎，或加乌梢蛇、合欢皮、羌活、荆芥、防风、白蒺藜等。

3．血虚风燥证

证候：皮损肥厚粗糙，瘙痒夜间尤甚，皮肤干燥，病程较长，平素可有头晕、心悸等不适症状，舌质淡，苔薄白，脉细。

治法：养血润肤，祛风止痒。

处方：当归 10g，川芎 10g，白芍 20g，生地黄 20g，何首乌 10g，白蒺藜 30g，黄芪 20g，荆芥 10g，防风 10g，甘草 6g。

加减：失眠多梦者，加合欢皮，以皮达皮，安神止痒、祛风；瘙痒夜甚、夜卧不安者，加珍珠母、龙骨、牡蛎，亦可加鸡血藤，以增加养血润肤之效。

（四）白癜风

白癜风是一种皮肤黑素细胞被破坏所致的色素脱色性疾病，中医古籍称本病为"白癜""白驳风""白癜风""白点风""白处""龙舐"等。

1．肝肾不足型

证候：白斑以幼儿居多，或有家族史，白斑局限或者泛发，常伴有头晕耳鸣、失眠健忘、腰膝酸软，舌红少苔，脉细数。

辨证：肝肾阴虚，阴血亏虚。

治法：滋补肝肾，补血养血。

处方：熟地黄 24g，酒山萸肉 12g，山药 12g，牡丹皮 10g，茯苓 10g，泽泻 10g，当归 15g，菟丝子

10g,桑椹 10g,女贞子 15g,补骨脂 10g,甘草 10g。

加减:若神疲乏力者,加党参、白术;若真阴亏虚、口干舌燥,加阿胶、石斛;若头晕耳鸣,加天麻、钩藤;若畏寒肢冷,加肉桂、肉苁蓉、干姜、桂枝。若为幼儿,可酌加炒神曲、炒麦芽、炒山楂等健脾消食药物。

此外,还可以配合口服白癜康 3 号(医院制剂),每日 2 次或 3 次,每次 6g,儿童按年龄减量。

2.肝郁气滞型

证候:白斑以妇女居多,散在渐起,数目不定,常伴有心烦易怒、胸胁胀痛、月经不调、乳腺结节,舌正常或淡红,苔薄,脉弦细。

辨证:肝肾阴虚,血虚气滞。

治法:疏肝理气,补血消斑。

处方:当归15g,白芍15g,柴胡8g,茯苓10g,白术10g,生姜6g,薄荷6g,女贞子15g,桑椹10g,补骨脂10g,郁金10g,甘草6g。

加减:心烦易怒者,加牡丹皮、栀子;月经不调者,加益母草;乳房胀痛者,加瓜蒌、枳壳;大便秘结者,加番泻叶、大黄;发于下肢者,加川牛膝、木瓜、独活;发于上肢者,加羌活、桑枝。

此外,本型患者可以配合口服白癜康 2 号(医院制剂),每日 2 次或 3 次,每次 6g,儿童按年龄减量。

3.气血不和型

证候:白斑颜色往往浅淡,边界欠清,皮损发病缓慢,患者常伴有神疲乏力、气少懒言、面色㿠白、爪甲及唇淡白、手足不温,舌质淡,苔薄白,脉沉细无力。

辨证:气血不和,肌肤失养。

治法:补气养血。

处方:党参 10g,白术 10g,茯苓 10g,甘草 6g,当归 10g,白芍 12g,熟地黄 6g,川芎 10g,黄芪 20g。

加减:纳呆、反酸者,加炒神曲、炒麦芽、炒山楂等健脾消食药物;若口干、大便干,加麦冬、天冬、石斛;若伴有畏寒肢冷,加干姜、桂枝、肉桂;发于下肢者,加川牛膝、木瓜、独活;发于上肢者,加羌活、桑枝。

4.脉络瘀阻型

证候:白斑病程往往比较久,或者有外伤史,白斑往往比较稳定,不进展,也不消退,边界清楚,舌质暗,有瘀点、瘀斑,舌下脉络迂曲,脉细涩。

辨证:脉络阻滞,肌肤失养。

治法:活血化瘀,通经活络。

处方:桃仁 10g,红花 10g,当归 10g,白芍 12g,熟地黄 6g,川芎 10g,丹参 20g,补骨脂 10g。

本型患者可以配合口服萍香丸(医院制剂),每日 2 次或 3 次,每次 6g,儿童按年龄减量。

加减:若为跌打损伤后,加乳香、没药;局部刺痛者,加延胡索、川楝子;纳呆、反酸者,加炒神曲、炒麦芽、炒山楂等健脾消食药物;发于下肢者,加川牛膝、木瓜、独活;发于上肢者,加羌活、桑

枝[4]。(闫小宁供稿)

第二节 中医骨伤科疾病临床经验

一、郭汉章治疗骨伤科疾病经验

郭汉章从事中医骨伤临床工作近70年,他广读医书,博采众长,不断进取,勤于总结,积累了丰富的临床经验。

(一)骨伤治疗原则

历代医家针对骨伤发生、发展的不同阶段,一般分为初、中、后三期。郭汉章根据三期病机、病理变化不同,提出"瘀者当破、瘀消者当和、体虚者当补"的原则。病之初期,骨断筋伤,经脉损伤,气血离经,滞留肌肤间,瘀积不散而为肿为痛,此时邪盛而正未虚,治宜行气活血、攻下逐瘀、消肿定痛,即破法,内服散瘀活血丹,外用公英膏;中期肿痛瘀阻渐退,疼痛减轻,但瘀血未尽,气血不和,则用和法,以和营生新,续筋接骨,内服活血顺气散,外敷接骨丹;后期,瘀肿已散,筋骨未坚,病久正气也亏,治用补法,可内服壮筋补骨丸,外用展筋活血散,或用筋挛洗药方熏洗患处。郭汉章特别强调:所谓三期,并无绝对界限,初期若有正气亏损之象,不可一味使用破法及攻下之药;后期若邪气未尽,补正时应兼顾祛邪,如此才能祛邪而不伤正,扶正而不留邪。他认为,病有新旧,体有强弱;在治疗时须分清主次、标本、灵活用药。如体壮者,用药可猛;体弱者,用药宜平;新伤宜急治,用药可猛;旧伤宜缓治,用药宜和;新伤以治标为主,旧伤以治本为主。

(二)正骨八法

郭汉章在其所著的《实用正骨学》中介绍了平乐郭氏正骨手法,即摸、揉、端、捺、捏、提、接、推、拿、按、摩、活运、牵引、旋转、固定法,简称"十九字法"。该手法包含了15个治疗动作或方法,故又被称为郭氏"正骨十五法"。在多年行医治疗中,郭汉章应用家传"十五法"治愈了大量骨伤疾患。与此同时,他也有了不少新的体会和经验。郭汉章提出了"手法"与"手术"的概念,他在书中叙述道:"手法与手术不同,手法是用以整复骨位的方法;手术是运用这些方法的技巧。仅学习手法,尚不足以尽治疗之能事,必须手术熟练,方能互相配合,运用裕如。"也就是说,手法只表示了整复过程中的某种特定动作,而要使这些动作产生治疗效果,则需要一种熟练组合、灵活运用的技巧,正如《正骨心法要旨·手法总论》所说:"盖正骨者,须心明手巧……善用夫手法,然后治自多效。"

正是在这种理论认识的指导下,结合大量的临床体验,郭汉章认为原来的"正骨十五法"尚不能全面反映正骨手法的综合效应和施法技巧,例如"端"的过程中,往往也需要"捺"的加入;而"提"法的施用,又需"按"法的配合,如此等等。因而,他将原来家传手法的单项表述改良为双项联动,并将原来的"十五法"精炼为"正骨八法",即触摸、牵拉、旋转、扩折、摇顶、扣挤、提按、按摩,不但使手法的运用更贴合临床实际,也为施术者更好地理解和运用手法提供了便利。

郭汉章改良后的"正骨八法"具体如下。

1.触摸法

触摸法通过手的触摸,判断骨折移位程度、移位方向,然后结合 X 线片,分析受伤机制,根据"反其道而行之"的原则,确定整复方案。

本法是八法中的基础手法,既需要经验,更需要悟性。只有多临证、勤体会、善总结,才能达到"知其体相,识其部位,一旦临证,机触于外,巧生于内,手随心转,法从手出,法之所施,患者不知其苦"的最高施法境界。

2.牵拉法

筋骨受伤后,气血壅滞,筋骨挛缩,骨折重叠,按照"预合先离,离而复合"的原则,先行人力或器械牵拉,以使筋肉松弛、断端分离,从而易于复位。牵拉时用力要由轻到重,逐渐增加,切忌猛牵猛拉。牵拉方向可采取顺势牵引,也可根据骨折移位情况分别采用伸直、屈曲、外展、内收等不同体位进行。

3.旋转法

旋转法是针对骨折端有旋转移位或背靠背移位的整复方法。对单纯的旋转移位,用与旋转方向相反的手法使断端沿纵轴旋转回旋即可复位。对骨折端背靠背移位,如短斜形骨折的背靠背,单靠牵拉不能将其重叠矫正而复位时,经过回旋就很容易复位。若在患肢肌肉松弛情况下,背靠背纠正不了,可先适度牵拉患肢使其筋肉紧张,再左旋或右旋,即可纠正;如仍不能纠正,只需回旋超过周径一半,然后维持此位,再行拔伸牵拉或再加用扣挤、提按等法,即可复位。

4.扩折法

此法是针对横断骨折或小斜面骨折的复位手法。整复时,将两断端向同一方向折顶,使折端在成角情况下相互接触,然后在保持两折端稳妥接触下进行快速反折,使两折端成一直线,即可复位。如在前臂双骨折中,桡骨中上段横折、尺骨中下段斜折一般不易复位,可用折顶法将桡骨两折端推向掌侧,使成角接触,然后进行反折,先使桡骨骨折复位;当桡骨骨折稳定对位后,不稳定的尺骨断端则容易靠拢而达复位。

5.摇顶法

摇顶法用于小斜型骨折或横断骨折。对于小斜型骨折,单用摇晃手法即可使骨折断面互相靠拢、吻合;而对横断骨折,整复后仍有残余移位时,先行摇晃手法纠正残余移位,继而用顶碰手法,使骨折断端嵌插,以增加断端稳定性。

6.扣挤法

骨折复位后,仍留有残余侧方移位时,可在拔伸牵拉的情况下,用两拇指或手掌在肢体两侧左右扣挤,即能复位。牵引治疗的患者,可在牵引过程中每日做该手法两次,使其逐步达到理想对位。

7. 提按法

此法用于骨折断端有前后方向移位时。如股骨干中下段骨折,远折端向后移位,可在维持牵拉下,术者一手掌握提骨折远端向前,一手掌按压骨折近端向后,两手同时相向用力,即可矫正前后移位。对肌力强大、不能一次纠正前后移位时,可在持续牵引治疗过程中每日做提按手法两次,能逐步达到理想对位。

8. 按摩法

此法用于调整筋经。骨折整复后,用手徐徐循经按摩骨折部位周围软组织,可使筋肉、脉络舒展条达,气血通畅。

郭汉章主张根据伤者的具体情况,将"正骨八法"融会贯通、筛选组合、灵活运用于整复全过程。他特别强调在临证施法时要做到:①施法前通过望、闻、问、切,并结合 X 线片,对伤情做到了如指掌、胸有成竹,才能达到预期目的。切不可心中无数,盲目从事。②施法时术者要精力集中,活运全身气血于手部,施法中要做到巧、准、稳、柔,即手法要巧妙、以巧代力;部位准确,法到病解;气力稳妥,大小适度;刚柔相济,以柔克刚。反对那种不顾整体、不论伤情的粗暴整复手法。③施法后须保持可靠的外固定,以确保骨折整复后对位的稳定性。同时,他还强调保持正确治疗体位的重要性,认为若体位放置不当、肌力不平衡,很可能使骨折再次移位,导致复位的失败。譬如,股骨转子间骨折采用下肢牵引后,应保持患肢外展 30°中立位,否则患肢易出现髋内翻及外旋,日后产生跛行。又如,肱骨中段骨折向外成角,复位并用小夹板固定后,应将患肢固定于外展支架上,保持上臂外展 70°～90°、肘关节屈曲 90°,如此既可防止骨折向外成角,又可对抗患肢重力下坠产生的牵拉,从而避免骨折断端出现过牵,影响骨折愈合。

郭汉章依据自己多年实践经验,总结出"复位是目的,固定是手段,体位最关键"的十五字诀,也就是须将"复位—固定—体位"作为正骨的三大要素,贯穿于治疗的始终。

(三)展筋活血散的应用

展筋活血散是郭老的家传秘方,其组方严谨、用法独特、疗效可靠。其方由当归、三七、乳香、没药、牛黄、麝香等 10 余味药物组成。将药研为极细末,放入瓷瓶内密闭备用。该方具有通经活络,祛瘀止痛,消炎散肿之功效。临床使用时,以右拇指指腹蘸少许药末,以四指固定患部,通过拇指指间关节及掌指关节灵巧旋转,在患部痛点或有关穴位按顺时针方向研磨,通过药物和手法的共同作用,将药物研入肌腠,使肌腠气血疏通,达到治疗目的。他强调施法时要以少、轻、准、柔四字为原则。少:即手指腹蘸药量少,少则能在研磨中将药末沿毛孔研入皮内,多则堵塞毛孔,不能发挥药效。轻:即手指按压轻,用力太重,对毛孔压力大,毛孔不开,则药物不易渗入,难起疗效。准:找准病痛所在及有关经脉穴位,部位准确,使药物直达病所而治疗有效。柔:指腹用力轻柔,忌用暴力、死力,否则得不到应有效果,反而增加新的伤痛。临床用于急(慢)性筋伤、颈椎病、网球肘、肩周炎、风湿痹等病症。

(四)郭氏经验方

郭汉章在几十年的临床实践中,勇于探索,敢于创新,在应用家传方药的同时,结合自己的临床经验,创立了许多经验方,治疗骨科杂病,取得了很好的疗效。

1.公英膏

本方由蒲公英、生地黄、冰片组成;将蒲公英、生地黄切碎,加水煎成浓缩汁,去渣,再煎至黏稠状,放凉,将冰片研成细末掺入拌匀,外敷于患部;具有清热解毒,凉血止痛之功效;适用于骨折、筋伤初期,局部肿痛及热痹之证。

2.公英解毒汤

本方由蒲公英、板蓝根、紫花地丁组成,水煎内服,具有清热解毒、凉血之效;适用于各种痈肿疔疮初期及热痹等热毒炽盛之证。

3.红辛酒

将红花10g、细辛10g泡入500mL白酒中,制成酊剂,24小时后即可外擦患部,每日2次或3次;具有活血镇痛之效;适用于跌打损伤,以及各种劳损、痹证等。

4.甘葱汤

生甘草15g,葱白2段,水煎,洗患部,每日2次;具有清热解毒之效;适用于创伤、蚊虫叮咬、足癣等合并感染之证。

5.黄芩汤

单味黄芩,煎成水溶液,清洗创面,适用于软组织缺损、骨外露合并感染、骨髓炎等病证。

以上经验方具有药味少、疗效好、制作简单、价格低廉的特点,深受广大患者欢迎[5]。(尚毅、廖永华、党馥珍供稿)

二、朱兴恭运用手法治疗颈椎病经验

朱兴恭老中医根据祖传治疗颈痹及落枕的经验,结合自己多年的实践,总结了一套治疗颈椎病的手法,在临床应用中获得了良好的效果,现将该手法的步骤及注意事项和体会介绍如下。

1.手法

(1)患者体位:让患者坐在方凳上,并将其两手放在双膝上,头微向前屈曲,尽量使颈部肌肉放松。

(2)推椎法:医者一手放在患者头顶,固定头颈,另一手拇指由颈椎棘突旁侧大椎穴平面向上推至颅枕部2次或3次。一侧做完,换手再进行另一侧推椎,同样做2次或3次。

(3)旋颈法:术者一手托住患者下颌,一手托住枕骨处。让患者放松,左右旋转头颈,最后一次向左向右旋转,用力要猛,常常可以听到一种清脆的响声。

(4)折顶法:术者一手置于头顶,五指插在头发中间,以便固定头颅,另一手拇指顶住颈椎棘突,从上向下,使头部过度背伸3～5次。

朱氏治疗颈椎病的基本手法就是上述几步,但并不是一成不变的,可以根据病情及体征的变化而加减或另行设计手法。对于落枕型颈椎病,本法治疗效果最佳。对于椎动脉型、神经根型颈椎病,尽量不要使用旋转、折顶等手法,假若需要使用,力量不宜过大、过猛,要因势利导;适当增加点穴、揉、搽、提、捏、拔等按摩手法,这样不但可以提高疗效,还可以防止意外事故的发生。

2.配合疗法

(1)展筋丹内服:每日 2 次,每次 2～3g,可活血止痛、调气舒筋、解毒镇痉、生精补髓、强壮筋骨。

(2)热敷药湿热敷颈部:每日 2 次,每次 30～60 分钟,其功效在于消肿止痛、温经通络、祛风散寒等。

(3)配合理疗、牵引等方法。

3.适应证

朱氏手法对各型颈椎病均可适用。正如前面所述那样,要根据症状、体征及 X 线的变化,增减手法,或在手法轻重上做适当的调整。

4.禁忌证

(1)诊断不清的颈痛、颈椎活动障碍。

(2)颈部、咽喉之肿瘤、炎症及骨关节损伤。

(3)先天性畸形(包括椎管狭窄)。

(4)老年体弱,或有高血压、脑动脉硬化,以及其他严重的主要脏器疾患。

(5)妊娠后期。

5.体会

朱氏治疗颈椎病手法有以下优点:①疗效可靠;②方法简单明了;③较手术疗法安全;④不受设备等条件限制;⑤患者乐于接受。

朱氏认为,手法具有疏通经络、行气活血、滑利关节、舒筋止痛、化瘀消肿、顺筋正骨的作用,可以解除患者颈痛、颈活动受限、上臂麻木、头昏、头痛等症状,并且强调手法治疗颈椎病前必须明确诊断,进行必要的拍片等检查,确定其适应证。对于那种不做检查而热衷于手法的冒险行为,朱氏是反对的,比如,1964 年有一中年男性因颈痛、活动受限来诊,拍片后,医生当时只注意到骨质完整,未见椎体破坏及骨折,即行手法治疗,当进行旋转手法时,患者从凳子滑下,结果四肢瘫痪,事后结合病史、体征,重新复习 X 线片:颈椎骨质虽无异变,但咽后壁软组织阴影增宽,结合其他检查,确定为颈椎结核。根据其他资料报告,因为手法之意外,还可以发生脑干功能障碍、上消化道出血、失音,甚至死亡的教训。

在治疗颈椎病的过程中,朱氏认为手法治疗次数可根据病情决定,一般每周进行 1～3 次(1个疗程),进行 2～3 个疗程后,再观察 1 周,然后进行下一步治疗,绝不可因患者求治心切,而每日 1 次或每日数次进行手法治疗。如果手法经过 2 个疗程无效,甚至症状加剧,应当暂缓手法,分析原因,必要时可更换其他疗法[6]。(张俊峰供稿)

三、孙绍良骨科临床经验

孙绍良是陕西中医药大学附属医院骨伤科奠基人及学科带头人,在其一生的骨伤科医、教、研工作中,对骨折的治疗积累了丰富的经验。

(一)以恢复功能为主导思想

骨折之后,由于骨骼的完整性和连续性遭到破坏,加之骨折局部其他病理改变,诸如气血瘀滞、断端移位等,致使受损肢体功能障碍或者丧失。若治疗得当,这种功能障碍或者丧失可能只是暂时性的,随着骨折愈合而逐渐恢复;若治疗失当,这种功能障碍或者丧失将会转变为永久性残疾。孙绍良经常讲:"治疗骨折之要在于最大限度恢复肢体功能。"他把这一主导思想贯穿于骨折治疗各个环节之中及药物治疗诸环节。在整复方面,他宗《医宗金鉴·正骨心法要旨》"知其体相,识其部位,一旦临证,机触于外,巧生于内,手随心转,法从手出"之说,强调首先要仔细分析每一具体病例的发病机制,运用"手摸心会"之法,他指出,"只有这样,施行手法才能得心应手,使骨折顺利得以复位。只有复位满意,方能有利于骨折愈合,保证肢体功能尽快恢复。"对于复位,不过分强求解剖对位,绝对要求功能对位,一切从有利于功能恢复出发。例如,对于肱骨髁上骨折,非但不要求解剖对位,并且对尺偏型采用矫枉过正手法,彻底纠正尺偏移位,使其略微桡偏;对桡偏型则采用留有余地法,纠正桡偏要保守,尽量留有一定桡偏存在,从而有效地预防了肘内翻畸形的发生,保证伤肢功能顺利恢复。不强求解剖对位,绝非忽视复方(中药)治疗、洗剂治疗及应用骨折手法治疗。

骨折正确复位之后,需要予以妥当固定。在固定方面,孙绍良的经验是"固定方法要简单,固定时间宜短不宜长"。在选择固定方法时,要依据具体病例的实际情况,只要能起到切实可靠的固定作用,方法越简单越好;骨折一旦达到临床愈合,就不要再拖延固定时间。他说:"简单而且短时间的固定有利于功能锻炼及功能恢复。"他亲自及指导治疗的 213 例肱骨髁上骨折,分别采用夹板固定、石膏托固定、先石膏后夹板固定,平均固定天数分别为 12 天、14 天、18 天。临床分析结果,肘关节功能恢复满意。

孙绍良经常讲"骨折达临床愈合,解除外固定之后,绝非意味着治疗的结束,还须千方百计设法使骨折肢体功能尽早完全恢复"。他的经验是:①积极主动的功能锻炼是保证功能顺利恢复的关键;②医者精心指导是积极主动功能锻炼的保证。凡经孙老治疗的骨折病例,即使解除外固定之后,仍坚持定时复查,以便及时指导患者练功,随时观察功能恢复情况。为了配合患者主动功能锻炼,孙绍良拟定了"26 洗剂"(当归、红花、透骨草、伸筋草、丹参、牛膝、木瓜、桑枝各 15g,川乌、草乌、刘寄奴各 12g,艾叶、花椒、桂枝各 9g),于解除外固定后,熏洗骨折部位及邻近关节。他指出,虽然医者不能用任何方法替代患者主动练功,然而应用中药外洗能促进局部气血流通、舒筋活络、软化瘢痕、松解粘连,有利于功能锻炼,从而促进功能恢复。

(二)辨证论治,衷中参西

孙绍良既有扎实的现代医学功底,又有雄厚的中医学理论基础,加之他尊重科学,不持中、西医门户之见,精心钻研,推崇中西合参,融中西医为一体,自创骨折三期分治。

1.整复骨折,分年龄辨证施法

孙绍良认为,病家年龄不同,整骨手法应该有别。他常说:医学所研究的对象是有血有肉的生物体,并非机械体,故治疗骨折需辨证施法,不得一概而论。他把中医学对人体生长、发育、衰老理论与现代解剖、生理、病理等知识相结合,总结其经验,对不同年龄患者在施行整骨手法时,应该年龄有别地辨证施法。人在少年,生机旺盛,骨骼柔嫩,骨骼所含有机质(胶质)较多,虽易骨折,但由于组织再生和塑形能力强,骨折愈合速度较快,因此手法复位宜早为妙,手法尤须灵巧,勿使暴力。中青年人血气方刚,气血充沛,筋骨健壮,肌肉发达,多因遭受较大暴力方可骨折,加之骨折后肌肉牵拉,骨折移位较大,故在施行手法时应用大力(但非暴力),方能使骨折得以复位。对中青年下肢骨折,孙老每每应用持续牵引之法予以整复。人到老年,肝肾渐衰,筋骨懈惰,气血不充,骨质疏松,骨骼所含无机盐较多,极易骨折,整复时手法应力不宜过大,切忌暴力,谨防合并损伤。同时,老年人心脑血管系统疾病较多,整复骨折时尽量让患者取卧位,以防诱发心脑血管系统并发症发生。

2.三期分治,内外兼施

孙绍良把中医学瘀去、新生、骨合理论与现代医学血肿机化期、原始骨痂形成期、骨痂改建期的认识有机结合在一起,自创骨折三期辨证论治体系;将骨折治疗全过程划分为理气活血化瘀期、和营接骨续筋期、补养肝肾强壮筋骨期。

孙绍良虽创三期分治,然又非常注重辨证立法。他说:"分三期论治之目的在于删繁而就简,有章可循。但人有老少、伤有轻重,并且患者体质有别,岂能墨守三期一概而论。"如气血瘀滞,尊前贤所论,分偏于气滞或偏于血瘀,治法分别有所侧重,或依据具体病例灵活加减用药施法[3]。(刘德玉、袁普卫供稿)

四、李堪印治疗强直性脊柱炎的用药规律

陕西中医药大学李堪印教授诊治强直性脊柱炎经验丰富。他认为早中期强直性脊柱炎患者无明显肝肾亏虚表现,主要临床表现为气血亏虚,应以补气养血、柔筋通络止痛、调和肝脾为治疗大法。他发现前来就诊的强直性脊柱炎患者多为早中期患者,无明显肝肾亏虚表现,主要表现为气血亏虚症状;并认为肝脾两脏关系失衡也会影响气血的生成。因此,在治疗强直性脊柱炎时,李堪印常以补气养血、柔筋通络止痛、调和肝脾为治疗大法,常用补虚药和活血祛瘀药,使用频次高的中药有甘草、白芍、鸡血藤、青风藤、茯苓、黄芪、延胡索、牛膝、半夏、生地黄,其中芍药与甘草使用频次最高。

李堪印常以芍药甘草汤加藤类药与黄芪治疗强直性脊柱炎。在总结前人治疗强直性脊柱炎经验的基础上,结合就诊患者的症状及病因病机病性特点,常选用芍药、甘草相须为用。芍药性微寒,味酸、苦,具有养血和营、平肝、缓急止痛的功效;甘草性平,味甘,具有补脾益气、缓急止痛、调和诸药的功效。两药合用,酸甘化阴,调和肝脾,气血化生充足,筋脉得养,使筋柔痛止。同时,他还认为芍药与甘草配伍使用,能使营卫和调,外邪不易侵袭肌表,也可养血通络,使气血运行畅达,共奏柔筋止痛的功效。常选用醋炒芍药,因芍药炒后可入肝经,与甘草相须为用,共奏止痛的功效;并认为治疗强直性脊柱炎时可适当增加芍药用量,芍药与甘草的比例为2:1或3:1。藤类药物可通经入络,常用于痹病的治疗。他善用藤类药物,常将鸡血藤和青风藤配合使用。青风

藤味苦、辛,入肝、脾经,临床多用于风湿诸痛的治疗,祛风止痛效果好,尤其对肩、背、腰、膝痛疗效甚好。鸡血藤味苦、微甘,性温,入肝、肾经,善养血通络、活血散瘀、舒筋止痛。因强直性脊柱炎患者早期以气血亏虚为主,易致外邪侵袭或实邪内生,故李堪印常选用善祛风止痛通络的青风藤与善养血通络的鸡血藤,既可祛除外邪,也可养血柔筋,二药药性一辛一温,共奏祛风除湿、通络的功效;同时,还可佐助芍药、甘草,以养阴柔筋、通络。李堪印教授在治疗强直性脊柱炎时善将黄芪剂量用至30～40g,旨在与芍药、甘草共奏补气益血、和营固表、扶正祛邪的功效,增强人体正气,抵御外邪侵袭。黄芪不仅补气,还可养血柔筋,与藤类药合用,可增强活血通络的功效而不伤正,缓筋脉之挛急。

此外,要根据患者的病情随症加减。延胡索能行血中之气滞、气中之血滞,专治一身上下诸痛。牛膝具有活血通经、强筋健骨、补益肝肾的功效。当强直性脊柱炎患者出现筋骨挛急、活动受限、舌脉为气滞血瘀之象时,常配合使用延胡索和牛膝,二药合用,可起到补益筋骨、增强活血行气通络的功效。半夏能燥湿化痰、散结消痞,茯苓能健脾、利水渗湿。强直性脊柱炎患者病程缠绵,日久不愈,易致气血阴阳虚损,痰饮水湿内停、聚集,气血津液等精微物质运行不畅,从而阻滞筋脉。因此,当患者出现缠绵日久的疼痛,并伴有腹胀满,自觉身体沉重、乏力,不甚渴,便溏,舌淡胖,苔腻,脉濡缓之痰饮水湿内停之象时,李堪印常选用半夏与茯苓,既消已生之痰饮水湿,又绝生痰饮水湿之源,使气、血、津液等精微物质濡养脏腑、筋脉、肌肉,不仅能增强芍药与甘草柔筋缓急止痛的作用,还有助于藤类药发挥通络的作用。此外,茯苓与芍药、黄芪合用,还可健脾益气,使脾土健旺,以防肝乘。强直性脊柱炎患者久病体虚,正气亏虚,卫外不固,易致邪入血分。因此,当患者出现气血亏虚症状并伴有疼痛喜按、自觉肌肤麻木不仁、汗出恶风、舌淡、苔薄白、脉微涩而紧等表现时,常选用具有清热凉血、养阴生津功效的生地黄。该药与黄芪相配伍,可以起到散邪、养血、通痹的作用。当患者出现疼痛日久且疼痛性质为实痛、筋脉挛缩等表现时,常选用善除顽痹、有走窜之性的全蝎,与前药共用,可增强通络的功效。强直性脊柱炎患者素体虚弱,当感受外感风寒湿之邪后易入里,使患者疼痛加重,李堪印选用具有辛温散行、活血行气化瘀、通经止痛功效的姜黄,可以起到祛邪散寒、通络止痛的作用。

李堪印在治疗强直性脊柱炎时常选用药味辛、苦、甘和药性温、平的中药,因辛温可散、苦可泄、甘平可补,故所选用的药物多祛邪而不伤正,使外邪及痰饮水湿等病理产物祛而不留,使经脉、筋脉气血阴阳运行通畅。肝主疏泄、藏血,在体合筋;脾主四肢肌肉,脾胃为后天之本。肝、脾、胃三经在气血生成方面相互影响,而该病患病初期常气血亏虚、筋脉失养,李堪印选取入肝、脾、胃三经的中药,不仅可以使体内气血阴阳调和,固护正气,抵抗病邪,还可以使气、血、津液等精微物质濡养脏腑、筋肉、骨骼系统[7]。(杨波、袁普卫、康武林供稿)

五、李彦民治疗膝骨关节炎经验

李彦民主任医师从事中医骨伤科临床工作50多年,临床经验丰富,对膝骨关节炎的治疗有独到见解。

1.辨治思路

膝骨关节炎的病因较为复杂,多因年老体衰,肝肾不足,致寒湿、瘀血痹阻经络。本病的病机特点为本虚标实、虚实夹杂,以肝肾不足、筋骨失养为本,以寒湿、瘀血痹阻经络关节为标。肾藏精,主骨,生髓;肝主筋,藏血,肝肾同源,精血互生。肾为先天之本,肝为罢极之本。本病与肝、肾关系密切。肾精足则骨髓充,骨骼得以滋养,筋骨坚强;肝血旺则疏泄正常,筋得血润则强劲有力。肝肾亏虚是本病的发病基础。

2.治法方药

李彦民认为,膝骨关节炎应补泻同施、标本兼顾,治疗上应该补肝肾、强筋骨、利关节、止痹痛,重在补肝肾。

(1)内治方:膝乌汤(川牛膝 12g,狗脊 9g,骨碎补 9g,制川乌〔先煎〕9g,穿山龙 9g,乌梢蛇 9g);开水久煎,将制川乌先煎 30 分钟,将其他药物加入后再煎 30 分钟,过滤药渣,取药液 200mL,再加入开水煎第二次,煎 30 分钟,滤渣取药液 200mL,将两次药液混合后,分 2 次早、晚温服,每日 1 剂,20 天为 1 个疗程,所有患者均治疗 2 个疗程。

功能:补肝肾,强筋骨,利关节,止痹痛。

(2)外治方:舒筋活络散(透骨草 30g,伸筋草 15g,刘寄奴 15g,桑枝 15g,桂枝 15g,艾叶 30g,红花 30g,花椒 15g,川乌 9g,草乌 9g,牛膝 15g,木瓜 15g)。

功能:舒筋活络,活血化瘀,祛风散寒。

用法:将以上中药加入葱白,每剂药用 200mL 食醋搅拌均匀,之后用棉布进行包裹,放入锅中蒸 30 分钟。蒸好后,待温度合适(约 40℃),置于患膝热敷,每次热敷 30 分钟,切记禁内服、防烫伤。每日对患者进行中药热敷治疗 2 次,20 天为 1 个疗程,所有患者均治疗 2 个疗程。

3.经验总结

李彦民根据辨证论治原则和君臣佐使的配伍理论,总结出膝骨关节炎的内治经验方“膝乌汤”药味精炼,功专力宏。方中牛膝补肝肾、强腰膝、利关节、治痹痛,为君药;骨碎补温补肾阳、活血止痛,狗脊补肝肾、强腰膝,制川乌温经止痛,穿山龙活血舒筋,四药共为臣药,可助牛膝补肝肾、强腰膝、利关节、治痹痛之功;乌梢蛇祛风通络,为使药。六药合用,共奏补肝肾、强筋骨、利关节、止痹痛之功,实际临床应用时可随症加减。

舒筋活络散方中,透骨草舒筋活络、活血止痛、祛风除湿,为君。伸筋草舒筋活络、祛风除湿,木瓜舒筋活络、和脾胃,二者共为臣药,共同辅助君药以增强其舒筋活络之功。红花活血通经,牛膝活血通络,刘寄奴散寒止痛,三者辅助君药发挥活血止痛之功;桂枝温经通络,艾叶温经散寒,花椒温中止痛,川乌、草乌温经止痛、祛风湿,这五味性皆温,以温得通,通则痛消,通力协助君药以温经散寒止痛、祛风除湿,以上八味,或佐君药活血止痛,或助君药温经散寒、祛风除湿,共为佐药。桑枝性平,功在祛风湿、利关节,善达四肢经络,可引诸药通达病所,为方中使药。全方十二味药物,共奏舒筋活络、活血化瘀、祛风散寒、通络止痛之功。对膝骨关节炎引起的经络痹阻、气血运行不畅所致的肌肉、关节、筋骨疼痛,以及肢体麻木、屈伸不利等有较好的治疗作用;利用大葱辛香走窜的特性,促使药物透皮吸收。舒筋活络洗剂使用时加入食醋,利用食醋的酸甘敛阴、软坚散结、缓急止痛、散瘀破结等作用,同时药物经醋拌湿后,可作为使药促使药物进入病变部位,加强其透皮吸收功能。将药物加热后敷于患处,其作用有二:药物经过加热后使用可加快药物吸收速度及增加吸收量,热疗本身对病灶的局部治疗可以加快患病部位的血液循环,有利于损伤的修复;同时,因局部血液循环的加快,可减少患处致痛物质堆积、停留,起到迅速缓解症状的作用。在使用舒筋活络洗剂热敷时,需特别强调该药为外用药,不能内服,刚开始使用时温度很高,需注意温度,预防烫伤患者皮肤;该药加热时须用专门容器,不能与餐具混用,以防止发生误服中毒。总之,全方组方严谨,将多种治疗方法集于热敷这一具体治疗措施上,使用过程中,药物的药疗、热敷的热疗、醋和葱白的透皮吸收及通阳作用,三位一体,共奏滋补肝肾、祛风散寒除湿、活血通络之效。(杨进、杨锋、李引刚供稿)

第三节 风湿病临床经验

一、王素芝治疗类风湿性关节炎经验

王素芝主任医师为陕西省第一批名老中医,全国第五批老中医专家学术经验继承工作指导老师,全国名老中医传承工作室建设项目专家,中国中医科学院临床医学(中医师承)博士专业学位导师,从事风湿病临床和教学工作近 50 年,在诊治风湿病方面有着丰富的临床经验及独到见解。

王素芝在深入研究古医籍、继承前人有关痹病认识的基础上,结合自己临床经验认为,类风湿性关节炎(RA)多因先天禀赋薄弱,或后天调摄不当,肝肾气血虚弱,筋骨关节失养,风寒湿热外邪乘虚而入,邪气流连不去,深入筋骨关节,经络痹阻,郁而化热成毒。气血运行不畅,津液郁滞,渐致痰瘀互结,聚集于关节,日久导致筋骨关节受损、破坏变形而成本病。肝肾不足、感受外邪、内外合邪是类风湿性关节炎发病的关键,血瘀痰阻贯穿整个病变过程,痰瘀是其重要的病理因素。本病总属本虚标实,本虚责之肝肾不足,标实与风寒湿、湿热、瘀、痰等相关。现将其诊治类风湿性关节炎的证治分类和临床经验总结如下。

(一)分型证治

1.寒湿痹阻证

证候:肢体关节冷痛、重着,局部肿胀、不红不热,关节僵硬、屈伸不利,遇寒痛剧,得热痛减,舌质胖淡,苔白,脉弦缓或沉紧。

治法:温经散寒,祛湿通络。

方药:乌头汤合麻黄加术汤加减。

药物组成:川乌(蜜制,先煎)10g,麻黄 6g,生黄芪 20g,白芍 10g,桂枝 6g,杏仁 10g,白术 20g,全蝎 10g,土鳖虫 10g,炙甘草 6g。

2.湿热痹阻证

证候:关节肿胀热痛、晨起僵硬、触之灼热、屈伸不利,或全身发热、口苦口干、溲黄,舌质红,苔黄腻,脉滑数或濡数。

治法:清热祛湿,活血通络。

方药:痹证 1 号经验方加减。

药物组成:苍术 15g,黄柏 15g,川牛膝 15g,生薏苡仁 20g,防己 15g,威灵仙 10g,桑枝 20g,秦艽 10g,忍冬藤 20g,连翘 15g,生黄芪 10g,土鳖虫 10g,地龙 20g,豨莶草 10g,全蝎 10g。

3.寒热错杂证

证候:关节疼痛、肿胀、晨起僵硬、屈伸不利,局部触之发热,畏寒喜温,或触之不热,但自觉发热,低热或热象不显,舌苔黄或白,或黄白相间,脉弦或数。

治法:温经散寒,清热祛湿,活血通络。

方药:痹证 3 号经验方加减。

药物组成:桂枝 10g,白芍 10g,知母 15g,熟附片 10g,防风 10g,白术 20g,骨碎补 15g,豨莶草 20g,秦艽 10g,生地黄 10g,生黄芪 10g,土鳖虫 10g,地龙 20g,全蝎 10g。

4.痰瘀痹阻证

证候:关节持续肿痛或肿大变形、晨僵、屈伸不利,关节周围或皮下有结节,舌暗紫,苔白厚或厚腻,脉沉细涩。

治法:活血化瘀,化痰通络。

方药:化瘀消痹方加减。

药物组成:青风藤 30g,土鳖虫 15g,五灵脂 15g,川芎 10g,地龙 20g,蜈蚣 1 条,虎杖 20g,秦艽 10g,鸡血藤 20g,黄芪 20g,骨碎补 20g,白芍 10g,片姜黄 20g,木瓜 10g,白芥子 10g,半夏 10g。

5.肝肾不足证

证候:关节疼痛、肿大或僵硬变形、屈伸不利,腰膝酸软无力,关节发凉,畏寒喜暖,舌暗红,苔薄白,脉沉弱。

治法:补肝肾,强筋骨,祛风湿。

方药:痹证 5 号经验方加减。

药物组成:生地黄 10g,熟地黄 10g,制附片 10g,骨碎补 10g,淫羊藿 10g,独活 10g,补骨脂 10g,桑寄生 10g,狗脊 10g,威灵仙 15g,鸡血藤 20g,红花 10g,黄芪 15g,川续断 10g。

(二)治则与治法

王素芝强调,类风湿性关节炎总属本虚标实,治疗要注意处理好邪正标本的关系,根据邪正标本的主要矛盾决定治疗的重点。常用治法主要有散寒祛湿、清热祛湿、化瘀通络、化痰通络、补肝肾、强筋骨。

1.散寒祛湿

在类风湿性关节炎早期阶段,临床多见到寒湿痹阻证,由风寒湿侵入人体尚未化热所致;治当散寒祛湿,温经通络;宗《金匮要略》乌头汤之义,常用川乌、草乌、附子、桂枝、细辛、肉桂等药。

附子一味,辛温大热,有毒,本品性烈力雄,走而不守,具有补火助阳、温经散寒之功,善治一切沉寒痼冷之证,为祛除阴寒邪气、通关节之猛药。临床上附子常与熟地黄同用,附子得熟地黄之甘缓,则辛烈走窜之性减弱,地黄得附子,则补而不腻,两者相得益彰。

2. 清热祛湿

类风湿性关节炎病情活动期常见寒热错杂或湿热痹阻证,之所以出现湿热,多因素体阳气较盛,风寒湿邪侵入后痹阻机体,郁而从阳化热。初期可见寒热错杂,在温经散寒的同时,应兼顾清热祛湿,即寒热并治;随着病情发展,也可演变为湿热痹阻证,此时如能治疗及时得法,截断病势,病情就能很快缓解,否则迁延不愈,逐渐引起经络、关节、筋骨和脏腑损害,导致关节变形、身体残疾,甚至危及生命。王素芝认为"湿流关节"(《金匮要略·脏腑经络先后病脉证第一》)和"热胜则肿"(《素问·阴阳应象大论》)是类风湿性关节炎关节肿胀、灼热的主要病机。湿热痹阻,如油裹面,难以祛除,清热祛湿并治,临床但见关节肿胀、灼热即是湿热证候,即可用本法,当然还要兼顾其他兼证;常用黄柏、黄芩、苍术、白鲜皮、土茯苓、防己、连翘、虎杖等药,选用宣痹汤、二妙方、四妙方等方剂加减。王素芝应用清热祛湿法,组成经验方痹证Ⅰ号方(苍术、川牛膝、威灵仙、防风、防己、忍冬藤、连翘、桑枝、豨莶草等),治疗类风湿性关节炎湿热痹阻证,临床效果显著。

3. 化瘀通络

王素芝认为,瘀血是类风湿性关节炎最重要的病理因素之一。类风湿性关节炎病因病机中必有气血运行不畅,日久形成瘀血,痹阻于经络、关节、筋骨、脏腑,最后导致病情复杂、缠绵难愈。所以,她主张活血化瘀通络法应贯穿类风湿性关节炎治疗的始终。她常在辨证用药的基础上加一些活血化瘀药物,根据瘀血的程度不同,或养血活血,或活血化瘀,或破血逐瘀,或搜剔通络,临床常用鸡血藤、虎杖、姜黄、五灵脂、土鳖虫、地龙、水蛭等药物。她选用药物有自己的经验和心得,例如,鸡血藤苦微甘温,既能活血行血,又能补血养血,兼能舒筋通络,无论血瘀或血虚均可运用,常用于类风湿性关节炎症见关节痛、四肢麻木、面色萎黄等。虎杖微苦微寒,既能活血化瘀而止痛,又能利湿清热解毒,常用于治疗类风湿性关节炎症见下肢关节灼热肿痛剧烈、痛处不移、昼轻夜重、尿赤、便秘等。片姜黄味辛苦、性温,活血行气,通络止痛,擅长治疗上肢关节痹痛,常用于治疗类风湿性关节炎症见肩臂痛者。五灵脂咸温,活血散瘀止痛,适用于一切瘀血阻滞疼痛,凡是类风湿性关节炎瘀滞作痛者,皆可使用。王素芝认为,对于类风湿性关节炎久治不愈、关节变形者,非草木之活血化瘀类药物所能奏效,必须使用虫类药物活血化瘀、搜剔通络,能外达肌肤、内走脏腑,常用土鳖虫、地龙、水蛭、全蝎、蜈蚣等。她重用活血化瘀药物,组成经验方化瘀消痹方(青风藤、土鳖虫、五灵脂、川芎、地龙、蜈蚣、虎杖、鸡血藤等),治疗类风湿性关节炎血瘀证患者,取得了显著的效果。

4. 化痰通络

王素芝认为,痰浊是类风湿性关节炎筋骨关节破坏的重要因素之一,其病机演变过程中常常有痰浊产生,或因寒凝湿聚成痰,或者湿热羁留,酿成热毒,炼液成痰,痰阻经络筋骨关节,临床表现为关节持续肿大甚至变形、关节周围结节等。因此,治疗要根据病因注重化痰浊、通经络,或温化寒痰,或清化热痰,或活血化痰,常用半夏、白芥子、胆南星、僵蚕等药。例如,白芥子味辛性温,可化痰行气散结、温通经络、消肿止痛，兼寒常配麻黄、红花，兼热常配地龙和大黄，是王素芝治疗类风湿性关节炎关节慢性肿痛之要药。

5.补肝肾、强筋骨

王素芝认为，肝肾不足是本病的内因之一。肝肾不足，则筋骨关节失其充养而空虚，风寒湿邪乘虚侵入筋骨关节。补肝肾、强筋骨为其基本治法，同时强调，肾藏精，主骨生髓，精血同源，补肾即能补肝，在肝肾不足时，补肝肾重在补肾。类风湿性关节炎日久不愈，必引起气血虚弱，精髓不足，骨质破坏，她喜用补肾填精之品，如鹿角胶、龟甲胶都属于血肉有情之品，两者相配，补肾壮骨、填精充髓；熟地黄配当归，也能起到补益精血、骨髓的作用。她在选用药物时，多选既能补肝肾、强筋骨，又能祛风湿的药物，常用骨碎补、淫羊藿、仙茅、狗脊、桑寄生等[8]。（徐鹏刚供稿）

二、徐玲治疗尫痹经验

徐玲为陕西省中西医结合医院主任医师，在其50多年治疗风湿病的临床工作中积累了丰富的经验，并有独到之处。

1.重视脾肾在风湿病治疗中的作用

肾藏精，主骨、生髓，为先天之本。脾统血，生精，主四肢肌肉，为后天之本。二者在生理上相互滋生、相互制约，病理上相互影响、相互转变。在处方用药时，针对脾胃虚弱的特点，徐玲在临床上善用白术、云苓、苍术。苍术偏于燥湿健脾，性燥，为防化燥伤阴，用量不宜大；而白术健脾燥湿、化湿，使湿邪得以运化，现代药理学研究认为白术对肠胃具有双向调节作用，可治疗消化功能紊乱所致的脾虚证，对应激性溃疡有良效，且白术有免疫增强、免疫调节作用，而苍术对胃酸分泌亢进所引起的溃疡有良效。茯苓淡渗健脾，不燥不寒、不泄，性质平和，扶正祛邪，标本兼顾，凡脾虚有湿，非其莫属，还可以与多种药物配合使用。脾气虚弱者，可与人参、黄芪配合，益气健脾；湿盛者，可与薏苡仁、泽泻等配伍，加强利水祛湿作用，与寒、热相结合，可辨证用之。总之，该药不论男女老幼、体质强弱者皆可辨证使用，作用不亚于人参，且用途广，比人参价廉。在临证时，处方用药既不过用辛燥之药克伐脾胃之气，亦不多用滋腻之药滞中碍胃，时时注意中土健旺，有利于饮食、营养的吸收，湿浊的运化，促使疾病康复。

徐玲强调类风湿性关节炎患者大多病程较久，迁延不愈，往往涉及肝、肾。在治疗时，常常加用补肝肾之药，如杜仲、桑寄生、牛膝、金毛狗脊等，既可祛风湿，又可补肝肾、强筋健骨。现代药理学研究认为此类药均能调节下丘脑-垂体-肾上腺轴的功能，还能调节免疫、促进骨的生成、防止骨质疏松及骨破坏。

2.祛邪尤重除湿，治痹勿忘外感

尫痹乃风、寒、湿邪侵袭人体，内因气血亏虚、营卫不固，或肝肾不足，造成气血运行不畅，临床表现为寒痹、热痹、风痹等，每每与湿邪相夹，湿为阴邪，其性重着、黏腻，较难祛除，故在痹病的发生、发展及转归中起重要作用，同时也是疾病迁延不愈的原因之一，临床上多见关节肿痛、酸沉、屈伸不利等症。徐玲认为，在风湿病中，外湿仅占一部分，以内湿为主，现代生活水平提高，饮食结构发生变化，生冷饮食、浓茶、烟酒、肥甘厚味戕伐脾胃。生活节奏的加快，饮食失节，饥饱失常,脾胃受损,运化失职,可使水湿内停,聚湿生痰;冰箱、空调的大量使用,恣食生冷,贪凉乐逸之辈与日俱增,寒湿伤脾,内生痰湿,已成为痰湿的首要成因,临床表现为肢体困重、纳呆、口不渴、不欲饮、腹胀、便溏等。若复加风寒湿,内、外湿结合,如油入面,致使病情缠绵难愈。徐玲对此注重调节水液的代谢、气机的调畅,采用宣肺、理脾、温肾之法,而把理脾放在首位,脾健则湿无内生之源,在治疗类风湿性关节炎症见手关节肿胀、疼痛时,往往加用生薏苡仁 25g、白术 15g 等,正是体现健脾祛湿的思想。根据部位的不同,湿在上,则当发其汗;湿在下,当利其小便,使湿邪有出路。在病性上,认为湿邪为病,常兼夹寒、热之邪,治疗应从辨证出发,根据寒、热的不同,应温化与清化。此外,类风湿性关节炎的反复发作与迁延不愈在某种程度上往往与外感有关,发病原因多有气血不足、肝肾亏损、营卫不和,易致外邪侵袭,故不少类风湿性关节炎患者往往伴有咽部红肿、疼痛,反复受外邪侵袭,使病情反复发作,逐渐加重,故不可轻视。治疗时,可加用射干、玄参、山豆根、板蓝根之类,若外感明显、咽喉肿痛甚者,可急则治标,往往起到控制病情、改善疗效之功。

3. 活血化瘀贯穿始终

叶天士对痹久不愈者,有"久病入络"之说,提倡用活血化瘀及虫类药物搜剔宣畅络脉。风湿病往往是因正虚,风寒湿热流注经络、肌肉、关节,痹阻不通,不通则痛。对类风湿性关节炎,如无明显的热瘀或寒凝,徐玲多用丹参、红花、鸡血藤、青风藤等,既有活血作用,又有镇痛作用。临床及药理学研究显示,活血药(如丹参、红花、鸡血藤、青风藤等)既有镇痛作用,又有抗炎及改善症状(尤其是肿胀、疼痛)作用,同时可促进血液循环,改善关节功能。

若痰瘀痹阻者,当审两者的偏胜配药,痰甚则肢节肿胀、僵硬、重滞麻木,瘀甚则骨节疼痛重、强直畸形。祛瘀活血可用桃红饮加猪蹄甲、土鳖虫、姜黄、乳香、没药;化痰通络可在二陈汤基础上加减,风痰甚加僵蚕,寒痰甚加白芥子,热痰则加胆南星;如关节漫肿、有积液,可用小量控涎丹祛痰消肿,口服,1.5g,连服 7～10 日为 1 个疗程,也可用关节穿刺抽取积液,配合上药,疗效可观。若不能化痰逐瘀,使痰瘀固结,深伏血络,泛泛活血药收效甚微,非借用虫类药不足以走窜入络、搜剔逐邪,故有"风邪深入骨骱,如油入面,非用虫蚁搜剔不能为功",但虫类药物功用同中有异,临床常用全蝎、蜈蚣、僵蚕、地龙、猪蹄甲、蜂房,也常用蛇类药(如乌梢蛇、白花蛇、蕲蛇等),因虫类药毕竟都有毒和小毒,有破气耗血、伤阴之嫌,故用量不宜大,且一般不宜久服,可间断给药,或数药交替选用。体虚者,应与扶正药配合使用,亦有体虚患者或产后得病用之而疼痛反剧者,应根据患者体质酌情使用,或配合补肝肾药。

4. 善用藤类及引经药

徐玲治疗风湿病三十多年,总结出藤类药对于类风湿性关节炎具有通经络、祛风的作用,治痹不可少。然而,每一味药都有其特点,选用配伍多有讲究,如海风藤性温,祛风湿、通经络,多用于风寒湿痹所致的关节、肌肉疼痛。青风藤辛苦微温,能通经入络,善治风疾,祛风寒湿、通利关节,与海风藤配伍,可温经散寒,治寒湿痹。络石藤性微寒,通经络、利血脉,治风湿痹痛伴有热象者,且可散风通络,善走后背,多用治肩背疼痛。忍冬藤偏于清经络中的风热及关节热而治疗筋脉疼痛,关节红、肿、热、痛。在类风湿性关节炎中,湿热痹阻证常配青风藤、忍冬藤,即可祛风清热,又可调节免疫、控制病情。鸡血藤补血活血,祛风通络,强筋骨,用于瘀血痹阻证的肢体关节疼痛。夜交藤味甘微苦,性平,入心、肝二经,阳入于阴则寐,该药擅长引阳入阴,且善于养血,故用于失眠最为适宜,也可用于各种原因所致的失眠,而风湿病中大多数患者为静息痛,夜间疼痛甚,以致不得眠,使病情反复加重。徐玲在治疗风湿病时,注意应用安神镇痛药,患者夜间休息好,晨起精神好转,疗效相应增加,常用量为20～60g。

徐玲在治疗风湿病中喜欢用引经药,根据疼痛的部位,结合兼症,可以确定病变的经络、脏腑,应用不同的引经药,使药效集中于某一经络、脏腑或某一部位,直达疼痛病所,可以提高疗效,一般用一味至二味。临床常见痛在上肢,加羌活、桑枝、片姜黄;痛在下肢,则加牛膝、独活;腰背疼痛,加桑寄生、杜仲、川续断;疼痛在脊柱,则加金毛狗脊、白芷、鹿角胶;肌肉疼痛,加白芥子、千年健;膝后筋痛,加海风藤、鸡血藤;腿外侧痛,加木通、细辛;腿内侧痛,加当归、秦艽;腰以下痛重,加防己、牛膝。(刘茜供稿)

三、吉海旺治疗风湿类疾病经验

(一)类风湿性关节炎

吉海旺认为,对于类风湿性关节炎,肾虚是发病的根本,外邪侵入是发病的重要条件,瘀血阻络为其病理基础。在治疗时,当注意以下四点:①从重视整体出发,不能局限于关节局部。②注重补肾活血,从本治疗。③应兼顾脾胃,因为脾胃为后天之本、气血生化之源,脾胃虚弱则易患类风湿性关节炎;同时抗风湿药物多伤脾胃,固护脾胃可以减轻药物的毒、副作用,而强脾健胃亦可增强免疫力、扶助正气,提高机体抵抗力。④不忘疏肝,临床发现类风湿性关节炎患者多伴有焦虑,而焦虑又易导致疾病加重,故在治疗时可从调肝入手,往往可收到意想不到的效果。

吉海旺临床治疗类风湿性关节炎共分为以下几型。

1.湿热伤肾证

临床表现:关节肿痛、灼热、沉重,轻度发热或午后潮热,腰膝疼痛无力,喜凉恶热,但受凉加重,小便黄,大便干,舌红,苔黄腻,脉滑数或细数。

治法:清热祛湿,补肾活血。

处方:生地黄20g,续断12g,地骨皮10g,骨碎补12g,桑枝20g,赤芍15g,秦艽15g,知母15g,黄柏15g,威灵仙12g,羌活9g,独活9g,制乳香、制没药各6g,忍冬藤30g,透骨草15g,甘草6g。

2.肾虚寒盛证

临床表现:腰膝疼痛,两腿无力,不耐劳作,喜暖怕冷,四肢关节疼痛、肿胀,晨僵,关节屈伸不利甚则变形,脊柱僵硬,舌苔多白,脉沉细,尺脉弱。

治法:祛风散寒,补肾活血。

处方:续断12g,补骨脂12g,熟地黄20g,制附片10g,骨碎补12g,桂枝10g,赤芍10g,白芍10g,知母12g,独活12g,防风10g,麻黄6g,苍术9g,威灵仙12g,伸筋草20g,牛膝10g,甘草6g。

3. 肾虚血瘀证

临床表现:关节肿痛、晨僵,甚则屈伸不利、肿胀变形,肿处青紫,或凉或热,周身沉困,舌暗红,有瘀斑,苔白,脉细涩。

治法:补肾活血,祛瘀止痛。

处方:生地黄 20g,熟地黄 20g,白芍 10g,赤芍 15g,当归 15g,丹参 15g,牡丹皮 12g,莪术 12g,麦冬 15g,龟甲 15g,丝瓜络 10g,甘草 6g。

4. 风寒湿阻证

临床表现:关节肿胀疼痛,痛有定处,晨僵,关节屈伸不利,遇寒则痛剧,局部怕冷,舌苔薄白,脉浮紧或沉紧。

治法:温经散寒,祛风除湿。

处方:川乌 10g,羌活 12g,独活 12g,防风 10g,白芍 10g,桂枝 12g,甘草 10g。

5. 风湿热郁证

临床表现:关节红肿疼痛、晨僵、活动受限,兼有恶风发热、有汗不解、心烦口渴、便干尿赤,舌红,苔黄或燥,脉滑数。

治法:清热除湿,疏风通络。

处方:秦艽 15g,独活 12g,羌活 12g,威灵仙 15g,生石膏 20g,生地黄 15g,赤芍 10g,地骨皮 10g,忍冬藤 15g,知母 10g,黄柏 10g,桑叶 10g,甘草 10g。

6. 肝肾阴虚证

临床表现:关节肿胀、畸形、局部灼热疼痛、屈伸不利,形瘦骨立,腰膝酸软,伴有头晕耳鸣、盗汗、失眠,舌红少苔,脉细数。

治法:补益肝肾,活血通络。

处方:生地黄 20g,黄柏 12g,知母 12g,秦艽 12g,补骨脂 15g,骨碎补 15g,何首乌 10g,丹参 15g,乳香 6g,没药 6g,独活 10g,乌梢蛇 10g。

(二)骨关节炎

骨关节炎也称退行性关节病、骨关节病、骨质增生,是由于关节软骨完整性被破坏以及关节边缘软骨下骨板病变,导致关节症状和体征的一组异质性疾病。吉海旺治疗骨关节炎注重以下三点:①将补肾壮骨贯穿于治疗的全过程;②内服外用,增加疗效;③运动导引,适时锻炼。他强调,锻炼并不是越多越好,中医讲究"度",过犹不及就是超过了这个"度",锻炼不仅应注意"度",还应注意"时"的选择,例如在疾病活动期,就应制动,不建议活动;在疾病缓解期,则可适当锻炼;在无病时,则应加强锻炼,增强体质及骨质。适时有度,方为养生防病之法。对于骨关节炎的临床分型,主要有以下几型。

1. 风寒湿痹证

临床表现:关节酸痛、屈伸不利、不红不热、得热痛减、遇寒加重,舌苔薄白或白滑,脉弦紧或涩。

治法:祛风除湿,散寒止痛。

处方:防风9g,羌活9g,秦艽9g,薏苡仁30g,当归12g,制川乌、制草乌各4.5g,甘草6g。

2.血瘀气滞证

临床表现:痹痛日久,痛无定处或刺痛较剧,痛有定处或伴麻木,关节变形,肤色暗,舌质暗,或有瘀斑、瘀点,脉细涩。

治法:活血化瘀,通络止痛。

处方:当归15g,川芎12g,红花9g,刘寄奴15g,姜黄12g,路路通30g,羌活9g,白芷12g,威灵仙12g,桑枝30g,胆南星9g,炒麦芽15g。

3.肾虚证

临床表现:关节疼痛日久不愈、时轻时重,关节变形,筋肉萎缩,腰膝酸软,形寒肢冷,头晕耳鸣,烦热盗汗,舌淡苔白或舌红少津,脉沉细。

治法:补肾活血,化瘀止痛。

处方:生地黄20g,牛膝9g,赤芍6g,桃仁6g,当归6g,木香6g,牡丹皮6g,川芎3g,木瓜12g,杜仲15g,山药20g,甘草6g。(衣蕾、雷媛琳供稿)

第四节　中医妇科疾病临床经验

一、刘茂甫治疗妇科病经验

刘茂甫教授学识渊博,医术精湛,对妇科病治疗经验颇丰,其临床体会和认识主要有以下3个方面。

1.多属肾虚，善用补肾法

现代妇科病造成肾虚的原因多见房事过频和屡次堕胎,岂不知胎元乃肾中之精相合而成,堕胎之时不但可致气血大伤,更是伤肾,其中又极易兼夹瘀血,而成肾虚血瘀者。老年患者中肾虚更加多见,此乃自然规律使然。

在妇科病证治方面,刘茂甫提出"肾虚血瘀是妇科病之本",故在临证治疗中,根据女性不同阶段的生理、病理特点辨证论治,采用补肾气、疏肝气、健脾气、调气血、固冲任等方法治疗;主张在妇科病的辨证中紧扣脏腑,抓住气血。妇科病相关脏腑功能失常,主要责之于肾、肝、脾三脏,中心在于气血,其变化不外乎虚、实、寒、热、痰、郁、积聚。妇科病的病机多虚实兼见,虚者多为肾虚,实者多为瘀血;虚者多责之于肾、脾,实者多责之于肝。而临床中病情变化多端,常虚实夹杂、虚中有实、实中夹虚,故特别强调辨证论治的原则性与灵活性的有机结合。

对于月经病的辨证,首先应辨其虚实寒热,如系虚证、寒证,则应着眼于滋补肾阴或温补肾阳,方为治本。结合临床辨证,如见腰痛、手足烦热、下肢困倦或四肢发凉、头晕、两尺脉细弱等,按肾虚治疗,往往可取得较好效果。基于上述对妇科病病机特点的认识,即使对于临床肾虚症状不甚明显者,他也多在辨证的基础之上加入几味平和补肾之药,如菟丝子、枸杞子、女贞子,以助人体正气,扶正气以祛邪。

带下虽有湿热、寒湿之分,其色有白、赤、黄、青之别,但实为脾失健运、肾气虚弱所致。所以,除湿热带下外,凡带下量多色白、冷稀如水、终日淋漓不断、腰痛如折、面部浮肿者,均应以补肾健脾为主。常用药物有黄芪、党参、炒白术、茯苓、仙灵脾、山药、金樱子、覆盆子、补骨脂等。

《灵枢·决气》云:"两神相搏,合而成形。"刘茂甫认为,这里的"两神"当为两精。精源于肾,肾主人体之生长、发育以及生殖。如果妇女肾气虚弱、中气不足,往往表现为月经量少、周期不准、不孕或受孕之后有流产之弊。对于此类疾病,治疗总以补肾为中心。常用的补肾药物有菟丝子、五味子、覆盆子、杜仲、熟地黄、山萸肉、女贞子、肉苁蓉、巴戟天、淫羊藿等。

2. 多有肝郁,重视疏理气血

在妇科疾病的证治方面,刘茂甫指出,包括不孕症在内的经带胎产妇科诸疾大都集中在肝、脾、肾三脏,尽管肾虚血瘀贯穿妇科疾病始终,但在各个疾病发展的不同阶段,肝的功能失常又往往最为突出。肝主藏血,主疏泄而性喜条达,肝脏功能正常,则气顺血和,经孕产乳无恙,故云"女子以肝为先天"。若肝脏功能失常,则气血失调,变症百出。情志为肝所主,人至中年,家庭、事业两难顾全之时,多因情志不遂导致肝气郁滞。患者多表现为月经不调,容易急躁、发怒、胸胁不舒,甚者疼痛、口苦心烦、夜寐不安、脉弦等一系列肝气郁滞的征象。因此,妇科疾病多责于肝,治疗以调肝为中心环节。刘茂甫指出,人体皮肉筋骨、五脏六腑在正常生理情况下都有"以通为顺,以滞为逆"的特征,"顺"即生理状态,"逆"即病理表现,"逆"的基本病机为运行不利或气血不通,故治疗应以通为用。肝主疏泄,性喜条达,主藏血,调节血流,以通为用即通运行和通气血,自然落实在调肝上。妇科疾病由肝病所致者临床上最为多见,妇科肝病实者居多、虚者为少。实证无非肝气郁结,肝郁化火,气郁夹湿,湿热内郁,或肝火与湿热互结,或肝郁兼有血瘀,或寒凝肝脉。虚者往往由血虚引起。无论虚实,均可引起"逆"的病理变化。调肝之法包括疏肝法、泻肝法、镇肝法、养肝法、滋肝法、温肝法,其中以前两种最为常用。临床中上述各法是密切相关的,常相互配合使用,不可截然分开。刘茂甫最擅用疏肝法及泻肝法治疗妇科诸疾。

由于患者体质的因素,治疗肝病之时不可长期用疏肝理气之品。若患者素体肝血虚甚者肝阴虚,此时虽有肝气郁滞的一方面,但当照顾其本虚,否则舒气耗阴,阴伤则热必生。治疗此类疾病,多以逍遥散为基础进行加减。偏于气滞者,加香附、郁金、川楝子、延胡索、枳实;偏于血虚者,用阿胶、生地黄;肝郁化火者,加牡丹皮、栀子、川楝子,或合以左金丸;若肝火上窜致头痛者,可加川芎少许、菊花、钩藤,以轻清之品治上。

3. 多因湿热,常用清热祛湿

刘茂甫认为,临床湿热所致妇科血证非常多见。因湿性重浊而趋下,胞宫、胞脉正处于人体之阴位下焦,又有月经来潮,故湿邪极易感着于此,正如《素问·太阴阳明论》所言:"伤于湿者,下先受之。"湿性秽浊黏滞,故湿邪为病,易致局部糜烂,伤及胞宫,则多为赤白带下、月经紊乱和崩漏等。因为胞宫黏膜血脉丰富而表浅,又通过阴道与外界相通,易受外邪侵袭,一旦为湿邪所困,易造成血脉破损溃烂,而致渗液和出血不止;况且胞宫时有经产,内伤复感外邪,更易损伤血络,而致出血增加或淋漓不止。再者,湿邪为病,易蕴而化热,或湿热夹杂为病,热易动血,则血不循经,从而导致出血诸症。现代实验研究和临床实践表明,湿邪多与病原菌感染有关,而妇科的感染性疾病,如盆腔炎、子宫内膜炎、子宫内膜息肉、黏膜下子宫肌瘤感染、生殖器炎症、感染性流产、产后感染等疾病常出现赤白带下、经量增加、经期延长、恶露异常等,由此可见,二者有明显相关性,湿热确实是导致妇科血证的一大主因。

带下病乃妇女常见病,主要机制是任脉不固、带脉失约。湿邪是导致本病的主要原因。湿为脾所主,湿邪为患,乃因脾失健运所致。会阴、少腹为足厥阴肝经经脉所环绕,为肝之分野,肝气有余,则横克脾土,肝脾失调,气机不利,不通则痛,故少腹隐痛、腰腹下坠不舒;肝气乘脾,脾失健运,湿从内生,故见带下之症;肝以气为用,肝气常有余,"气有余便是火",邪易从阳化热,与湿相合,出现肝经湿热内蕴;肝主藏血、主疏泄,既能调畅情志及气机,又参与脾胃的运化功能;肝气郁结,气机不利,郁久化热,肝气乘脾,脾失健运生湿,湿热流注下焦,损伤任、带二脉,任带失固致带下。带下病以湿热下注型最为多见,现代医学则认为,此病由阴道滴虫、真菌或其他细菌感染、宫颈炎、盆腔炎、子宫肌瘤及恶性肿瘤等引起。白头翁汤可治湿热痢疾,热痢为肝经湿热,移热于大肠;而湿热带下则是肝经湿热,移热于前阴。二者发病机制相同,唯病位不同,自可异病同治,并可配以多味清热解毒、健脾利湿之剂,以增疗效。

刘茂甫在带下病、阴痒、阴疮等疾病的治疗中倡导内外同治,在给予口服药的同时,还辅以外治法配合治疗,协同增效。方药如下:秦皮、蛇床子各50g,黄柏、苦参各40g,花椒30g,生甘草20g。水煎,外用先熏后洗;有时会根据具体情况稍作加减。方中秦皮苦寒,归肝、胆、大肠经,具有清热解毒、清肝明目之效;现代研究证实,秦皮有抗炎及抗病毒作用。黄柏苦寒,归肾、膀胱、大肠经,可清热燥湿、泻火解毒、退虚热;现代药理研究表明,黄柏为广谱抗菌药,对多种杆菌和球菌均有明显抑制作用。苦参苦寒,归心、肝、胃、大肠、膀胱经,可清热燥湿、祛风杀虫,用于皮肤瘙痒、脓疱疮、疥癣,对阴道滴虫有杀灭作用,还有抗多种皮肤真菌的作用。蛇床子辛苦温,有散寒祛风、燥湿杀虫之效,可用于阴部湿痒、湿疹、湿疮、疥癣。花椒味辛,性热,有温中祛寒、下气、杀虫等作用。后二药与以上清热燥湿、杀虫止痒之药配伍应用,既可增强燥湿杀虫止痒之效,又可反佐,以防寒凉过甚之弊。生甘草甘平,归心、肺、脾、胃经,具有补脾益气、清热解毒、润肺止咳、缓急止痛、缓和药性之功;此方中甘草既解百毒,又调和诸药;有人单以生甘草煎剂外用治疗老年性阴道炎,有良效。以上诸药合用,性较平和,三寒二温一平,共具燥湿杀虫止痒解毒之功,抗菌、抗病毒、抗真菌、杀虫祛风止痒,作用面广,故可用于各种类型的妇科带下病,以及阴疮、阴痒等病的治疗中[9-10]。(刘永惠供稿)

二、张文阁诊治妇科病用药经验

张文阁出身于中医世家,自幼受其祖父的熏陶而喜好岐黄之术。其在30余年的教学、医疗、科研工作中积累了丰富的理论和实践经验。

1. 幼稚子宫

张文阁对幼稚子宫的治疗有一套行之有效的方法。他认为,原发性闭经、继发性闭经是幼稚子宫的主要临床表现之一,治愈希望之有无通过四诊特别是望诊,大凡可以心中有数。他常常告诫,若临床表现为原发性闭经、身材矮小、发育不良、桶状胸、面部表情少神或呆滞、第二性征发育不全或不发育、白带少、性欲淡漠、脉沉细弱、尺脉无力、舌淡等,是难以治愈的;若表现为原发性、继发性闭经,或伴有肾虚证候,或无明显全身症状,身体发育尚好,甚或红光满面,精力充沛,外阴、乳房发育亦可,则有可能治愈。此种闭经系由肾气不充,天癸未能成熟而不能发挥应有的作用,任脉之气不流通,太冲脉之血不旺盛所致,因此,其根本原因是肾虚。临床辨治时,当注意全身症状明显者,可依症分为肾阳虚、肾阴虚、肾阴阳两虚三大证型,若无明显全身症状者,亦归属于肾阴阳两虚,分别以温补肾阳调养任督育宫法、滋阴填精调养冲任育宫法、阴阳并补调养奇经育宫法治之,施以自拟育宫汤1、2、3号。育宫汤基础方由当归、金毛狗脊、紫河车、羊红膻组成,是必用的。育宫汤1号方适宜于肾阳虚者,用基础方酌加补阳药肉桂、附子、吴茱萸、炮姜、仙茅、仙灵脾、巴戟天、蛇床子、韭菜子、紫石英、川椒等,补气药人参、黄芪、党参等,以及六味地黄丸中的药物。育宫汤2号方适宜于肾阴虚者,以基础方合知柏地黄汤,可酌加旱莲草、女贞子、麦冬、玄参、龟甲、鳖甲、地骨皮、青蒿等。育宫汤3号方适宜于肾阴阳两虚者,以基础方合二仙汤,并酌加蛇床子、鹿角霜、紫石英、生地黄、熟地黄、何首乌、白芍、麦冬、菟丝子、枸杞子、肉苁蓉等。经治疗,有些患者子宫逐渐发育良好,月经正常来潮而有子,但必须做到以下几点。①强信心:鼓舞和引发患者治疗的决心,避免因乱投医而错过最佳治疗时期。②早治疗:该病的临床效果与年龄关系甚密,25岁以前治愈希望较大,30岁以后则希望大减,因此要早发现、早治疗。③贵坚持:医患要密切配合,不要急于求成,宜于缓图,贵在坚持,一般需治疗3个月以上,药物可先汤剂、后丸剂。④莫早通:治疗此种闭经重在养精保精,不要急于通经;与其勉而通之,莫如持续充之,否则于治无益,甚至前功尽弃。待子宫基本发育完好、精气充实,经可自调。若不潮,可在方中酌加香附、泽兰叶、益母草、月季花之类,因势利导即可。

2.经前乳胀

经前乳胀是妇科常见病、多发病。张文阁认为,经前乳胀的病因病机主要为肝郁,肝主疏泄,性喜冲和条达,若受到精神刺激,气郁留滞,影响脾胃,木郁伐土或土不疏木,肝胃气滞,疏泄失常,升降失职。然乳头属肝,乳房属胃,肝胃之气失畅,故出现乳房作胀、乳头疼痛。张文阁指出,肝郁经前乳胀的治法宜疏肝解郁、理气消胀、宣通乳络;方用乳胀消(自拟方):当归9g,赤芍、白芍各12g,醋柴胡9g,香附12g,青皮、陈皮各9g,瓜蒌皮12g,乌药9g,橘核12g,路路通9g,白术9g,茯苓12g,王不留行9g,炙甘草6g。方中当归、赤芍、白芍养血活血调经,并能恢复肝的藏血功能,以助其疏泄功能的正常;柴胡、香附、乌药、青皮、陈皮、橘核疏肝解郁,理气消胀;瓜蒌皮宽胸利膈,宣通乳络;王不留行、路路通能疏通经络,自然可以疏通乳络;白术、茯苓健脾和胃,以助恢复肝的藏血和疏泄功能;甘草调和诸药。一般于出现乳胀前1~2天开始服药,服至月经第1天。临床加减:①若经前乳房胀甚,并伴结块,可加青橘叶6g、炒猪蹄甲6g,或将猪蹄甲研细末,每服冲3g;②若经前乳胀伴有肿痛者,可加川楝子12g、蒲公英12g,以理气消胀、散结止痛;③若经前乳胀伴乳房局部郁热者,可加金银花9g、野菊花9g,以清热凉血解毒,或加海藻、昆布,以其味咸能软坚、性寒可清热,故可解乳部郁热;④白头翁15g,配红藤15g,可治疗经前乳房及小腹胀痛;⑤若经前乳房胀伴有腰酸腰痛,兼见肾虚者,可加炒杜仲、川续断各 12g;⑥若冲任虚寒、小腹凉者,可加鹿角霜 6g、炮姜 6g,以温补冲任、暖宫祛寒;⑦若兼有血虚者,可加阿胶珠 9g,以补血养血;⑧若兼有便燥者,可加何首乌 30g,以养血润燥;⑨若兼有郁热者,可加牡丹皮 12g、栀子 9g,以清热凉血;⑩若口干能饮者,可加知母 12g、芦根 15g,以清热生津止渴。

3.枸杞子的药性

张文阁不但擅长诊治妇科疾患,对女性的其他内科杂症治疗也得心应手,且很注意药物用后的反应,并及时总结。他曾遇一"消渴病"患者,诊之一派阴虚之象,拟投六味地黄丸加麦冬、沙参、石斛、枸杞子等一试。当处方写到枸杞子时,患者说:"我不能服枸杞子"。问其故,乃知她 2 年前在某医院治疗此病时,方中有枸杞子,服之则盗汗,连服 10 余剂,盗汗如洗,病情益甚。罢医停药后,盗汗自止。患者自述当时虽心中疑惑,但并未了然。后时逢冬季,其爱人常给她炖鸡食之,出于求愈心切,开始时两次放入枸杞子同炖,服后均盗汗。若炖时不加枸杞子,食之则不盗汗,从而知晓盗汗乃枸杞子所致。听此言后,将信将疑,拟再行试验观察,经她同意后,试用两次,皆验,停服枸杞子,则不出现盗汗症状,这才笃信。盗汗乃阴虚热扰,心液不能敛藏所致,《黄帝内经》云:"阳加于阴谓之汗。"此患者虽系阴虚,然平时并无盗汗,何以服食枸杞子即盗汗? 当是食枸杞子之后出现阳盛热扰,阴虚益甚之故。

由此,张文阁总结出:历代本草,多言枸杞子味甘,性平,入肝、肾、肺经;功能滋肾、润肺、补肝明目、补益精气;主治肝肾阴亏,症见腰膝酸软、头晕目眩、目昏多泪、虚劳咳嗽、消渴、遗精。医家多认为枸杞子为滋阴之品,将其归属于滋阴药类;近代一些中药学家则认为枸杞子有补血之功,又将其归属于补血药类。独周岩在《本草思辨录》中说道:"枸杞子内外纯丹,饱含津液,子本入肾,此复似肾中水火兼备之象,味厚而甘,故能阴阳并补……而纯丹不能增火也。"某些患有阴虚阳盛所致的阴虚(火旺)证患者服用枸杞子,可使其阳益盛、阴尤虚,以致阳加于阴,热扰于内,心液外泄而盗汗。俗语说"离家千里,勿食枸杞(子)",即主要指枸杞子有补肾兴阳的作用。此外,临床亦有服食枸杞子而致咽燥口干欲饮,甚至出现鼻衄者,机制当亦如上。可见,枸杞子并非纯补阴血之品,实有补阳之功,属阴阳并补之品。

4.鳖血柴胡

张文阁博学广识,即使看阅一些非医学类书籍,其中有医药方面的资料,他总能写下心得体会,如看了《红楼梦》后,即总结到:《红楼梦》除文学价值极高外,其他诸多方面的价值亦很高。其中,医药学的知识即是一例。八十三回记有林黛玉痨瘵咳血,王太医用鳖血拌炒柴胡给予治疗的故事;《红楼梦》八十二回说林黛玉染受外邪,旧病加重,彻夜咳嗽不已,痰中带有血丝,味道腥气;至八十三回道,贾琏请来王太医给林姑娘诊脉,诊后,提笔写了脉案,中谓:"黑逍遥以开其先……"贾琏看了问道:"血势上冲,柴胡使得吗?"王太医笑道:"二爷但知柴胡是升提之品,为吐衄所忌,岂知用鳖血拌炒,非柴胡不足宣少阳胆之气。以鳖血制之,使其不致升提,且能培补肝阴,遏制邪火。所以《黄帝内经》说'通因通用,塞因塞用'。柴胡用鳖血拌炒,正是'假周勃以安刘'的法子。"柴胡用鳖血拌炒这种炮制方法始于何时,他遍查了堪称炮制大全的权威性书籍——《历代中药炮炙资料集要》,未见有载。由此,他给学生讲道:"柴胡有升提之功、劫阴之弊。黛玉所患痨瘵阴虚,咳嗽吐血,本不宜用柴胡。然究其病源,乃肝郁日久,木气不疏,又唯柴胡独具此功。这样的矛盾如何解决呢?以鳖血拌炒柴胡,取其疏肝之用,而制其劫阴之弊,且用鳖血滋阴之力以清虚热,真乃独具匠心,妙极!而鳖血味甘、性凉,入肝经,能滋阴凉血,退骨蒸劳热;柴胡辛苦、温,功能疏肝利气调经。二者配之,相辅相成。黛玉所患,木火刑金,鳖血柴胡,恰中病情。"人谓:"处处留心皆学问",观此可知,言之不谬也[11]!(张旭华供稿)

三、杨鉴冰治疗习惯性流产和多囊卵巢综合征经验

(一)习惯性流产

1.治疗原则

(1)孕前培其损:习惯性流产患者多反复流产清宫,必伤肾而损及冲任,气血亏虚,再次受孕前,其治疗原则以补肾益气、养血培其损为主;常用中药方:菟丝子、续断、巴戟天、杜仲、枸杞子、熟地黄、当归、党参、白术、茯苓、砂仁、大枣等。本方能补肾固冲、养肝滋血、补气益脾,全方肾、肝、脾、气血同治,以益冲任之本。偏肾阴虚,加山萸肉、女贞子、旱莲草、玄参,熟地黄改生地黄;偏肾阳虚,加人参、黄芪、鹿角霜、肉苁蓉;气虚者,重用黄芪,加山药、升麻;血虚者,加阿胶、白芍;有湿热者,加虎杖、蒲公英、薏苡仁;兼血瘀者,加赤芍、红花、丹参、牡丹皮等。

(2)孕后固其胎:习惯性流产的发生以肾虚为本,湿、热、瘀为标,涉及肝、脾,其中以肾阴虚多见,瘀为其变;治疗宜治病与安胎并举,主以补肾健脾固胎,佐以清热、利湿、化瘀等。

临证应把握以下治疗方法,同时注意心理疏导,多能获效。

2.具体治法

(1)补肾安胎固根本:肾为先天之本,肾藏精、主生殖,且胞络系于肾,受孕之后,母体所封藏的肾精在肾气的鼓动下,使冲、任二脉旺盛,以滋养支持胎元发育成长。因此,补肾固冲安胎为本病治疗大法,或补肾清热,或补肾健脾,或补肾化瘀。用方以自拟补肾寿胎汤:熟地黄、菟丝子、川续断、桑寄生、阿胶、巴戟天、山茱萸、杜仲、肉苁蓉等,以补肾安胎固根本。

(2)健脾益气充源泉:脾主中气,为后天气血生化之源,妊娠后气血是养育胎儿的物质基础,气盛以载胎,血充以养胎。因此,健脾可以益气血生化之源,使气血旺盛,胎有所载、所养。临证时,要重视培土健脾益气,方用自拟健脾载胎汤:党参、黄芪、白术、茯苓、山药、陈皮、杜仲、桑寄生、大枣。此方健脾益气养血而安胎,不仅健脾,亦取其直接补气而载胎。

(3)滋阴清热安基础:妇女妊娠之后,月经停止来潮,阴血聚于下以妊养胎元,故而机体常处于阴血不足、阳气偏盛的状态。若素体阳盛或阴虚,再感受热邪,热扰胎元,迫血妄行,必致冲任不固,发生流产。根据孕后阴血偏虚、阳气偏亢的生理状态,养血清热为安胎基础,方用自拟养阴安胎汤:生地黄、太子参、黄芩、白芍、竹茹、沙参、山药、杜仲、甘草。

(4)利湿化瘀除邪气:孕妇在孕前有宫颈糜烂、子宫内膜炎、痛经病史者,孕后常带下量多,多兼夹瘀夹湿为患。湿热蕴结下焦,热扰精巢或热蕴胞宫,以致不能成功孕育胚胎。治疗时,应在补肾健脾安胎基础上清热利湿化瘀,常用《金匮要略》当归芍药散(当归、芍药、川芎、茯苓、白术、

泽泻)化裁。杨鉴冰认为,活血化瘀药物的适当应用可以提高临床疗效。常用的活血化瘀药物有茜草、益母草、蒲黄、五灵脂、丹参、当归、川芎、刘寄奴、焦楂炭等。使用活血化瘀法及活血化瘀药物应注意:①要辨证准确,如症见出血量少、色暗红或夹血块、腹部刺痛或固定不移;②要根据病情轻重,灵活选用上述药物,并注意用量变化;③要掌握"衰其大半而止"的原则,切勿过量,以免伤正殒胎。

(5)宁心安神助安胎:据临床观察,习惯性流产的患者当出现先兆流产症状时,精神都比较紧张,唯恐再次出现流产,这样不但不利于胎儿正常发育,而且由于休息不好,极易引起或加重流产先兆症状。因此,对此类患者用药保胎治疗时,特别应重视心理疏导,适当加入疏肝宁心安神之品,常选白芍、酸枣仁、茯神、百合、远志、合欢花等。杨鉴冰强调,保胎时疏肝与非妊娠期疏肝用药有别,妊娠期阴血聚下养胎,阴常不足,故常选用酸枣仁、制黄精、白芍等养肝柔肝之品,少用柴胡、香附,因其疏肝的同时易耗气劫阴。

习惯性流产病因明确后,中医辨证与辨病需进行结合,时时掌握该病具有湿、热、瘀等标证的兼夹,故治疗除注重补肾健脾固胎外,当佐以清热、利湿、化瘀等法配合。通过辨证施治、扶正祛邪,恢复和提高妊娠正常所需的生理状态,使胚胎正常发育。

(二)多囊卵巢综合征

多囊卵巢综合征是一种常见的妇科内分泌失调疾病,临床以雄激素过高、持续无排卵、卵巢多囊性改变为特征,常伴有胰岛素抵抗及肥胖。青春期少女表现为闭经、月经稀发、经漏、面部及胸背部痤疮、多毛等。育龄期妇女表现为无排卵性不孕、肥胖等。根据其临床表现,可归属于中医学"月经后期""月经过少""闭经""崩漏""不孕"等病范畴;多因先天禀赋遗传、后天饮食失节,或情志失调、房劳多产、劳倦内伤、乱服药物等而导致。病变脏腑主要责之于肾、肝、脾。其中,肾虚是本病发生的主要机制。若肾精亏虚,肝血不足,阴亏火旺,则卵子难以发育成熟而致不排卵;若肾阳虚,命门火衰,脾阳不振,健运失职,不能蒸腾下焦津液,津液水湿聚而生痰湿,积聚壅滞子宫、胞脉,而使卵巢增大、包膜增厚,卵子难以排出;若肾气虚,闭藏功能失调,气血不畅,则使卵泡发育中止、萎缩,故肾虚、痰瘀是多囊卵巢综合征发病的基本病理。上述因素均使卵子排出障碍而致临床表现为月经稀发、闭经、不孕;冲任血海不调,痰湿阻滞,引发肥胖;瘀血阻滞不通,湿热内生,可致痤疮、多毛等。治法集中在补肾基础上,或清火,或化痰,或活血兼而顾之;同时重视依据女性月经期、经后期、氤氲期、经前期的不同时段气血、阴阳变化特点,给予相应的中药周期调治。

1.辨证分型论治

(1)阴虚火旺型:症见形体偏瘦,面部潮红,月经稀发、经量过少、闭经或淋漓不净,不孕,颜面痤疮,大便干结,口舌生疮,头晕失眠,腰膝酸软,烦躁易怒,胸胁胀痛,舌红少苔,脉弦细数;治宜滋肾阴降肝火;方选两地汤加减。滋肾阴,常选用生地黄、枸杞子、麦冬;降肝火,常选用柴胡、黄芩。此类患者由于长时间的月经失调或不孕,加之学习、工作、家庭压力,绝大多数存在情绪异常或失眠,有抑郁倾向,可在方药中加疏肝行气的药物,常选用香附、枳壳、郁金、醋柴胡;面部痤疮、大便秘结者,常用当归、防风、杏仁、白术;情绪急躁者,选用清肝降火的夏枯草、龙胆;失眠梦多者,则在方中加入远志、酸枣仁、柏子仁、合欢花等,一则宁心解郁安神,二则交通心肾。

(2)肾虚痰瘀型:症见形体肥胖,面色晦暗或面部褐斑,月经稀发、量少,甚或闭经、不孕,经行腹痛,经色黑褐或夹血块及暗红色絮状物,胸前、背部、颜面痤疮,头发偏油,体毛及腹中线毛多,腰膝酸软,带下量多,舌体胖大,苔白腻,脉沉细滑或涩。选用自拟经验方——补肾育宫化痰调经汤为主(熟地黄10g,山茱萸10g,菟丝子20g,枸杞子12g,当归10g,川芎10g,赤芍、白芍各12g,香附10g,胆南星10g,陈皮10g,枳壳15g,炙甘草6g)。全方组方合理、通补兼施、标本兼顾,脏腑与气血同调,气滞与痰瘀并除。对于颜面、胸前、背部痤疮明显而性激素检查示雄激素高的患者,则应用自拟经验方——补肾降雄助孕汤治疗(熟地黄10g,山萸肉10g,菟丝子20g,枸杞子10g,紫石英15g,鹿角霜10g,白术10g,茯苓20g,清半夏10g,丹参20g,当归10g,茺蔚子15g,赤芍、白芍各10g,补骨脂10g,枳壳10g,炙甘草6g)。此方通过平调肾之阴阳,可行气、活血、化痰,使全身气血运行畅通,达到降低雄激素的目的,通过补肾调经来助孕。

2.中西医结合调周治疗

多囊卵巢综合征之不孕患者,杨鉴冰根据月经周期中阴阳消长转化规律采用中西医结合调周治疗,治疗的目的是降低雄激素和促进排卵。从患者月经周期第5天或者撤退性出血的第5天开始,服用达英-35,连续用药3个月经周期后停用;第4个月经周期第5天服用氯米芬,同时口服自拟中药补肾降雄助孕汤,连用3~6个周期。

在选用主方的基础上,进行调周加减。①经后期滋肾益血养冲任:常用山萸肉、熟地黄、白芍、菟丝子、枸杞子、阿胶、何首乌等。②经间期补肾活血疏冲任:常用紫石英、菟丝子、鹿角霜、急性子、红花、柴胡、皂角刺等。③经前期温肾助阳调冲任:常用仙茅、仙灵脾、巴戟天、茺蔚子、蛇床子等。④月经期活血化瘀畅冲任:常用当归、川芎、赤芍、丹参、生蒲黄、藏红花、益母草等[12]。(张兰、任郭英供稿)

四、刘润侠诊治女性月经病与不孕症经验

刘润侠熟读各种中医典籍,尊古而不泥古,博采众家,融会贯通,衷中参西,学术上兼容并蓄,善于吸收各医家学术精华,对妇科疑难疾病以及不孕不育症的理、法、方、药提出了自己独到的见解,形成了自己独特的学术思想。

(一)以肝、脾、肾为中心论治不孕症

刘润侠认为,妇科不孕症主要是因肾、肝、脾的功能失调,气、血、精、液功能紊乱,导致"肾气-天癸-冲任-胞宫"功能紊乱而发生的。

1.肾为生殖之本,善用温润补精法

肾藏精,为阴阳之脏,主生殖。肾无实证,只补不足,不泻有余。刘润侠临床滋肾填精喜用熟地黄、女贞子、旱莲草、何首乌、淮山药、山萸肉等;温肾填精,调补冲任,宜用温而不燥、润而不腻、补而不峻的肉苁蓉、菟丝子、枸杞子、桑寄生、仙灵脾,以补肾壮阳、益精补血。肾精亏虚较甚者,

可加用紫河车、龟甲胶、鹿角胶等血肉有情之品,大补奇经,使精充血足,为卵子发育及月经形成提供充足的物质基础。刘润侠认为,血肉有情之品对于重症患者益血填精之力非草木可比,同时还重视肾的阴阳平衡和转化,善于"阴中求阳,阳中求阴"。例如,在大队滋阴补血药中配伍温润平和、温而不燥、补而不滞的补阳药,如菟丝子、川续断、杜仲、补骨脂、巴戟天、仙灵脾、桑寄生等1~2味,旨在"阳中求阴,使阴得阳升而泉源不竭"。在大队温阳药中配伍少量滋阴药物,如女贞子、旱莲草等,旨在"阴中求阳,则阳得阴助而生化无穷",达到"阴平阳秘,精神乃至"。另外,刘润侠还强调滋补肾精当甘咸柔养,切忌单用厚味壅补,应配伍健脾助运、调畅气机之品,以免滋腻碍胃;温补肾阳,宜甘辛温润,切忌辛燥刚烈助阳伤阴。在治疗不孕症时,既重在保护精血,又处处顾护阳气(即氤氲之气),认为只有精血充足,才能摄精成孕,保护氤氲之气,才有生生之机。常言"寒水之地不生草木,重阴之渊不长鱼龙",因而注重阳气(即生发之气)是治疗不孕症的关键。刘润侠教授倡导的"温润补精法"正是这种思想的具体体现。

2.注重调肝,养血柔肝以调肝

调肝之法,注重养血柔肝以调肝,其中包括以下几种常用治法。

(1)养血柔肝:用于肝脏阴血不足证,症见月经后期、量少,甚至闭经、不孕,伴头晕、乏力等症;常用药物有当归、白芍、女贞子、桑椹、生地黄、熟地黄、枸杞子等;常用方剂为四物汤。白芍、枸杞子甘、温,为滋养肝肾之要药,处方时常用且重用。

(2)疏肝解郁:用于肝郁较甚者,症见胸闷、胸胁胀满、脉弦涩;常用药物有柴胡、香附、合欢皮、郁金、青皮、川楝子等;常用方剂为逍遥散。女性素体阴血常不足,而行气药多辛燥,故用量不宜过重,以免耗伤阴血,并且需在养肝的基础上运用。香附味辛、性温,善于调经,疏肝力强,临床常用,非养肝之品,过用则伤肝,其特点是兼能暖宫,如艾附暖宫丸治宫寒不孕。

(3)清肝泻火:用于肝郁化火证,症见胸胁胀、口干咽燥、舌红苔黄;常用药物有黄芩、牡丹皮、栀子、菊花、夏枯草、钩藤等。口苦用炒栀子,以清肝经气分之火;口不苦用牡丹皮,以清血分之火。常用方剂为丹栀逍遥散。基于肝的生理、病理特点及与脾肾的生克乘侮关系,常肝脾同治或肝肾同治,疏肝健脾和调肝补肾为临床常用治法,逍遥散和养精种玉汤为临床常用方药。

3.重视后天之本,调理脾胃旨在防治并举

妇科疾病多因饮食失节、劳累过度使脾胃损伤而致,特别是多囊卵巢综合征的肥胖型患者,饮食不节和不洁是常见病因,脾虚湿盛是重要病机。对于此类患者,食用绿色食品、节制饮食、减低体重是预防和治疗的基本方法。刘润侠遵照"内伤学说"的观点,认为调治脾胃是中医"治未病"的重要方法,也是预防和治疗多囊卵巢综合征的常用方法。出于重视调理脾胃的观点,在治疗多囊卵巢综合征肥胖型患者时,健脾益气、化痰祛湿是常用治法,白术、茯苓、薏苡仁、陈皮、半夏等为常用药物,苍附导痰汤是常用方剂。在治病过程中,除了运用治疗疾病所需药物外,每多注意兼顾调治脾胃的运化功能。对于血虚患者,常用四君子汤和四物汤,或八珍汤,旨在健脾和胃,以增强生化之源。另外,刘润侠在临证的过程中,滋补肾精是其临床常用治法,但此类药物大多滋腻碍胃,常加用健脾和醒脾之药物,如炒麦芽、炒薏苡仁等。薏苡仁淡渗利湿,兼能健脾。《本草新编》言:"薏苡仁最善利水,不致耗损真阴之气,凡湿盛在下身者,最宜用之。"薏苡仁用量多为 30g。补肾填精固然重要,但调理脾胃与补肾填精同施,收效更佳。

(二)以气血为本,辨气血亏瘀,善用调气活血

刘润侠深受王清任调气活血思想的影响,对疑难病症的病因病机认识多从"气血理论"出发,认为气滞血瘀是不孕症常见的病因病机,辨证必辨气血亏瘀,主要区分虚实,即(脾肾)气虚、血虚、(肝郁)气滞、血瘀,主张"气血同治",重视调气活血。治疗虚证多以补肾扶脾养血为主,治疗实证多以疏肝理气活血为主。对血瘀证的治疗,一方面补气活血,黄芪、续断、菟丝子等是常用药物;另一方面行气活血,选用既能活血,又能理气的血中之气药,如川芎、当归、郁金,兼顾气中血、血中气;或选用入肝经、疏肝理气之品,如柴胡、香附、乌药、青皮等。

(三)天癸失调是妇科疾病的主要病理

天癸是体内客观存在的一种物质,具有促进和维持人体生长发育和生殖的作用,包括现代医学的神经内分泌系统,主要体现为下丘脑-垂体-性腺轴的促性腺激素和性腺激素。血清性激素系列是天癸的基本体现。天癸来源于先天肾气,靠后天水谷精气的滋养逐渐成熟并分泌,具有促进和维持人体生长发育和生殖的作用,其功能特点具有时限性和节律性。天癸的时限性表现为二七而至,七七而竭。天癸的节律性有多种表达形式,如年节律、季节律、月节律、日节律等,天癸的月节律于女子特别明显,是构成月经生理周期的基础。七情、外邪、内伤都会影响天癸的盛衰和时限性、节律性,导致月经不调、不孕等。

刘润侠在临床诊疗时较注重天癸(性激素系列)水平的检测,明确妇科病症特点,并以之观察临床疗效。天癸于月经病、不孕症的病理变化主要表现在以下三个方面。

(1)天癸不足:性激素及促性腺激素水平低下,临床表现为月经后期、量少、闭经,甚至不孕;以补益天癸、补肾健脾、填精益血为常用治法。

(2)天癸增高:性激素及促性腺激素水平增高,临床表现为月经周期紊乱或后期、量少、闭经,甚至不孕;以降低天癸、滋肾养阴、清肝泻火、化痰祛湿、活血化瘀等为常用治法。

(3)天癸紊乱:性激素及促性腺激素水平低下与增高同时存在,临床表现为月经周期紊乱或后期、量少、闭经,或崩漏,甚至不孕。治疗宜调补天癸法,攻补兼施,补肾健脾、疏肝理气、化痰祛湿、活血化瘀并用[13]。(党慧敏、屈育莉、刘艳巧、李美和供稿)

五、贺丰杰治疗不孕症经验

(一)古为今用,调经以种子,疏肝、补肾为要,顾护脾胃功能

肝主疏泄,除了协调情志、疏泄脾土、调和气血外,冲脉之气盛衰与否有赖于肝之疏泄有序,只有肝之疏泄正常,才能血脉流畅,冲、任二脉调和,血海满盈,才能有子。肾在不孕症病机中起到主导作用。肾为生殖之根本,在女性生理、病理过程中起着重要作用,尤其是与女子的月经产生和妊娠过程的正常与否关系极为密切。肾气充盛,才能天癸至、月事来潮;肾精成熟,才可以有

受孕的机会。脾为后天之本,脾气健旺则生化有源,可以滋养先天之本。若素体脾虚、饮食失调、劳倦伤脾,可致生化乏源、滋养不足,直接影响到先天肾气的充盛,从而影响到受孕。脾肾两脏互为资助,火不暖土,可致脾虚,更是难以腐熟水谷,脾失健运,可致水湿运化失调,酿生痰湿,从而影响到排卵、受孕等。故补肾助孕的同时顾护脾胃是治疗不孕的基本着眼点。

(二)分期论治与排卵期理论结合

月经周期中的经后期、经间期、经前期,行经期处于阴阳转化,消长节律的变化中。经后期在西医称为经后卵泡期,是体内阴长阳消,阴长奠定物质基础的时期,是肾阴、天癸滋长的阶段。只有奠定了物质基础,才有可能恢复和提高月经周期演变的水平。经后期由于行经期阴血的损耗,处于血虚的状态,而此时处于阴长阳消的阶段,阴分亦不足。而月经来潮是为下一次排卵受孕作准备,所以经后期的目的在于培养精卵,顺利排出,从而为受孕作准备,治法上以培植真阴、奠定基础、滋肾益阴养血为主;若经后期末接近排卵期时在滋阴养血类药中酌情加入适量温阳之品,如川续断、肉苁蓉、鹿角片、覆盆子、巴戟天、桑寄生等,则更有利于阴长至重,以及重阴转阳,即所谓"阳主动,动则精化,氤氲乐育之状见矣"。经间期即为西医所称的排卵期,为重阴化阳期,阴精盛,重阴转阳,冲任气血活动显著。经间期起着承上启下的重要作用,在不孕症中,经间期能否重阴转阳、顺利排出精卵对受孕起着决定作用。主以活血化瘀,以疏通冲任气血,并配合激发兴奋肾阳而促排卵;活血化瘀中药使重阴迅速转阳(即促排卵)为最佳,其原因是活血化瘀类药推动阴精转化为阳气,使欲转不能达到迅速地转化。经前期处于阳长阴消的过程中,阳长至重对于温煦子宫顺利种胎或疏松分泌子宫内膜、促使月经来潮有着重要意义,治宜阴中求阳,温肾暖宫辅以滋肾益阴之药;在补肾助阳的基础上加入女贞子、山萸肉、生地黄、淮山药等,以滋阴补阳。行经期既是月经周期的结束,亦是新的周期的开始,行经期的正常排泄不仅与子宫之盈满、冲任之条达等有关,更重要的是重阳必阴转化的必然结果。只有通过排泄有余之重阳,才能达到阴长的顺利产生。此时,冲任气血变化急骤,治宜活血调经。女子有"血宜多而气宜少,血易耗而气宜结"的生理特点,故贺丰杰主张"气以通为顺,血以调为补"的"通调"观,冀其推动气血运行,使子宫排经得以通畅。

(三)注重调适性情,指导受孕

重视生殖生理性知识的指导,亦是治疗不孕症的重要环节。《医宗金鉴》曰:"妇人经行一次,必有一日氤氲之时,气蒸而热……如醉如痴,有欲交接不可忍之状,乃天然节气成胎生化之其也。"即掌握排卵期,指导摄时交合,乃能增加其受孕的机会。同时,又须注意夫妇性生活的和谐状况。不孕夫妇,往往求子心切,方法失当,丧失受孕机会,陷于欲速则不达之境地。作为医生,对他们要晓之以理,制订好治疗计划,做好性知识的指导,使之莫失受孕良机。万氏《妇人科·种子章》云:"欲种子成孕,贵在有时,男方宜清心寡欲以养其精,女方则平心定气以养其血,若气候反常,或情志有伤,或醉饱劳倦等,不宜同房。"可见,调情志、适心性是治疗不孕症的一个重要环节。临床仅依赖药物,忽略情志调摄,往往事倍而功半,甚至无济于事。故心情酣畅对受孕也是一个重要条件,除药物辨证施治外,给予适时的思想开导和情志调畅,均不容忽视。

(四)治疗方案

1. 方药

(1)育泡调经饮:山药15g,山萸肉15g,女贞子15g,枸杞子15g,菟丝子15g,当归12g,川芎10g,熟地黄10g,白芍10g,黄精15g,紫河车粉(另包,冲服)10g。

(2)促排卵汤:山药15g,山萸肉15g,女贞子15g,枸杞子15g,菟丝子15g,当归12g,川芎10g,熟地黄10g,白芍10g,黄精15g,紫河车粉(另包,冲服)10g,党参15g,黄芪15g,柴胡10g,丹参15g,红花10g,泽兰10g。

(3)促黄调经饮:附片10g,山药15g,山萸肉15g,杜仲10g,熟地黄10g,当归12g,枸杞子15g,菟丝子15g,鹿角胶10g,肉桂6g,川芎10g,巴戟天10g,肉苁蓉10g,仙灵脾10g,党参15g。

(4)缩宫祛膜汤:桃仁10g,红花10g,当归10g,川芎10g,熟地黄10g,赤芍、白芍各10g,炒蒲黄10g,炒五灵脂10g,益母草18g,枳壳15g,刘寄奴10g,蚤休10g。

2. 具体用法

每于月经周期第5~7天开始服用育泡调经饮7剂,月经周期第12~14天服用促排卵汤7剂,月经周期第19~21天服用促黄调经饮7剂,月经周期第26~28天服用缩宫祛膜汤。经后重复使用前法。

3. 加减运用

(1)肝气郁结型:月经先后无定,或有崩漏、色红、质稠,或经来腹痛、经前乳房胀痛、烦躁易怒、精神抑郁,舌暗或边有瘀斑,脉弦。可守前法,酌情减去温阳之品,加入柴胡、白芍、香附、川楝子、逍遥丸等疏肝理气。

(2)瘀滞胞宫型:月经多推后或周期正常,经来腹痛,甚或呈进行性加剧,经量多少不一,经色紫黯、有血块,块下痛减;有时经行不畅、淋漓难净,或经间出血;或肛门坠胀不适,有性交痛;舌质紫黯或舌边有瘀点,苔薄白,脉弦或弦细涩。根据偏寒、偏热、偏气滞,在前法的基础上,分别合少腹逐瘀汤、血府逐瘀汤、膈下逐瘀汤随症加减。

(3)痰湿瘀滞型:月经稀发或闭阻,体质偏胖,神困腰酸,或见毛发稠密,舌质淡暗,苔白或腻,脉滑或细滑。可守前法,去黄精、熟地黄等滋腻之品,选加健脾除湿、化痰散结之品,如菖蒲、胆南星、半夏、苍白术、海藻、昆布、夏枯草等。

(4)寒湿凝滞型:月经后期或闭而不行,畏寒怕冷,经行小腹不温,腰腹胀痛,或大便溏泻。守前法,可酌情加入苍术、艾叶、吴茱萸、艾附暖宫丸等温宫散寒。

(5)湿热瘀阻型:月经先期、量较多、色红、质黏,平素带下量多、质稠、色黄、有异味,腰酸困,小便色黄不爽,舌质红,苔薄黄腻,脉滑数。守前法,去熟地黄、黄精等滋腻之品,酌情加入红藤、败酱草、薏苡仁等清热化湿。如湿热较重,则另置方药,待症状减轻或消除后,复用前法调治。

(6)免疫性不孕症:对于免疫性患者,贺丰杰教授以育肾调周为本,增强正气,从而使得免疫功能调节得到增强,适当加入清热利湿之品。贺丰杰认为,免疫性不孕的病机是肾虚为本,湿热瘀阻为标;多由脾胃不健或肝肾阴虚夹瘀、免疫功能失调所致;故在育肾调周基础上注重调理肝脾之间的关系,增强机体免疫力,加用清利湿热、化瘀通络之品,以期标本同治。

(7)输卵管阻塞性不孕:贺丰杰认为,一种或多种致病因素导致气机不畅、瘀血内阻是引起输卵管阻塞性不孕的主要发病机制。传统的分型论治与多途径给药相结合的综合治疗是中医治疗输卵管阻塞性不孕症的优势所在。这是因为,分型论治可使处方个体化,增强遣方用药的针对性。而多途径给药可内外并治,优势互补,提高疗效。其中,中药口服是在前法基础上酌情选用通络化瘀、理气通经之品,如红藤、皂角刺、路路通、猪蹄甲、王不留行、鸡血藤、透骨草、桂枝、三棱、莪术、水蛭、蜈蚣、地龙等。而中药外敷是通过温热刺激和药物渗入,可加速局部组织的血液循环,促进炎症的吸收;中药直肠滴入是直接通过直肠黏膜吸收,直达病所,利于发挥药效而使局部病灶变软、粘连组织松动、瘀滞消散[14]。(孙康供稿)

第五节　中医儿科疾病临床经验

一、刘云山学术思想及临床经验探微

刘云山主任医师是著名儿科临床专家,对儿科常见病、多发病及疑难病症的认识和诊疗有独到的见解,临床疗效显著。

1.四诊合参,尤重望舌

刘老在认病识证上总结出"察色、审窍、重舌、参症"的诊断方法,而四者之中尤重舌诊。有凭舌知病性,定法选方之规。察舌从舌质的色、形、润、燥,到苔的有无、分布、消长、转化、色泽,腻滑、真假等,无不详察。如舌边尖略红、苔薄白欠润为外感风热、邪在卫分之指征,疏风清热解毒为治疗大法;若见苔白而润,满布舌面,则提示有风寒外束之象,宜在主方中少佐疏风散寒之品,清热解毒药量不宜过大,恐有凉遏之弊;苔白腻而润为夹湿,厚腻秽垢为夹食,舌质红或舌面有红星为里热炽盛,分别佐以芳香化湿、消食导滞、清热泻火之品。此外,还应注意了解患儿生理状态下的异变舌象,借以判断其体质禀赋,测知易感何种病邪及产生病变类型的倾向性。如平时舌淡红、苔白腻,则知患儿素体脾虚,易为湿邪所伤,感邪后化热较慢,临床表现为寒湿型、湿热型,治宜温阳化湿、清热利湿,用药不宜过于滋腻及苦寒,且病程相对较长或缠绵难愈,病情反复发作。

2.诊治崇后天,以胃气为本

脾胃薄弱不仅其脾胃受损而导致本脏自病,而且其他脏腑有病常易影响到脾胃,用药失当亦会伤及脾胃,病后调理失宜也往往累及脾胃。因此,在临证中,刘老对每位患者都要通过望神色、闻声察舌、询问食欲的好坏及大便的溏燥来了解胃气的强弱。治病以胃气为本是刘老的主要学术思想,主要体现在以下3个方面。

(1)对体弱易感的患儿,常嘱无病时给予健脾助运之剂以治其本,增强抗病能力。

(2)在外感病中,时时顾护胃气:①慎用苦寒泻下之品,用则中病即止;②对脾胃素虚者,辨证用方之中酌加云苓、薏苡仁、大枣等，以顾护脾胃；③在疾病恢复期，注意调理脾胃以复中气。

（3）治内伤杂病，以调理脾胃为中心。脾胃为后天之本，胃气受伐，则内伤难复。五脏中不论何脏之虚干于胃者，必从胃治；不干于胃者，亦当时刻不忘胃气这个根本。

3. 辨证论治，方证对应

刘云山在半个多世纪的行医生涯中，自拟成一系列的验方。临证强调辨证论治，更注重方证对应，而方证对应的核心学术内涵就是方剂辨证。有是证用是方是其基本原则。在临证中，他要求学生首先要辨明病证，力求所辨之病证与所定之方剂的高度吻合。他指出，历代名方均是源于临证对大量之疾病辨证论治的过程中，经数十年经验积累凝练和优化而产生的，反映了病证最主要和关键的病理环节，具有一定的共性和普遍性，具有相当的稳定性及可重复性。临证具体运用时，方与病证的对应性越强，其疗效就越好。

4. 组方、医药并重

刘云山崇医经之理，善化古今之方，师其法而不泥其方，在临证中颇多发挥。他深明组方用药之理，制方讲究配伍，君臣佐使，相辅相成，升降沉浮，阴阳互用，井然有法。他常说："辨证立法相同，而疗效不同，往往在于选方和用药配伍是否得当。"在数十年的临床实践中，他总结出一系列行之有效的验方，有时也选用古方及众所周知的通用方。如银翘散一方，临床加减达14项，远远超出吴鞠通对此方的应用范围。小儿喘证，临床所见多为肺有郁热、外感风寒所致，根据这一病机，将定喘汤的药量做了调整，重用白果5g，敛肺定喘；麻黄仅用1g，不致发汗太过；性凉的桑白皮、黄芩及辛燥的半夏也仅用1g；临床加减12项，使原治痰热壅肺的咳喘方灵活运用于各类型的咳喘证，用治支气管炎、肺炎、喘息性支气管炎、毛细支气管炎、支气管哮喘等疗效理想。

在组方用药时，在选好、突出君药的前提下，应特别注意选用一药多能又不影响本病、无副作用的药物。如腹泻兼咳嗽，选加桔梗就比杏仁更切合病情，止咳又能助脾升而疗泻，无杏仁润肠通便之偏。他十分赞赏蒲辅周老中医对八法的发挥，汗而勿伤，下而勿损，寒而勿凝，温而勿燥，补而勿滞，消而勿伐，和而勿泛，吐而勿缓，其中内涵丰富的辩证法思想，很值得我们临证借鉴。

刘云山不但善用经方、时方，对单验方、秘方也广为搜集，勇于实践。他对临床疗效确切的验方也经常应用，如用香苓散治疝气、吴茱萸醋调外敷两足心治口舌生疮、蝉花散治疗小儿夜啼等，均收到简、便、验、廉的效果。他还善于将汤剂中成药包煎，一来以弥补某种中药的短缺，二来照顾兼症，增强效果。验之临床，疗效甚著。

刘云山初学医时抓过药，亲自炮制中药、配成药，并识别中药的形态、真伪、气味等。他常对学生说："医与药是相互关联的，作为医生，只会开方，知道药味而不认识药是不行的。"每逢春秋季节，他常利用假日、节日上山采药，以致晚年还常带领学生们在附近及秦岭采药。在处方中，他对中药的先煎、后下、布包、烊化、冲服等要求十分严格，并亲自检查所取中药药味，核对药量，详细给患者及家属交代用法。他对中药的炮制也很重视，并对近年来忽视的传统的炮制方法而深感遗憾，认为中药的炮制直接影响到临床疗效。通过数十年的实践，他对中药的性能及用法了如指掌，在临证组方时能得心应手、药到病除。

5.用药平和，轻灵取胜

这是刘云山处方用药的特点。其一，他认为小儿"阴稚阳之体生机蓬勃，发育迅速，用药甘淡清灵，顺应小儿生理特点，不伤其蓬勃生机"；其二，小儿发病容易，传变迅速，易寒易热，易虚易实，甘淡清灵不致稍有偏差就药过病所，寒中变为热中，实证易为虚证；其三，小儿脾常不足，治病以胃气为本，甘淡清灵既不伤脾胃之气，又顺应脏气清灵，随拨随应之性，又甘淡量微，药汁清淡，便于病儿接受服用。对大辛、苦寒、大热、泻下、破气之品慎用，要辨证准确，剂量宜小，中病即止。他常说："有是病用是药则病受之，无是病用是药则元气受之。"人病后，胃气本弱，药多量重，反而不利于吸收；尤其久病补虚，更不能操之过急，应平和小量，久之必见大功。他处方用药最大的特点是精细平稳、轻灵活变，往往从平淡处见功夫、轻灵中显力量。

药物本为补偏救弊、调整机体阴阳失调之用，临床疗效并不与方剂的大小、剂量的轻重成正比，治病不从辨证和方药的功能详细分析，治不中病，片面加大用量也不行。用量大小应视病情需要而定，用准了四两也可拨千斤。他年轻时用药量也很大，但经过数十年的临床实践，体会到重剂治病非重病、急症、痼疾而用之，否则病虽愈而正气亦伤矣。

6.煎服药法，勿要小视

刘云山在长期的临床实践中，深觉药物的服法和煎法与疗效有密切的关系。他常说：治病的疗效，既取决于辨证用药是否准确，还在于病家煎服药的方法是否按所规定的那样去办。病辨对，药下准，煎好按时服药，缺一项都不行，只有互相配合，才能获得满意的疗效。对于小儿更为重要，一是一些家长从未给孩子煎过药，一点常识都没有，二是小儿药量少，加水亦少，不好掌握，不是熬得太多，就是煎煳。煎药加水的多少，应视药物的性质、药量的大小及煎熬时间的长短而定，花叶草茎类，因吸水性强，加水宜稍多，一般 30g 药加水 350mL 左右；根块果实类则相对较少，30g 加水 250mL 左右。药量大、久煎的，水宜多，有毒的药物宜开水煎或先煎，一般药则宜凉水煎，解表药宜武火急煎，滋补药需文火缓煎。熬成的药量，1～3 个月的婴儿宜 30～40mL；6 个月至 1 岁宜 50～80mL，均宜分四次少量频服，每次服 2～3 小勺；2～3 岁宜 100mL，5～8 岁宜 150～200mL，分 2 次或 3 次服，一般 1 日服 1 剂，如病重势急，1 日可服一剂半或 2 剂；慢性病病情稳定或病后调养，善后巩固疗效，可 2 日 1 剂或 1 周 2 剂。此外，还有服药宜忌、疾病宜忌等。婴儿服药应与乳食相隔一个半小时，哪些药物需要包煎、先煎、后下、冲服烊化，哪种药物又需怎样加工炮制、外用方法等，这些方法及道理，他总是耐心细致地多次给家长详细说明，他说中医学历来重视这一点，如张仲景的煎药方法有 9 种，服法有 8 种，这是中医学的精华之一，应该继承和发扬。

7.未病先防，重视调护

他提倡，无病不服药，有病慎服药；安身之本，必资于食，药补不如食补，食补不如锻炼；平常应注意适寒温、节饮食、慎起居、勤锻炼，使气血常通、营卫协调，正气存内，则邪气无从而入。小儿更应如此，因其气血未充、脏腑娇嫩、稚阴稚阳，对疾病的抵抗力较差，加之饮食不知自节、寒温不知自调，一旦调护失宜，外易为六淫所侵，内易为饮食所伤，因此对小儿的喂养和护理应更为重视，提出对婴儿护理要注意做到"三暖二凉"，即背暖、肚暖、足暖、头凉、心胸凉。婴幼儿不可过娇、久居密室,宜在天气晴和温暖无风之时多见日光。衣着上,白天不宜穿得太暖,夜间不宜盖得过厚。小儿喂养要"乳贵有时,食贵有节",吃热莫吃冷,吃软莫吃硬,吃少莫吃多。要使小儿安,常带三分饥和寒,是很有科学道理的。小儿要健壮,必须有三好:吃好、睡好、大便好。除此之外,婴儿的健康与母乳有直接的关系。乳母除应注意饮食营养和身体健康外,还要注意性情休养,精神情绪过于紧张也能影响乳汁的分泌和质量。"母食热则乳热,母食寒则乳寒,母病则子病,母安则子安。"因此,母亲在哺乳期间应注意生冷宜忌,油腻应少吃。母有病应及时治疗,否则会影响到乳儿。这些调护常识,每逢诊病之时,他总是不厌其烦地告诉家长[15]。(张卫东供稿)

二、李谦治疗小儿肾病综合征经验

李谦,主任医师,陕西省首批名老中医,陕西省中医医院儿科主任医师,从事中西医结合儿科临床、科研工作六十余年,积累了丰富的临床诊疗经验。她提出了"凡病皆瘀"的观点,运用中医辨证论治结合活血化瘀疗法治疗小儿肾病综合征、病毒性心肌炎、支气管哮喘等疾病,取得了确切的疗效。

小儿肾病综合征病程长,且极易反复,虚实夹杂,治疗相对困难,应注重从以下几个方面施治。

1. 主张中西医结合,标本兼治

中西医结合治疗肾病综合征可以增强疗效,发挥协同作用,缩短病程,降低药物的毒、副作用,减少复发。西药首选肾上腺皮质激素醋酸泼尼松片治疗,每日 1.5mg/kg,分 3 次或晨起顿服。服用 6~8 周后,尿蛋白转阴,开始减量,每 2~3 周减 2.5mg,直至停药,病程＞9 个月。与此同时,在急性水肿期,依据中医理论辨证论治,利水消肿,标本兼治。

(1)肾病水肿急性发作期伴有外感征象者:患儿全身水肿,伴见咳嗽、流涕、咽红、腹胀食少、小便量少或不利,舌淡红,苔薄白,脉浮。治以宣肺健脾利水。方用麻黄连翘赤小豆汤化裁(麻黄、藿香、防风、连翘、杏仁、茯苓、车前子、桑白皮、白术、射干、生姜片)。

(2)脾肾阳虚型水肿:症见患儿全身明显浮肿,腰以下为甚,按之凹陷不起,面白肢冷,伴有胸水、腹水、倦怠纳少、尿少不利,舌质淡胖,苔白腻,脉沉细。治以温阳健脾利水。选用实脾饮加减(党参、黄芪、干姜、吴茱萸、大腹皮、白术、车前子、泽泻、桂枝、茯苓、桃仁)。

(3)肝肾阴虚型:治以滋补肝肾,清热养阴。经过中西医治疗,水肿逐渐消退,尿蛋白减少或转阴,运用激素治疗后,其毒、副作用亦逐渐明显,表现为面色潮红、手足心热、多汗、烦躁不安、精神亢奋、舌红苔少、脉弦细数等阴虚内热证候。此时治疗宜补益肝肾、滋阴清热,可选用六味地黄汤加减(山药、山萸肉、牡丹皮、茯苓、太子参、知母、枸杞子、女贞子、白茅根、白芍)。

2. 依据辨证论治,强调活血化瘀

小儿肾病综合征病程长,易复发,证候虚实夹杂,以脾肾两虚为本,风、湿、热、瘀之邪为标,其中瘀血、湿邪贯穿本病的始末。久病多虚、久病多瘀,正如清代叶天士所云:"久病频发之恙,必伤及络,络乃聚血之所,久病必瘀闭。"李老认为痰湿、瘀血为病理性产物,二者相互作用,互为因果,影响正常脏腑生理功能,以致脾肾气虚,血行不畅,瘀血阻络,水肿日久不消,病久不愈。患者往

往有舌质暗红或有瘀点,肝脾肿大等瘀血证候,因此李老强调在辨证论治的基础上,一定要注重活血化瘀法的运用,且要贯穿治疗本病的始末,这样有利于本病的康复。尤其是对难治性肾病、肾炎型肾病,更要注重本法的运用。临证多选用益母草、白茅根、丹参、红花、川芎、桃仁、当归、三七粉等。运用活血化瘀之品可改善血流量,降低血液黏稠度,缓解血液高凝状态,促进肾脏修复功能,有利于水肿、蛋白尿、血尿的消退。

3.注重扶正固本,预防反复发作

肾病综合征经用糖皮质激素及中药治疗一阶段后,水肿消退,尿检蛋白逐渐转阴,病情渐好,进入缓解期。由于较长时间运用激素疗法可使人体免疫功能下降,易引发感染(如上呼吸道感染、皮肤感染等),感染后又加重本病,引起复发。因此,在肾病缓解期,特别强调扶正固本,以防肾病复发。

其一,重视健脾补肾。中医学认为,脾主运化,作用于精微的摄取与水液的输布;肾司开阖,作用于精气的藏蓄与湿浊的排泄。太阴虚则运化无权,难以摄取精微,又难以输布水液;少阴虚则开阖失常,不能固摄精气、排泄湿浊。清阳不升而浊阴不降,渐致血清白蛋白偏低、胆固醇反高,尿蛋白升高。《素问·至真要大论》曰:"诸湿肿满,皆属于脾"。《水热穴论》亦云:"肾者,胃之关也,关门不利,故聚水而从其类也。"《素问·太阴阳明论》更是明确指出:"今脾病不能为胃行其津液,四肢不得禀水谷气,气日以衰,脉道不利,筋骨肌肉,皆无气以生,故不用焉。"由此可见,浮肿、乏力等症确与脾肾同病、湿浊中困有关,故治疗应重视健脾补肾,以培补先、后天之本。临证偏肾阳虚型者,方用真武汤加味(熟附子、生姜、白术、茯苓、白芍、泽泻、桂枝),以温阳利水,即"温肾阳以消阴翳,利水道以去水邪"。偏脾阳虚型,方用附子理中汤加味(熟附子、白术、干姜、茯苓、黄芪、炙甘草、党参)。以脾气虚为主,方用参苓白术散加味(党参、白术、茯苓、山药、白扁豆、砂仁、陈皮、山萸肉、仙灵脾、白茅根、枸杞子、当归、丹参)。

其二,补益肺肾。中医学认为,肺主皮毛,开窍于鼻。皮毛是皮肤、汗腺、毫毛等的总称,为一身之表,是人体抗御外邪的屏障。皮毛由肺输布的卫气与津液来温养,使皮毛汗孔开阖正常,起着保卫机体、抗御外邪的作用。肺主治节,主通调水道。肺的通调水道功能是指肺的宣发和肃降对体内水液的输布、运行和排泄起着疏通和调节的作用。肺主宣发,不但将水谷精微输布全身,而且司腠理开阖,调节汗液的排泄;肺气肃降,不但将吸入之清气下纳于肾,而且也将体内的水液不断地向下输送,经肾与膀胱的气化作用,生成尿液而排出体外。因为肺气能促进和调节水液代谢,所以有"肺主行水"和"肺为水之上源"之说。若肺的通调水道功能减退,就可发生水液停聚而生痰、成饮,甚则水肿、无汗等病变。肺主宣发与肃降。宣发包括三个方面:一是通过肺的气化,排出体内的浊气;二是将脾所运化的水谷精微布散到全身;三是宣发卫气,调节腠理之开阖,排泄汗液及病邪等。中医学认为,肾主水,对水液生成、分布、排泄起着重要的作用,故有"肾为水脏"之称。临证时,肺气虚者,方选玉屏风散加味(黄芪、白术、防风);偏肾阴虚者,方选左归丸(熟地黄、山药、枸杞子、山萸肉、川牛膝、鹿角胶、龟甲胶、菟丝子);偏肾阳虚者,方选右归丸(熟地黄、山药、山萸肉、枸杞子、菟丝子、鹿角胶、肉桂、当归、杜仲、制附子);肺肾气虚者,方选玉屏六味汤化裁(黄芪、白术、防风、山药、山萸肉、牡丹皮、熟地黄、茯苓、丹参、川牛膝、当归、枸杞子、女贞子、白

茅根)[16]。（朱生全、谢晓丽供稿）

三、洪霞治疗小儿过敏性紫癜经验

洪霞善于治疗儿科常见病和儿童急难重症，尤其对过敏性紫癜积累了丰富的诊治经验。

1. 清热凉血，勿忘宣气透营

过敏性紫癜是以毛细血管和小动、静脉为主的变态反应性疾病，临床以皮肤紫癜、胃肠道症状、关节肿痛和肾脏损害为主要表现，一般多为内有伏热，兼感时邪而发。邪热伤络，血不循经为其主要发病基础。阳络伤则吐血，阴络伤则溢血，上出则为吐衄，下出则为便血，瘀而不行则为蓄血，溢于皮肤则为发斑。治斑之法，古有犀角地黄汤、化斑汤、消斑青黛饮等，多以清热凉血为法。而重症紫癜，除四肢紫斑遍发之外，往往伴有发热吐逆、战栗谵妄等症，临床体验，单以清热凉血，每多疗效不佳。洪霞对此类病儿除予清热凉血之外，还注意宣气透营，以防苦寒直折、阻遏气机；临床习以清营汤化裁，去方中紫丹参、川黄连，加生石膏、知母、鲜白茅根而收效。清营汤长以清营解毒、透热养阴，适用于温邪由气入营，热伤营阴，血络受损，血溢肌肤而见身热神烦、发斑发疹等。

2. 宣风祛湿，注意凉血润燥

过敏性紫癜除紫斑遍发之外，常兼有关节肿痛，肿痛部位多见于膝关节、踝关节，肿痛难忍，伸屈不收，影响肢体运动。从其外貌，似属风寒湿邪客于经络、筋脉，导致气血运行不畅所致。本以羌活胜湿汤、蠲痹汤宣风祛湿为治，但该病并发关节肿痛，与一般所谓风、寒、湿三气杂至而为痹的关节痛不同。对此类病儿，若关节肿痛伴有发热时，常以玉女煎化裁，旨在清热通络、养血润燥，以顾血证之本。方中生石膏辛凉解肌、清热凉血化斑；生地黄凉血生津，以濡其筋脉；牛膝性善下行，活血通络；知母、麦冬质柔性平，以润其燥。临床上常配秦艽、晚蚕沙、松节、木瓜等宣风祛湿而奏效。待关节肿痛缓解之后，多以柔养肝肾之阴而收功。

3. 久病致虚，忌壅补，宜健运

紫癜迁延不已，病情反复发作，常可出现紫斑黯淡、腹痛便血、面色不华、神疲纳呆、舌质淡红、脉多虚软等虚候。传统治疗常以归脾汤益气摄血。洪霞认为，小儿过敏性紫癜虽延久致虚，但幼稚之体，质多属阳，虚而不受补者居多，其腹痛之症，乃瘀血内阻、肠胃功能紊乱所致。若过投人参、黄芪、甘草等甘温香燥之品，势必更伤及络。临床常以香砂平胃散、芍药甘草汤相互为用。其中，木香、砂仁和胃醒脾；陈皮理气健脾；厚朴苦能下气，辛能散结，温能燥湿，善除胃中滞气；加芍药以补血敛阴，柔肝止痛；甘草借其甘缓之性，缓急止痛。临床随症化裁，每多奏效。腹痛、呕吐缓解之后，常以芎归胶艾汤化裁，补肝血，滋肾阴，润肺燥，以善其后。

4. 滋阴固肾，兼顾调理脾胃

过敏性紫癜迁延时久，缠绵不愈，有相当一部分患儿于皮疹消退后并发紫癜性肾炎，出现水肿、尿少、血尿、蛋白尿等，临床治疗比较棘手。紫癜性肾炎是由于营血内耗，伤及肾阴，阴不足而阳不振，阳不振遂致肺、脾、肾气化功能失调。它与呼吸道感染、皮肤脓肿而引起的小儿急性肾小球肾炎之肺失治节、湿热下注,或热毒内侵、血络受损迥然不同。因此,传统治法(如银翘散、四苓散、八正散、导赤散等疏风清热、凉血利湿之剂)每多罔效,治疗"必伏其所主,而先其所因",法宜滋阴固肾,兼顾调理脾胃,方为上策。洪霞多以归芍地黄丸、平胃散化裁为用。地黄丸为补肾阴的代表方剂,加当归、杭白芍者,取其补血敛阴,以顾营血之源;配陈皮、厚朴、甘草者,既可矫地黄丸之腻,又可调和脾胃之升降枢机,促进生化之源。(李亮、杨关山供稿)

参考文献

[1]中华全国中医药学会陕西分会,陕西省中医研究院.陕西省名老中医经验荟萃(第1辑)[M].西安:陕西科学技术出版社,1990.

[2]中华全国中医药学会陕西分会,陕西省中医研究院.陕西省名老中医经验荟萃(第2辑)[M].西安:陕西科学技术出版社,1991.

[3]中华全国中医药学会陕西分会,陕西省中医研究院.陕西省名老中医经验荟萃(第3辑)[M].西安:陕西科学技术出版社,1991.

[4]韩世荣,闫小宁.古今中医名家皮肤病医案荟萃[M].西安:陕西科学技术出版社,2017.

[5]尚毅,廖永华,党馥珍.名老中医郭汉章骨伤科学术思想及治伤经验[J].中医正骨,2001,13(5):49-50.

[6]张俊峰.朱兴恭手法治疗颈椎病的经验[J].陕西中医,1987,8(8):339-340.

[7]杨波,袁普卫,康武林,等.基于数据挖掘法探讨李堪印教授治疗强直性脊柱炎的用药规律[J].中医正骨,2020,11(32):74-77.

[8]徐鹏刚.王素芝主任医师治疗类风湿性关节炎临床经验[J].风湿病与关节炎,2016,5(12):45-48.

[9]刘永惠.刘茂甫教授医学经验选[M].西安:陕西科学技术出版社,2001.

[10]刘永惠.刘茂甫中医世家经验辑要[M].西安:陕西科学技术出版社,2002.

[11]张文阁,杨恒茂.实用中医妇科方药学[M].西安:陕西科学技术出版社,1988.

[12]杨鉴冰,徐彭丽,姚飞.中西医结合治疗多囊卵巢综合征排卵障碍的临床观察[J].辽宁中医杂志,2011,38(9):1845-1846.

[13]陕西省中医管理局,陕西省中医药学会,陕西省中医药研究院.陕西省名老中医经验荟萃(第5辑)[M].西安:陕西科学技术出版社,1999.

[14]陕西省中医管理局,陕西省中医药学会,陕西省中医药研究院.陕西省名老中医经验荟萃(第6辑)[M].西安:陕西科学技术出版社,2005.

[15]张卫东.刘云山医集[M].西安:陕西科学技术出版社,2017.

[16]朱生全,谢晓丽.浅述李谦主任医师治疗小儿肾病综合征临床经验[J].陕西中医,2013,34(3):342-344.

附录　陕西医史博物馆的创建与发展

一、建馆历史

1964年,陕西中医学院中医基础理论教研室为了充分展示中医药学的起源与发展的历史,开始筹办医史陈列室,得到学校和陕西省政府主管部门(陕西省卫生厅)批准和支持,划拨了专项经费,又联系陕西省博物馆调拨文物169件。在学院实验楼六层建成了医史陈列室,展出收集到的医史文物209件和挂图、图片及文献资料。

1975年初,学校决定扩建医史陈列室。筹备工作仍由中医基础理论教研室承担,在3年多的时间里,以张厚墉为牵头人的多位教师走访了12个省、23个市、50多个县、数百个单位以及大量药店,历尽千辛万苦,征集到500余件文物、1000多张图片和照片,为医史陈列室的扩建创造了有利条件。

1978年3月,学校决定将医史陈列室更名为"陕西中医学院医史博物馆",由张厚墉具体负责筹建。他明确提出了四大建馆指导思想:①进一步强化高等中医院校所办医史陈列馆为中医教学服务的功能;②充分发挥爱国主义思想教育的功能;③全面准确反映中国医学的发展脉络和特色;④相对突出陕西医学史的地方特色。陈列大纲的设计采用以中国医学通史与专题史相结合、历史文物陈列与背板展示说明相结合的布展思路和陈列设计方案。

1978年5月,陕西中医学院医史博物馆的新馆建成,面积300m²,展线130m;1978年6月9日,正式举行开馆仪式。

1984年,陕西中医学院医史博物馆再次扩建,总面积900m²,展线150m;1984年9月27日,正式举行新馆落成仪式。

1991年6月25日,经陕西省教委批准、陕西省文物局同意,将陕西中医学院医史博物馆更名为陕西医史博物馆。张厚墉任医史博物馆馆长。1995年6月,张厚墉退休,康兴军任馆长。

2006年10月,陕西医史博物馆随学校迁往新校区会展中心,将医史博物馆、校史陈列厅、中药标本馆、人体解剖标本馆等整合展出。医史博物馆展厅居三楼,一展厅为医学通史展厅,二展厅为医学专题展厅。同时,在毗邻会展中心的校园内建成了以"五行广场"和"医方碑碑林"为主体的"国医文化博览园",扩大了医史博物馆的展出范围和影响力。

2003—2004年,医史博物馆参加"国家重点医药卫生文物收集、调研和保护"项目;2005年,获中华医学会科学技术奖二等奖、中华中医药学会科学技术奖三等奖等。医史博物馆开始从文物征集展陈阶段,逐渐走向文物研究、探索的阶段。

2013年,医史博物馆文物建设方面得到发展,征集安徽黄山文物1100余件套(投入经费46万),医药卫生文物品种更为多样化、区域特色更为明显。

2013年,陕西省社科联批准博物馆为"中医药科普宣传教育基地";2014年,国家中医药管理局批准其为"国家级中医药文化宣传教育基地";2017年8月,陕西省文物局批准其为"优秀传统文化传承基地"。

2015年,时任陕西省省长娄勤俭在陕西中医药大学调研后决定,进一步加快陕西中医药博物馆建设步伐,将陕西医史博物馆改扩建为陕西中医药博物馆,列入陕西省"十三五规划",建设地址为陕西中医药大学南校区东南角,占地面积80亩,总建筑面积3.99万 m²;计划展馆(八馆)、体验区(四区)7000m²,中医药文化推广交流中心1000m²。目前馆舍已经按设计完成,正在布展,2024年正式对外开放。新馆将成为我国现今馆藏文物最丰富多彩、最系统全面的中医药历史博物馆。

二、陈列概况

现位于陕西中医药大学会展中心的陕西医史博物馆馆舍面积1300m²,从远古到近代陈列了700余件(套)中医药珍品文物、31块中医药石碑、58幅精彩展板、20张珍贵拓片、11张医家画像及医事图画、2个大型针灸铜人及保存完整的明代古尸等,形成了以文物陈列和展板展示、说明文字相结合的展出结构,主体陈列与辅助陈列相得益彰,有纵有横、有通有专、有物有图的陈列布局。

主体展览分为四部分:第一部分为中国医学通史,系统展示了从原始社会医药起源到明清时期中国传统医药学发展的基本脉络,重点介绍每一时期医学发展的特点、成就,著名医家的重大医事活动及其主要贡献。第二部分为中国医学专题史——"医史专题陈列",有"陕西古代医家""陕西著名古药店""少数民族医学(藏医学、蒙医学等)""中外医学交流""古代城市卫生设施""延安时期的医药卫生"等14个专题。第三部分是中医药碑林,主要展示的是历朝与中医药相关的碑碣、墓志、宫殿建筑的石刻等,尤以医方石刻碑为著,被观众誉为"小碑林",突显了陕西地方特色。第四部分是医史文化展示厅,主要包括苍生大医——孙思邈行医、著书、采药大型浮雕,商周时期的医药文字,商周酒器浮雕,仰韶文化的舞蹈、人面鱼纹图镂空木刻,仿宋药店赵太丞家,五禽戏屏风,名人题词文化墙等。

全馆总体设计理念传承中国传统文化和传统医学两个渊源,如与卫生保健相关的甲骨文字等;巧妙利用玻璃幕墙效果体现中国古代"天人合一"的哲学思想;在色彩运用方面,贯彻"古质而今艳"的指导原则,融合了书法意识和出土文物色彩印象的整合。

目前馆藏医药卫生文物1700余件;医学类古籍线装图书5800册,1932—1949年期间的医药卫生期刊80余种(350多卷合订本,4200余册);医药卫生类字画、拓片510余张(幅);珍贵照片资料2000余帧。其中,经鉴定等级以上文物有76件(二级5件、三级68件、三级资料3件),如新石器时代的砭石、战国时期的青铜砭针、秦代的卫生设施——陶水管道、窖底盆、铁剑、唐代耀州瓷——拔火罐、宋代的葫芦瓶、元代的拔火罐、明代泾阳万灵堂药店的青花瓷药罐等。

三、馆藏文物

博物馆内珍藏了大量医药文物,不能一一列举,在此只选部分有代表性的文物举例:

铜砭针,战国时期医疗工具,国家二级文物,1978年出土于内蒙古伊蒙达拉特旗树林召。针长4.6cm,总重量1.7g;一端呈锥状针尖,一端是半圆形利刃,腰部呈三棱状;针端如针灸针,以刺穴疗病;刃端如外科手术刀,以放血、排脓。古人巧妙地将针、刀合而为一,既表明了战国时期针刺术与外科疗法的共存与发展,也证实当时青铜制造术的进步和精妙,让人叹为观止。

新石器红陶葫芦,口径2cm,通高23cm,底径6.8cm。小口葫芦状,平底,无纹饰。盛贮器,完整无损,重量700g。葫芦在中国民间寓意丰富,是吉祥的祈福葫芦。东汉道教兴起后,葫芦与道士、郎中已紧密难分,于是"悬壶"既是道教的标志,同时也成为行医的标记。"悬壶济世"见于《后汉书·方术·费长房传》记载:"费长房,汝南人也。曾为市掾(官吏)。市中有老翁卖药,悬一壶于肆头,及市罢,辄跳入壶中。市人莫之见,唯长房于楼上睹之……"此事在民间广为流传。于是郎中所到之处,先将葫芦悬挂,作为行医的"广告",并以"悬壶"作为医生开业的代称。

铜簋,古代铜质食器。鼓腹、圈足,侈口(口微向外敞),两耳,多用以盛放稻、黍、稷等主食。盛行于商、周时期,战国以后基本消失。它的种类很多,我馆收藏的这款西周青铜簋通身带状纹,以象鼻装饰双耳,形状美观厚重、稳健大气;口径15.6cm,通高12.7cm,底径13.8cm;三级文物,底部有修补。簋做礼器时与鼎组合在一起,常用偶数。它的出现说明了早在周朝时期,中华民族已经养成了良好的饮食卫生习惯。

诵芬堂扁瓷药瓶,清代,瓷质,口径1.5cm,底径1.6cm,高6cm。平口沿,扁圆腹,平底,腹上有"姑苏阊门内天库前"字样,另一面有"诵芬堂雷"字样。此药瓶的制作方法是采用注浆造胎,人工后修,人工书写的制造工艺,可批量生产。苏州雷允上药店是清雍正十二年(1734年)雷允上在苏州阊门内、天库前开设的"诵芬堂"药铺。药铺销售自制成药,集医药于一处。雷允上也因医德高尚、医术高超,患者遂把医名、店名连在一起,称为"雷允上诵芬堂""诵芬堂雷",或直接称"雷允上"。"雷允上"生产的六神丸保持传统特色,享誉中外,对防疫、治病做出了突出贡献。此药瓶也提示早在清代中药就可进行批量生产和销售。

明青花松竹梅大药罐,口径17.5cm,通高40cm,底径22cm。于陕西泾阳万灵堂药店征集。圆唇,直颈,直腹,圈足,腹部有松竹梅图案,口沿微残。青花瓷起源于唐宋,成熟于元朝,而明代永宣(永乐、宣德时期)青花则登峰造极,如日中天,本馆此品正是这一时期的珍贵之作。所用颜料是来自西域的"苏麻离青",因其含铁量高而含锰量低,在适当的火候烧造下,呈现出蓝宝石般的鲜艳色泽,还会出现银黑色结晶斑和晕散情况,厚重、美艳而又自然,是这一时期青花瓷器的一大特色。泾阳万灵堂由"黄万灵"创建于明天启三年(1624年),社会上流行一句谚语"先有万灵堂,后有泾阳城",足见其历史悠久。当年因西北风大,尘土飞沙、干旱缺水致患眼病者多,黄万灵精心钻研出了"八宝推云散""棕叶皮凉眼药"等见效快、功效显著的眼药,深受客商欢迎,畅销甘肃、青海、临洮等地,后一直兴盛不衰,直至1949年后公私合营。此罐是万灵堂盛放保存凉眼药的重要器物。

铜药臼,汉代物品,青铜质地。口径11cm,腹围43cm,底径11cm;杵长30.5cm,直径1～3.2cm,高14.5cm。敛口,鼓腹,平底,平口沿,腹部饰凸纹三道,杵中部亦饰有凸纹三道,是一件颇为珍贵的医药文物。铜药臼发出的声音清朗透亮又厚重朴质,能传很远,似乎又从很远的地方折回来,患者听了心也跟着透亮起来,会觉得病已经好了一半。此药臼距今已2000余年,造型古朴大方,有纹饰,和今天中药房使用的粗陋铁臼相比,古人在这项用具上的精巧铸造工艺实在令人叹服。

白瓷盂,唐代瓷质生活器皿。椭圆形,口大 3.3cm×5.0cm,通高 5.5cm。直口,平肩,圆腹,平底,四足,整器呈椭圆状,腹部有交叉壮齿纹。中国白瓷最早出现于北朝的北齐,隋代时有较大进步。烧白瓷要控制胎釉中的含铁量,还要克服铁的呈色干扰,才能生产出洁白无瑕的白瓷。此盂釉色洁白匀净,釉质润泽、胎骨坚硬、细密,造型工整精巧,是白瓷中的佳品。此盂用途有二:一是作为文人雅士的舔笔之盂;二是卫生用品(手执唾盂),早在唐代人们已经非常注意个人卫生,《千金要方》中就记载有"常习不唾地"的良好生活习惯。此盂小巧精致,便于携带,是古代防疫的重要卫生器物。

天圣针灸铜人,是举世瞩目的稀世珍宝,由王惟一负责设计,朝廷组织全国的能工巧匠进行铸造,于 1027 年铸成了两具一模一样的针灸铜人,被后来的人们称为"宋天圣针灸铜人"。铜人由青铜铸成,身高和青年男子相仿,面部俊朗,体格健美。头部有头发及发冠;上半身裸露,下半身有短裤及腰带;人形为正立,两手平伸,掌心向前。铜人被浇铸为前、后两部分,利用特制的插头来拆卸组合,体现了当时较高的人体美学和铸造工艺。铜人标有 354 个穴位名称,所有穴位都凿穿小孔。体腔内有木雕的五脏六腑和骨骼。因此,不仅可以应用于针灸学,也可应用于解剖学。最为奇特的是它的实用性,宋代每年都在医官院进行针灸医学会试,会试时将水银注入铜人体内,将体表涂上黄蜡,完全遮盖经脉穴位。应试者只能凭经验下针,一旦准确扎中穴位,水银就会从穴位中流出。医学史书把这一奇特的现象称为"针入而汞出"。"宋天圣针灸铜人"是中国乃至世界上最早铸成的针灸铜人,开创了世界上用铜人作为人体模型进行针灸教学的先河,在海内外引起极大关注。本馆所藏针灸铜人是仿清太医院铜人。

四、参观盛况

医史博物馆是进行医学史研究和学术交流的平台,是组织中国医学史课程教学的特殊教室,也是爱国主义教育和科普教育的阵地。陕西医史博物馆以其浓郁的中国传统文化特色吸引了众多世界各地和国内观众。历年来,不同社会阶层、不同兴趣取向、不同国家、不同年龄的大量观众来馆进行研究、学习和参观。

医史博物馆面向医学院校学生的教学活动,是医学院校中国医学史课程的特殊的教学形式,也是中医专业思想教育的良好形式。陕西中医学院(现陕西中医药大学)、第四军医大学(现空军军医大学)、西安医科大学(现西安交通大学医学部)、西北农林科技大学(药物栽培、中药等专业)、各地的卫生学校和中医学校,在医学史教学中都组织了医史博物馆的教学活动。对于韩国、日本、马来西亚等国的留学生,中国医学史的教学都有安排医史博物馆的学习课时。国内外各种进修班、培训班也组织了医史博物馆的教学活动,如德国威州中医医师进修团。日本、韩国、马来西亚、美国、德国、意大利等三十多个国家的学术团体也曾来医史博物馆考察和学术研究、交流。

国内外众多中医药专家、教授、学者,均来医史博物馆进行医学史的考察和学术研究、交流。全国著名中医药专家金寿山、任应秋、邓铁涛、王雪苔、赵超琴、唐由之、米伯让、王永炎、王绵之、陈立夫、张伯礼、陈凯先等先后来馆参观。

国家卫健委、国家中医药管理局多位领导也都到医史博物馆参观指导,如张文康、胡熙明、余靖、王国强、李兆焯、姜一真、黄树则、田景福、郭子恒等。

全国诸多中医院校(包括台湾地区、香港特别行政区的中医院校)、地方文化部门和民间学术团体在创办本地医史博物馆的过程中,也都来陕西医史博物馆学习并请求支持和帮助,比如提供陕西中医学院医史博物馆的办馆经验,提供资料、照片、图片、绘画、文物复制品等,并通过组织程序调拨部分文物,支援兄弟中医院校和单位创办医史博物馆及医史教学研究的开展。

五、主要贡献者简介

(一)张厚墉

张厚墉(1935—2017),自号厚子,西安市鄠邑区人。著名中国医学史专家,陕西医史博物馆创始人。

自幼遵祖父家训,坚持自学中国传统文化知识。1956 年 9 月,考入陕西师范大学中文专业,毕业分配到西北政法学院,任古汉语助教。1972 年 5 月,调入陕西中医学院任教,先后任医学史、医古文教研室副主任等。承担医古文、医学史课程教学期间,系统学习了中医药各科知识,善于将中医药知识与古汉语知识紧密结合,编写了适用于中医专业学习的《古代汉语语法》《汉字浅说》《古文选读》等教材。

1975 年,陕西中医学院委任其牵头筹建医史博物馆。他与中基教研室同仁在 3 年内遍访全国 12 个省(市)、120 多个县,深入各地考古文博单位、方志宣传部门、卫生医药部门、古代遗址遗存、寺庙宫观,乃至于废品收购站、山野田间,历尽艰辛,征集了大量的医药卫生文物,仅他个人征集的文物即达 600 余件。医史博物馆的整体规划、陈列大纲、展厅布局、版面设计,乃至于陈列用的器物等,他无一不亲自谋划、亲自组织实施,并和工程人员一起亲自动手制作。

关于医史博物馆的建设,他首先创造性地提出:以文物为中心的立体展示与以文字、照片、图表、绘画为主要内容的平面展示相结合,以中国医药学的历史发展脉络为主轴,综合文字、照片、图表、绘画的平面展示与文物的立体展示的优势,全方位、多层次、整体性反映中国古代有关医药卫生的人物、事件、著作、工具、遗存、遗址,乃至医药学的学术思想、取得的成就、做出的贡献。

其次,为了既要反映中国医药学历史发展的整体性,又要强调中国医药学历史发展中的一些重大成就、突出贡献和独特优势,他创造出"中国医学通史陈列""中国医学专题陈列"相组合的形式。

1978 年 7 月,陕西中医学院医史博物馆建成;1991 年 2 月,陕西中医学院医史博物馆更名为陕西医史博物馆,张厚墉被任命为首任馆长。

在学术研究方面,张厚墉发现了战国时期的青铜砭针、新石器时代的石砭针、唐代烧酒杯等,并对其研究与定名,填补了医史学与医药卫生文物领域的空白。

张厚墉创立了文献、文物"二重证据法",并应用于中国医药学史研究,对医史文物的征集、医史博物馆的建设具有开拓性的贡献,开创了中国医学博物馆在高等中医药院校教学的先河,为"医史文博"的发展与研究做出了重要的贡献。

在学术研究方面,张厚墉特别重视田野考察和实际调查,曾系统调研过孙思邈的生平轨迹,多次赴孙思邈故里做调研,还去了长安沣浴一带调研孙思邈与道宣论道的地点、药王韦善俊故里药子岭等。1982年,他带领学院医史博物馆的康兴军、杨天成、郭占元组成太白山孙思邈纪念地考察组,共考察了二十几个孙思邈纪念地,拍摄照片一百多张,打印拓片10余种,收集文物6件,与太白草医们举行孙思邈专题座谈会,收集到关于孙思邈的传说4种。

张厚墉曾先后担任了《中国古代医史图录》副主编、《中国医学通史》第四卷副主编,并编撰出版了《陕西历代医家事略》《中国古代医史图录》《中国医学通史》《西周酒文化与当今宝鸡名酒》等学术著作8部,发表了《孙思邈故里考》《由唐墓出土的烧酒杯看我国烧酒出现的时间》等颇具影响力的学术论文数十篇,获科研成果奖5项、陕西省优秀教学成果奖二等奖1项、陕西省科技史学会优秀论文奖1项。

张厚墉曾担任中华医学会医史学会委员,中华医史学会陕西分会委员、常委、副主任,陕西省文物考古工程学会理事,陕西省博物馆学会理事,中华孙思邈研究社副社长,全国医史博物馆学会副主任、学术组副组长等。

(二)康兴军

康兴军,男,汉族,生于1948年7月,陕西长安人。医学史教授,1975年毕业于陕西中医学院,毕业后留校从事教学、科研及管理工作。曾任陕西中医药大学医史教研室主任、医史文献研究所所长、陕西医史博物馆馆长。在中国医史学、中医各家学说、中医文化史、中国医药卫生文物及中医发展理论等方面有深入的研究。

康兴军主持完成了厅局级以上科研课题12项,任副主编编写了《中国医学史》及《中华医药卫生文物图典》,任主编编撰出版《中国医学简史》《陕西中医药史话》(中英文版),还编写了《陕西医家事略》《陕西中医史话》等专著10余部,发表学术论文50余篇。曾获中华中医药学会医科技奖二等奖1项,中华医学会医学科技奖三等奖1项,陕西省教委优秀教学成果奖二等奖1项,陕西省哲学社会科学科技成果奖三等奖1项。曾在多个社会团体中兼职,先后为国家中医药管理局中医申遗学术委员会及中国中药文化研究会、中国科学院自然科学史研究所中国古代重大科技创造发明评审特邀专家。现任中国中医科学院科技创新工程中医史学学科第一届专家委员会委员以及陕西省科技史学会副理事长、陕西省中医药科技开发研究会副理事长等。(王妮、宋珍民供稿)

索引　本卷长安医家名录

（按姓氏笔画排序）

注：* 表示本卷有两位李军，分别是第五批和第七批师承导师。